出入境检验检疫行业标准汇编

化工品、矿产品及金属材料卷

食品接触材料及制品

国家认证认可监督管理委员会　编

中国质检出版社
中国标准出版社
北　京

图书在版编目(CIP)数据

出入境检验检疫行业标准汇编. 化工品、矿产品及金属材料卷. 食品接触材料及制品/国家认证认可监督管理委员会编. —北京:中国标准出版社,2012
ISBN 978-7-5066-6699-2

Ⅰ.①出… Ⅱ.①国… Ⅲ.①国境检疫:卫生检疫-行业标准-汇编-中国②食品包装-包装材料-国境检疫:卫生检疫-行业标准-汇编-中国 Ⅳ.①R185.3-65

中国版本图书馆 CIP 数据核字(2012)第 020339 号

中国质检出版社
中国标准出版社 出版发行
北京市朝阳区和平里西街甲 2 号(100013)
北京市西城区三里河北街 16 号(100045)
网址:www.spc.net.cn
总编室:(010)64275323 发行中心:(010)51780235
读者服务部:(010)68523946
中国标准出版社秦皇岛印刷厂印刷
各地新华书店经销

*

开本 880×1230 1/16 印张 44.25 字数 1 349 千字
2012 年 6 月第一版 2012 年 6 月第一次印刷

*

定价 225.00 元

《出入境检验检疫行业标准汇编》

总 编 委 会

《出入境检验检疫行业标准汇编　化工品、矿产品及金属材料卷》

编　委　会

序

检验检疫标准化工作始于上世纪二十年代末，由于进出口贸易的需要，品质检验机构开始制定部分商品的品质和检测方法标准。新中国成立后，为促进和规范我国商品进出口工作，国家规定进出口商品检验部门可制定外贸标准。1992 年，为配合《中华人民共和国标准化法》的实施，进出口商品检验部门将原外贸标准和专业标准调整为进出口商品检验行业标准，代号 SN。1998 年，原国家进出口商品检验局、动植物检疫局和卫生检疫局“三检”合并，进出口商品检验行业标准随之更名为检验检疫行业标准。2001 年底，国家质量监督检验检疫总局成立，检验检疫标准化工作整体划归国家认证认可监督管理委员会管理，由此开启了检验检疫标准化工作新篇章。

时光荏苒，不知不觉中检验检疫标准化工作已经走过了八十多个年头。2003 年我曾主持编写了《出入境检验检疫行业标准汇编》，八年来，检验检疫标准化工作又有了长足的发展：行业标准数量从当初的 1484 项发展到现在的 3181 项；标准的质量也稳步提升，方法标准验证要求已比肩国际权威机构，规程标准也已开始向国际通行的合格评定程序靠拢；国际地位显著提升；标准制修订各个环节管理更加科学系统；与检验检疫业务和科技工作的联动机制逐渐成熟；检验检疫标准对检验检疫业务的覆盖日趋完善，检验检疫标准体系不断健全。今天，我非常高兴地看到检验检疫标准化工作不断推进，检验检疫行业标准再次修订汇编成册，作为检验检疫行政执法的技术依据，行业标准多年来在保国安民、服务外贸、服务质检事业发展等方面发挥着越来越重要的作用，成为检验检疫业务工作不可或缺的技术支撑。

作为一个在检验检疫部门工作了几十年的老兵，我衷心希望检验检疫标准化工作能够在继承和发扬老一辈优良作风和传统的基础上，站在国家和社会的高度，开拓创新，不断进取，持之以恒，再创辉煌；也祝愿检验检疫行业标准进一步提升国际地位，更好地为检验检疫业务工作服务，在严把国门、促进外贸，推动检验检疫事业科学发展方面做出更大贡献。

王凤清

2011 年 9 月

前　言

出入境检验检疫行业标准是检验检疫系统技术执法的主要依据，自1992年起，检验检疫系统已发布的行业标准达3753项，现行有效的3181项。一直以来，检验检疫行业标准受到了系统内外相关部门的普遍关注和使用。为了便于检验检疫技术执法，更好地服务外贸，也便于生产部门和相关单位的人员在工作中及时掌握、查找和使用检验检疫行业标准，组织出版《出入境检验检疫行业标准汇编》丛书，它在一定程度上反映了检验检疫行业标准化事业发展的基本情况和主要成就。

《出入境检验检疫行业标准汇编》是我国检验检疫行业标准化方面的一套大型丛书，按专业分类分别立卷。本套丛书收录了截至2011年7月1日前发布并有效的出入境检验检疫行业标准3181项，其中有36项标准因各种原因仅收录了标准名称。本套丛书由中国标准出版社陆续出版，分卷情况如下：

——动物检疫卷；

——纺织检验卷；

——化工品、矿产品及金属材料卷；

——机电卷；

——鉴定卷；

——轻工检验卷；

——食品、化妆品检验卷；

——卫生检疫卷；

——危险品包装检验卷；

——植物检疫卷；

——管理卷。

本卷为化工品、矿产品及金属材料卷，收集了截至2011年7月1日批准发布的化工品、矿产品及金属材料方面的行业标准464项。化工品、矿产品及金属材料卷分为化工品分册、矿产品分册、金属及金属材料分册和食品接触材料及制品分册。

食品接触材料及制品分册内容包括：通用标准，活性及智能材料类标准，辅助材料类标准，无机非金属材料类标准，木质材料类标准，高分子材料类标准，金属材料类标准，纸、再生纤维材料类标准。

本汇编可供出入境检验检疫行业管理部门、科研机构、技术部门、出口企业的技术人员，各级出入境检验检疫局、检验机构、检测机构的相关人员使用。

编　者

2011年9月

目　　录

通 用 标 准

活性及智能材料类标准

辅助材料类标准

无机非金属材料类标准

木质材料类标准

高分子材料类标准

金属材料类标准

纸、再生纤维材料类标准

通用标准

活性及智能材料类标准

SN

中华人民共和国出入境检验检疫行业标准

SN/T 2196—2008

食品接触材料检验规程 活性及智能材料类

Rules for the inspection of food contact materials—Active and intelligent materials

2008-11-18 发布

2009-06-01 实施

中华人民共和国国家质量监督检验检疫总局 发布

前　言

本标准是我国进出口食品接触材料及制品系列标准之一。

本标准的附录B为规范性附录，附录A为资料性附录。

本标准由国家认证认可监督管理委员会提出并归口。

本标准起草单位：中华人民共和国广东出入境检验检疫局、中华人民共和国宁波出入境检验检疫局。

本标准主要起草人：陈文锐、钟怀宁、谢力、易蓉、陈少鸿、黄华军、伍朝晖、刘莹峰。

本标准系首次发布的出入境检验检疫行业标准。

食品接触材料检验规程
活性及智能材料类

1 范围

本标准规定了活性及智能食品接触材料类的抽样、检验、检验结果的判定和不合格品的处置。

本标准适用于进出口活性及智能食品接触材料和制品的检验。

2 规范性引用文件

下列文件中的条款通过本标准的引用而成为本标准的条款。凡是注日期的引用文件,其随后所有的修改单(不包括勘误的内容)或修订版均不适用于本标准,然而,鼓励根据本标准达成协议的各方研究是否可使用这些文件的最新版本。凡是不注日期的引用文件,其最新版本适用于本标准。

GB 2760 食品添加剂使用卫生标准

SN/T 2273—2009 食品接触材料安全卫生技术规范

3 术语和定义

SN/T 2273—2009 确立的术语和定义适用于本标准。

4 分类

4.1 活性食品接触材料和制品

4.1.1 脱除剂(Scavengers)

脱除剂也称吸收剂,包括但不限于以下物质:

氧吸收剂、乙烯吸收剂、水分吸收剂、二氧化碳吸收剂、气味吸收剂等。

其常见种类及应用参见附录 A 表 A.1。

4.1.2 释放剂(Emitters)

包括但不限于以下物质:

湿度调节剂、二氧化碳释放剂、乙醇释放剂、有机酸释放剂、二氧化硫释放剂、保鲜剂释放剂、抗氧化剂、风味释放剂、杀虫剂释放剂等。

其功效及应用参见附录 A 表 A.2。

4.1.3 其他

包括但不限于微波感受体、热锅、可食用薄膜等。

4.2 智能食品接触材料和制品

包括但不限于以下物质:

鲜度指示剂、时间-温度指示剂、氧气指示剂、二氧化碳指示剂、颜色指示剂、病原菌指示剂、破损指示剂等。

其功效及应用参见附录 A 表 A.3。

5 要求

5.1 通用要求

见 SN/T 2273—2009 第 5 章。

5.2 特殊要求

5.2.1 活性材料和制品所导致的食品感官特性和组成变化应符合输入国食品卫生法规和标准的要求。

5.2.2 活性材料和制品不能导致食品组成或感官特性发生不可接受的变化，如掩饰食品的酸败，以免误导消费者。

5.2.3 特意加入活性材料和制品中并被释放到食品或食品周围环境中的物质，这些物质应是批准使用的物质，并遵守输入国食品添加剂法规的规定。

5.2.4 含有未经输入国法规批准使用的活性物质的材料和制品不得用于直接接触食品。

5.2.5 智能材料和制品不应给出可能误导消费者的食品状态的信息。

5.2.6 对活性和智能材料和制品应给予充分标示，说明此材料和制品是活性的和(或)智能的。

5.2.7 对已经与食品接触的活性和智能材料和制品，应给予充分标示，以便消费者能辨别其中不可食用的部分。

5.2.8 进出口活性物质或智能材料时，除按进出口商品有关规定应提供相应的单证外，还应提供该产品的用途和性能说明、添加的活性物质或智能材料的成分说明、安全性评价报告(包括活性或智能成分迁移入食品中的信息和数据，必要时需提供有关成分迁移的检测方法)、官方批准生产或销售的证明文件等材料。

6 检验

6.1 抽样

6.1.1 抽样方案

在同一检验批中，按照SN/T 2273—2009中6.2.3c)规定的抽样方案随机抽取包装完整、件号不相邻的外包装或大包装；检验的样品从已抽取的外包装和大包装中随机抽取。

6.1.2 抽样数量及方法

见附录B。

6.1.3 样品送检

见SN/T 2273—2009中6.2.4。

6.1.4 样品保留

见SN/T 2273—2009中6.2.5。

6.2 检验项目

6.2.1 感官检验

6.2.1.1 外观：色泽正常，无异味、异嗅、异物，无污损；容器涂层表面平整、光滑、色泽均匀，无斑点，无龟裂；复合包装薄膜(袋)应平整，无皱纹，不得有裂纹、孔隙和复合层分离。

6.2.1.2 浸泡液(应根据材料特性和用途决定是否做此项检验)：不得有异味、异嗅、混浊和脱色现象。

6.2.2 安全卫生项目检验

6.2.2.1 进口的活性及智能食品接触材料，根据所用材质的不同，按照国家标准所要求的项目及检测方法进行检测，同时根据制造商所提供的资料及材料、制品的预期用途，对活性及智能食品接触材料中可能存在的有毒有害物质的溶出量、总迁移量(或蒸发残渣)和所添加的特定物质的迁移量进行检测。

6.2.2.2 出口的活性及智能食品接触材料，根据制造商所提供的资料及材料、制品的预期用途，按照进口国的法规标准的要求，对活性及智能食品接触材料的总迁移量和(或)特定物质的迁移量(或等同的项目)进行检测，如输入国无法规、标准要求的，可按照国际相关标准、我国标准、本标准或贸易双方合同约定的要求项目进行检测。

6.2.2.3 在测定活性物质的迁移量时，如果可行，应尽可能使用不含该种物质的食品进行模拟测定；如技术上不可行，则应选择最接近该种食品特性的模拟物进行测定。

6.2.2.4 对于塑料或橡胶类活性食品接触材料，总迁移量(或蒸发残渣)应当减去在相同条件下测得的活性物质的量，然后才可用于评价。

各种材质的安全卫生检测项目及检验方法参见相应材质检验规程的要求。鼓励实验室采用先进的、科学的、经过充分验证的方法进行检验。

6.2.3 标签检验

对活性和智能食品接触材料和制品，其标签标注内容除应符合 SN/T 2273—2009 中 5.4 的要求和进出口国有关法规、标准要求外，还应符合以下的特别要求：

a) 是否有充分标签说明此材料和制品是活性的和(或)智能的；

b) 对已经与食品接触的活性和智能材料和制品是否给予充分标示，以便消费者能辨别其中不可食用的部分；

c) 活性材料和制品是否标注被许可的用途或其他信息，如被活性组分释放的物质名称和数量，以便使用者能遵守相关的规定；

d) 是否标注有关安全和正确使用的特别说明。

7 符合性判定

经检验各项指标均符合相应材质的国家卫生标准、GB 2760 或符合进口国相应的卫生标准、食品添加剂限量标准，以及符合本标准规定要求的，判定为合格，准予进口或出口。

8 不合格处置

见 SN/T 2273—2009 中第 8 章要求。

附 录 A
（资料性附录）
活性和智能食品接触材料常见种类及应用

表 A.1 活性食品接触材料脱除剂种类及应用例子

脱除剂类型	活性成分	应用例子
除氧剂	铁化合物，山梨酸，金属盐，葡萄糖氧化酶	奶酪，面包，糖果，坚果，奶粉，咖啡，茶，大豆，粮食，意大利面，肉制品，即食食品等
水分吸收剂	甘油，粘土，硅胶，丙二醇，聚丙烯酸	面包，肉，鱼，猪肉，即食小食品，去壳/皮水果，蔬菜等
二氧化碳吸收剂	氢氧化钙，氢氧化钠，氢氧化钾	烘烤咖啡
乙烯吸收剂	氧化铝，高锰酸钾，活性炭，硅藻土	水果如苹果，杏，香蕉，芒果，黄瓜，西红柿，鳄梨；蔬菜如胡萝卜，土豆，布鲁塞尔芽球等
气味脱除剂（去除胺类、醛类）	柠檬酸（结合在树脂中），纤维素酯，聚酰胺	易被氧化的食品，如蛋白质，鱼产品的脂肪，零食，果汁等

表 A.2 活性食品接触材料释放剂功效及应用例子

释放剂类型	作　用	应用例子
湿度调节剂	调节水分含量	蔬菜
二氧化碳释放剂	抑制微生物生长，延长货架期	肉，鱼，猪肉，即食食品，未加工蔬菜和水果
乙醇释放剂	抑制微生物生长，包括致病菌	面包类，鱼干等
有机酸释放剂，如山梨酸	抗微生物	各种食品
扁柏酚（Hinokitol）释放剂	抗微生物	各种食品
二氧化硫释放剂	漂白 抗氧化 抗微生物	干白菜 各种热加工食品 各种未加工和已加工食品
杀虫剂释放剂，如抑霉唑、拟除虫菊酯	抗微生物，杀菌或害虫控制	干的大袋包装食品，如面粉、大米、谷物等
保鲜剂如异硫化氰酸酯（allylisothiocyanate）	抗微生物	肉类，未加工水果
抗氧化剂	抗氧化	干食品，含脂肪食品
香味释放剂	防止香味流失	各种食品

表 A.3 智能包装材料功效及应用例子

智能材料类型	作用	应用例子
时间-温度指示剂	反映温度变化信息	储存和运输过程对标签的补充
氧指示剂	反映包装破损、漏气的信息	用于需要调节或控制空气的食品包装中
二氧化碳指示剂	反映调节空气包装中二氧化碳的浓度	用于需要调节或控制空气的食品包装中
颜色指示剂	反映食品包装中的温度	用于微波加工的食品
病原菌指示剂	反映微生物状态	肉、鱼、猪肉
破损指示剂	反映包装破损状态	罐头、婴儿食品

附 录 B
（规范性附录）
活性和智能食品接触材料抽样方法

表 B.1 活性和智能食品接触材料抽样方法

名 称	取样方法
塑料成型品及复合食品包装袋塑料薄膜袋	按产量的 0.1％随机取样，小批量不少于 10 件，容量小于 500 mL 的取 20 件。
塑料薄膜	每批随机取 10 捆，每捆剪取 50 cm×50 cm 一张，共 10 张。检验时再根据需要裁成适当尺寸。
塑料瓶盖、垫片	每批随机取样 500 g。
管材 （包括橡胶管）	随机截取材质、内径相同的管材适当长度五根，使其容量满足测定的需要，长度计算如下式： $$L=\frac{V}{\pi r^2}$$ 式中： L——管长； V——所需浸泡液毫升数； r——管内径。 注：实际截取管长应为 $L+a$，a 为两端玻璃塞所占部位的长度。
食品包装用原纸、纸板	每批随机取样 500 g，随机截取 10 cm×10 cm 20 张。
食品用橡胶制品	每批随机取样 500 g。
陶瓷、玻璃、金属等制品	对形状、大小、功能相同的产品按货物的 0.1％随机取样。小批量不少于 6 件，容量小于 500 mL 的取 10 件。
独立小包装的活性材料	每批随机取样 500 g。
预包装食品	按照该类食品所对应的标准进行抽样。

辅助材料类标准

SN

中华人民共和国出入境检验检疫行业标准

SN/T 2201—2008

食品接触材料　辅助材料 油墨中多环芳烃的测定 气相色谱-质谱联用法

Food contact materials—Auxiliary materials Determination of polycyclic aromatic hydrocarbons(PAHs) in ink—Gas chromatography/mass spectrometry

2008-11-18 发布　　　　2009-06-01 实施

中华人民共和国国家质量监督检验检疫总局　发布

前　言

本标准的附录 A、附录 B、附录 C 和附录 D 均为资料性附录。

本标准由国家认证认可监督管理委员会提出并归口。

本标准负责起草单位：中华人民共和国江苏出入境检验检疫局。

本标准参与起草单位：中华人民共和国福建出入境检验检疫局。

本标准主要起草人：蒋一昕、汪蓉、商贵芹、秦蕾、梁鸣、张敏、费跃、陈小卫。

本标准系首次发布的出入境检验检疫行业标准。

食品接触材料　辅助材料 油墨中多环芳烃的测定 气相色谱-质谱联用法

1　范围

本标准规定了油墨中多环芳烃的气相色谱-质谱联用测定方法。

本标准适用于油墨中多环芳烃的测定。

2　术语和定义

下列术语和定义适用于本标准。

2.1

多环芳烃　polycyclic aromatic hydrocarbons，PAHs

含有两个或两个以上苯环的芳香烃。环上也可有短的烷基或环烷基取代基。本标准中的多环芳烃特指美国 EPA 方法指定的优先监测的 16 种多环芳烃，具体参见附录 A 中表A.1。

3　试验原理

试样中多环芳烃经正己烷浸泡超声提取后，用 Florisil 柱固相萃取，取洗脱液进行气相色谱-质谱联用仪分析，外标法定量。

4　试剂和材料

除另有规定外，所用试剂均为分析纯，水为二次蒸馏水。

4.1　正己烷：色谱纯。

4.2　二氯甲烷：色谱纯。

4.3　正己烷和二氯甲烷的混合溶剂(1+1)。

4.4　多环芳烃标准样品(含 16 种多环芳烃的混合物，Accustandard)：16 种物质浓度均为 200 μg/mL。

4.5　多环芳烃标准储备液：取 0.5 mL 多环芳烃标准样品至 10 mL 棕色容量瓶中，用适量正己烷(4.1)溶解后，再用正己烷稀释并定容到刻度。4 ℃冰箱冷藏避光保存。

4.6　多环芳烃标准溶液的配制：分别取多环芳烃标准储备液 0.1 mL、0.2 mL、0.5 mL、1.0 mL 至 10 mL棕色容量瓶，1.0 mL、2.5 mL 至 5 mL 棕色容量瓶中，用正己烷稀释并定容到刻度，配制多环芳烃标准溶液，浓度分别为 0.10 μg/mL、0.20 μg/mL、0.50 μg/mL、1.0 μg/mL、2.0 μg/mL、5.0 μg/mL。

4.7　0.22 μm 有机相滤膜。

4.8　Florisil 萃取柱：Supelco 公司 SUPELCLEAN LC-FLORISIL，6 mL。

5　仪器设备

5.1　气相色谱-质谱联用仪。

5.2　超声波清洗器。

5.3　棕色玻璃仪器。

6 试样制备与保存

6.1 试样制备

准确称取试样 0.5 g(称准至 0.000 2 g)于具塞锥形瓶中，加入正己烷(4.1)10 mL，避光，超声萃取 30 min。冷却，过滤，取滤液过 0.22 μm 有机相滤膜。取滤液上 Florisil 柱萃取。

6.2 固相萃取条件

用 10 mL 正己烷活化 Florisil 萃取柱，以去除填料中可能存在的干扰物。以小于 2 mL/min 的流速加入滤液(6.1)，然后用 2 mL 正己烷＋二氯甲烷(1＋1)洗脱液，以小于 1 mL/min 的流速重复洗脱三次(洗脱前用此洗脱剂浸泡吸附剂 1 min)，用 10 mL 的棕色量瓶收集洗脱液，并最后用洗脱液定容。

6.3 空白试样

随同试样进行空白试验，空白试样中不得含有被检测物或干扰物。

7 测定步骤

7.1 气相色谱条件

a) 色谱柱：DB-5MS 色谱柱，30 m×0.25 mm×0.25 μm 或相当者；

b) 柱温：$\frac{100\ ℃}{1\ \text{min}} \xrightarrow{15\ ℃/\text{min}} \frac{300\ ℃}{30\ \text{min}}$

c) 进样口温度：260 ℃，不分流进样；

d) 进样量：1 μL。

7.2 质谱操作条件

a) 电离方式：EI^{+}，电离能量 70 eV；

b) 接口温度：250 ℃；

c) 扫描范围：45～300；

d) 测定方式：SIM(选择离子监控方式)。

7.3 校准曲线的绘制

取多环芳烃标准溶液(4.6)和多环芳烃标准储备液(4.5)，按上述分析条件(7.1 和 7.2)进样分析。以溶液浓度(μg/mL)为横坐标，特征碎片离子的峰面积为纵坐标绘制标准曲线，并得出回归方程。

8 样品测定

取 6.2 的萃取定容溶液，按上述分析条件(7.1 和 7.2)进样分析。根据标准样品的色谱峰保留时间和附录 B 中表 B.1 多环芳烃的定性离子进行定性分析，标准样品典型的气相色谱-质谱图参见附录 C 图 C.1。含多环芳烃 1、9、10 样品及样品加标气相色谱-质谱图分别参见附录 C 图 C.2 和图 C.3。根据附录 B 表 B.1 多环芳烃的定量离子，在标准曲线上查得样品中的多环芳烃的含量。

9 结果计算和表述

根据标准曲线(7.3)得到的多环芳烃的浓度，按式(1)计算样品中多环芳烃的含量：

$$W = \frac{(c - c_0) \times V}{m} \qquad \cdots\cdots (1)$$

式中：

W——样品中多环芳烃的含量，单位为毫克每千克(mg/kg)；

c——标准曲线上查得的试样的多环芳烃的浓度，单位为微克每毫升(μg/mL)；

c_0——标准曲线上查得的空白的多环芳烃的浓度，单位为微克每毫升(μg/mL)；

V——样品定容体积，单位为毫升(mL)；

m——样品称样质量，单位为克(g)。

10 方法测定低限和精密度

10.1 方法测定低限

本标准对16种多环芳烃的测定低限参见附录D中表D.1。

10.2 精密度

在重复性条件下获得的两次独立测定结果的绝对差值不得超过算术平均值的10%。

附 录 A
（资料性附录）
16 种多环芳烃信息

表 A.1 16 种多环芳烃

序 号	中 文 名 称	英 文 名 称	CAS No.
1	萘	Naphthalene	91-20-3
2	苊烯	Acenaphthylene	208-96-8
3	苊	Acenaphthene	83-32-9
4	芴	Fluorene	86-73-7
5	菲	Phenanthrene	85-01-8
6	蒽	Anthracene	120-12-7
7	荧蒽	Fluoranthene	206-44-0
8	芘	Pyrene	129-00-0
9	苯并[*a*]蒽	Benzo[a]anthracene	56-55-3
10	屈	Chrysene	218-01-9
11	苯并[*b*]荧蒽	Benzo[b]fluoranthene	205-99-2
12	苯并[*k*]荧蒽	Benzo[k]fluoranthene	207-08-9
13	苯并[*a*]芘	Benzo[a]pyrene	50-32-8
14	茚苯[1,2,3-*cd*]	Indeno[1,2,3-cd]pyrene	193-39-5
15	二苯并[*a*,*h*]蒽	Dibenzo[a,h]anthracene	53-70-3
16	苯并[*g*,*h*,*i*]苝(二萘嵌苯)	Benzo[g,h,i]perylene	191-24-2

附 录 B

（资料性附录）

多环芳烃的保留时间、分子式、相对分子质量和特征碎片离子

表 B.1 多环芳烃的保留时间、分子式、相对分子质量和特征碎片离子

序 号	多环芳烃名称	保留时间/min	分子式	相对分子质量	特征碎片离子	
					定性	定量
1	萘	4.38	$C_{10}H_8$	128	128,51,126	128
2	苊烯	6.98	$C_{12}H_8$	152	153,152,151	152
3	苊	7.26	$C_{12}H_{10}$	154	152,153,126	153
4	芴	8.10	$C_{13}H_{10}$	166	139,166,165	165
5	菲	9.66	$C_{14}H_{10}$	178	152,178,176	178
6	蒽	9.74	$C_{14}H_{10}$	178	152,178,176	178
7	荧蒽	11.61	$C_{16}H_{10}$	202	203,202,101	202
8	芘	11.97	$C_{16}H_{10}$	202	203,202,101	202
9	苯并[*a*]蒽	13.95	$C_{18}H_{12}$	228	229,228,226	228
10	屈	14.00	$C_{18}H_{12}$	228	229,228,226	228
11	苯并[*b*]荧蒽	15.79	$C_{20}H_{12}$	252	253,252,126	252
12	苯并[*k*]荧蒽	15.83	$C_{20}H_{12}$	252	253,252,126	252
13	苯并[*a*]芘	16.45	$C_{20}H_{12}$	252	253,252,126	252
14	茚苯[1,2,3-*cd*]芘	19.37	$C_{22}H_{12}$	276	276,277,138	276
15	二苯并[*a*,*h*]蒽	19.47	$C_{22}H_{14}$	278	276,277,278	278
16	苯并[*g*,*h*,*i*]芘	20.21	$C_{22}H_{12}$	276	276,277,138	276

附 录 C
（资料性附录）
多环芳烃典型气相色谱-质谱选择离子色谱图

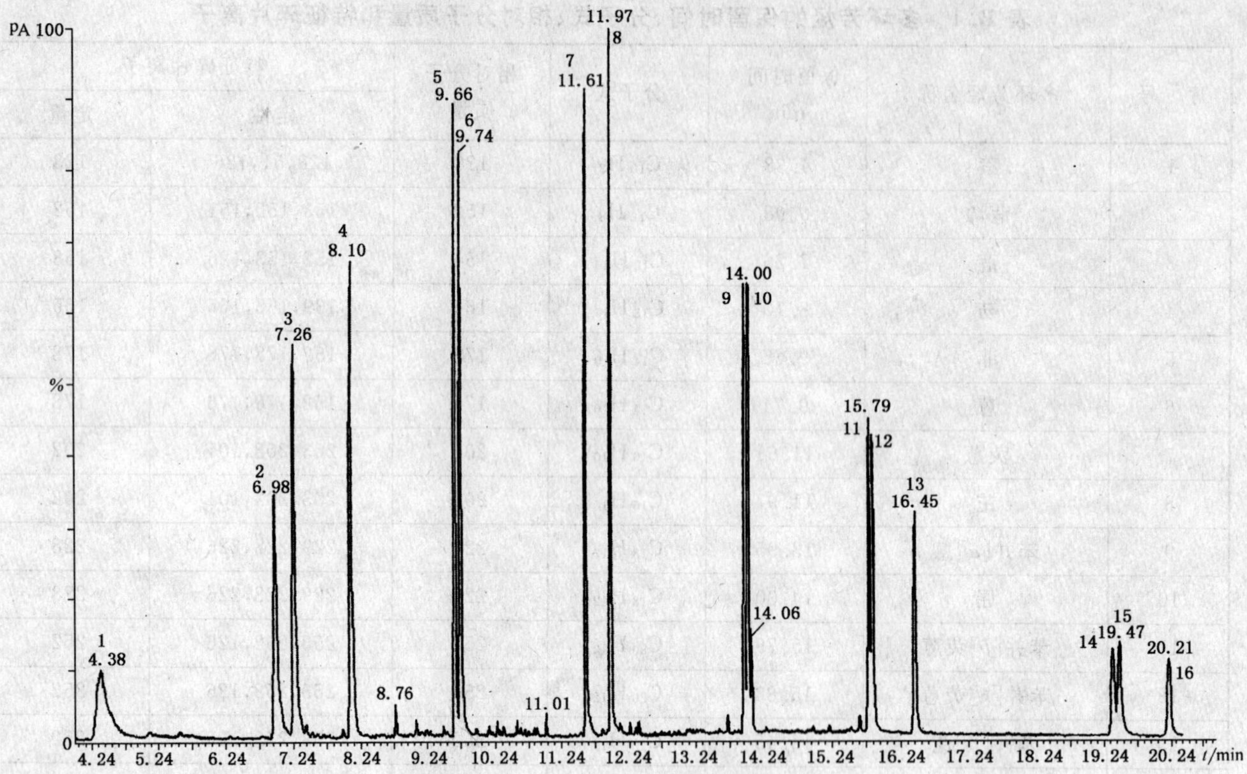

1——萘 Naphthalene；

2——苊烯 Acenaphthylene；

3——苊 Acenaphthene；

4——芴 Fluorene；

5——菲 Phenanthene；

6——蒽 Anthracene；

7——荧蒽 Fluoranthene；

8——芘 Pyrene；

9——苯并[*a*]蒽 Beno[a]anthracene；

10——屈 Chrysene；

11——苯并[*b*]荧蒽 Beno[b]fluoranthene；

12——苯并[*k*]荧蒽 Beno[k]fluoranthene；

13——苯并[*a*]芘 Beno[a]pyrene；

14——茚苯[1,2,3-*cd*]芘 Indeno[1,2,3-cd]pyrene；

15——二苯并[*a*,*h*]蒽 Dibeno[a,h]anthracene；

16——苯并[*g*,*h*,*i*]苝 Benzo[g,h,i]perylene。

图 C.1 典型的气相色谱-质谱选择离子色谱图

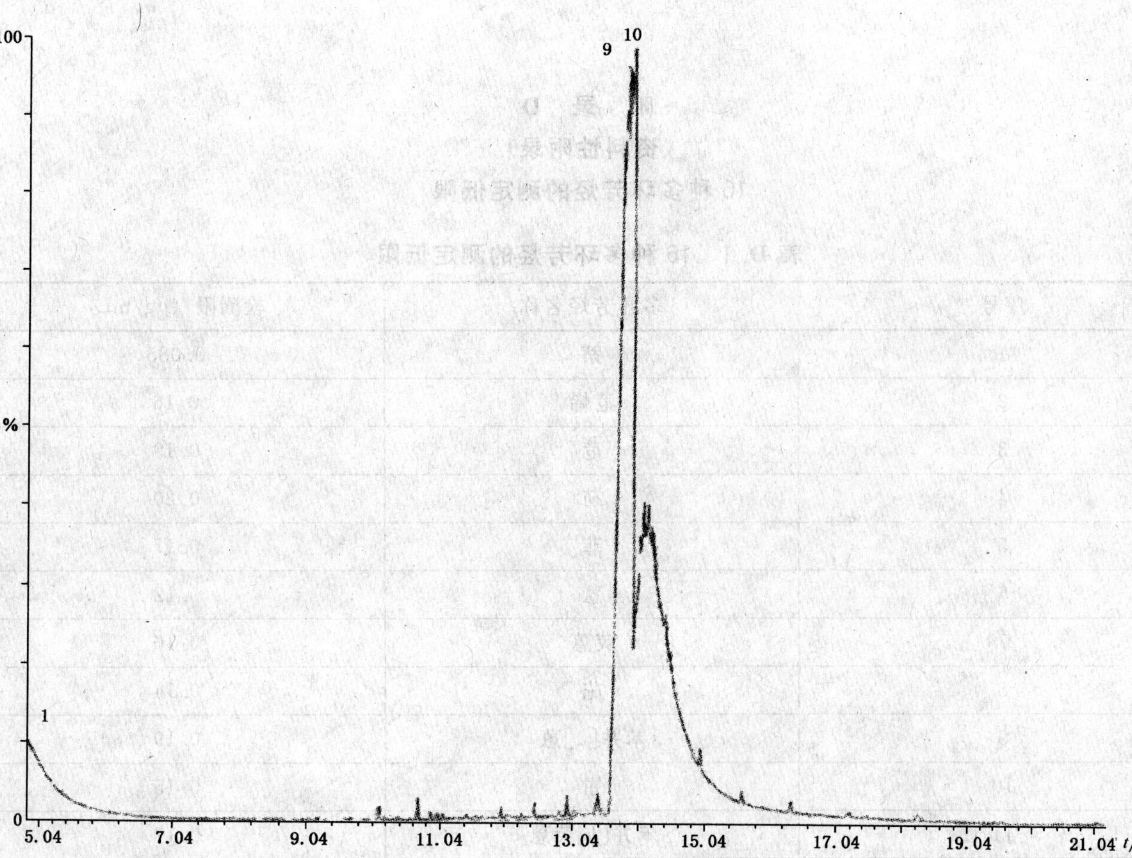

图 C.2 含 1、9、10 的样品谱图

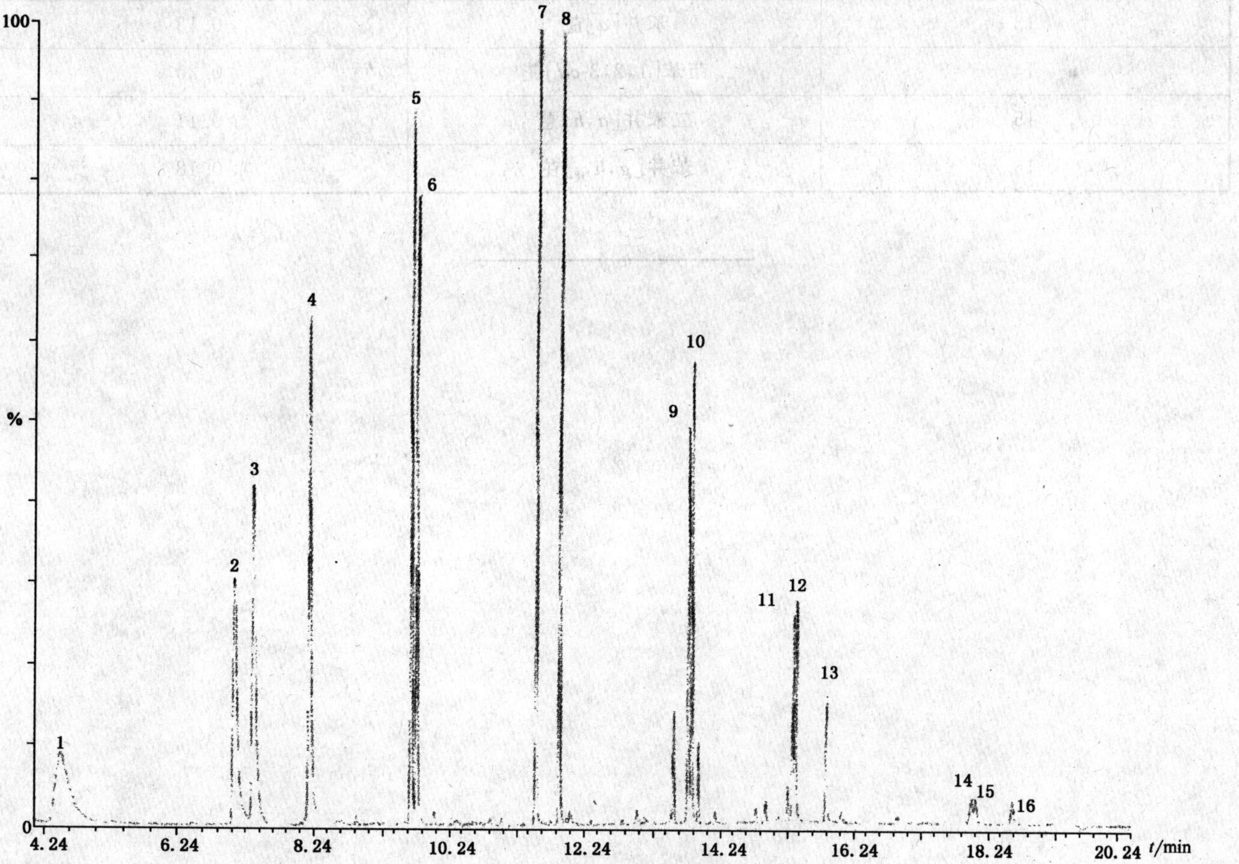

图 C.3 含 1、9、10 的样品加标谱图

附　录　D
（资料性附录）
16 种多环芳烃的测定低限

表 D.1　16 种多环芳烃的测定低限

序号	多环芳烃名称	检测限/(μg/mL)
1	萘	0.085
2	苊烯	0.16
3	苊	0.19
4	芴	0.20
5	菲	0.17
6	蒽	0.12
7	荧蒽	0.16
8	芘	0.14
9	苯并[*a*]蒽	0.19
10	屈	0.15
11	苯并[*b*]荧蒽	0.17
12	苯并[*k*]荧蒽	0.17
13	苯并[*a*]芘	0.13
14	茚苯[1,2,3-*cd*]芘	0.20
15	二苯并[*a*,*h*]蒽	0.11
16	苯并[*g*,*h*,*i*]芘	0.18

SN

中华人民共和国出入境检验检疫行业标准

SN/T 2202—2008

食品接触材料　蜡
食品模拟物中多环芳烃的测定

Food contact materials—Wax—
Determination of polycyclic aromatic hydrocarbons in food simulants

2008-11-18 发布　　　　2009-06-01 实施

中华人民共和国国家质量监督检验检疫总局　发布

前　言

本标准的附录 A、附录 B、附录 C、附录 D、附录 E 均为资料性附录。

本标准由国家认证认可监督管理委员会提出并归口。

本标准由中华人民共和国福建出入境检验检疫局、中华人民共和国江苏出入境检验检疫局负责起草。

本标准主要起草人：曹国庆、姜晓黎、翁若荣、唐熙、游俊、黄艳辉、黄海龙、汤礼军、商贵芹、王丹红。

本标准系首次发布的出入境检验检疫行业标准。

食品接触材料　蜡
食品模拟物中多环芳烃的测定

1　范围

本标准规定了食品接触材料蜡的食品模拟物中萘等16种多环芳烃的检测方法。

本标准适用于食品接触材料蜡的食品模拟物中水、3%乙酸溶液、10%乙醇溶液、橄榄油替代物异辛烷中的萘等16种多环芳烃的测定。

2　规范性引用文件

下列文件中的条款通过本标准的引用而成为本标准的条款。凡是注日期的引用文件，其随后所有的修改单(不包括勘误的内容)或修订版均不适用于本标准，然而，鼓励根据本标准达成协议的各方研究是否可使用这些文件的最新版本。凡是不注日期的引用文件，其最新版本适用于本标准。

GB/T 6682　分析实验室用水规格和试验方法(GB/T 6682—2008,ISO 3696:1987,MOD)

SN/T 2280—2009　食品接触材料　塑料中受限物质　塑料中物质向食品及食品模拟物特定迁移试验方法和含量测定以及食品模拟物暴露条件选择的指南

3　术语和定义

下列术语和定义适用于本标准。

3.1

多环芳烃　polycyclic aromatic hydrocarbons, PAHs

含有两个或两个以上苯环的芳香烃。环上也可有短的烷基或环烷基取代基。本标准中的多环芳烃特指美国EPA方法指定的优先监测的16种多环芳烃，具体参见附录A表A.1。

4　原理

对试样进行食品模拟溶液浸泡，并对食品模拟浸泡溶液进行提取富集后上机分析。

5　试剂和材料

除另有说明外，在分析中使用的水为符合GB/T 6682规定的二级水。

5.1　甲醇：色谱纯。

5.2　二氯甲烷：色谱纯。

5.3　乙腈：色谱纯。

5.4　异辛烷：色谱纯。

5.5　10%乙醇水溶液(1+9)。

5.6　3%乙酸水溶液(3+97)。

5.7　5%甲醇水溶液(5+95)。

5.8　多环芳烃标准物质：

——萘(naphthalene)纯度≥99.4%；

——菲(phenanthrene)纯度≥99%；

——苊烯(acenphthylene)纯度≥99.9%；

——芴(fliorene)纯度≥99.6%；
——苊(aceaphthene)纯度≥99.9%；
——蒽(anthracene)纯度≥99.9%；
——荧蒽(fluoranthene)纯度≥98.2%；
——芘(pyrene)纯度≥96.6%；
——苯并[*a*]蒽(benzo [*a*] anthracene)纯度≥98.3%；
——䓛(chrysene)纯度≥98.2%；
——苯并[*b*]荧蒽(benzo [*b*] fluoranthene)纯度≥99.9%；
——苯并[*k*]荧蒽(benzo [*k*] fluoranthene)纯度≥99.5%；
——苯并[*a*]芘(benzo [*a*] pyrene)纯度≥99.1%；
——二苯并[*a*,*h*]蒽(dibenzo[*a*,*h*] anthracene)纯度≥99.5%；
——苯并[*g*,*h*,*i*]苝(benzo[*g*,*h*,*i*] perylene)纯度≥99.6%；
——茚并[1,2,3-*cd*]芘(indeno[1,2,3-*cd*] pyrene)纯度≥98.7%。

PAHs标准物质混合标准溶液的配制：准确称取适量PAHs标准品，用乙腈(5.3)溶解稀释，配制成所需浓度的标准溶液。

5.9 内标物二萘嵌苯-d_{12}(perylene-d_{12})纯度≥99.5%

内标物的配制：准确称取适量内标物，用乙腈(5.3)溶解稀释，配制成所需浓度的内标溶液。

5.10 C_{18}固相萃取柱(500 mg或1 g,6 mL)：依次用2 mL二氯甲烷(5.2)，5 mL甲醇通过C_{18}柱并抽空，最后通过5 mL纯水并保持润湿。

5.11 模拟物种类

——模拟物A：蒸馏水或同质水；
——模拟物B：3%乙酸水溶液；
——模拟物C：10%乙醇水溶液；
——模拟物D：异辛烷。

6 仪器及设备

6.1 气相色谱-质谱联用仪：配有质量选择检测器(MSD)。
6.2 高效液相色谱仪：配有二极管阵列检测器(DAD)。
6.3 250 mL碘量瓶。
6.4 分析天平：感量为0.1 mg。
6.5 旋转蒸发仪。
6.6 固相萃取装置。

7 分析步骤

7.1 迁移试验

根据待测样品的预期用途和使用条件，按SN/T 2280—2009用适当的模拟物(5.11)进行多环芳烃的迁移试验。

7.2 食品模拟浸泡液的处理

7.2.1 水性模拟浸泡液

准确移取100 mL经迁移试验(7.1)得到的水性模拟物至碘量瓶中，其中模拟迁移物A、B(5.11)中按100∶20的比例分别再加入20 mL乙醇，混匀后，三种模拟迁移物A、B、C经过预处理的C_{18}固相萃取柱(5.10)，以每2 s 1滴的速度进行抽提，待提取液全部抽完后，用5 mL 5%甲醇溶液过柱，浸泡5 min后，以每2 s 1滴的速度流出，然后抽干维持真空10 min，用10 mL二氯甲烷进行淋洗，用具塞定量试管收集该淋洗液，置于旋转蒸发仪(6.5)恒温 35 ℃，浓缩至约 2 mL，分两次加入 10 mL 乙腈，置于旋转蒸发仪(6.5)，恒温 40 ℃，浓缩至约 0.5 mL～1 mL，加入 0.1 mL 内标溶液，再用乙腈定容到 2 mL 后，供高效液相色谱仪，气相色谱-质谱联用仪测定。

7.2.2 异辛烷模拟浸泡液

准确移取 100 mL 异辛烷模拟浸泡液，置于旋转蒸发仪(6.5)恒温 40 ℃，浓缩至约 2 mL，分两次加入 10 mL 乙腈，置于旋转蒸发仪(6.5)恒温 40 ℃，最后浓缩至约 0.5 mL～1 mL，加入 0.1 mL 内标溶液，再用乙腈定容到 2 mL 后，供高效液相色谱仪，气相色谱-质谱联用仪测定。

7.3 气相色谱/质谱定性分析

7.3.1 气相色谱/质谱分析条件

a) 色谱柱：30 m×0.25 mm(内径)×0.10 μm(膜厚)，HP-5 MS 石英毛细管柱或相当者；

b) 色谱柱温度：$\frac{50\ ℃}{1\ \text{min}} \xrightarrow{25\ ℃/\text{min}} 200\ ℃ \xrightarrow{8\ ℃/\text{min}} \frac{315\ ℃}{5\ \text{min}}$；

c) 进样口温度：280 ℃；

d) 色谱-质谱接口温度：280 ℃；

e) 离子源温度：150 ℃；

f) 载气：氦气，纯度≥99.999%，1.0 mL/min；

g) 电离方式：EI；

h) 电离能量：70 eV；

i) 质量扫描范围：50 amu～450 amu；

j) 测定方式：选择离子监测方式；

k) 进样方式：不分流进样，开阀时间：0.75 min；

l) 进样量：1 μL；

m) 溶剂延迟：3 min。

7.3.2 气相色谱-质谱定性分析

按上述分析条件(7.3.1)对混合标准溶液(5.8)及待测液进行分析，根据色谱峰的保留时间和附录 B 中表 B.1 的多环芳烃的定性离子进行定性分析。气相色谱-质谱总离子流色谱图参见附录 C 中的图 C.1。

7.4 液相色谱定量分析

7.4.1 HPLC/DAD 分析条件

a) 色谱柱：LC-PAH(5 μm)，250 mm×4.6 mm 或相当者；

b) 柱温：35 ℃；

c) 流动相及流速见表 1；

表 1 流动相和流速

时间/min	流速/(mL/min)	乙腈/%	水/%
0	1.5	40	60
28	1.5	82	18
48	1.5	100	0
50	1.5	100	0
53	1.5	40	60

d) 检测器：二极管阵列检测器(DAD)；

e) 检测波长：多波长同时进行，A：220 nm，B：230 nm，C：255 nm，D：290 nm。最佳计算波长选择参见附录 D；

f) 进样量:20 μL。

7.4.2 **液相色谱测定**

根据样液中被测物含量情况,加入浓度相近的内标溶液,用内标法定量。采用色谱峰的保留时间及光谱图进行定性,用选择的最佳波长进行计算,用内标法定量,必要时用 GC/MS 确证。所得多环芳烃的保留时间和最佳计算波长参见附录 D 中的表 D.1,典型液相色谱图参见附录 E 中的图 E.1。

7.4.3 **空白试验**

随同试样进行空白试验。

7.5 **结果计算**

按式(1)计算校正因子:

$$f_i = \frac{A_i \times m_s}{A_s \times m_i} \quad \cdots\cdots\cdots\cdots (1)$$

式中:

f_i——多环芳烃各自对内标物的校正因子;

A_i——标准溶液中内标峰面积;

m_i——标准溶液中内标质量,单位为微克(μg);

A_s——标准溶液中标准物质的峰面积;

m_s——标准溶液中标准物质质量,单位为微克(μg)。

按式(2)计算试样中多环芳烃的含量:

$$X_i = \frac{f_i \times (A_{样} - A_0) \times m_i}{A_i \times V_{样}} \times 1\,000 \quad \cdots\cdots\cdots\cdots (2)$$

式中:

X_i——试样中每种多环芳烃的含量,单位为微克每升(μg/L);

f_i——校正因子;

A_i——样液中内标峰面积;

A_0——空白样中同一保留时间处峰面积;

$A_{样}$——样液中每种多环芳烃峰面积;

m_i——样液中内标质量,单位为微克(μg);

$V_{样}$——样品体积,单位为毫升(mL)。

7.6 **结果表示**

试验结果以各种多环芳烃的检测结果分别表示,计算结果表示到小数点后一位。

7.7 **测定低限和精密度**

16 种多环芳烃的测定低限除了苯并[k]荧蒽和苯并[a]芘为 2 μg/L 外,其他均为 1.5 μg/L。精密度为在重复性条件下获得的两次独立测定结果的绝对差值不超过算术平均值的 10%。

附 录 A
（资料性附录）
16 种多环芳烃

表 A.1 16 种多环芳烃

序 号	中文名称	英文名称	CAS 编号
1	萘	naphthalene	91-20-3
2	苊烯	acenaphthylene	208-96-8
3	苊	acenaphthene	83-32-9
4	芴	fluorene	86-73-7
5	菲	phenanthrene	85-01-8
6	蒽	anthracene	120-12-7
7	荧蒽	fluoranthene	206-44-0
8	芘	pyrene	129-00-0
9	苯并[*a*]蒽	benzo [*a*] anthracene	56-55-3
10	䓛	chrysene	218-01-9
11	苯并[*b*]荧蒽	benzo [*b*] fluoranthene	205-99-2
12	苯并[*k*]荧蒽	benzo [*k*] fluoranthene	207-08-9
13	苯并[*a*]芘	benzo [*a*] pyrene	50-32-8
14	二苯并[*a*,*h*]蒽	dibenzo[*a*,*h*] anthracene	53-70-3
15	苯并[*g*,*h*,*i*]苝(二萘嵌苯)	benzo[*g*,*h*,*i*] perylene	191-24-2
16	茚并[1,2,3-*cd*]芘	indeno[1,2,3-*cd*] pyrene	193-39-5

附 录 B
（资料性附录）
多环芳烃的分子量、定性离子和定量选择离子

表 B.1 多环芳烃的分子量、定性离子和定量选择离子

序 号	化合物	化学分子式	相对分子质量	特征离子	定量离子
1	naphthalene	$C_{10}H_8$	128	129,128,127	128
2	acenaphthylene	$C_{12}H_8$	152	153,152,151	152
3	acenaphthene	$C_{12}H_{10}$	154	154,153,152	153
4	fluorene	$C_{13}H_{10}$	166	167,166,165	165
5	phenanthrene	$C_{14}H_{10}$	178	179,178,176	178
6	anthracene	$C_{14}H_{10}$	178	179,178,176	178
7	fluoranthene	$C_{16}H_{10}$	202	203,202,101	202
8	pyrene	$C_{16}H_{10}$	202	203,202,101	202
9	benzo[*a*]anthracene	$C_{18}H_{12}$	228	229,228,226	228
10	chrysene	$C_{18}H_{12}$	228	229,228,226	228
11	benzo[*b*]fluoranthene	$C_{20}H_{12}$	252	253,252,126	252
12	benzo[*k*]fluoranthene	$C_{20}H_{12}$	252	253,252,126	252
13	benzo[*a*]pyrene	$C_{20}H_{12}$	252	253,252,126	252
14	perylene-d_{12}	$C_{20}D_{12}$	264	265,264,260	264
15	indeno[1,2,3-*cd*]pyrene	$C_{22}H_{12}$	276	276,227,138	276
16	dibenzo[*a*,*h*]anthracene	$C_{22}H_{14}$	278	279,278,139	278
17	benzo[*g*,*h*,*i*]perylene	$C_{22}H_{12}$	276	277,276,138	276

附 录 C
（资料性附录）
多环芳烃典型气相色谱-质谱色谱图

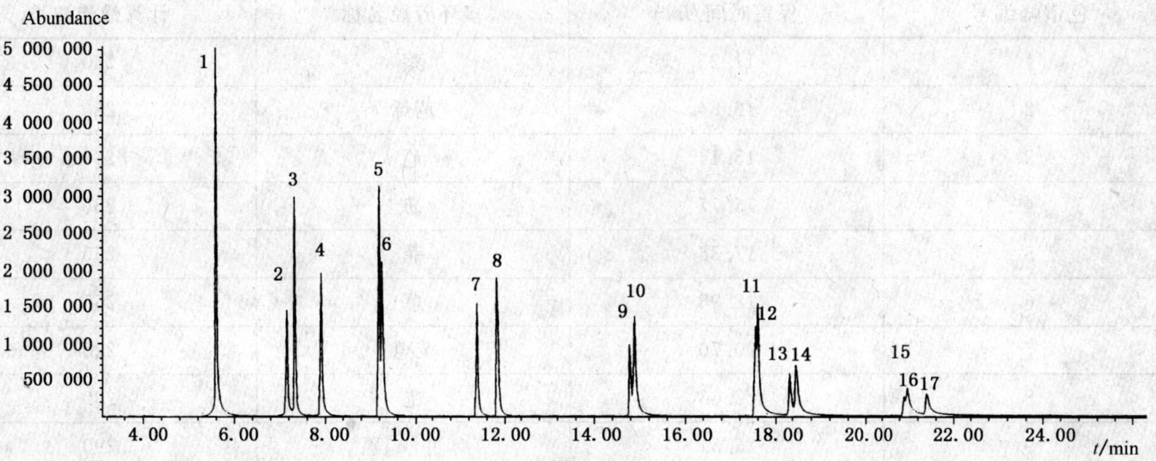

1——萘；

2——苊烯；

3——苊；

4——芴；

5——菲；

6——蒽；

7——荧蒽；

8——芘；

9——苯并[*a*]蒽；

10——䓛；

11——苯并[*b*]荧蒽；

12——苯并[*k*]荧蒽；

13——苯并[*a*]芘；

14——内标物；

15——茚并[1,2,3-*cd*]芘；

16——二苯并[*a*,*h*]蒽；

17——苯并[*g*,*h*,*i*]苝(二萘嵌苯)。

图 C.1 多环芳烃典型气相色谱-质谱色谱图

附 录 D
（资料性附录）
多环芳烃高效液相色谱保留时间及计算最佳波长

表 D.1 多环芳烃高效液相色谱保留时间及计算最佳波长

色谱峰编号	保留时间/min	多环芳烃名称	计算最佳波长
1	11.25	萘	220
2	12.84	苊烯	230
3	15.14	苊	230
4	15.77	芴	255
5	17.36	菲	255
6	18.98	蒽	255
7	20.70	荧蒽	230
8	22.03	芘	230
9	26.51	苯并[*a*]蒽	290
10	27.50	䓛	255
11	30.22	苝	255
12	31.08	苯并[*b*]荧蒽	255
13	32.91	苯并[*k*]荧蒽	290
14	34.83	苯并[*a*]芘	290
15	37.92	二苯并[*a*,*h*]蒽	290
16	39.56	苯并[*g*,*h*,*i*]苝(二萘嵌苯)	290
17	40.77	茚并[1,2,3-*cd*]芘	255

附 录 E
（资料性附录）
多环芳烃典型高效液相色谱图

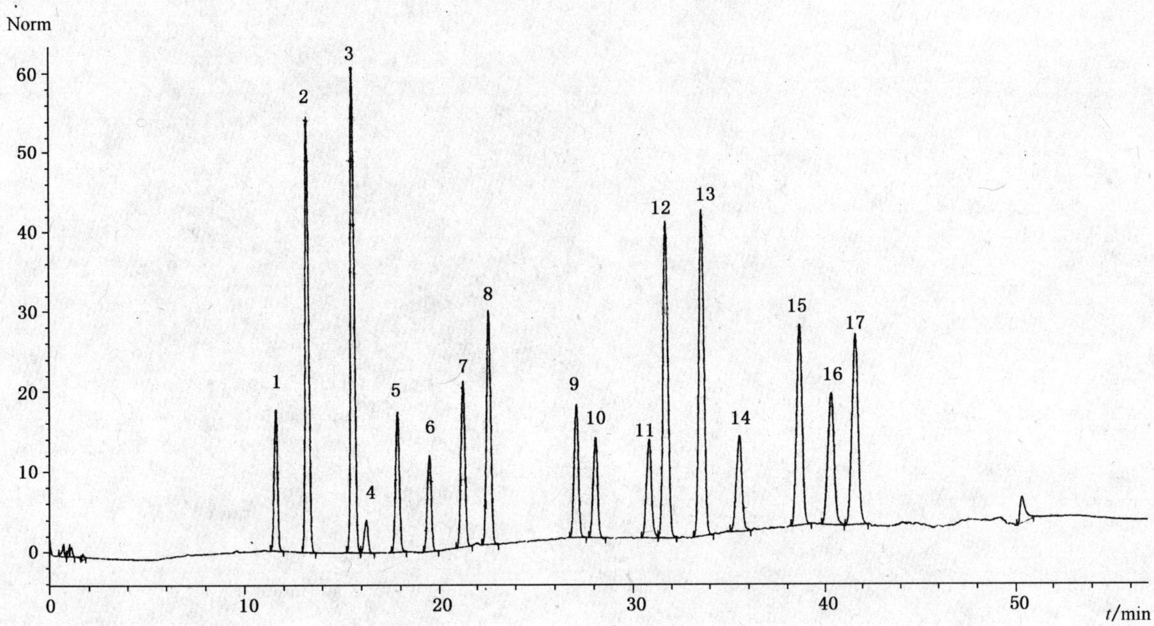

1——萘；
2——苊烯；
3——苊；
4——芴；
5——菲；
6——蒽；
7——荧蒽；
8——芘；
9——苯并[*a*]蒽；
10——䓛；
11——内标物；
12——苯并[*b*]荧蒽；
13——苯并[*k*]荧蒽；
14——苯并[*a*]芘；
15——二苯并[*a*,*h*]蒽；
16——苯并[*g*,*h*,*i*]苝(二萘嵌苯)；
17——茚并[1,2,3-*cd*]芘。

图 E.1 多环芳烃典型高效液相色谱图

SN

中华人民共和国出入境检验检疫行业标准

SN/T 2549—2010

食品接触材料检验规程　辅助材料类

Rules for inspection of materials intended to contact with food—Supplementary materials

2010-05-27 发布　　2010-12-01 实施

中华人民共和国国家质量监督检验检疫总局　发布

前　言

本标准按照 GB/T 1.1—2009 给出的规则起草。

本标准由国家认证认可监督管理委员会提出并归口。

本标准起草单位:中华人民共和国浙江出入境检验检疫局、中华人民共和国江苏出入境检验检疫局。

本标准主要起草人:陈文、王旭强、韦峰、花晓泉、杨祖荣、李胄、陈杨。

食品接触材料检验规程　辅助材料类

1　范围

本标准规定了食品接触材料——辅助材料类的分类、技术要求、抽样、检验、符合性判定和不合格处置。

本标准适用于成品状态的：

a）　已经与食品接触的材料——辅助材料类；

b）　可能与食品接触的材料——辅助材料类。

2　规范性引用文件

下列文件对于本文件的应用是必不可少的。凡是注日期的引用文件，仅注日期的版本适用于本文件。凡是不注日期的引用文件，其最新版本（包括所有的修改单）适用于本文件。

GB/T 3186　色漆、清漆和色漆与清漆用原材料　取样

GB 4805—1994　食品罐头内壁环氧酚醛涂料卫生标准

GB 4806.1　食品用橡胶制品卫生标准

GB/T 5009.60—2003　食品包装用聚乙烯、聚苯乙烯、聚丙烯成型品卫生标准的分析方法

GB/T 5009.61—2003　食品包装用三聚氰胺成型品卫生标准的分析方法

GB/T 5009.68—2003　食品容器内壁过氯乙烯涂料卫生标准的分析方法

GB/T 5009.69—2003　食品罐头内壁环氧酚醛涂料卫生标准的分析方法

GB/T 5009.70—2003　食品容器内壁聚酰胺环氧树脂涂料卫生标准的分析方法

GB/T 5009.80—2003　食品容器内壁聚四氟乙烯涂料卫生标准的分析方法

GB 7105—1986　食品容器过氯乙烯内壁涂料卫生标准

GB 7189　食品用石蜡

GB 9680—1988　食品容器漆酚涂料卫生标准

GB 9682—1988　食品罐头内壁脱膜涂料卫生标准

GB 9685　食品容器、包装材料用添加剂使用卫生标准

GB 9686—1988　食品容器内壁聚酰胺环氧树脂涂料卫生标准

GB 11676—1989　食品容器有机硅防粘涂料卫生标准

GB 11677—1989　水基改性环氧易拉罐内壁涂料卫生标准

GB 11678—1989　食品容器内壁聚四氟乙烯涂料卫生标准

GB 18581—2009　室内装饰装修材料　溶剂型木器涂料中有害物质限量

SN/T 2273　食品接触材料安全卫生技术规范

HJ/T 220—2005　环境标志产品认证技术要求　粘合剂

HJ/T 370—2007　环境标志产品认证技术要求　胶印油墨

HJ/T 371—2007　环境标志产品认证技术要求　凹印油墨和柔印油墨

3　术语和定义

SN/T 2273 界定的以及下列术语和定义适用于本文件。

3.1

检验批　inspection

以相同配方、相同生产日期及批号的辅助材料作为一个检验批。

3.2

辅助材料　supplementary materials

在食品接触材料生产中用到的涂料、胶粘剂、油墨、食品级蜡。

3.3

胶印油墨　offset printing ink

适用于各种胶印版印刷方式的油墨。

3.4

凹印油墨　gravure printing ink

适用于各种凹印版印刷方式的油墨。

3.5

柔印油墨　flexible printing ink

适用于各种柔印版印刷方式的油墨。

3.6

挥发性有机化合物　volatile organic compound，VOC

在 101.3 kPa 压力下，任何初沸点低于或等于 250 ℃的有机化合物。

3.7

挥发性有机化合物含量　volatile organic compound content

扣除水分后产品中挥发性有机化合物的含量，表述为质量百分比。

3.8

环氧酚醛涂料　epoxy phenolic resin coating

以高分子环氧树脂和酚醛树脂共聚而成的涂料。

3.9

过氯乙烯涂料　perchloravinyl coating

以过氯乙烯树脂为主要原料配以颜料及助剂组成的涂料。

3.10

漆酚涂料　phenol lacquer

以生漆为原料经加工去掉杂质成为清漆或在清漆中加入一定量环氧树脂，用醇、酮类溶剂稀释而成的涂料。

3.11

食品罐头内壁脱模涂料　internal coating of food cans

以乙撑二硬脂酰胺作脱模剂的食品罐头内壁涂料。一般涂印在镀锡薄板上经高温烘烤成涂膜，可用于肉类食品罐头内壁。

3.12

聚合酰胺环氧树脂涂料　polyamide epoxy resin lacquer

以环氧树脂及聚酰胺固化剂组成的涂料。

3.13

有机硅防粘涂料　anticoherent silicone lacquer

由含羟基的聚甲基硅氧烷、聚甲基苯基硅氧烷组成的防粘涂料。

3.14

水基改性环氧易拉罐内壁涂料　water soluble epoxy internal coatings of beverage cans

以环氧树脂、苯乙烯为主要原料，配以一定助剂组成的涂料，用于接触啤酒、碳酸饮料的全铝二片易拉罐的内壁以防腐蚀之用。

3.15

聚四氟乙烯涂料　polytetrafluorethylene lacquer

以聚四氟乙烯为主要原料，配以一定助剂组成的涂料。

4　分类

食品接触材料的辅助材料类根据其是否会与食品直接接触可分为：

a)　预期会与食品接触的辅助材料：食品容器内壁涂料、食品级蜡、可能会与食品接触的食品容器密封胶；

b)　预期不会与食品接触的辅助材料：非食品容器内壁涂料、油墨、不会与食品接触的其他胶粘剂。

5　要求

5.1　通用要求

5.1.1　食品接触材料的辅助材料类用助剂的品种、使用范围和最大使用量应符合 GB 9685 的规定要求。

5.1.2　食品接触材料的辅助材料生产经营企业应向下游客户食品接触材料生产经营企业提供正确使用的工艺说明以及注意事项。

5.1.3　食品接触材料生产经营企业在使用食品接触材料的辅助材料时，应按照食品接触材料的辅助材料生产经营企业提供的工艺说明以及注意事项使用，不得任意改动。如确实需要进行改动，应向食品接触材料的辅助材料生产经营企业进行咨询，以确保改动是合适的。

5.1.4　食品接触材料的辅助材料类生产企业使用新原料或新工艺前，应先进行安全卫生风险评估，提供产品安全卫生评价所需要的资料(包括毒理评价、卫生标准、检验方法等)和样品，并与下游客户进行沟通。

5.2　分类要求

5.2.1　胶粘剂生产过程中不得添加苯、甲苯、二甲苯、乙苯、卤代烃等有毒有机溶剂。

5.2.2　油墨中不得添加的物质见附录 A。

5.2.3　油墨不得印刷在食品接触材料接触食品的面。

5.2.4　食品容器内壁涂料出厂前应在包装上标有“食品容器用”的标志，并注明品名、型号、日期、批号、生产单位、有效期等。

5.2.5　不得使用沥青作食品容器内壁涂料。

5.2.6　食品容器内壁涂料和食品级蜡在运输、储存和使用中，不得接触有毒有害物质。

5.2.7　食品级蜡应符合 GB 7189 的要求。

6　检验

6.1　抽样

涂料、油墨、胶粘剂的抽样见 GB/T 3186。

蜡的抽样按 GB 7189 进行，取 2.5 kg 做检验和留样用。

6.2 安全卫生检验

食品容器内壁涂料的安全卫生检验项目及限量要求见附录B。

油墨的有害物质限量要求见附录C。

可能会与食品接触的食品容器密封胶在成品状态下的理化指标应符合GB 4806.1的要求;包装用水性胶粘剂的有害物质限量要求见附录D。

6.3 检验方法

由于检验科学技术领域的发展迅速,本标准并不指定规范性检验方法而仅提供了供参考的检测方法。鼓励本标准使用者(包括主管当局、生产商、零售商以及认证实验室)采用更优的且得到认可的检验方法或经国际认可或确证的检验方法。参考检测方法见附录B、附录C、附录D。

7 符合性判定

经检验,各项要求和检验项目均符合规定,判定为合格;否则判定为不合格。

8 不合格处置

经检验不合格的,不得用于食品接触材料的生产。

附 录 A
（规范性附录）
油墨中禁止人为添加的物质

表 A.1 胶印油墨（不包括辐射固化油墨）中禁止人为添加物质

禁用种类	禁用物质
元素及其化合物	铅(Pb)、砷(As)、硒(Se)、汞(Hg)、镉(Cd)、铬(Ⅵ)(Cr^{6+})、锑(Sb)等元素以及化合物
原材料	煤沥青

表 A.2 凹印油墨和柔印油墨中禁止人为添加物质

禁用种类	禁用物质
元素及化合物	铅(Pb)、砷(As)、硒(Se)、汞(Hg)、镉(Cd)，铬(Ⅵ)(Cr^{6+})、锑(Sb)等元素以及化合物
乙二醇醚及酯类	乙二醇甲醚、乙二醇甲醚醋酸酯、乙二醇乙醚、乙二醇乙醚醋酸酯、二乙二醇丁醚醋酸酯
邻苯二甲酸酯类	邻苯二甲酸二辛酯(DOP)、邻苯二甲酸二正丁酯(DBP)
酮类	3,5,5-三甲基-2-环己烯基-1-酮(异佛尔酮)

附　录　B
（规范性附录）
食品内壁涂料安全卫生指标

表 B.1　食品内壁涂料安全卫生指标

涂料种类及相关标准		项　　目	指标	参考检测方法
环氧酚醛涂料 GB 4805—1994	树脂、涂料指标	游离酚（酚醛树脂）/% ≤	10	
		游离酚（环氧酚醛涂料）/% ≤	3.5	
	涂膜指标	蒸发残渣（水，95 ℃，30 min）/（mg/L） ≤	30	GB 5009.69—2003
		蒸发残渣（20%乙醇，60 ℃，30 min）/（mg/L） ≤	30	
		蒸发残渣（4%乙酸，60 ℃，30 min）/（mg/L） ≤	30	
		蒸发残渣（正己烷，37 ℃，2 h）/（mg/L） ≤	30	
		高锰酸钾消耗量（水，95 ℃，30min）/（mg/L） ≤	10	
		游离甲醛（水，95 ℃，30 min）/（mg/L） ≤	0.1	
		游离酚（水浸泡液，95 ℃，30 min）/（mg/L） ≤	0.1	
过氯乙烯内壁涂料 GB 7105—1986		蒸发残渣（65%乙醇，60 ℃，2 h）/（mg/L） ≤	30	GB 5009.68—2003
		蒸发残渣（4%乙酸，60 ℃，2 h）/（mg/L） ≤	30	
		高锰酸钾消耗量（蒸馏水，60 ℃，2 h）/（mg/L） ≤	10	
		铅（以 Pb 计）（4%乙酸，60 ℃，2 h）/（mg/L） ≤	1	
		砷（以 As 计）（4%乙酸，60 ℃，2 h）/（mg/L） ≤	0.5	
		氯乙烯单体残留量/（mg/kg） ≤	1	
漆醛涂料 GB 9680—1988		蒸发残渣（蒸馏水，60 ℃，2 h）/（mg/L） ≤	30	GB 5009.60—2003
		蒸发残渣（65%乙醇，60 ℃，2 h）/（mg/L） ≤	30	
		蒸发残渣（4%乙酸，60 ℃，2 h）/（mg/L） ≤	30	
		蒸发残渣（正己烷，20 ℃，2 h）/（mg/L） ≤	30	
		高锰酸钾消耗量（蒸馏水，60 ℃，2 h）/（mg/L） ≤	10	
		重金属（以 Pb 计）（4%乙酸，60 ℃，2 h）/（mg/L） ≤	1	
		甲醛（4%乙酸，60 ℃，2 h）/（mg/L） ≤	5	GB 5009.61—2003
		游离酚（蒸馏水，95 ℃，30 min）/（mg/L） ≤	0.1	GB 5009.69—2003
食品罐头内壁脱模涂料 GB 9682—1988	214 # 环氧酚醛脱模涂料	游离酚（蒸馏水，95 ℃，30 min）/（mg/L） ≤	0.1	GB 5009.69—2003
		游离甲醛（水，95 ℃，30 min）/（mg/L） ≤	0.1	
		高锰酸钾消耗量（水，95 ℃，30 min）/（mg/L） ≤	10	
		蒸发残渣（水，95 ℃，30 min）/（mg/L） ≤	30	
		蒸发残渣（20%乙醇，60 ℃，30 min）/（mg/L） ≤	30	
		蒸发残渣（4%乙酸，60 ℃，30 min）/（mg/L） ≤	30	
		蒸发残渣（正己烷，37 ℃，2 h）/（mg/L） ≤	30	

表 B.1　食品内壁涂料安全卫生指标（续）

<table>
<tr><th colspan="2">涂料种类及相关标准</th><th>项　　目</th><th>指标</th><th>参考检测方法</th></tr>
<tr><td rowspan="12">食品罐头
内壁脱模涂料
GB 9682—1988</td><td rowspan="7">XE-2 环氧二甲苯甲醛铝粉脱模涂料</td><td>重金属(以 Pb 计)(4%乙酸,60 ℃,30 min)/(mg/L) ≤</td><td>1</td><td>GB 5009.60—2003</td></tr>
<tr><td>游离甲醛(水,95 ℃,30 min)/(mg/L) ≤</td><td>0.1</td><td rowspan="6">GB 5009.69—2003</td></tr>
<tr><td>高锰酸钾消耗量(水,95 ℃,30 min)/(mg/L) ≤</td><td>10</td></tr>
<tr><td>蒸发残渣(水,95 ℃,30 min)/(mg/L) ≤</td><td>30</td></tr>
<tr><td>蒸发残渣(20%乙醇,60 ℃,30 min)/(mg/L) ≤</td><td>30</td></tr>
<tr><td>蒸发残渣(4%乙酸,60 ℃,30 min)/(mg/L) ≤</td><td>30</td></tr>
<tr><td>蒸发残渣(正己烷,37 ℃,2 h)/(mg/L) ≤</td><td>30</td></tr>
<tr><td rowspan="5">617＃环氧酯化氧化锌脱模涂料</td><td>高锰酸钾消耗量(水,95 ℃,30 min)/(mg/L) ≤</td><td>10</td><td rowspan="9">GB 5009.70—2003
GB 5009.60—2003</td></tr>
<tr><td>蒸发残渣(水,95 ℃,30 min)/(mg/L) ≤</td><td>30</td></tr>
<tr><td>蒸发残渣(20%乙醇,60 ℃,30 min)/(mg/L) ≤</td><td>30</td></tr>
<tr><td>蒸发残渣(4%乙酸,60 ℃,30 min)/(mg/L) ≤</td><td>30</td></tr>
<tr><td>蒸发残渣(正己烷,37 ℃,2 h)/(mg/L) ≤</td><td>30</td></tr>
<tr><td colspan="2" rowspan="5">聚酰胺环氧树脂涂料
GB 9686—1998</td><td>蒸发残渣(65%乙醇,60 ℃,2 h)/(mg/L) ≤</td><td>30</td></tr>
<tr><td>蒸发残渣(4%乙酸,60 ℃,2 h)/(mg/L) ≤</td><td>30</td></tr>
<tr><td>蒸发残渣(正己烷,20 ℃,2 h)/(mg/L) ≤</td><td>30</td></tr>
<tr><td>高锰酸钾消耗量(蒸馏水,60 ℃,2 h)/(mg/L) ≤</td><td>10</td></tr>
<tr><td>重金属(以 Pb 计)(4%乙酸,60 ℃,2 h)/(mg/L) ≤</td><td>1</td><td>GB 5009.60—2003</td></tr>
<tr><td colspan="2" rowspan="5">有机硅防粘涂料
GB 11676—1989</td><td>蒸发残渣(蒸馏水煮沸,30 min)/(mg/L) ≤</td><td>30</td><td rowspan="4">GB 5009.69—2003</td></tr>
<tr><td>蒸发残渣(4%乙酸,60 ℃,2 h)/(mg/L) ≤</td><td>30</td></tr>
<tr><td>蒸发残渣(正己烷,室温,2 h)/(mg/L) ≤</td><td>30</td></tr>
<tr><td>高锰酸钾消耗量(蒸馏水煮沸,30 min)/(mg/L) ≤</td><td>10</td></tr>
<tr><td>重金属(以 Pb 计)(4%乙酸,60 ℃,2 h)/(mg/L) ≤</td><td>1</td><td>GB 5009.60—2003</td></tr>
<tr><td colspan="2" rowspan="8">水基改性环氧易拉罐内壁涂料
GB 11677—1989</td><td>蒸发残渣(水浸泡液,95 ℃,30 min)/(mg/L) ≤</td><td>30</td><td rowspan="8">GB 11677—1989、
GB 5009.60—2003、
GB 5009.69—2003</td></tr>
<tr><td>蒸发残渣 4%(体积分数)(乙酸,60 ℃,2 h)/(mg/L) ≤</td><td>30</td></tr>
<tr><td>蒸发残渣 20%(体积分数)(乙醇,60 ℃,30 min)/(mg/L) ≤</td><td>30</td></tr>
<tr><td>高锰酸钾消耗量(水浸泡液,95 ℃,30 min)/(mg/L) ≤</td><td>10</td></tr>
<tr><td>游离酚(以苯酚计)(水浸泡液,95 ℃,30 min)/(mg/L) ≤</td><td>0.1</td></tr>
<tr><td>游离甲醛涂料/% ≤</td><td>1.0</td></tr>
<tr><td>游离甲醛(水浸泡液,95 ℃,30 min)/(mg/L) ≤</td><td>0.1</td></tr>
<tr><td>重金属(以 Pb 计)4%(体积分数)(乙酸浸泡液,60 ℃,2 h)/(mg/L) ≤</td><td>1.0</td></tr>
</table>

表 B.1 食品内壁涂料安全卫生指标(续)

涂料种类及相关标准	项　　目	指标	参考检测方法
聚四氟乙烯涂料 GB 11678—1989	蒸发残渣(蒸馏水煮沸 30 min,再室温放置 24 h)/(mg/L) ≤	30	GB 5009.80—2003 GB 5009.60—2003
	蒸发残渣(4%乙酸煮沸 30 min,再室温放置 24 h)/(mg/L) ≤	30	
	高锰酸钾消耗量(蒸馏水煮沸 30 min,再室温放置 24 h)/(mg/L) ≤	30	
	铬(Cr)(4%乙酸,煮沸 30 min,再室温放置 24 h)/(mg/L) ≤	0.01	GB 5009.80—2003
	氟(F)(蒸馏水,煮沸 30 min,再室温放置 24 h)/(mg/L) ≤	0.2	GB 5009.80—2003

附　录　C
（规范性附录）
油墨的有害物质限量要求

表 C.1　胶印油墨（不包括辐射固化油墨）有害物质限量要求

控制指标[a]	限量要求		参考检测方法
	热固轮转	单张、冷固轮转	
挥发性有机化合物（VOC）含量（质量分数）/（%）　≤	25	4	HJ/T 370—2007
苯类溶剂（苯、甲苯、二甲苯、乙苯）含量（质量分数）/（%）　≤	1		HJ/T 370—2007
铅、镉、六价铬、汞的总量/（mg/kg） 铅 镉 六价铬 汞　≤	100 90 75 60 60		参见 GB 18581—2009 HJ/T 370—2007

[a] 产品应按照所标注的粘度最低值进行配比。

表 C.2　凹印油墨和柔印油墨有害物质限量要求

控制指标[a]	溶剂型油墨	溶剂	水基凹印油墨	水基柔印油墨	参考检测方法
挥发性有机化合物（VOC）含量（质量分数）/%　≤	—		30	10	HJ/T 371—2007
卤代烃类溶剂[b]/（mg/kg）　≤	5 000	—	—	—	
苯含量/（mg/kg）　≤	500		—	—	HJ/T 371—2007
苯类溶剂含量/（mg/kg）　≤	5 000		—	—	
甲醇含量[c]/%　≤	2	—	2	0.3	HJ/T 371—2007
氨及其化合物含量[c]/%　≤	3	—	3	3	
铅、镉、六价铬、汞的总量/（mg/kg） 铅 镉 六价铬 汞	100 90 75 60 60	—	100 90 75 60 60	100 90 75 60 60	HJ/T 371—2007

[a] 产品应按照所标注的粘度最低值进行配比，如果没有要求按粘度 25 mPa · s 进行稀释后测定。

[b] 卤代烃类溶剂指二氯甲烷、二氯乙烷、三氯甲烷、三氯乙烷、四氯化碳。

[c] 仅对醇基油墨有甲醇含量和氨及其化合物含量的要求。

附 录 D
（规范性附录）
包装用水性胶粘剂的有害物质限量要求

表 D.1 包装用水性胶粘剂有害物质限量要求

项 目		控制指标	参考检测方法
苯/(mg/kg)	≤	100	HJ/T 220—2005
苯＋甲苯＋二甲苯/(mg/kg)	≤	1 000	HJ/T 220—2005
卤代烃/(mg/kg)	≤	1 000	HJ/T 220—2005

无机非金属材料类标准

SN

中华人民共和国出入境检验检疫行业标准

SN/T 2336—2009

食品接触材料检验规程 无机非金属材料类

Rules for the inspection of food contact materials—Inorganic nonmetallic materials

2009-07-07 发布　　　　2010-01-16 实施

中华人民共和国国家质量监督检验检疫总局　发布

前　言

本标准附录 A、附录 B 均为规范性附录。

本标准由国家认证认可监督管理委员会提出并归口。

本标准起草单位：中华人民共和国山东出入境检验检疫局、中华人民共和国广东出入境检验检疫局、中华人民共和国江苏出入境检验检疫局和中华人民共和国上海出入境检验检疫局。

本标准主要起草人：王境堂、孙忠松、蔡发、王骏、黄红花。

本标准系首次发布的出入境检验检疫行业标准。

食品接触材料检验规程
无机非金属材料类

1 范围

本标准规定了食品接触材料——无机非金属材料类的分类、技术要求、抽样、检验、符合性判定和不合格处置。

本标准适用于进出口成品状态的预期或已经与食品接触的无机非金属材料的检验及监管工作，包括陶瓷(日用瓷器、炻器和陶器，以下简称陶瓷)、玻璃和搪瓷制品。

2 规范性引用文件

下列文件中的条款通过本标准的引用而成为本标准的条款。凡是注日期的引用文件，其随后所有的修改单(不包括勘误的内容)或修订版均不适用于本标准，然而，鼓励根据本标准达成协议的各方研究是否可使用这些文件的最新版本。凡是不注日期的引用文件，其最新版本适用于本标准。

GB/T 2828.1 计数抽样检验程序 第1部分：按接收质量限(AQL)检索的逐批检验抽样计划

GB/T 2829 周期检验计数抽样程序及表(适用于对过程稳定性的检验)

SN/T 2273—2009 食品接触材料安全卫生技术规范

ISO 4531-2 釉瓷和搪瓷 与食品接触的搪瓷器皿铅和镉的释放 第2部分：允许极限值

ISO 6486-2 与食物接触的陶瓷制品、玻璃陶瓷制品和玻璃餐具 铅、镉溶出量 第2部分：允许极限

3 术语和定义

SN/T 2273—2009 确立的以及下列术语和定义适用于本标准。

3.1

重点项目 important item

简涉及安全、卫生、环保的项目，如陶瓷：铅、镉溶出量；搪瓷：铅、镉、锑溶出量；玻璃：铅、砷、锑、镉溶出量、耐内压力、内应力、98 ℃耐水性能、内表面耐水性能、在20 ℃～300 ℃线热膨胀系数等。

3.2

非重点项目 normal item

除安全、卫生、环保以外的项目，如理化项目陶瓷；吸水率、热稳定性等；玻璃：气泡、杂质等；搪瓷：光泽度、耐碱性能等。

3.3

生产批 product lot

以同一原材辅料、配方、生产工艺、生产批次生产的预期或已经与食品接触的制品作为一个生产批。

3.4

检验批 Inspection lot

以生产批为基础，可按单件、套具、等级、花面、加彩方法作为一个检验批。

4 分类

4.1 按化学组成、矿物组成、结构形态、制作工艺的不同分为陶瓷、玻璃和搪瓷类制品。

4.2 按产品用途分为：

a) 陶瓷：盘碟类、碗类、壶类、杯类及其他器物类；

b) 玻璃：吹制耐热玻璃器具和压制耐热玻璃器具两类，如：酒具、水具水杯、餐具碟，缸，盘，碗，调味品器皿及炊具等器物类；

c) 搪瓷：搪瓷烧器和搪瓷食物器皿。

5 通用要求

见 SN/T 2273—2009 第 5 章。

6 检验

6.1 抽样

6.1.1 抽样方案

6.1.1.1 根据 SN/T 2273—2009 中 6.2.2 的规定，确定抽样方案，见附录 A。样本以件(瓶)为单位。

6.1.1.2 根据 GB/T 2829 确定型式实验方案，见附录 A。样本以件(瓶)为单位。

6.1.2 抽样数量

按确定的抽样方案，从包装完好的出口或进口产品中抽取规定数量的样品，见附录 A。

6.1.3 样品送检

见 SN/T 2273—2009 中 6.2.4。

6.1.4 样品保留

见 SN/T 2273—2009 中 6.2.5。

6.2 现场检验

6.2.1 检验核对品名、规格、数量、批号、标记，出口输美日用瓷需核对认证标志。

6.2.2 产品包装应牢固、干燥、清洁、完整、尺寸合理。

6.2.3 外观检验：合适的光强度下，在清洁、干燥检验工作台上逐件对外观检验样品进行检验，用彩笔标出缺陷位置，记下产品缺陷名称。

6.2.4 现场检验完毕后，按要求随机抽取重点和非重点项目的实验室检测样品；未进行现场检验的批次，可直接从整批产品中随机抽取代表性检测样品；型式试验样品应在规定周期内的生产批中随机抽取代表性检测样品。

6.3 实验室检验

6.3.1 检验项目

6.3.1.1 涉及安全、环保、卫生等的重点项目

a) 陶瓷：铅、镉溶出量等；

b) 搪瓷：铅、镉、锑溶出量等；

c) 玻璃：铅、砷、锑、镉溶出量、耐内压力、耐热冲击温度、98 ℃耐水性能、内表面耐水性能、内应力、在 20 ℃～300 ℃范围内线热膨胀系数等。

6.3.1.2 非重点项目

a) 陶瓷：吸水率、热稳定性、变形、光泽度、白度、色差、规格尺寸等；

b) 玻璃：气泡、杂质、裂纹、污迹、口突、口陷、瓶身变形、瓶底无底突以及合缝裂、合缝差错、合缝粗等；

c) 搪瓷：手柄强度、密着性、耐酸性、耐温急变性、耐热水性、光泽、耐碱性等。

6.3.2 型式试验

6.3.2.1 型式试验检测项目：型式实验的项目是涉及无机非金属材料类制品的全部重点和非重点项目。

6.3.2.2 有下列情况之一时，应进行型式试验：

a) 新产品试制定型鉴定时；

b) 产品原材料改变时；

c) 产品结构、生产工艺有较大改变，可能影响产品的性能时；

d) 停产后再恢复生产时；

e) 生产过程中发生意外事故时；

f) 现场检验中发现有重大问题。

7 符合性判定

7.1 重点项目

重点项目见附录B。

7.2 合格判定

陶瓷、玻璃、搪瓷制品的重点项目和非重点项目各项均符合规定要求，则该检验批为合格，准予出口或进口。若有一项或一项以上不符合规定要求，按下面7.3进行综合判定。

7.3 综合判定

7.3.1 现场检验的符合性判定

根据检验项目的检验水平，利用GB/T 2828.1正常检验一次或二次抽样方案进行判定，满足接收质量限(AQL)要求者为合格；不能满足接收质量限(AQL)要求者为不合格。对经检验不合格的，在对该批产品进行返工整理后，按原抽样方案重新抽样检验一次，若重新检验合格则判定为合格，否则为最终检验不合格，详见附录A。

7.3.2 重点项目符合性判定

涉及安全、健康、卫生等的重点项目根据它们的检验水平，利用GB/T 2828.1正常检验一次或二次抽样方案进行判定，满足接收质量限(AQL)要求者为合格；不能满足接收质量限(AQL)要求者为最终检验不合格；或者根据相关产品的强制性标准、输入国法律法规的要求进行判断，超出限量规定为最终检验不合格，详见附录A。

7.3.3 非重点项目符合性判定

涉及品质、理化性能指标的非重点项目根据它们的检验水平，利用GB/T 2828.1正常检验一次或二次抽样方案进行判定，满足接收质量限(AQL)要求者为合格；不能满足接收质量限(AQL)要求者为不合格；或者根据相关产品的强制性标准、输入国法律法规的要求进行判断，超出或达不到限量规定为不合格，详见附录A。

7.4 型式试验项目符合性判定

型式试验项目根据它们的判别水平和不合格质量水平，利用GB/T 2829一次或二次抽样方案进行判定，满足不合格质量水平(RQL)要求者为合格；不能满足不合格质量水平(RQL)要求者为不合格，详见附录A。

8 不合格处置

8.1 对经检验不合格的进出口陶瓷、玻璃、搪瓷制品，可根据发现项目的类别，若为非重点项目，可对该批产品进行返工整理后，按原抽样方案重新抽样检验一次。

8.2 对经检验为最终检验不合格的进出口陶瓷、玻璃、搪瓷制品，出具《检验检疫处理通知单》或《出境货物不合格通知单》。

附 录 A
（资料性附录）
抽样方案和接收质量限

表 A.1 陶瓷（一般检验水平Ⅰ和Ⅱ）

抽样方案	正常检验一次抽样								
检验水平	一般检验水平Ⅰ						一般检验水平Ⅱ		
不合格类别	B类，AQL=2.5			B类，AQL=4.0			A类，AQL=0.25		
批量范围	样本量	Ac	Re	样本量	Ac	Re	样本量	Ac	Re
2～8	2～5	0	1	2～3	0	1	2～8	0	1
9～15	5	0	1	3	0	1	9～15	0	1
16～25	5	0	1	3	0	1	16～25	0	1
26～50	5	0	1	3	0	1	26～50	0	1
51～90	5	0	1	3	0	1	50	0	1
91～150	5	0	1	13	1	2	50	0	1
151～280	20	1	2	13	1	2	50	0	1
281～500	20	1	2	20	2	3	50	0	1
501～1 200	32	2	3	32	3	4	50	0	1
1 201～3 200	50	3	4	50	5	6	200	1	2
3 201～10 000	80	5	6	80	7	8	200	1	2
10 001～35 000	125	7	8	125	10	11	315	2	3
35 001～150 000	200	10	11	200	14	15	500	3	4
150 001～500 000	315	14	15	315	21	22	800	5	6
≥500 001	500	21	22	315	21	22	1 250	7	8
注：A类：炸釉、磕碰、裂穿、渗漏和铅、镉溶出量。B类：吸水率、热稳定性、光泽度、白度、色差、产品规格误差和外观质量缺陷等。									

表 A.2 陶瓷（一般检验水平Ⅱ和特殊检验水平 S-3）

抽样方案	正常检验一次抽样								
检验水平	一般检验水平Ⅱ						特殊检验水平 S-3		
不合格类别	B类，AQL=2.5			B类，AQL=4.0			B类，AQL=4.0		
批量范围	样本量	Ac	Re	样本量	Ac	Re	样本量	Ac	Re
2～8	2～5	0	1	2～3	0	1	2～3	0	1
9～15	5	0	1	3	0	1	2～3	0	1
16～25	5	0	1	3	0	1	3	0	1
26～50	5	0	1	13	1	2	3	0	1
51～90	20	1	2	13	1	2	3	0	1
91～150	20	1	2	20	2	3	3	0	1
151～280	32	2	3	32	3	4	13	1	2
281～500	50	3	4	50	5	6	13	1	2

表 A.2（续）

抽样方案	正常检验一次抽样								
检验水平	一般检验水平Ⅱ						特殊检验水平 S-3		
不合格类别	B类，AQL=2.5			B类，AQL=4.0			B类，AQL=4.0		
批量范围	样本量	Ac	Re	样本量	Ac	Re	样本量	Ac	Re
501～1 200	80	5	6	80	7	8	13	1	2
1 201～3 200	125	7	8	125	10	11	13	1	2
3 201～10 000	200	10	11	200	14	15	20	2	3
100 001～35 000	315	14	15	315	21	22	20	2	3
35 001～150 000	500	21	22	315	21	22	32	3	4
150 001～500 000	500	21	22	315	21	22	32	3	4
≥500 001	500	21	22	315	21	22	50	5	6
注：铅、镉溶出量样品的数量：在进出口批中随机抽取形状大小、表面装饰相同的六件样品。									

表 A.3　玻璃和啤酒瓶（一般检查水平Ⅰ）

抽样方案	正常检验二次抽样					
检验水平	一般检查水平Ⅰ					
不合格类别	A类，AQL=2.5			B类，AQL=6.5		
批量范围	样本量	Ac	Re	样本量	Ac	Re
2～8	2～5	0	1	2	0	1
9～15	5	0	1	2	0	1
16～25	5	0	1	2	0	1
26～50	5	0	1	第一　5	0	2
				第二　5	1	2
51～90	5	0	1	第一　5	0	2
				第二　5	1	2
91～150	5	0	1	第一　5	0	2
				第二　5	1	2
151～280	第一　13	0	2	第一　8	0	3
	第二　13	1	2	第二　8	3	4
281～500	第一　13	0	2	第一　13	1	3
	第二　13	1	2	第二　13	4	5
501～1 200	第一　20	0	3	第一　20	2	5
	第二　20	3	4	第二　20	6	7
1 201～3 200	第一　32	1	3	第一　32	3	6
	第二　32	4	5	第二　32	9	10
3 201～10 000	第一　50	2	5	第一　50	5	9
	第二　50	6	7	第二　50	12	13

表 A.3（续）

抽样方案	正常检验二次抽样					
检验水平	一般检查水平Ⅰ					
不合格类别	A类，AQL=2.5			B类，AQL=6.5		
批量范围	样本量	Ac	Re	样本量	Ac	Re
10 001～35 000	第一 80	3	6	第一 80	7	11
	第二 80	9	10	第二 80	18	19
35 001～150 000	第一 125	5	9	第一 80	11	16
	第二 125	12	13	第二 80	26	27
150 001～500 000	第一 200	7	11	第一 80	11	16
	第二 200	18	19	第二 80	26	27
≥500 001	第一 315	11	16	第一 80	11	16
	第二 315	26	27	第二 80	26	27
注：A类：瓶口缺陷、裂纹、内壁粘丝、玻璃搭丝。B类：结石、气泡、模缝线、光洁性。						

表 A.4 玻璃和啤酒瓶（特殊检验水平 S-3）

抽样方案	正常检验二次抽样					
检验水平	特殊检验水平 S-3					
不合格类别	C类，AQL=0.65			D类，AQL=1.5		
批量范围	样本量	Ac	Re	样本量	Ac	Re
2～8	2～8	0	1	8	0	1
9～15	9～15	0	1	8	0	1
16～25	20	0	1	8	0	1
26～50	20	0	1	8	0	1
51～90	20	0	1	8	0	1
91～150	20	0	1	8	0	1
151～280	20	0	1	8	0	1
281～500	20	0	1	8	0	1
501～1 200	20	0	1	8	0	1
1 201～3 200	20	0	1	8	0	1
3 201～10 000	20	0	1	第一 20	0	2
				第二 20	1	2
10 001～35 000	20	0	1	第一 20	0	2
				第二 20	1	2
35 001～150 000	20	0	1	第一 20	0	2
				第二 20	1	2
150 001～500 000	20	0	1	第一 20	0	2
				第二 20	1	2

表 A.4（续）

抽样方案	正常检验二次抽样					
检验水平	特殊检验水平 S-3					
不合格类别	C类，AQL＝0.65			D类，AQL＝1.5		
批量范围	样本量	Ac	Re	样本量	Ac	Re
≥500 001	第一 50	0	2	第一 32	0	3
	第二 50	1	2	第二 32	3	4

注：C类：内应力。D类：抗热震、抗冲击、耐内压。

表 A.5 玻璃和啤酒瓶（特殊检验水平 S-4）

抽样方案	正常检验二次抽样					
检验水平	特殊检验水平 S-4					
不合格类别	E类，AQL＝2.5			F类，AQL＝4.0		
批量范围	样本量	Ac	Re	样本量	Ac	Re
2～8	2～5	0	1	2～3	0	1
9～15	5	0	1	3	0	1
16～25	5	0	1	3	0	1
26～50	5	0	1	3	0	1
51～90	5	0	1	3	0	1
91～150	5	0	1	第一 8	0	2
				第二 8	1	2
151～280	第一 13	0	2	第一 8	0	2
	第二 13	1	2	第二 8	1	2
281～500	第一 13	0	2	第一 8	0	2
	第二 13	1	2	第二 8	1	2
501～1 200	第一 13	0	2	第一 13	0	3
	第二 13	1	2	第二 13	3	4
1 201～3 200	第一 20	0	3	第一 20	1	3
	第二 20	3	4	第二 20	4	5
3 201～10 000	第一 20	0	3	第一 20	1	3
	第二 20	3	4	第二 20	4	5
10 001～35 000	第一 32	1	3	第一 32	2	5
	第二 32	4	5	第二 32	6	7
35 001～150 000	第一 50	2	5	第一 50	3	6
	第二 50	6	7	第二 50	9	10
150 001～500 000	第一 50	2	5	第一 50	3	6
	第二 50	6	7	第二 50	9	10
≥500 001	第一 80	3	6	第一 80	5	9
	第二 80	9	10	第二 80	12	13

注1：E类：垂直轴偏差、瓶口内径、瓶口内径、容量、高度、厚薄比。F类：厚度、身外经、瓶颈。

注2：铅、砷、锑、镉溶出量样品的数量：在进出口批中随机抽取形状大小相同的六件样品。

表 A.6　耐热玻璃器具

抽样方案	正常检验一次抽样								
检验水平	特殊检验水平 S-3								
不合格类别	A 类,AQL=0.65			B 类,AQL=1.0			C 类,AQL=2.5		
批量范围	样本量	Ac	Re	样本量	Ac	Re	样本量	Ac	Re
2～8	2～8	0	1	2～8	0	1	2～5	0	1
9～15	9～15	0	1	9～13	0	1	5	0	1
16～25	16～20	0	1	13	0	1	5	0	1
26～50	20	0	1	13	0	1	5	0	1
51～90	20	0	1	13	0	1	5	0	1
91～150	20	0	1	13	0	1	5	0	1
151～280	20	0	1	13	0	1	5	0	1
281～500	20	0	1	13	0	1	5	0	1
501～1 200	20	0	1	13	0	1	20	1	2
1 201～3 200	20	0	1	13	0	1	20	1	2
3 201～10 000	20	0	1	13	0	1	20	1	2
10 001～35 000	20	0	1	13	0	1	20	1	2
35 001～150 000	20	0	1	50	1	2	32	2	3
150 001～500 000	20	0	1	50	1	2	32	2	3
≥500 001	80	1	2	50	1	2	50	3	4

注 1：A 类：线热膨胀系数、98 ℃耐水性能、内表面耐水性能、有害元素析出量。B 类：耐热冲击。C 类：内应力。

注 2：铅、砷、锑、镉溶出量样品的数量：在进出口批中随机抽取形状大小相同的六件样品。

表 A.7　玻璃罐头容器(特殊检验水平 S-4)

抽样方案	正常检验一次抽样		
检验水平	特殊检验水平 S-4		
不合格类别	AQL=2.5		
批量范围	样本量	Ac	Re
2～8	2～5	0	1
9～15	5	0	1
16～25	5	0	1
26～50	5	0	1
51～90	5	0	1
91～150	5	0	1
151～280	20	1	2
281～500	20	1	2
501～1 200	20	1	2
1 201～10 000	32	2	3
10 001～35 000	50	3	4
35 001～50 000	80	5	6
≥500 001	125	7	8

注：玻璃瓶外观光洁、气泡、杂质、裂纹、污迹、口突、口陷、瓶身变形、瓶底无底突以及合缝裂、合缝差错、合缝粗等。

表 A.8 玻璃罐头容器(特殊检验水平 S-2)

抽样方案	正常检验一次抽样		
检验水平	特殊检验水平 S-2		
不合格类别	AQL=2.5		
批量范围	样本量	Ac	Re
2～8	2～5	0	1
9～15	5	0	1
16～25	5	0	1
26～50	5	0	1
51～90	5	0	1
91～150	5	0	1
151～280	5	0	1
281～500	5	0	1
501～1 200	5	0	1
1 201～10 000	5	0	1
10 001～35 000	5	0	1
35 001～50 000	20	1	2
≥500 001	20	1	2

注 1：玻璃瓶内压力、抗热震性、热震耐久性和耐稀酸侵蚀性。

注 2：铅、砷、锑、镉溶出量样品的数量：在进出口批中随机抽取形状大小相同的六件样品。

表 A.9 搪瓷

抽样方案	正常检验一次抽样								
检验水平	一般检验水平Ⅰ			一般检验水平Ⅱ					
不合格类别	A类，AQL=1.0			B类，AQL=1.5			C类，AQL=4.0		
批量范围	样本量	Ac	Re	样本量	Ac	Re	样本量	Ac	Re
2～8	2～8	0	1	2～8	0	1	2～3	0	1
9～15	9～13	0	1	8	0	1	3	0	1
16～25	13	0	1	8	0	1	3	0	1
26～50	13	0	1	8	0	1	13	1	2
51～90	13	0	1	8	0	1	13	1	2
91～150	13	0	1	32	1	2	20	2	3
151～280	13	0	1	32	1	2	32	3	4
281～500	13	0	1	50	2	3	50	5	6
501～1 200	50	1	2	80	3	4	80	7	8
1 201～3 200	50	1	2	125	5	6	125	10	11
3 201～10 000	80	2	3	200	7	8	200	14	15
10 001～35 000	125	3	4	315	10	11	315	21	22
35 001～150 000	200	5	6	500	14	15	315	21	22
150 001～500 000	315	7	8	800	21	22	315	21	22
≥500 001	500	10	11	800	21	22	315	21	22

注 1：A类：鳞爆、剥瓷、裂纹等。B类：脱瓷、爆点、裂口、缺口、脱焊、焊穿、边沿锯齿形裂纹、焦边、泡孔、柄环刺手等。C类：凸凹点粒、黑线纹、涂搪不均、爆花、碰坏、露黑、坯型皱痕、白线纹、边粉不齐、杂点异色、变形、饰花模糊、花板不正、工具痕、水印痕、橘皮皱、包边接口处瓷面毛和其他缺陷。

注 2：铅、锑、镉溶出量样品的数量：在进出口批中随机抽取形状大小相同的六件样品。

表 A.10 型式试验

产品名称	检验项目	不合格分类	不合格质量水平 RQL	判别水平	抽样方案	样本量	Ac	Re
日用瓷器、日用青瓷器、食用青瓷包装容器	产品不得有炸釉、磕碰、裂穿和渗漏缺陷	A	6.5	Ⅲ	一次	32	0	1
	1. 产品规格误差； 2. 有盖产品盖与口基本吻合； 3. 成套产品要求配套无差错，花面色泽要求基本一致； 4. 优等品的釉面、花面、口、底(沿)基本光滑；放在平面上应平稳。一等品、合格品的釉面、花面、口、底(沿)基本光滑；放在平面上基本平稳； 5. 底部标志(指商标图案和文字)应正确、清晰、不得明显歪斜和偏心； 6. 产品外观质量	B	20	Ⅲ	一次	32	3	4
	铅、镉溶出量	A	15	Ⅰ	一次	6	0	1
	1. 吸水率； 2. 白度； 3. 光度； 4. 色差	B	40	Ⅰ	二次	$n_1=3$ $n_2=3$	0 1	2 2
	热稳定性	B	25	Ⅰ	二次	$n_1=5$ $n_2=5$	0 1	2 2
釉下(中)日用瓷器、玲珑日用瓷器	吸水率	C	40	Ⅰ	二次	$n_1=3$ $n_2=3$	0 1	2 2
	热稳定性	B	25	Ⅰ	二次	$n_1=5$ $n_2=5$	0 1	2 2
	任一制品与食物接触面的铅、镉溶出量	A	15	Ⅰ	一次	6	0	1
	产品规格误差	C	40	Ⅰ	一次	8	2	3
	外观质量	B	20	Ⅲ	一次	32	3	4
日用精陶器、紫砂陶器	吸水率	C	40	Ⅰ	二次	$n_1=3$ $n_2=3$	0 1	2 2
	热稳定性	B	25	Ⅰ	二次	$n_1=5$ $n_2=5$	0 1	2 2
	使用要求	C	40	Ⅰ	一次	5	1	2
	铅、镉溶出量	A	15	Ⅰ	一次	6	0	1

表 A.10（续）

产品名称	检验项目	不合格分类	不合格质量水平 RQL	判别水平	抽样方案	样本量	Ac	Re
日用精陶器、紫砂陶器	色差	C	30	Ⅰ	一次	10	2	3
	产品规格误差	C	40	Ⅰ	一次	8	2	3
	外观质量	B	20	Ⅲ	一次	32	3	4
骨灰瓷器	任何单一制品遇食物接触面的铅、镉溶出量	A	12	Ⅱ	一次	12	0	1
	产品放在平面上应平稳，有盖产品的盖要与口吻合	B	15	Ⅱ	一次	32	3	4
	壶类在倾斜 70°时，盖子不许脱落							
	成套产品的釉色、花面色泽应基本一致，同一产品的规格尺寸应相称							
	口径误差							
	重量误差							
	外观质量							
	热稳定性	C	25	Ⅰ	二次	$n_1=5$ $n_2=5$	0 1	2 2
	瓷质细腻、釉面滋润、半透明度好		40			$n_1=3$ $n_2=3$	0 1	2 2
	吸水率					$n_1=3$ $n_2=3$	0 1	2 2
	产品素胎中磷酸三钙含量				一次	2	0	1

注：玻璃型式试验按照表 A.2 玻璃的抽样方案进行。搪瓷型式试验按照表 A.3 搪瓷的抽样方案进行。

附　录　B
（规范性附录）
陶瓷、玻璃和搪瓷安全、环保、卫生检验项目和限量要求

表 B.1　陶瓷

国家与地区	器　　型	重点项目	
		Pb	Cd
中国	非特殊装饰产品		
	扁平制品	5.0 mg/L	0.5 mg/L
	除杯、大杯以外的小空心制品	2.0 mg/L	0.3 mg/L
	杯、大杯	0.5 mg/L	0.25 mg/L
	除罐以外的大空心制品	1.0 mg/L	0.25 mg/L
	罐	0.5 mg/L	0.25 mg/L
	特殊装饰产品		
	扁平制品	7.0 mg/L	0.5 mg/L
	除杯、大杯以外的小空心制品	5.0 mg/L	0.5 mg/L
	杯、大杯	2.5 mg/L	0.25 mg/L
	除罐以外的大空心制品	2.5 mg/L	0.25 mg/L
	罐	1.0 mg/L	0.25 mg/L
	包装容器	1.0 mg/L	0.10 mg/L
	烹调器	5.0 mg/L	0.5 mg/L
斯里兰卡	扁平器皿	0.8 mg/dm^2	0.07 mg/dm^2
	小空心器皿	2 mg/L	0.5 mg/L
	大空心器皿	1 mg/L	0.25 mg/L
	储藏用器皿(罐)	0.5 mg/L	0.25 mg/L
	杯和大杯	0.5 mg/L	0.25 mg/L
	烹饪器皿	0.5 mg/L	0.05 mg/L
欧盟	扁平器皿＜25 mm	0.8 mg/dm^2	0.07 mg/dm^2
	空心器皿	4 mg/L	0.3 mg/L
	烹调、包装容器、贮存器＞3 L	1.5 mg/L	0.1 mg/L
	唇边 20 mm	2 mg/件	0.2 mg/件
	唇边 20 mm	0.5 mg/dm^2	0.1 mg/dm^2
美国	扁平器皿	3.0 mg/L	0.5 mg/L
	除杯、大杯和罐以外的小空心器皿	2.0 mg/L	0.5(小空心) mg/L
	杯和大杯	0.5 mg/L	0.5 mg/L
	除罐以外的大空心器皿	1.0 mg/L	0.25(大空心)
	罐	0.5 mg/L	0.25 mg/L

表 B.1（续）

国家与地区	器　型	重点项目	
		Pb	Cd
美国加州	扁平器皿 空心器皿	0.226 mg/L 0.100 mg/L	3.164 mg/L 0.189(小空心) mg/L 0.049(大空心) mg/L
以色列	浅型器皿 小空心器皿 大空心器皿 烹饪或烘烤器皿 器皿口沿	5.0 mg/L 3.0 mg/L 1.0 mg/L 3.0 mg/L 2 mg/件	0.5 mg/L 0.3 mg/L 0.1 mg/L 0.3 mg/L 0.2 mg/件
孟加拉	扁平器皿＜25 mm 小空心器皿 大空心器皿 贮藏空心器皿 杯和大杯 烹调器	0.8 mg/dm^2 2 mg/L 1 mg/L 0.5 mg/L 0.5 mg/L 0.5 mg/L	0.07 mg/dm^2 0.5 mg/L 0.25 mg/L 0.25 mg/L 0.25 mg/L 0.05 mg/L
日本	扁平＜25 mm 空心器皿＜1.1 L 空心器皿＞1.1 L	17 $\mu g/cm^2$ 5 mg/L 2.5 mg/L	1.7 $\mu g/cm^2$ 0.5 mg/L 0.25 mg/L
韩国	扁平器皿＜25 mm 空心器皿＜1.1 L 空心器皿＞1.1 L	17 $\mu g/cm^2$ 1 μg/mL 1 μg/mL	1.7 $\mu g/cm^2$ 0.5 μg/mL 0.5 μg/mL
墨西哥	扁平器皿 空心器皿＜1.1 L 空心器皿＞1.1 L 唇边 20 mm	7 mg/L 5 mg/L 2.5 mg/L 2.5 mg/L	0.5 mg/L 0.5 mg/L 0.25 mg/L 0.25 mg/L
澳大利亚	扁平器皿 空心器皿＜1.1 L 空心器皿＞1.1 L 餐具 烹调器(三分之二容积)	20 mg/L 7 mg/L 2 mg/L 0.8 mg/dm^2 7 mg/L	2 mg/L 0.7 mg/L 0.2 mg/L 0.07 mg/dm^2 0.7 mg/L
印度	扁平器皿 小空心器皿 大空心器皿	0.8 mg/dm^2 4 mg/L 1.5 mg/L	0.01 mg/dm^2 0.3 mg/L 0.25 mg/L
印度尼西亚	扁平器皿 小空心器皿 大空心器皿 烹调器	1.7 mg/dm^2 5 mg/L 2.5 mg/L 7 mg/L	0.17 mg/dm^2 0.5 mg/L 0.25 mg/L 0.7 mg/L
泰国	扁平器皿 小空心器皿 大空心器皿 烹调器	1.7 mg/dm^2 5 mg/L 2.5 mg/L 5 mg/L	0.17 mg/dm^2 0.5 mg/L 0.25 mg/L 0.5 mg/L

表 B.1（续）

国家与地区	器　型	重点项目	
		Pb	Cd
南非	扁平器皿	1.7 mg/dm^2	0.17 mg/dm^2
	小空心器皿	5 mg/L	0.5 mg/L
	大空心器皿	2.5 mg/L	0.25 mg/L
叙利亚	扁平器皿	1.7 mg/dm^2	0.17 mg/dm^2
	小空心器皿	5 mg/L	0.5 mg/L
	大空心器皿	2.5 mg/L	0.25 mg/L
瑞士	餐具	0.8 mg/dm^2	0.07 mg/dm^2
	烹调、包装容器、贮存器＞3 L	1.5 mg/L	0.1 mg/L
哥伦比亚	扁平器皿	1.7 mg/dm^2	0.17 mg/dm^2
	小空心器皿	5 mg/L	0.5 mg/L
	大空心器皿	2.5 mg/L	0.25 mg/L
	烹调器	5 mg/L	0.5 mg/L
克罗地亚	扁平器皿	0.8 mg/dm^2	0.07 mg/dm^2
	小空心器皿＜1.1 L	2 mg/L	0.5 mg/L
	大空心器皿＞1.1 L	1 mg/L	0.25 mg/L
	贮存器＞3 L	0.5 mg/L	0.25 mg/L
	杯和大杯	0.5 mg/L	0.25 mg/L
	烹饪器皿	0.5 mg/L	0.25 mg/L
捷克	餐具	0.8 mg/dm^2	0.07 mg/dm^2
	烹调、包装容器、贮存器＞3 L	1.5 mg/L	0.1 mg/L
	口沿	2 mg/dm^2	0.2 mg/dm^2
厄瓜多尔	餐具	7 mg/dm^3	0.5 mg/dm^3
波兰	扁平器皿	0.8 mg/dm^2	0.01 mg/dm^2
	小空心器皿	2 mg/L	0.3 mg/L
	大空心器皿	1 mg/L	0.25 mg/L
	唇边 20 mm	2 mg/件	0.1 mg/件
菲律宾	扁平器皿	1.7 mg/dm^2	0.17 mg/dm^2
	小空心器皿	5 mg/L	0.5 mg/L
	大空心器皿	2.5 mg/L	0.25 mg/L
	烹调器	5 mg/L	0.5 mg/L
巴西	餐具	0.8 mg/dm^2	0.01 mg/dm^2
	烹调器皿	1.5 mg/L	0.1 mg/L
	贮存器皿＞3 L	1.5 mg/L	0.1 mg/L
保加利亚	扁平器皿＜25 mm	1.7 mg/dm^2	0.17 mg/dm^2
	空心器皿＜1.1 L	5 mg/L	0.5 mg/L
	空心器皿＞1.1 L	2.5 mg/L	0.25 mg/L
	烹调器皿	5 mg/L	0.5 mg/L

表 B.1（续）

国家与地区	器　　型	重点项目	
		Pb	Cd
加拿大	扁平器皿 小空心器皿 大空心器皿 罐 杯和大杯 唇边 20 mm	3 mg/L 2 mg/L 1 mg/L 0.5 mg/L 0.5 mg/L 4 mg/L	0.5 mg/L 0.5 mg/L 0.25 mg/L 0.25 mg/L 0.5 mg/L 0.4 mg/L
阿根廷	餐具 烹调器皿 罐状容器	0.8 mg/dm² 1.5 mg/L 1.5 mg/L	0.01 mg/dm² 0.1 mg/L 0.1 mg/L
罗马尼亚	扁平器皿 空心器皿＜1.1 L 空心器皿＞1.1 L 烹调器(2/3 容积)	1.7 mg/dm² 5 mg/L 2.5 mg/L 2.5 mg/L 0.93 mg/L	0.17 mg/dm² 0.5 mg/L 0.25 mg/L 0.25 mg/L
俄罗斯	扁平 空心器皿＜1.1 L 空心器皿＞1.1 L	1.7 mg/dm² 5 mg/L 2.5 mg/L	0.17 mg/cm² 0.5 mg/L 0.25 mg/L
芬兰	儿童使用的陶瓷(包括口沿部分)	0.05 mg/dm²	0.01 mg/dm²
越南	扁平器皿 小空心器皿＜1.1 L 大空心器皿＞1.1 L	1.7 mg/dm² 5 mg/L 2.5 mg/L	0.17 mg/dm² 0.5 mg/L 0.25 mg/L

表 B.2　玻璃物理性能指标

国家与地区	商品名称	重点项目		指　　标
中国	耐热玻璃器具	耐热冲击温度/℃	吹制耐热玻璃器皿	≥150
			压制耐热玻璃器皿	≥110
		98 ℃耐水性能		110
		内表面耐水性能[a]		HCI 级
		内应力　双折射光程量/(nm/cm)		180
		在 20 ℃～300 ℃范围内玻璃线热膨胀系数 a($\times 10^{-6}k^{-1}$)		3.2～3.4
	啤酒瓶	耐内压力/MPa		≥1.2
		抗热震性/℃		温差≥39 ℃
		内应力/级		真实应力≤4
		内表面耐水性/级		HC3
		抗冲击/J		≥0.6

[a] 扁平耐热玻璃器皿，从内部最低点到溢流口水平面的身深度小于、等于 25 mm 的器皿不测本项。

表 B.3 玻璃可溶性重金属元素溶出量

国家与地区	器型	重点项目			
		Pb	Cd	Sb	As
中国	扁平容器	0.8 mg/dm^2	0.07 mg/dm^2	0.7 mg/dm^2	0.07 mg/dm^2
	小容器	1.5 mg/dm^2	0.5 mg/dm^2	1.2 mg/dm^2	0.2 mg/dm^2
	大容器	0.75 mg/dm^2	0.25 mg/dm^2	0.7 mg/dm^2	0.2 mg/dm^2
	储存罐	0.5 mg/dm^2	0.25 mg/dm^2	0.5 mg/dm^2	0.15 mg/dm^2
中国	耐热玻璃器具	1.0 mg/L		0.7 mg/L	0.2 mg/L
欧盟	小碗(＜600 mL)	1.5 mg/L	0.5 mg/L	—	—
	大碗(600 mL＜容积＜3 L)	0.75 mg/L	0.25 mg/L	—	—
	特大碗(＞3 L)	0.5 mg/L	0.25 mg/L	—	—
	扁平盘	0.8 mg/dm^2	0.07 mg/dm^2	—	—
国际标准 ISO 6486-2	盘、碟	0.8 mg/dm^2	0.07 mg/dm^2	—	—
	小容器	2 mg/L	0.5 mg/L	—	—
	大容器	1 mg/L	0.25 mg/L	—	—
	储存罐	0.5 mg/L	0.25 mg/L	—	—
	杯	0.5 mg/L	0.25 mg/L	—	—
	烹调用器具	0.5 mg/L	0.25 mg/L	—	—
美国	扁平器皿(六件平均)	3.0 mg/L	0.5 mg/L	—	—
	除杯、大杯和罐以外的小空心器皿(任一件)	2.0 mg/L	0.5 mg/L	—	—
	杯和大杯(任一件)	0.5 mg/L	0.5 mg/L	—	—
	罐以外大空心器皿(任一件)	1.0 mg/L	0.25 mg/L	—	—
	罐(任一件)	0.5 mg/L	0.25 mg/L	—	—
日本	深度≥2.5 cm 且容积＜1.1 L	0.5 μg/mL	5 μg/mL	—	—
	深度≥2.5 cm 且容积≥1.1 L	0.25 μg/mL	2.5 μg/mL	—	—
	深度＜2.5 cm 器皿	1.7 μg/cm^2	1.7 μg/cm^2	—	—

表 B.4 搪瓷

国家与地区	器型	重点项目		
		Pb	Cd	Sb
中国	各种食具、容器的搪瓷成型品	1.0 mg/L	0.5 mg/L	0.7 mg/L
国际标准 ISO 4531-2	非烹调用碟	0.8 mg/dm^2	0.07 mg/dm^2	—
	非烹调用容器（≤3 L）	0.8 mg/L	0.07 mg/L	—
	烹调用碟	0.1 mg/dm^2	0.05 mg/dm^2	—
	烹调用容器（≤3 L）	0.4 mg/L	0.07 mg/L	—
	罐、大容器（>3 L）	0.1 mg/dm^2	0.05 mg/dm^2	—
	杯及容器边缘	2.0 mg/个	0.20 mg/个	—

木质材料类标准

SN

中华人民共和国出入境检验检疫行业标准

SN/T 1623—2005

进出口卫生筷中噻苯咪唑、邻苯基苯酚、联苯和抑霉唑残留量的检验方法 液相色谱法

Inspection of thiabendazole、o-phenylphenol、diphenyl and imazalil in disposable chopsticks for import and export—Liquid chromatography

2005-08-18 发布　　2006-02-01 实施

中华人民共和国国家质量监督检验检疫总局 发布

前 言

本标准的附录 A 为资料性附录。

本标准由国家认证认可监督管理委员会提出并归口。

本标准起草单位:中华人民共和国湖南出入境检验检疫局。

本标准主要起草人:戴华、曹建全、李拥军、张华茂、黄志强。

本标准系首次发布的出入境检验检疫行业标准。

进出口卫生筷中噻苯咪唑、邻苯基苯酚、联苯和抑霉唑残留量的检验方法 液相色谱法

1 范围

本标准规定了卫生筷中噻苯咪唑、邻苯基苯酚、联苯、抑霉唑残留量检验的抽样、制样和液相色谱测定方法。

本标准适用于卫生筷中噻苯咪唑、邻苯基苯酚、联苯、抑霉唑残留量的检验。

2 抽样和制样

2.1 检验批

以不超过450万双为一检验批。

同一检验批的商品应具有相同的特征，如包装、标记、产地、规格和等级等。

2.2 抽样数量

抽样数量见表1。

表1 抽样数量

单位为双

批　　量	最低取样量
≤9 000	50
9 001～36 000	125
36 001～150 000	200
150 001～600 000	300
≥600 001	500

2.3 抽样方法

从货物至少3个不同的部位随机抽取样件，从抽取的样件中逐件开启，按表1规定的抽样数量从样件中抽取样品。将所取全部样品充分混合，装入清洁、干燥的样品袋内密封，并标明标记，及时送实验室。

2.4 制样

从抽取的样品中再随机抽取样品3双，将附在试样上的碎屑、碎片等清除干净。称取每双筷子的质量 m_1（准确到0.01 g），再将每双卫生筷劈成长小于1 cm、厚约1 mm的竹条或削成木片，分别装入清洁密封的试样袋中密封，作为检验样品分别测定。

2.5 试样保存

将试样于室温保存。抽样和制样的操作过程中，应防止样品受到污染或发生残留物含量的变化。

3 测定方法

3.1 方法提要

试样中噻苯咪唑、邻苯基苯酚、联苯和抑霉唑用甲醇提取，提取液经过滤后，用配有二极管阵列检测器或紫外检测器的液相色谱仪进行测定，外标法定量。

3.2 试剂和材料

所有试剂除特殊注明外，均为分析纯，水为重蒸馏水。

3.2.1 乙腈：液相色谱级。

3.2.2 甲醇：液相色谱级。

3.2.3 磷酸：85%。

3.2.4 十二烷基磺酸钠。

3.2.5 噻苯咪唑标准品：纯度≥98.3%。

3.2.6 邻苯基苯酚标准品：纯度≥95.5%。

3.2.7 联苯标准品：纯度≥99.5%。

3.2.8 抑霉唑标准品：纯度≥99.0%。

3.2.9 标准溶液：分别准确称取适量噻苯咪唑(3.2.5)、邻苯基苯酚(3.2.6)、联苯(3.2.7)或抑霉唑(3.2.8)，用甲醇溶解并定容至 100 mL，配制成为噻苯咪唑 100 μg/mL、邻苯基苯酚 100 μg/mL、联苯 100 μg/mL 或抑霉唑 1 000 μg/mL 浓度的标准储备液。根据需要再用甲醇将标准储备液稀释成适当浓度的混合标准工作液。

3.3 仪器和设备

3.3.1 高效液相色谱仪配二极管阵列检测器或紫外检测器。

3.3.2 混匀器。

3.3.3 超声波清洗器。

3.3.4 离心机：4 000 r/min。

3.4 测定步骤

3.4.1 提取、净化

准确称取 1 g(准确至 0.001 g)试样于 30 mL 具塞离心管中，准确加入 5.00 mL 甲醇(3.2.2)，具塞混匀，置超声波清洗器中超声 30 min，然后在旋涡混匀器上混匀 3 min，于 2 000 r/min 离心 5 min，上清液过 0.45 μm 微孔滤膜后，上 HPLC 测定，外标法定量。

3.4.2 测定

3.4.2.1 色谱条件

a) 色谱柱：ODS 柱(25 cm×4.6 mm ID，5 μm)或与之相当的柱。
b) 流动相：称取十二烷基磺酸钠 0.681 g，加入 350 mL 甲醇、50 mL 乙腈、100 mL 水和 1 mL 磷酸溶解，过 0.45 μm 微孔滤膜。
c) 流速：0.5 mL/min。
d) 检测波长：噻苯咪唑、邻苯基苯酚、联苯的检测波长为 247 nm；抑霉唑的检测波长为 226 nm。
e) 进样量：10 μL。
f) 柱温：40℃。

3.4.2.2 色谱测定

根据样液中噻苯咪唑、邻苯基苯酚、联苯和抑霉唑的含量情况，选定峰面积相近的标准工作溶液。标准工作溶液和样液中噻苯咪唑、邻苯基苯酚、联苯和抑霉唑的响应值均应在仪器的检测线性范围内。对标准工作溶液和样液等体积参插进样测定。在上述色谱条件下，噻苯咪唑、邻苯基苯酚、抑霉唑、联苯的保留时间约为 8.1 min、8.6 min、11.1 min 和 14.0 min。标准品色谱图参见附录 A 中图 A.1 和图 A.2。

3.4.3 空白实验

除不加试样外，按上述测定步骤进行。

3.5 结果计算和表述

用色谱数据处理机或按式(1)、式(2)计算试样中噻苯咪唑、邻苯基苯酚、联苯或抑霉唑的含量，计算结果需扣除空白值。

$$\omega_1 = \frac{A \times c_s \times V}{A_s \times m_2 \times 1\ 000} \times m_1 \quad \cdots\cdots(1)$$

$$\omega_2 = \frac{A \times c_s \times V}{A_s \times m_2} \quad \cdots\cdots(2)$$

式中：

ω_1——每双试样中噻苯咪唑、邻苯基苯酚、联苯或抑霉唑的残留量，单位为毫克每双(mg/双)；

ω_2——试样中噻苯咪唑、邻苯基苯酚、联苯或抑霉唑的残留量，单位为毫克每千克(mg/kg)；

A——样液中噻苯咪唑、邻苯基苯酚、联苯或抑霉唑的峰面积，单位为平方毫米(mm^2)；

c_s——标准工作液中噻苯咪唑、邻苯基苯酚、联苯或抑霉唑的浓度，单位为微克每毫升(μg/mL)；

A_s——标准工作液中噻苯咪唑、邻苯基苯酚、联苯或抑霉唑的峰面积，单位为平方毫米(mm^2)；

V——样液最终定容体积，单位为毫升(mL)；

m_1——每双筷子的质量，单位为克(g)；

m_2——最终样液所代表的试样质量，单位为克(g)。

4 测定低限、回收率

4.1 测定低限

本方法噻苯咪唑、邻苯基苯酚和联苯的测定低限为 1.0 mg/kg；抑霉唑的测定低限为 5.0 mg/kg。

4.2 回收率

4.2.1 卫生筷中噻苯咪唑添加浓度在 1.0 mg/kg、5.0 mg/kg、10.0 mg/kg、25.0 mg/kg 和 50.0 mg/kg 时回收率范围在 81%～92%。

4.2.2 卫生筷中邻苯基苯酚添加浓度在 1.0 mg/kg、5.0 mg/kg、10.0 mg/kg、25.0 mg/kg 和 50.0 mg/kg时回收率范围在 81%～92%。

4.2.3 卫生筷中联苯添加浓度在 1.0 mg/kg、5.0 mg/kg、10.0 mg/kg、25.0 mg/kg 和 50.0 mg/kg 时回收率范围在 82%～92.1%。

4.2.4 卫生筷中抑霉唑添加浓度在 5.0 mg/kg、10.0 mg/kg、25.0 mg/kg、50.0 mg/kg 和 125.0 mg/kg 时回收率范围在 81%～105%。

附 录 A
（资料性附录）
标准品色谱图

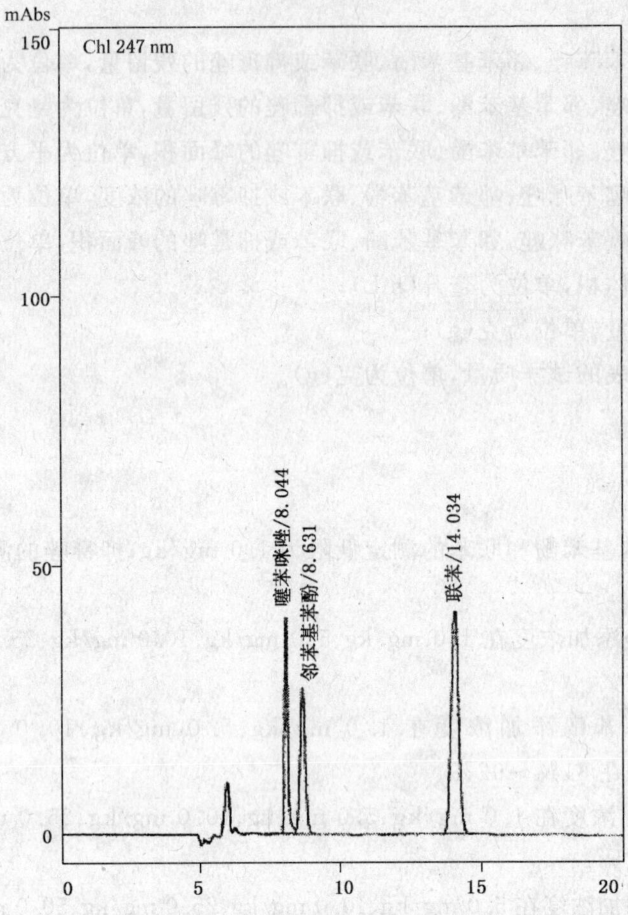

图 A.1 噻苯咪唑、邻苯基苯酚、联苯混合标准品的液相色谱图

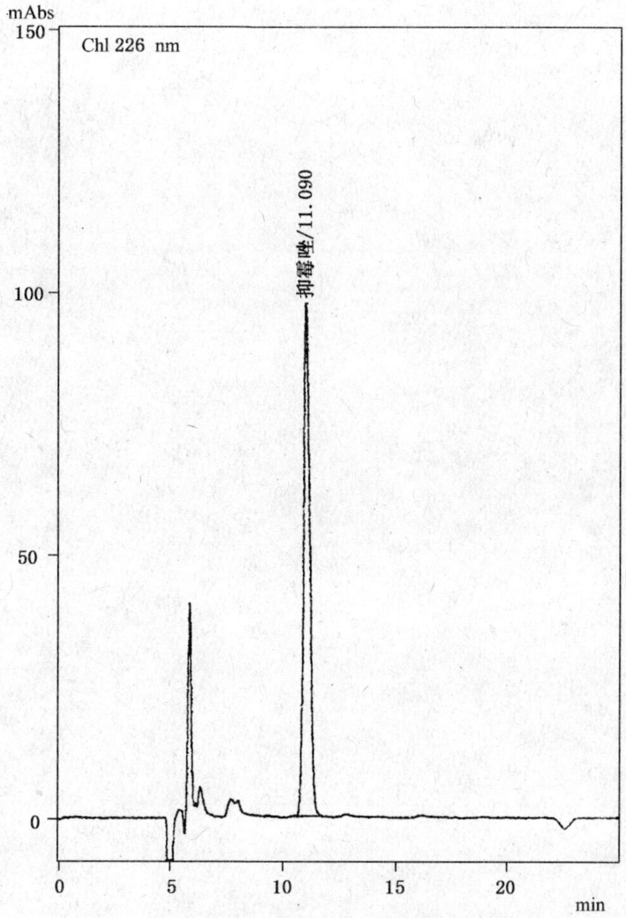

图 A.2　抑霉唑标准品的液相色谱图

SN

中华人民共和国出入境检验检疫行业标准

SN/T 2203—2008

食品接触材料 木制品类 食品模拟物中多环芳烃的测定

Food contact materials—Wood materials—Determination of polycyclic aromatic hydrocarbons in food simulants

2008-11-18 发布　　2009-06-01 实施

中华人民共和国国家质量监督检验检疫总局 发布

前 言

本标准的附录 A、附录 B、附录 C、附录 D、附录 E 均为资料性附录。

本标准由国家认证认可监督管理委员会提出并归口。

本标准由中华人民共和国福建出入境检验检疫局、中华人民共和国江苏出入境检验检疫局负责起草。

本标准主要起草人：黄炳国、姜晓黎、翁若荣、唐熙、雷洛英、陈春江、汤礼军、商贵芹、吴文晞。

本标准系首次发布的出入境检验检疫行业标准。

食品接触材料　木制品类
食品模拟物中多环芳烃的测定

1　范围

本标准规定了食品接触材料木制品的食品模拟物中萘等16种多环芳烃的检测方法。

本标准适用于食品接触材料木制品的食品模拟物水、3%乙酸溶液、10%乙醇溶液、橄榄油替代物异辛烷中萘等16种多环芳烃的测定。

2　规范性引用文件

下列文件中的条款通过本标准的引用而成为本标准的条款。凡是注日期的引用文件，其随后所有的修改单(不包括勘误的内容)或修订版均不适用于本标准，然而，鼓励根据本标准达成协议的各方研究是否可使用这些文件的最新版本。凡是不注日期的引用文件，其最新版本适用于本标准。

GB/T 6682　分析实验室用水规格和试验方法(GB/T 6682—2008,ISO 3696:1987,MOD)

SN/T 2280—2009　食品接触材料　塑料中受限物质　塑料中物质向食品及食品模拟物特定迁移试验方法和含量测定以及食品模拟物暴露条件选择的指南

3　术语和定义

下列术语和定义适用于本标准。

3.1

多环芳烃　polycyclic aromatic hydrocarbons,PAHs

含有两个或两个以上苯环的芳香烃。环上也可有短的烷基或环烷基取代基。本标准中的多环芳烃特指美国EPA方法指定的优先监测的16种多环芳烃，具体参见附录A表A.1。

4　原理

对试样进行食品模拟溶液浸泡，并对食品模拟浸泡溶液进行提取富集后上机分析。

5　试剂和材料

除另有说明外，在分析中使用的水为符合GB/T 6682规定的二级水。

5.1　甲醇：色谱纯。

5.2　二氯甲烷：色谱纯。

5.3　乙腈：色谱纯。

5.4　异辛烷：色谱纯。

5.5　10%乙醇水溶液(1+9)。

5.6　3%乙酸水溶液(3+97)。

5.7　5%甲醇水溶液(5+95)。

5.8　多环芳烃标准物质：

——萘(naphthalene)纯度≥99.4%；

——菲(phenanthrene)纯度≥99%；

——苊烯(acenphthylene)纯度≥99.9%；

——苊(aceaphthene)纯度≥99.9%；

——芴(fliorene)纯度≥99.6%；

——蒽(anthracene)纯度≥99.9%；

——荧蒽(fluoranthene)纯度≥98.2%；

——芘(pyrene)纯度≥96.6%；

——苯并[*a*]蒽(benzo [*a*] pyrene)纯度≥98.3%；

——䓛(chrysene)纯度≥98.2%；

——苯并[*b*]荧蒽(benzo [*b*] fluoranthene)纯度≥99.9%；

——苯并[*k*]荧蒽(benzo [*k*] fluoranthene)纯度≥99.5%；

——苯并[*a*]芘(benzo [*a*] pyrene)纯度≥99.1%；

——二苯并[*a*,*h*]蒽(dibenzo [*a*,*h*] anthracene)纯度≥99.5%；

——苯并[*g*,*h*,*i*]苝(benzo [*g*,*h*,*i*] perylene)纯度≥99.6%；

——茚并[1,2,3-*cd*]芘(indeno [1,2,3-*cd*] pyrene)纯度≥98.7%。

PAHs标准物质混合标准溶液的配制：准确称取适量PAHs标准品，用乙腈(5.3)溶解稀释，配制成所需浓度的标准溶液。

5.9 内标物二萘嵌苯-d_{12}(perylene-d_{12})纯度≥99.5%

内标物的配制：准确称取适量内标物，用乙腈(5.3)溶解稀释，配制成所需浓度的内标溶液。

5.10 C_{18}固相萃取柱(500 mg或1 g,6 mL)：依次用2 mL二氯甲烷(5.2)，5 mL甲醇通过C_{18}柱并抽空，最后通过5 mL纯水并保持润湿。

5.11 模拟物种类

——模拟物A：蒸馏水或同质水；

——模拟物B：3%乙酸水溶液；

——模拟物C：10%乙醇水溶液；

——模拟物D：异辛烷。

6 仪器及设备

6.1 气相色谱-质谱联用仪：配有质量选择检测器(MSD)。

6.2 高效液相色谱仪：配有二极管阵列检测器(DAD)。

6.3 250 mL碘量瓶。

6.4 分析天平：感量为0.1 mg。

6.5 旋转蒸发仪。

6.6 固相萃取装置。

7 分析步骤

7.1 迁移试验

根据待测样品的预期用途和使用条件，按SN/T 2280—2009用适当的模拟物(5.11)进行多环芳烃的迁移试验。

7.2 食品模拟浸泡液的处理

7.2.1 水性模拟浸泡液

准确移取100 mL经迁移试验(7.1)得到的水性模拟物至碘量瓶中，其中模拟迁移物A、B(5.11)中按100∶20的比例分别再加入20 mL乙醇，混匀后，三种模拟迁移物A、B、C过经预处理的C_{18}固相萃取柱(5.10)，以每2 s1滴的速度进行抽提，待提取液全部抽完后，用5 mL5%甲醇溶液过柱，浸泡5 min后，以每2 s1滴的速度流出，然后抽干维持真空10 min，用10 mL二氯甲烷进行淋洗，用具塞定量试管收集该淋洗液，置于旋转蒸发仪(6.5)恒温35 ℃，浓缩至约2 mL，分两次加入10 mL乙腈，置于旋转蒸发仪(6.5)，恒温40 ℃，浓缩至约0.5 mL～1 mL，加入0.1 mL内标溶液，再用乙腈定容到2 mL后，供高效液相色谱仪，气相色谱-质谱联用仪测定。

7.2.2 异辛烷模拟浸泡液

准确移取100 mL异辛烷模拟浸泡液，置于旋转蒸发仪(6.5)恒温40 ℃，浓缩至约2 mL，分两次加入10 mL乙腈，置于旋转蒸发仪(6.5)恒温40 ℃，最后浓缩至约0.5 mL～ 1mL，加入0.1 mL内标溶液，再用乙腈定容到2 mL后，供高效液相色谱仪，气相色谱-质谱联用仪测定。

7.3 气相色谱/质谱定性分析

7.3.1 气相色谱/质谱分析条件

a) 色谱柱：30 m×0.25 mm(内径)×0.10 μm(膜厚)，HP-5 MS石英毛细管柱或相当者；

b) 色谱柱温度：$\frac{50\ ℃}{1\ \text{min}} \xrightarrow{25\ ℃/\text{min}} 200\ ℃ \xrightarrow{8\ ℃/\text{min}} \frac{315\ ℃}{5\ \text{min}}$；

c) 进样口温度：280 ℃；

d) 色谱-质谱接口温度：280 ℃；

e) 离子源温度：150 ℃；

f) 载气：氦气，纯度≥99.999%，1.0 mL/min；

g) 电离方式：EI；

h) 电离能量：70 eV；

i) 质量扫描范围：50 amu～450 amu；

j) 测定方式：选择离子监测方式；

k) 进样方式：不分流进样，开阀时间：0.75 min；

l) 进样量：1 μL；

m) 溶剂延迟：3 min。

7.3.2 气相色谱-质谱定性分析

按上述分析条件(7.3.1)对混合标准溶液(5.8)及待测液进行分析，根据色谱峰的保留时间和附录B中表B.1的多环芳烃的定性离子进行定性分析。气相色谱-质谱总离子流色谱图参见附录C中的图C.1。

7.4 液相色谱定量分析

7.4.1 HPLC/DAD分析条件

a) 色谱柱：LC-PAH(5 μm)，250 mm×4.6 mm或相当者；

b) 柱温：35 ℃；

c) 流动相及流速见表1；

表1 流动相和流速

时间/min	流速/(mL/min)	乙腈/%	水/%
0	1.5	40	60
28	1.5	82	18
48	1.5	100	0
50	1.5	100	0
53	1.5	40	60

d) 检测器：二极管阵列检测器(DAD)；

e) 检测波长：多波长同时进行，A：220 nm，B：230 nm，C：255 nm，D：290 nm。最佳计算波长选择参见附录 D；

f) 进样量：20 μL。

7.4.2 液相色谱测定

根据样液中被测物含量情况，加入浓度相近的内标溶液，用内标法定量。采用色谱峰的保留时间及光谱图进行定性，用选择的最佳波长进行计算，用内标法定量，必要时用 GC/MS 确证。所得多环芳烃的保留时间和最佳计算波长参见附录 D 中的表 D.1，典型液相色谱图参见附录 E 中的图 E.1。

7.4.3 空白试验

随同试样进行空白试验。

7.5 结果计算

按式(1)计算校正因子：

$$f_i = \frac{A_i \times m_s}{A_s \times m_i} \quad \cdots\cdots(1)$$

式中：

f_i——多环芳烃各自对内标物的校正因子；

A_i——标准溶液中内标峰面积；

m_i——标准溶液中内标质量，单位为微克(μg)；

A_s——标准溶液中标准物质的峰面积；

m_s——标准溶液中标准物质质量，单位为微克(μg)。

按式(2)计算试样中多环芳烃的含量：

$$X_i = \frac{f_i \times (A_{样} - A_0) \times m_i}{A_i \times V_{样}} \times 1\,000 \quad \cdots\cdots(2)$$

式中：

X_i——试样中每种多环芳烃的含量，单位为微克每升(μg/L)；

f_i——校正因子；

A_i——样液中内标峰面积；

A_0——空白样中同一保留时间处峰面积；

$A_{样}$——样液中每种多环芳烃峰面积；

m_i——样液中内标质量，单位为微克(μg)；

$V_{样}$——样品体积，单位为毫升(mL)。

7.6 结果表示

试验结果以各种多环芳烃的检测结果分别表示，计算结果表示到小数点后一位。

7.7 测定低限和精密度

16 种多环芳烃的测定低限除了苯并[k]荧蒽和苯并[a]芘为 2 μg/L 外，其他均为 1.5 μg/L。精密度为在重复性条件下获得的两次独立测定结果的绝对差值不超过算术平均值的 10%。

附 录 A
（资料性附录）
16 种多环芳烃

表 A.1 16 种多环芳烃

序号	中文名称	英文名称	CAS 编号
1	萘	naphthalene	91-20-3
2	苊烯	acenaphthylene	208-96-8
3	苊	acenaphthene	83-32-9
4	芴	fluorene	86-73-7
5	菲	phenanthrene	85-01-8
6	蒽	anthracene	120-12-7
7	荧蒽	fluoranthene	206-44-0
8	芘	pyrene	129-00-0
9	苯并[*a*]蒽	benzo [*a*] anthracene	56-55-3
10	䓛	chrysene	218-01-9
11	苯并[*b*]荧蒽	benzo [*b*] fluoranthene	205-99-2
12	苯并[*k*]荧蒽	benzo [*k*] fluoranthene	207-08-9
13	苯并[*a*]芘	benzo [*a*] pyrene	50-32-8
14	二苯并[*a*,*h*]蒽	dibenzo [*a*,*h*] anthracene	53-70-3
15	苯并[*g*,*h*,*i*]苝(二萘嵌苯)	benzo [*g*,*h*,*i*] perylene	191-24-2
16	茚并[1,2,3-*cd*]芘	indeno [1,2,3-*cd*] pyrene	193-39-5

附 录 B
（资料性附录）
多环芳烃的相对分子质量、定性离子和定量选择离子

表 B.1 多环芳烃的相对分子质量、定性离子和定量选择离子

序号	化合物	化学分子式	相对分子质量	特征离子	定量离子
1	naphthalene	$C_{10}H_8$	128	129,128,127	128
2	acenaphthylene	$C_{12}H_8$	152	153,152,151	152
3	acenaphthene	$C_{12}H_{10}$	154	154,153,152	153
4	fluorene	$C_{13}H_{10}$	166	167,166,165	165
5	phenanthrene	$C_{14}H_{10}$	178	179,178,176	178
6	anthracene	$C_{14}H_{10}$	178	179,178,176	178
7	fluoranthene	$C_{16}H_{10}$	202	203,202,101	202
8	pyrene	$C_{16}H_{10}$	202	203,202,101	202
9	benzo [*a*] anthracene	$C_{18}H_{12}$	228	229,228,226	228
10	chrysene	$C_{18}H_{12}$	228	229,228,226	228
11	benzo [*b*] fluoranthene	$C_{20}H_{12}$	252	253,252,126	252
12	benzo [*k*] fluoranthene	$C_{20}H_{12}$	252	253,252,126	252
13	benzo [*a*] pyrene	$C_{20}H_{12}$	252	253,252,126	252
14	perylene-d_{12}	$C_{20}D_{12}$	264	265,264,260	264
15	indeno [1,2,3-*cd*] pyrene	$C_{22}H_{12}$	276	276,227,138	276
16	dibenzo [*a*,*h*] anthracene	$C_{22}H_{14}$	278	279,278,139	278
17	benzo [*g*,*h*,*i*] perylene	$C_{22}H_{12}$	276	277,276,138	276

附　录　C
（资料性附录）
多环芳烃典型气相色谱-质谱色谱图

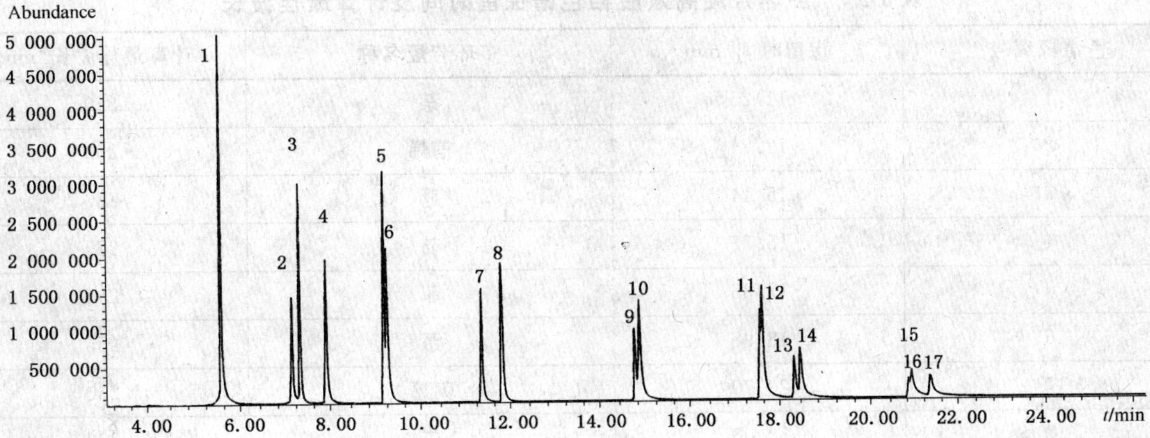

1——萘；

2——苊烯；

3——苊；

4——芴；

5——菲；

6——蒽；

7——荧蒽；

8——芘；

9——苯并[*a*]蒽；

10——䓛；

11——苯并[*b*]荧蒽；

12——苯并[*k*]荧蒽；

13——苯并[*a*]芘；

14——内标物；

15——茚并[1,2,3-*cd*]芘；

16——二苯并[*a*,*h*]蒽；

17——苯并[*g*,*h*,*i*]苝(二萘嵌苯)。

图 C.1　多环芳烃典型气相色谱-质谱色谱图

附 录 D
（资料性附录）
多环芳烃高效液相色谱保留时间及计算最佳波长

表 D.1 多环芳烃高效液相色谱保留时间及计算最佳波长

色谱峰编号	保留时间/min	多环芳烃名称	计算最佳波长/nm
1	11.25	萘	220
2	12.84	苊烯	230
3	15.14	苊	230
4	15.77	芴	255
5	17.36	菲	255
6	18.98	蒽	255
7	20.70	荧蒽	230
8	22.03	芘	230
9	26.51	苯并[*a*]蒽	290
10	27.50	䓛	255
11	30.22	芤	255
12	31.08	苯并[*b*]荧蒽	255
13	32.91	苯并[*k*]荧蒽	290
14	34.83	苯并[*a*]芘	290
15	37.92	二苯并[*a*,*h*]蒽	290
16	39.56	苯并[*g*,*h*,*i*]苝(二萘嵌苯)	290
17	40.77	茚并[1,2,3-*cd*]芘	255

附　录　E
（资料性附录）
多环芳烃典型高效液相色谱图

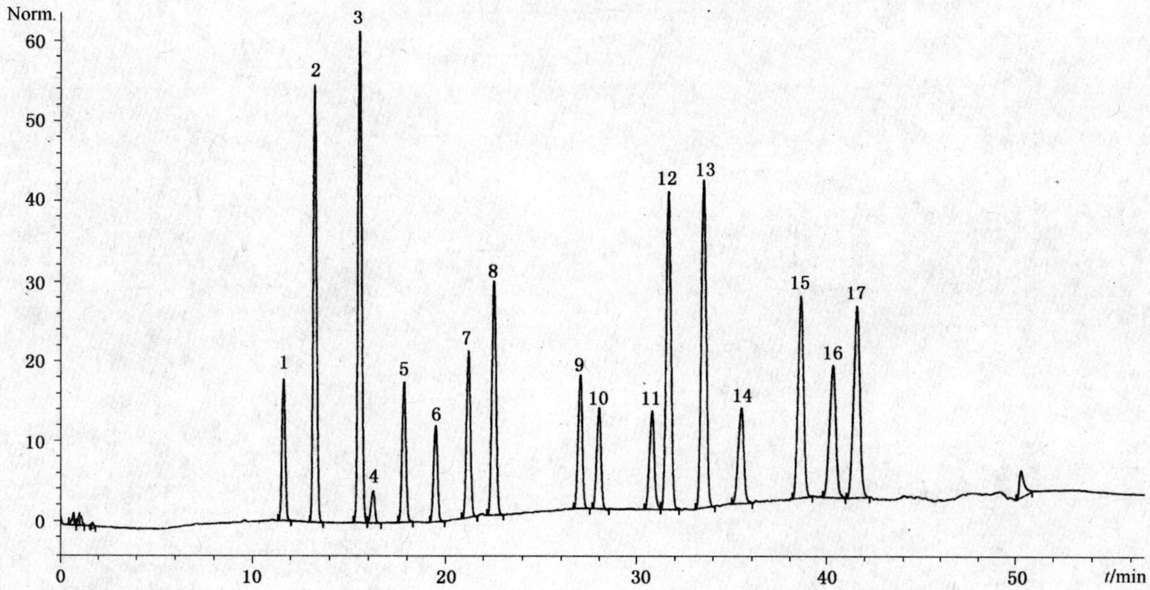

1——萘；
2——苊烯；
3——苊；
4——芴；
5——菲；
6——蒽；
7——荧蒽；
8——芘；
9——苯并[*a*]蒽；
10——䓛；
11——内标物；
12——苯并[*b*]荧蒽；
13——苯并[*k*]荧蒽；
14——苯并[*a*]芘；
15——二苯并[*a*,*h*]蒽；
16——苯并[*g*,*h*,*i*]苝(二萘嵌苯)；
17——茚并[1,2,3-*cd*]芘。

图 E.1　多环芳烃典型高效液相色谱图

SN

中华人民共和国出入境检验检疫行业标准

SN/T 2204—2008

食品接触材料　木制品类
食品模拟物中五氯苯酚的测定
气相色谱-质谱法

Food contact materials—Wood materials—Determination of pentachlorophenol in food simulants—GC/MS method

2008-11-18 发布　　2009-06-01 实施

中华人民共和国国家质量监督检验检疫总局　发布

前　言

本标准的附录 A 为资料性附录。

本标准由国家认证认可监督管理委员会提出并归口。

本标准由中华人民共和国广东出入境检验检疫局负责起草，中华人民共和国江苏出入境检验检疫局和中华人民共和国北京出入境检验检疫局参与起草。

本标准主要起草人：刘莹峰、周明辉、翟翠萍、郑建国、肖前、萧达辉、汤礼军、韩深、麦晓霞、钟怀宁、李全忠、李丹。

本标准系首次发布的出入境检验检疫行业标准。

食品接触材料　木制品类
食品模拟物中五氯苯酚的测定
气相色谱-质谱法

1　范围

本标准规定了食品接触材料的木制品类中五氯苯酚在四种食品模拟物(水,3%乙酸溶液,10%乙醇溶液和橄榄油替代物95%乙醇溶液)中迁移量的气相色谱-质谱法测定方法。

本标准适用于与食品接触的木制品类中五氯苯酚在四种食品模拟物(水,3%乙酸溶液,10%乙醇溶液和橄榄油替代物95%乙醇溶液)中迁移量的测定。

2　规范性引用文件

下列文件中的条款通过本标准的引用而成为本标准的条款。凡是注日期的引用文件,其随后所有的修改单(不包括勘误的内容)或修改版均不适用于本标准,然而,鼓励根据本标准达成协议的各方研究是否可使用这些文件的最新版本。凡是不注日期的引用文件,其最新版本适用于本标准。

GB/T 6682　分析实验室用水规格和试验方法(GB/T 6682—2008,ISO 3696:1987,MOD)

SN/T 2280—2009　食品接触材料　塑料中受限物质　塑料中物质向食品及食品模拟物特定迁移试验方法和含量测定以及食品模拟物暴露条件选择的指南

3　原理

将浸泡过木制品的食品模拟物转变为碳酸钾溶液,经乙酸酐乙酰化后以正己烷提取,用氮吹仪浓缩定容,用配有质量选择检测器的气相色谱仪测定,以艾氏剂作内标进行定量。

4　试剂

除另有规定外,所有试剂均为分析纯,水为符合GB/T 6682规定的二级水。

4.1　无水碳酸钾。

4.2　无水硫酸钠:650 ℃灼烧4 h,冷却后贮于干燥器中备用。

4.3　乙酸酐。

4.4　冰乙酸。

4.5　氢氧化钾溶液:5 mol/L。

4.6　正己烷。

4.7　无水乙醇。

4.8　食品模拟物,包括水性模拟物A、B、C和油性模拟物D。

4.8.1　模拟物A:二级水。

4.8.2　模拟物B:30 g/L乙酸溶液。

4.8.3　模拟物C:乙醇溶液(1+9)。

4.8.4　模拟物D:乙醇溶液(95+5)。

4.9　五氯苯酚标准品:纯度≥99%,CAS No.:[87-86-5]。

4.10　艾氏剂标准品:纯度≥98%,CAS No.:[309-00-2]。

4.11　碳酸钾溶液:0.1 mol/L水溶液,称取13.8 g无水碳酸钾溶于水中,并定容至1 000 mL。

4.12 硫酸钠水溶液:20 g/L。

4.13 艾氏剂内标溶液:准确称取适量的艾氏剂标准品,用正己烷(4.6)配制成浓度为100 mg/L的内标溶液。

5 仪器

5.1 气相色谱:配有质量选择检测器(MSD)。

5.2 微量进样针:25 μL。

5.3 旋转蒸发仪。

5.4 离心沉降机:4 000 r/min。

5.5 氮吹仪。

5.6 分液漏斗:250 mL。

5.7 旋涡混合器。

5.8 离心管:具塞,10 mL。

5.9 圆底烧瓶:100 mL。

6 分析步骤

6.1 迁移试验

根据待测样品的预期用途和使用条件,按 SN/T 2280—2009 的迁移试验方法及试验条件,用适当的模拟物(4.8)进行五氯苯酚的迁移试验。

6.2 乙酰化

6.2.1 准确移取 100.0 mL 按 6.1 试验过的食品模拟物 A(4.8.1)到 250 mL 分液漏斗内,加入 1.38 g 无水碳酸钾(4.1),振荡,使碳酸钾溶解完全。在上述分液漏斗中加入 2 mL 乙酸酐(4.3),振荡 2 min。加入 5 mL 正己烷(4.6),振荡 2 min,静置 5 min,弃去下层水相。上层正己烷相加入 50 mL 硫酸钠水溶液(4.12)振荡洗涤 1 次,静置 5 min,弃去下层水相。将正己烷相移入 10 mL 离心管中,用微量进样针准确加入 10 μL 的 100 mg/L 艾氏剂内标溶液(4.14),摇匀后在旋涡混合器混匀 2 min,用微弱的氮气流浓缩定容至 1.0 mL,此溶液供气相色谱-质谱确证和测定。

6.2.2 准确移取 100.0 mL 按 6.1 试验过的食品模拟物 B(4.8.2)到 250 mL 分液漏斗内,加入 16 mL 氢氧化钾溶液(4.5),使溶液 pH 为 7;再加入 1.60 g 无水碳酸钾(4.1),振荡,使碳酸钾溶解完全。在上述分液漏斗中加入 2 mL 乙酸酐(4.3),振荡 2 min。加入 5 mL 正己烷(4.6),振荡 2 min,静置 5 min,弃去下层水相。上层正己烷相加入 50 mL 硫酸钠水溶液(4.12)振荡洗涤 1 次,静置 5 min,弃去下层水相。将正己烷相移入 10 mL 离心管中,用微量进样针准确加入 10 μL 的 100 mg/L 艾氏剂内标溶液(4.14),摇匀后在旋涡混合器混匀 2 min,用微弱的氮气流浓缩定容至 1.0 mL,此溶液供气相色谱-质谱确证和测定。

6.2.3 准确移取 100.0 mL 按 6.1 试验过的食品模拟物 C(4.8.3)到 250 mL 分液漏斗内,加入 1.38 g 无水碳酸钾(4.1),振荡,使碳酸钾溶解完全。在上述分液漏斗中加入 2 mL 乙酸酐(4.3),振荡 2 min。加入 5 mL 正己烷(4.6),振荡 2 min,静置 5 min,弃去下层水相。上层正己烷相加入 50 mL 硫酸钠水溶液(4.12)振荡洗涤 1 次,静置 5 min,弃去下层水相。将正己烷相移入 10 mL 离心管中,用微量进样针准确加入 10 μL 的 100 mg/L 艾氏剂内标溶液(4.14),摇匀后在旋涡混合器混匀 2 min,用微弱的氮气流浓缩定容至 1.0 mL,此溶液供气相色谱-质谱确证和测定。

6.2.4 准确移取 100.0 mL 按 6.1 试验过的食品模拟物 D(4.8.4)到 100 mL 的圆底烧瓶,用旋转蒸发仪浓缩近干,用 100 mL 0.1 mol/L 碳酸钾溶液(4.11)分三次将圆底烧瓶内残留物转移到 250 mL 分液漏斗内,加入 2 mL 乙酸酐(4.3),振荡 2 min。加入 5 mL 正己烷(4.6),振荡 2 min,静置 5 min,弃去下层水相。上层正己烷相加入 50 mL 硫酸钠水溶液(4.12)振荡洗涤 1 次,静置 5 min,弃去下层水相。将正己烷相移入 10 mL 离心管中，用微量进样针准确加入 10 μL 的 100 mg/L 艾氏剂内标溶液(4.14)，摇匀后在旋涡混合器混匀 2 min，用微弱的氮气流浓缩定容至 1.0 mL，此溶液供气相色谱-质谱确证和测定。

注：个别样品在乙酰化过程中会产生泡沫，此时应先过滤除去泡沫后，再加入正己烷萃取。如果正己烷相仍有少量泡沫，先离心 2 min，使泡沫与正己烷分离，再将正己烷相移入另一只 10 mL 离心管中，再进行后面的试验。

6.3 标准储备液的制备

准确称取五氯苯酚标准(4.9)10 mg(精确至 0.001 g)于 100 mL 具塞容量瓶中，以碳酸钾溶液(4.11)定容至刻度，摇匀，于 4 ℃冰箱中保存备用。

6.4 标准中间液的制备

准确量取 1.0 mL 标准储备液(6.3)于 100 mL 具塞容量瓶中，以碳酸钾溶液(4.11)定容至刻度，摇匀，于 4 ℃冰箱中保存备用。

6.5 标准工作溶液的制备

准确移取 1.0 mL 标准中间液(6.4)于 250 mL 分液漏斗内，用相应的食品模拟物稀释到 100.0 mL，以下按 6.2 中相应的步骤进行。

6.6 测定

6.6.1 气相色谱-质谱条件

a) 色谱柱：DB-5MS，30 m×0.25 mm(内径)×0.25 μm，或相当者；

b) 进样口温度：280 ℃；

c) 连接杆：280 ℃；

d) 离子源：230 ℃；

e) 柱温：

$$\underset{(2\ \text{min})}{150\ ℃} \xrightarrow{10\ ℃/\text{min}} 240\ ℃ \xrightarrow{20\ ℃/\text{min}} \underset{(2\ \text{min})}{280\ ℃}$$

f) 载气：氦气，纯度≥99.999%；

g) 流量：1.0 mL/min，恒流；

h) 离子化方式：EI；

i) 电离能量：70 eV；

j) 进样方式：不分流进样，1 min 后开阀；

k) 进样量：2.0 μL；

l) 测定方式：选择离子监测方式；

m) 溶剂延迟：3.5 min。

6.6.2 气相色谱-质谱测定及阳性结果确证

根据样液中被测物含量情况，选定浓度相近的标准工作液(4.13)，标准工作液和待测样液中乙酰化五氯苯酚的响应值均应在仪器检测的线性范围内。在上述气相色谱-质谱条件下，五氯苯酚乙酸酯的保留时间约为 8.1 min，内标物的保留时间约为 10.0 min。

如果样液与标准工作溶液的选择离子色谱图中，在相同保留时间有色谱峰出现，并且扣除背景后的样品质谱图中，所选择的离子均出现，而且所选择的离子丰度与标准的丰度相一致，则可判断样品中存在五氯酚。乙酰化五氯苯酚和艾氏剂的定性、定量离子及丰度比见表 1。

表 1 乙酰化五氯苯酚定量和定性选择离子表

中文名称	特征碎片离子(m/z)		丰度比
	定量	定性	
乙酰化五氯苯酚	266	264、266、268	67∶100∶64
艾氏剂	263	263、293、329	—

在上述气相色谱-质谱条件下，标准工作液的选择离子色谱图、乙酰化五氯苯酚的选择离子质谱图和内标物艾氏剂的选择离子质谱图参见附录 A。

7 空白试验

除不称取试样外，均按第 6 章进行空白试验。

8 结果计算

结果计算可由计算机工作站内标法直接计算，也可由以下计算公式计算：

按式(1)计算校正因子：

$$f = \frac{A_i \times c_s}{A_s \times c_i} \qquad \cdots\cdots (1)$$

式中：

f——乙酰化五氯苯酚对内标物的校正因子；

A_i——标准工作液中内标物峰面积；

c_i——标准工作液中内标物浓度，单位为毫克每升(mg/L)；

A_s——标准工作液中乙酰化五氯苯酚峰面积；

c_s——标准工作液中乙酰化五氯苯酚浓度，单位为毫克每升(mg/L)。

食品模拟物中五氯苯酚的浓度按式(2)计算：

$$c = \frac{f \times (A_2 - A_0) \times c_1 \times V_2}{A_1 \times V_1} \qquad \cdots\cdots (2)$$

式中：

c——食品模拟物中五氯苯酚的浓度，单位为毫克每升(mg/L)；

f——校正因子；

A_1——样液中内标物峰面积；

A_0——空白峰面积；

A_2——样液中乙酰化五氯苯酚峰面积；

c_1——样液中内标物浓度，单位为毫克每升(mg/L)；

V_1——移取的食品模拟物体积，单位为毫升(mL)；

V_2——样液最终定容体积，单位为毫升(mL)。

9 测定低限

本方法的测定低限为 0.000 1 mg/L。

10 精密度

在重复性条件下获得的两次独立测定结果的绝对差值不超过算术平均值的 10%。

附　录　A
（资料性附录）
选择离子色谱图

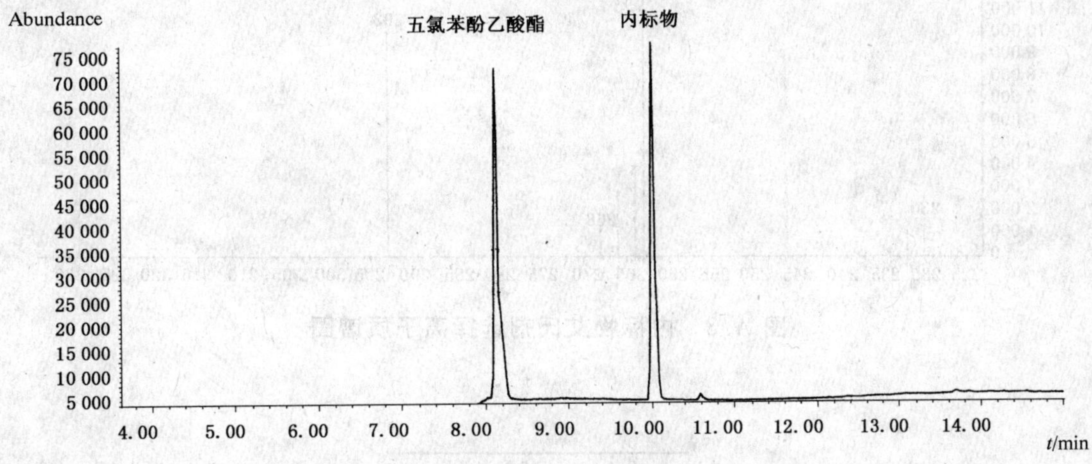

图 A.1　标准工作溶液的选择离子色谱图

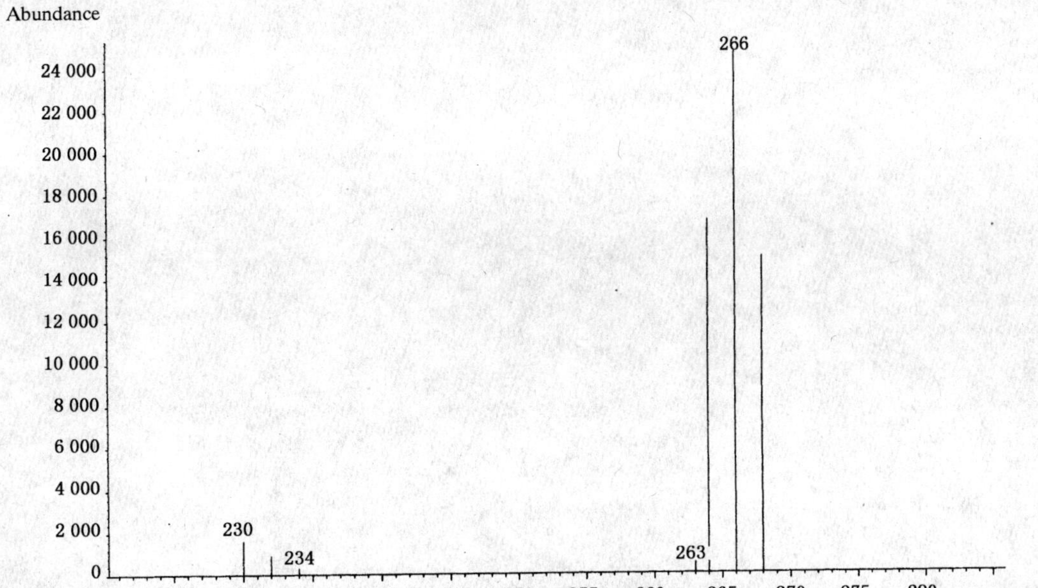

图 A.2　乙酰化五氯苯酚选择离子质谱图

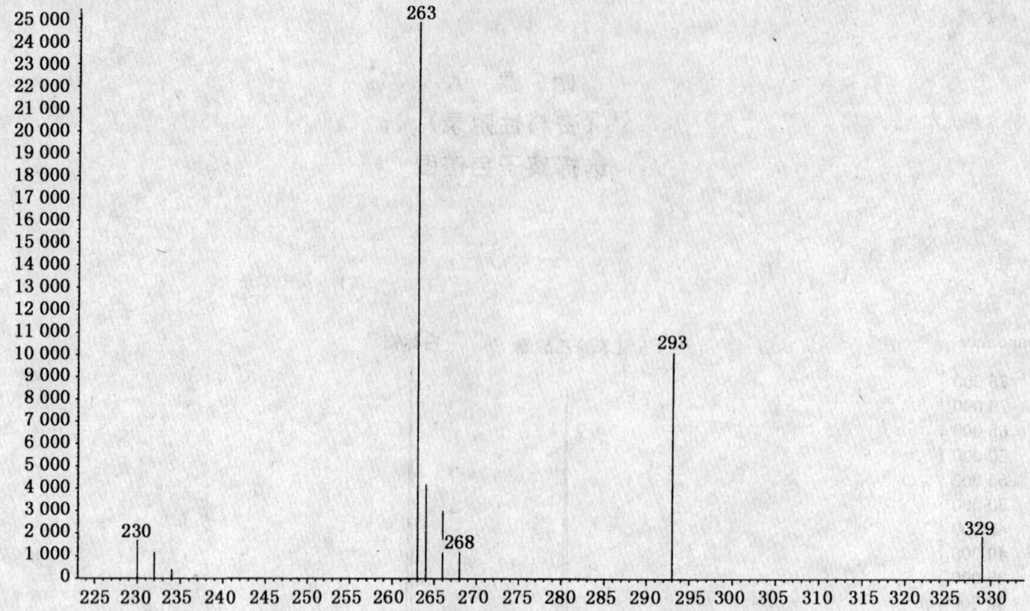

图 A.3 内标物艾氏剂选择离子质谱图

SN

中华人民共和国出入境检验检疫行业标准

SN/T 2278—2009

食品接触材料 软木中五氯苯酚的测定 气相色谱-质谱法

Food contact materials—Determination of pentachlorophenol in woody materials—GC/MS method

2009-02-20 发布

2009-09-01 实施

中华人民共和国国家质量监督检验检疫总局 发布

前　言

本标准的附录 A 为资料性附录。

本标准由国家认证认可监督管理委员会提出并归口。

本标准起草单位:中华人民共和国北京出入境检验检疫局、中华人民共和国山东出入境检验检疫局、中华人民共和国安徽出入境检验检疫局。

本标准主要起草人:韩深、唐树田、卞学东、黄红花、卢晓宇、胡雅洁、甄皓琮。

本标准系首次发布的出入境检验检疫行业标准。

食品接触材料
软木中五氯苯酚的测定
气相色谱-质谱法

1 范围

本标准规定了进出口食品接触材料软木中五氯苯酚的气相色谱-质谱测定方法。

本标准适用于与食品接触材料软木中五氯苯酚的测定。

2 规范性引用文件

下列文件中的条款通过本标准的引用而成为本标准的条款。凡是注日期的引用文件，其随后所有的修改单(不包括勘误的内容)或修订版均不适用于本标准，然而，鼓励根据本标准达成协议的各方研究是否可使用这些文件的最新版本。凡是不注日期的引用文件，其最新版本适用于本标准。

GB/T 6682 分析实验用水规格和实验方法(GB/T 6682—2008，ISO 3696:1987，MOD)

3 原理

用碳酸钠水溶液提取试样，提取液经乙酸酐乙酰化后以正己烷提取，用配有质量选择检测器的气相色谱仪(GC/MS)选择离子监测模式测定，外标法定量。

4 试剂和材料

除另有规定外，所用试剂均为分析纯，水为符合 GB/T 6682 规定的二级水。

4.1 正己烷：HPLC 级。

4.2 乙酸酐。

4.3 无水碳酸钠。

4.4 氯化钠。

4.5 碳酸钠溶液(0.1 mol/L 水溶液)：称取无水碳酸钠 10.6 g(精确至 0.01 g)，用水定容至 1 000 mL，摇匀。

4.6 五氯苯酚(PCP)标准对照品：纯度≥99.5%，CAS 号：[87-86-5]。

5 仪器

5.1 气相色谱仪：配有质量选择检测器(MSD)。

5.2 离心机：4 000 r/min。

5.3 旋涡混匀器。

5.4 超声波发生器：工作频率 40 kHz。

5.5 可调微量移液器：100 μL～1 000 μL；500 μL～5 000 μL。

5.6 具塞塑料离心管：50 mL。

5.7 具塞容量瓶：100 mL。

6 分析步骤

6.1 迁移试验

称取 50 g 代表性样品，将其剪碎至 5 mm×5 mm 以下，混匀。称取混匀的试样 5.0 g(精确至

0.01 g)，置于 50 mL 具塞塑料离心管中，加入 40 mL 碳酸钠溶液(4.5)，超声提取 30 min，将提取液过滤至另一个 50 mL 具塞塑料离心管中。

6.2　乙酰化

取上述滤液 20.0 mL 于 50 mL 塑料离心管中，加入 1 mL 乙酸酐，振摇 1 min，用微量取样器准确加入 5.0 mL 正己烷，再加入 1 g 氯化钠，充分振摇 1 min，以 4 000 r/min 离心 5 min，取上层清液供气相色谱-质谱仪测定。

6.3　标准储备液的制备

准确称取五氯苯酚标准对照品(4.5)100 mg(精确至 0.001 g)于 100 mL 具塞容量瓶中，以碳酸钠溶液(4.6)定容至刻度，摇匀，于 4 ℃冰箱中保存备用。

6.4　标准中间液的制备

准确量取 100 μL 标准储备液(6.3)于 100 mL 具塞容量瓶中，以碳酸钠溶液(4.6)定容至刻度，摇匀，于 4 ℃冰箱中保存备用。

6.5　标准曲线的制备

分别量取 100 μL、200 μL、300 μL、500 μL、1 000 μL 标准中间液(6.4)于 50 mL 具塞塑料离心管中，加入 1 mL 乙酸酐，振摇 1 min，用微量取样器准确加入 5.0 mL 正己烷，再加入 1 g 氯化钠，充分振摇 1 min，以 4 000 r/min 离心 5 min，取上层清液供气相色谱-质谱仪测定。标准工作曲线的浓度分别为 20 ng/mL、40 ng/mL、60 ng/mL、100 ng/mL、200 ng/mL。

6.6　测定

6.6.1　气相色谱-质谱条件

注：由于测试结果取决于所使用仪器，因此不可能给出色谱分析的通用参数。设定的参数应保证色谱测定时被测组分与其他组分能够得到有效的分离，下面给出的参数证明是可行的。

a)　色谱柱：DB-5MS 30 m×0.25 mm(内径)×0.25 μm，或相当者；

b)　色谱柱温度：50 ℃保持 2 min，以 30 ℃/min 升至 220 ℃，保持 1 min，再以 6 ℃/min 升至 260 ℃，保持 1 min；

c)　进样口温度：270 ℃；

d)　色谱-质谱接口温度：260 ℃；

e)　载气：氦气，纯度≥99.999%，1.4 mL/min；

f)　电离方式：EI；

g)　电离能量：70 eV；

h)　测定方式：选择离子监测方式；

i)　进样方式：无分流进样，1.2 min 后开阀；

j)　进样量：2 μL。

6.7　气相色谱-质谱测定及阳性结果确证

分别对标准工作溶液与样液等体积进样测定，并根据样液中被测物含量情况，调整样液中被测物浓度在标准曲线(6.5)线性范围内。标准工作溶液和待测样液中乙酰化五氯苯酚的响应值均应在仪器检测的线形范围内。

如果样液与标准工作溶液的选择离子色谱图中，在相同保留时间有色谱峰出现，并且扣除背景后的样品质谱图中，所选择的离子均出现，而且所选择的离子丰度与标准的丰度相一致，则可判断样品中存在五氯酚。乙酰化五氯苯酚的定性、定量离子及丰度比见表 1。

在上述气相色谱-质谱条件下，乙酰化五氯苯酚的气相色谱-质谱选择离子色谱图参见附录 A 中图 A.1，气相色谱-质谱图参见附录 A 中图 A.2。

表 1　乙酰化五氯苯酚定量和定性选择离子表

中 文 名 称	特征碎片离子(m/z)	
	定量	定性
乙酰化五氯苯酚	266	264、268、308
	丰度比(100 : 64 : 63 : 14)	

7　空白实验

除不称取试样外，均按第 6 章进行空白试验。

8　结果计算

试样中五氯苯酚含量按式(1)计算，结果表示到小数点后两位：

$$X_i = \frac{A_i \times c_i \times V}{A_{is} \times m} \times \frac{V_1}{V_2} \times 10^{-3} \quad \cdots\cdots(1)$$

式中：

X_i——试样中五氯苯酚的含量，单位为毫克每千克(mg/kg)；

A_i——样液中乙酰化五氯苯酚的峰面积；

c_i——标准工作液中五氯苯酚的浓度，单位为纳克每毫升(ng/mL)；

V——正己烷提取液的体积，单位为毫升(mL)；

A_{is}——标准工作液中乙酰化五氯苯酚的峰面积；

m——称取试样的质量，单位为克(g)；

V_1——量取滤液的体积，单位为毫升(mL)；

V_2——加入提取液的体积，单位为毫升(mL)。

9　测定低限

本方法五氯苯酚的测定低限为 0.1 mg/kg。

10　回收率

本方法的回收率见表 2。

表 2　回收率范围

添加水平/(mg/kg)	回收率范围/%	相对标准偏差 RSD/%
0.04	72.0～78.7	3.36
0.08	78.5～86.6	3.58
0.20	74.7～89.6	6.80

11　精密度

在同一实验室，由同一操作者使用相同设备，按相同的测试方法，并在短时间内对同一被测对象相互独立进行的测试获得的两次独立测试结果的绝对差值不大于这两个测定值的算术平均值的 10%。

附 录 A
（资料性附录）
乙酰化五氯苯酚色谱图及质谱图

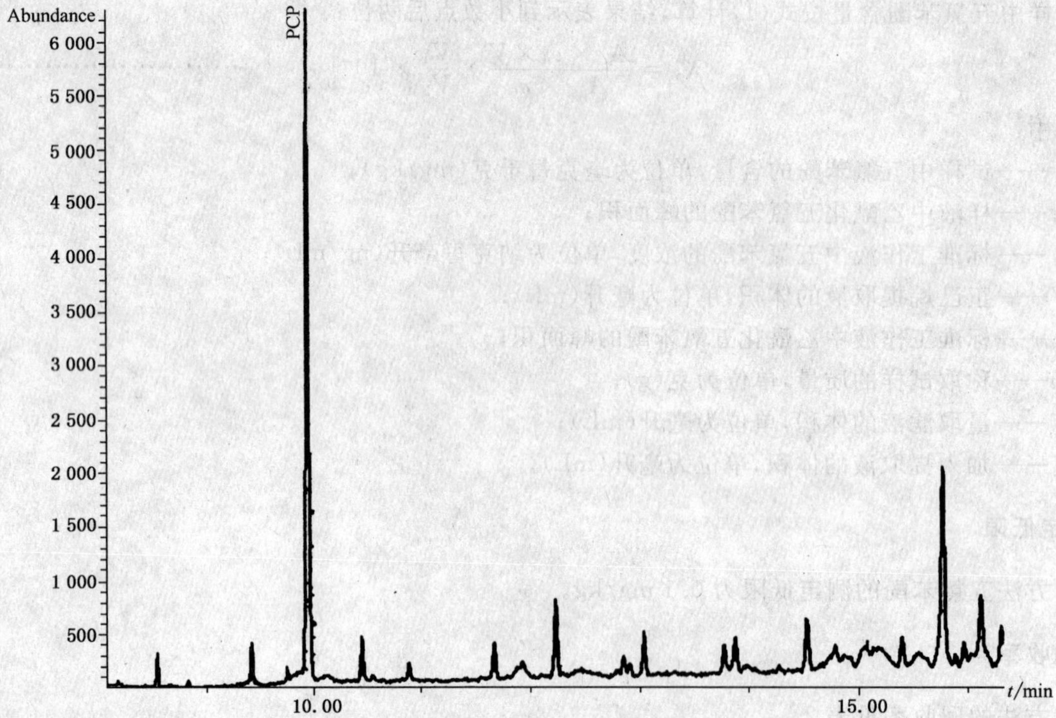

图 A.1　乙酰化五氯苯酚的选择离子气相色谱-质谱色谱图

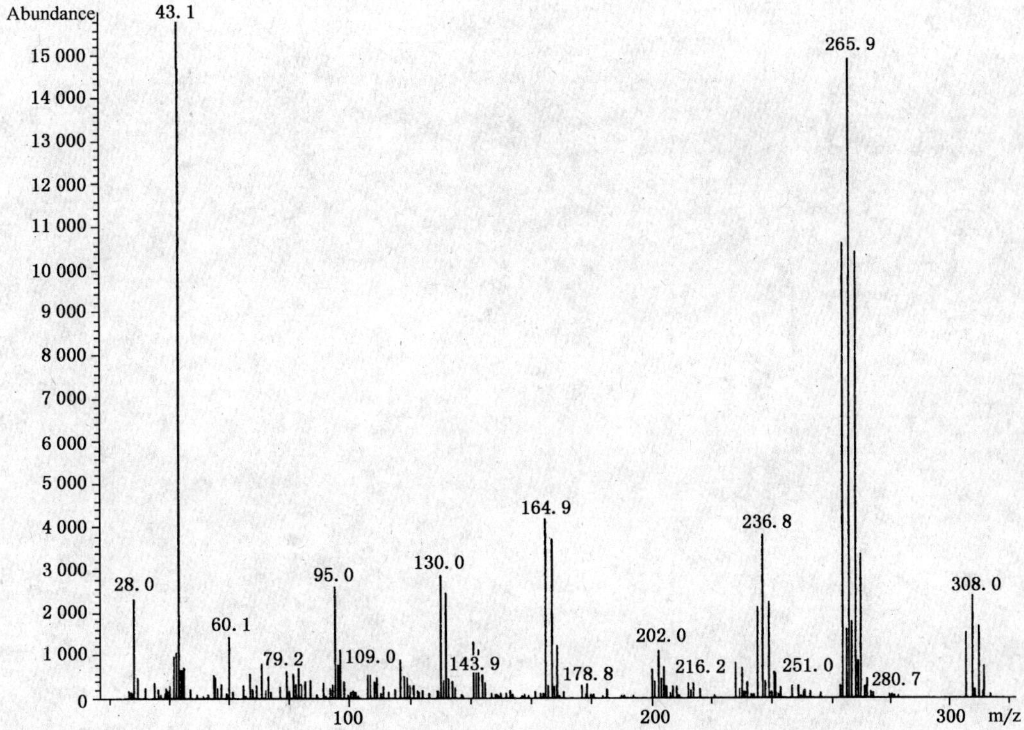

图 A.2　乙酰化五氯苯酚的气相色谱-质谱图

SN

中华人民共和国出入境检验检疫行业标准

SN/T 2594—2010

食品接触材料　软木塞中铅、镉、铬、砷的测定电感耦合等离子体质谱法

Food contact materials—Determination of lead, cadmium, chromium, and arsenic in cork stoppers by inductively coupled plasma mass spectrometry

2010-05-27 发布　　2010-12-01 实施

中华人民共和国国家质量监督检验检疫总局　发布

前　言

本标准按照GB/T 1.1—2009给出的规则起草。

本标准由国家认证认可监督管理委员会提出并归口。

本标准起草单位：中华人民共和国上海出入境检验检疫局、中华人民共和国广东出入境检验检疫局。

本标准主要起草人：马明、周宇艳、林莉、杨勇、赵泉、萧达辉。

食品接触材料　软木塞中铅、镉、铬、砷的测定电感耦合等离子体质谱法

警告:本试验方法中使用的部分试剂具有腐蚀性,操作时须小心谨慎,避免吸入其蒸气或皮肤接触!如溅到皮肤上应立即用水冲洗,严重者应立即治疗。

1　范围

本标准规定了食品接触材料的软木塞中Pb、Cd、Cr、As的电感耦合等离子体质谱法(ICP-MS)测定方法。

本标准适用于食品接触材料的软木塞中Pb、Cd、Cr、As的测定,其对应的检测限分别为:Pb,24.0 μg/kg;Cd,0.6 μg/kg;Cr,35.0 μg/kg;As,1.0 μg/kg。

2　规范性引用文件

下列文件对于本文件的应用是必不可少的。凡是注日期的引用文件,仅注日期的版本适用于本文件。凡是不注日期的引用文件,其最新版本(包括所有的修改单)适用于本文件。

GB/T 602　化学试剂、杂质测定用标准溶液制备

GB/T 6379　测试方法与结果的准确度(正确度与精密度)　第2部分:确定标准测量方法重复性与再现性的基本方法

GB/T 6682　分析实验室用水规格和试验方法

3　原理

样品经粉碎后采用硝酸进行微波消解,所得溶液经水稀释后直接用电感耦合等离子体质谱(ICP-MS)法测定,以质荷比强度与其元素浓度的定量关系测定其中铅、砷、铬、镉的含量。

4　试剂与材料

本标准所用试剂和水在没有注明其他要求时,均指优级纯或经过亚沸蒸馏过的化学试剂和GB/T 6682中规定的一级水。少量其他试剂(加入量不超过1 mL)可使用分析纯。

4.1　浓硝酸:ρ=1.42 g/mL,65%(质量分数)。

4.2　硝酸溶液(2+98)。

4.3　标准溶液:铅、镉、铬、砷元素标准溶液配制按GB/T 602方法进行,或直接使用有证书的元素标准溶液。铅、镉、铬、砷标准溶液的浓度均为1.000 g/L。

4.4　高纯氩气:纯度大于99.999%。

5　仪器与设备

5.1　电感耦合等离子体质谱仪:仪器参数及使用条件参见附录A。

5.2 高温压力微波消解仪：仪器工作条件参见附录 B。

5.3 耐高温压力密封消解罐。

5.4 切割研磨机。

5.5 分析天平，精度 0.1 mg。

5.6 移液器。

5.7 玻璃器皿和塑料器皿。

注：本标准中所有的玻璃器皿和塑料器皿应经过仔细的清洗，以避免器皿中痕量金属对试验的干扰。

6 实验步骤

6.1 试样粉碎

取适量样品，用切割研磨机(5.4)将样品切割并研磨成粒径不超过 1 mm 的粉末，混匀。

6.2 试样消解

称取约 0.2 g 经粉碎的试样(精确至 0.1 mg)，置于耐高温压力密封消解罐(5.3)中，加入 8 mL 浓硝酸(4.1)，摇匀，将消解罐密封后置于高温压力微波消解仪(5.2)中，参照附录 B 的程序进行消解。消解结束后，将消解罐转移出消解仪，待消解罐完全冷却后再开启。将消解罐中的消解液全部转移至 50 mL容量瓶中，用蒸馏水仔细冲洗罐盖以及罐壁，并将清洗液并入消解液中，用蒸馏水定容至刻度，混匀，作为待测液。在每一批样品中应包括一个试剂空白，用同样的步骤处理试剂空白。

6.3 工作曲线

按表 1 配制混合离子标准溶液系列，用作校准工作曲线，以硝酸溶液(4.2)为溶剂。

表 1 混合离子标准溶液浓度

单位为微克每升(μg/L)

标准溶液序号	元素			
	Pb	Cd	Cr	As
标 0	0	0	0	0
标 1	1	1	1	1
标 2	2	2	2	2
标 3	5	5	5	5
标 4	10	10	10	10

6.4 ICP-MS 测定

打开 ICP-MS 仪器，参照附录 A 优化仪器条件参数，选取适当的测定元素的同位素，待仪器稳定后，测定试剂空白，并按顺序由低到高分别测定混合标准溶液系列，最后测定待测液。从工作曲线上计算出各被测元素的含量，若测定结果超出校准曲线的范围，将测试液适当稀释后测定。

6.5 结果计算

测定结果按式(1)计算：

$$c = \frac{(c_i - c_0) \times V \times f}{1\,000m} \quad \cdots\cdots(1)$$

式中：

c ——分析试样中的被测元素含量，单位为毫克每千克(mg/kg)；

c_i ——分析试样中的测试溶液中被测元素浓度值，单位为微克每升(μg/L)；

c_0 ——试剂空白液中被测元素浓度值，单位为微克每升(μg/L)；

V ——测试溶液体积，单位为毫升(mL)；

f ——测试溶液稀释倍数；

m ——试样的称样质量，单位为克(g)。

7 精密度

本标准方法的重复性和再现性由10家实验室的协同实验得出。按照GB/T 6379规定测试方法计算出各元素重复性(r)和再现性(R)值，见表2。

表2 实验室间测试的重复性和再现性

测定元素	水平/(μg/L)	重复性 r	再现性 R
As	0.004～10	0.01	0.06
Pb	0.096～10	0.1	0.2
Cr	0.14～10	0.5	1.7
Cd	0.002～10	0.006	0.01

附 录 A
（资料性附录）
ICP-MS 工作条件[1)]

表 A.1 ICP-MS 测定工作条件

仪器型号	X Series 2	生产厂家	Thermo	四杆区真空度/Pa	5.6
功率	(1 200～1 300)W	进样速度	(0.7-1.2) mL/min	检测器区真空度/Pa	1.1×10^{-5}
冷却气流量	Ar 13.0 L/min	火炬焰位置 (X/Y/Z)/cm	82/36/503	单峰测定时间/s	3.0
辅助气流量	Ar 0.7 L/min	采样锥孔径	1.0 mm	检测器	PC(脉冲)
雾化器流量	0.87 L/min	截取锥孔径	0.8 mm	质谱峰检测方式	跳峰，3/mass

1） 非商业声明：附录 A 所列试验用仪器型号仅是为了提供参考，并不涉及商业目的，鼓励标准使用者尝试不同厂家和型号的仪器。

附　录　B
（资料性附录）
微波消解仪工作条件[2)]

表 B.1　微波消解样品的功率控制程序

始温/℃	升温速度/(℃/min)	末温/℃	保持时间/min
常温	5	120	1
120	2	140	3
140	3	160	5
160	5	180	25
180	—	常温	—

2)　非商业声明：附录 B 所列参数是在 milestone ETHOS 微波消解仪上完成，此处列出的试验用仪器型号仅是为了提供参考，并不涉及商业目的，鼓励标准使用者尝试不同厂家和型号的仪器。

SN

中华人民共和国出入境检验检疫行业标准

SN/T 2595—2010

食品接触材料检验规程 软木、木、竹制品类

Rules for inspection of food contact materials—Cork, wood and bamboo articles

2010-05-27 发布 2010-12-01 实施

中华人民共和国国家质量监督检验检疫总局 发布

前　言

本标准按照 GB/T 1.1—2009 给出的规则起草。

本标准由国家认证认可监督管理委员会提出并归口。

本标准起草单位：中华人民共和国上海出入境检验检疫局、中华人民共和国江苏出入境检验检疫局、中华人民共和国广东出入境检验检疫局、中华人民共和国宁波出入境检验检疫局。

本标准主要起草人：周宇艳、马明、杨勇、商贵芹、钟怀宁、张志辉、陈少鸿、朱晓艳。

食品接触材料检验规程
软木、木、竹制品类

1 范围

本标准规定了软木、木、竹制品类食品接触材料的技术要求、抽样、检验、符合性判定和不合格处置。

本标准适用于进出口成品状态的预期接触或已经接触食品的软木、木、竹制品。

2 规范性引用文件

下列文件对于本文件的应用是必不可少的。凡是注日期的引用文件,仅注日期的版本适用于本文件。凡是不注日期的引用文件,其最新版本(包括所有的修改单)适用于本文件。

GB 19305 植物纤维类食品容器卫生标准

GB 19790.1 一次性筷子 第1部分:木筷

GB 19790.2 一次性筷子 第2部分:竹筷

GB/T 23778 酒类及其他食品包装用软木塞

SN/T 2204 食品接触材料 木制品中五氯酚溶出测定 气相色谱-质谱法

SN/T 2273 食品接触材料安全卫生技术规范

SN/T 2278 食品接触材料 软木中五氯苯酚的测定 气相色谱-质谱法

ISO 10106 软木塞 全迁移量的测定

ISO 10718 软木塞 在乙醇介质中能够生长的酵母、霉菌和细菌菌落形成单位的统计

ISO/DIS 21128 软木塞 氧化剂残留量的确定 碘量滴定法

3 术语和定义

下列术语和定义适用于本文件。

3.1

软木 cork

取自栓皮栎树皮的木栓层,是栓皮栎生长过程中形成的表面保护组织,由许多辐射排列的扁平细胞组成。

3.2

软木塞 cork stopper

用一块或几块软木,或者将软木颗粒聚合加工而成的,用来封堵瓶子或其他容器的塞子。

3.3

软木制品 cork article

以软木为原料,经机械或化学方法加工后,仍保持软木基本特性的产品。

3.4

木制品 wood article

以木材或木质材料为原料,经机械或化学方法加工后,仍保持木材基本特性的产品。

3.5

竹制品　bamboo article

以竹质材料为原料，经机械或化学方法加工后，仍保持竹材基本特性的产品。

3.6

食品用具　food utensil

设计目的或预期用途明显是用于接触食品的器具，如加工食品用的炒菜勺、切菜砧板以及餐具(如：匙、筷、刀、叉)等。

3.7

食品容器　food container

盛放食品的器具，如碗、盘、杯等。

4　产品分类

4.1　按照材料性质的不同，分为木制品、竹制品和软木制品。

4.2　按照制品形式及用途的不同分为：

a)　食品容器类：如袋、瓶、罐、桶等；

b)　食品用具类：如筷、叉、砧板等。

5　技术要求

5.1　通用要求

见 SN/T 2273。

5.2　其他要求

5.2.1　若制品与食品直接接触的表面覆有其他非木质类材料，如木、竹餐具表面覆有涂层或软木塞表面覆有蜡，则应同时符合相应材料的卫生要求。

5.2.2　制品与食品接触的表面所使用的着色剂应遵循相应的食品添加剂规范。

5.2.3　一次性木筷、竹筷应符合 GB/T 19790 规定的要求。

5.2.4　出口木质材料应符合出口国要求。出口欧盟的软木塞和其他软木制品生产中可使用的物质参见附录 A。

6　检验

6.1　抽样

6.1.1　抽样原则

见 SN/T 2273。

6.1.2　抽样方案

在整批货中随机抽取包装完整、件号不相邻的包装单位。感官检验的样品从同一检验批的产品中随机抽取，理化检验和微生物项目检验的样品从感官检验合格的样品中抽取。

6.1.3 抽样数量

竹、木筷抽样数量参照 GB/T 19790 执行，软木塞参照 GB/T 23778 执行，其他软木、木、竹制品参照 GB 19305 执行，具体见附录 B。

6.1.4 样品送检

按 SN/T 2273 进行。

6.1.5 样品保留

按 SN/T 2273 进行。

6.2 感官检验

竹、木筷感官检验参照 GB/T 19790 执行，软木塞参照 GB/T 23778 执行，其他软木、木、竹制品参照 GB 19305 执行，具体见附录 C。

6.3 理化及微生物检验

进口木质材料按照国家标准检验，无适用国家标准的参照国际标准或其他类似材料的标准检验；出口木质材料按出口国要求检验，出口国无适用标准的参照国际标准或其他类似材料的标准检验。检验项目、限量要求和方法见附录 D，其他检验方法参见附录 E。

7 符合性判定

按 SN/T 2273 进行。

8 不合格处置

按 SN/T 2273 进行。

附　录　A
（资料性附录）
欧盟允许使用的生产软木塞和其他软木制品的物质

A.1　用于生产与食品接触的软木塞和其他软木制品的单体和起始物质及其限量或规格参见表 A.1。

表 A.1　单体和起始物质

CAS 号	物质名称	限量和(或)规格
000108-05-4	乙酸乙烯酯	SML＝12 mg/kg
000079-10-7	丙烯酸	SML＝6 mg/kg
000107-13-1	丙烯腈	SML＝未检出(检测限＝0.01 mg/kg)
000080-05-7	2,2-双-(4-羟苯基)丙烷	SML＝0.6 mg/kg
000101-68-8	二苯基甲烷-4,4-二异氰酸盐	SML(T)＝未检出(检测限＝0.01 mg/kg,以 NCO 计)
009004-34-6	纤维素	—
009007-35-7	醋酸纤维素酯	—
000111-46-6	二甘醇	SML＝30 mg/kg
000074-85-1	乙烯	—
000075-28-5	异丁烷	—
000078-78-4	异戊烷	—
000080-62-6	甲基丙烯酸甲酯	SML＝6 mg/kg
009004-70-0	硝酸纤维素	—
000115-77-5	季戊四醇	—
025322-68-3	聚乙二醇	—
025322-69-4	聚丙二醇	—
073138-82-6	树脂酸,松香酸	—
008050-09-7	松香	—
009006-04-6	天然橡胶	—
000584-84-9	2,4-二异氰酸甲苯酯	SML(T)＝未检出(检测限＝0.01 mg/kg,以 NCO 计)
000091-08-7	2,6-二异氰酸甲苯酯	SML(T)＝未检出(检测限＝0.01 mg/kg,以 NCO 计)
000075-01-4	氯乙烯	SML＝未检出(检测限＝0.01 mg/kg)
000075-35-4	1,1-二氯乙烯	SML＝未检出(检测限＝0.05 mg/kg)

A.2　用于生产与食品接触的软木塞和其他软木制品的添加剂及其限量或规格参见表 A.2。

表 A.2 添加剂

CAS号	物质名称	限量和(或)规格
001305-78-8	氧化钙	—
—	碳酸盐	—
009000-71-9	酪蛋白	—
008001-31-8	椰子油	—
002682-20-4	2-甲基-4-噻唑啉酮	SML=未检出(检测限=0.01 mg/kg)
002082-79-3	十八烷基3-(3,5-二叔丁基-4-羟苯)丙酸盐	SML=6 mg/kg
—	亚磷酸	SML=30 mg/kg
009016-00-6 063148-62-9	聚二甲基硅氧烷	—
009003-20-7	聚醋酸乙烯酯	符合FCC规格
008050-09-7	松香	—
008050-26-8	松香,季戊四醇酯	—
013463-67-7	二氧化钛	—
—	蜡,精制的,由基于合成碳氢原料的石油衍生而来	符合2002/72EC规格
—	白矿物油,石蜡,由基于碳氢原料的石油衍生而来	符合2002/72/EC规格

A.3 用于生产与食品接触的软木塞和其他软木制品的工艺助剂及其限量或规格参见表A.3。

表 A.3 工艺助剂

CAS号	物质名称	限量和(或)规格
007664-41-7	氨	—
001336-21-6	氨水	—
—	碳酸盐	—
001305-62-0	氢氧化钙	—
000077-92-9	柠檬酸	—
000064-17-5	乙醇	—
000056-81-5	甘油	—
000110-54-3	正己烷	符合FCC规格
007722-84-1	过氧化氢	符合FCC规格
007727-37-9	氮气	食品添加剂(E941)
010028-15-6	臭氧	符合FCC规格
007664-38-2	磷酸	—
001310-58-3	氢氧化钾	—

表 A.3 工艺助剂(续)

CAS号	物质名称	限量和(或)规格
016731-55-8	焦亚硫酸钾	食品添加剂(E224)
000067-63-0	2-丙醇	
001343-98-2	硅酸	
001310-73-2	氢氧化钠	—
007681-57-4	焦亚硫酸钠	食品添加剂(E223)
000050-70-4	山梨醇	—
007704-34-9	硫磺	—
007664-93-9	硫酸	—
007446-09-5	二氧化硫	食品添加剂(E220)

注:以上表 A.1~表 A.3 内容摘自欧洲理事会“关于拟与食品接触的软木塞和其他软木材料及制品的政策综述”中的 1 号技术文件《用于生产拟与食品接触的软木塞和其他软木材料及制品的物质清单》。

附 录 B
（规范性附录）
木质材料抽样数量

B.1 木筷和竹筷的抽样数量见表B.1。

表B.1 木、竹筷抽样数量

检 验 类 型	批量/双	抽样数量/双
感官检验和理化检验	≤9 000	≥50
	9 001～36 000	≥125
	36 001～150 000	≥200
	150 001～600 000	≥300
	≥600 001	≥500
微生物检验	微生物检验应抽取带完整包装的样品，在送实验室检验过程中应确保包装完整。 抽样数量：从提交检验的产品中，随即抽取五份带完整最小包装样品，每分样品最低不少于10双。	

B.2 软木塞的抽样数量见表B.2。

表B.2 软木塞抽样数量

检验类型	批量/只	抽样数量/只
感官检验和理化检验	≤500	≥13
	501～1 200	≥20
	1 201～3 200	≥32
	3 201～10 000	≥32
	10 001～35 000	≥80
	150 001～500 000	≥80
微生物检验	微生物检验样品在送实验室检验过程中应确保包装完整不受污染。	

B.3 其他软木、木、竹制品的抽样数量见表B.3。

表B.3 其他软木、木、竹制品抽样数量

制 品 类 型	抽样数量/件
食品容器(碗、盘、杯等)	按产量的0.1%随机取样，小批量不少于10件，容量小于500 mL的取20件
食品用具(炒菜勺、砧板、餐具等)	按产量的0.1%随机取样，小批量不少于6件，小型食品用具(如勺、匙等)取10件

附　录　C
（规范性附录）
木质材料感官检验项目、技术要求及检验方法

表 C.1　感官检验项目、技术要求及检验方法

<table>
<tr><th>材料类别</th><th colspan="2">技　术　要　求</th><th>检验方法</th></tr>
<tr><td rowspan="4">软木塞</td><td>色泽</td><td>同一批软木塞表面色泽应基本一致，无漂洗斑痕。表面光洁，端面平整，色泽柔和</td><td rowspan="4">GB/T 23778</td></tr>
<tr><td>气味</td><td>软木塞不应有任何发霉的、化学的、菌类的、土味等异味</td></tr>
<tr><td>外观</td><td>印刷或火烫图案应清晰、对称、完整，图案接头错位不超过 2.0 mm</td></tr>
<tr><td>浸泡液</td><td>不应有混浊和脱色现象、无异味</td></tr>
<tr><td>木、竹筷</td><td colspan="2">表面应洁净、光滑、与食物接触端 6 cm 范围内不允许有毛刺。无污染、无异味、无虫蛀、无霉变、无腐朽、无破裂</td><td rowspan="3">样品及浸泡液在室内自然光下用感觉器官检查</td></tr>
<tr><td rowspan="2">其他软木、木、竹制品</td><td>外观</td><td>成型品外观应色泽正常、无异味、无异物</td></tr>
<tr><td>浸泡液</td><td>不应有脱色现象、无异味</td></tr>
</table>

附 录 D
（规范性附录）
木质材料理化和微生物检验项目、限量要求及检验方法

D.1 木筷和竹筷的理化和微生物检验项目的要求见表D.1。

表 D.1 木、竹筷理化和微生物检验项目及限量要求

材料类别	检验项目		限量要求	检验方法
一次性木筷	理化指标	二氧化硫浸出量(以 SO_2 计)/(mg/kg)	≤600[a]	GB 19790.1—2005
	微生物指标	大肠菌群/(MPN/50 cm^2)	不得检出[a]	
		致病菌	不得检出[a]	
		霉菌/(CFU/g)	≤50[a]	
一次性竹筷	理化指标	噻苯咪唑/(mg/kg)	≤10[a]	GB 19790.2—2005
		邻苯基苯酚/(mg/kg)	≤10[a]	
		联苯/(mg/kg)	≤10[a]	
		抑霉唑/(mg/kg)	≤10[a]	
		二氧化硫浸出量(以 SO_2 计)/(mg/kg)	≤600[a]	
	微生物指标	大肠菌群/(MPN/50 cm^2)	不得检出[a]	
		致病菌	不得检出[a]	
		霉菌/(CFU/g)	≤50[a]	
[a] 国家标准中的限量要求。				

D.2 软木塞的理化和微生物检验项目的要求见表D.2。

表 D.2 软木塞理化和微生物检验项目、限量要求及检验方法

材料类别	检验项目		限量要求	检验方法
软木塞	理化指标	氧化剂残留量/(mg/只)	≤0.2[a]	ISO/DIS 21128
		沸水浸泡试验(适用于聚合软木塞)	无软木颗粒从聚合体上分离[a]	软木塞浸泡在沸水中煮 90 min
		五氯苯酚残留量/(mg/kg)	≤0.15[b]	SN/T 2278
		五氯苯酚迁移量/(ng/kg 或 ng/L)	≤150[b]	SN/T 2204
		三氯苯酚迁移量/(ng/kg 或 ng/L)	≤2 000[b]	
	微生物指标	菌落总数/(CFU/只)	≤1[a]	ISO 10718
		酵母菌/(CFU/只)	≤1[a]	
		霉菌/(CFU/只)	≤5[a]	
[a] 国家标准中的限量要求。 [b] 摘自欧洲理事会 Res AP(2004)2 号决议。				

D.3 其他软木、木、竹制品的检验项目的要求见表 D.3。

表 D.3 其他软木、木、竹制品检验项目、限量要求及检验方法

<table>
<tr><th>检 验 项 目</th><th>限量要求</th><th>检验方法</th></tr>
<tr><td>二氧化硫浸出量(以 SO_2 计)/(mg/kg)</td><td>≤600[a]</td><td>GB 19790.1—2005</td></tr>
<tr><td>五氯苯酚残留量/(mg/kg)</td><td>≤0.15[b]</td><td>SN/T 2278</td></tr>
<tr><td>五氯苯酚迁移量/(ng/kg 或 ng/L)</td><td>≤150[b]</td><td rowspan="2">SN/T 2204</td></tr>
<tr><td>三氯苯酚迁移量/(ng/kg 或 ng/L)</td><td>≤2 000[b]</td></tr>
<tr><td colspan="3">[a] 国家标准中的限量要求。
[b] 摘自欧洲理事会 Res AP(2004)2 号决议。</td></tr>
</table>

附　录　E
（资料性附录）
木质材料相关检测方法

表 E.1　木质材料相关检测方法一览表

<table>
<tr><th>标准类别</th><th>标准编号</th><th>标　准　名　称</th></tr>
<tr><td rowspan="3">国家标准</td><td>GB 19790.1</td><td>一次性筷子　第 1 部分:木筷</td></tr>
<tr><td>GB 19790.2</td><td>一次性筷子　第 2 部分:竹筷</td></tr>
<tr><td>GB/T 23778</td><td>酒类及其他食品包装用软木塞</td></tr>
<tr><td rowspan="4">出入境检验检疫行业标准</td><td>SN/T 2594</td><td>食品接触材料　软木塞中铅、镉、铬、砷的测定　电感耦合等离子体质谱法</td></tr>
<tr><td>SN/T 2278</td><td>食品接触材料　软木中五氯苯酚的测定　气相色谱-质谱法</td></tr>
<tr><td>SN/T 2204</td><td>食品接触材料　木制品类　食品模拟物中五氯苯酚的测定　气相色谱-质谱法</td></tr>
<tr><td>SN/T 2203</td><td>食品接触材料　木制品类　食品模拟物中多环芳烃的测定</td></tr>
<tr><td rowspan="5">欧盟标准</td><td>EN 13130-3</td><td>食品及食品模拟物中丙烯腈的测定</td></tr>
<tr><td>EN 13130-5</td><td>食品模拟物中 1,1-二氯乙烯的测定</td></tr>
<tr><td>EN 13130-7</td><td>食品模拟物中乙二醇和二乙二醇的测定</td></tr>
<tr><td>EN 13130-9</td><td>食品模拟物中醋酸乙烯酯的测定</td></tr>
<tr><td>EN 13130-13</td><td>食品模拟物中双酚 A 的测定</td></tr>
<tr><td rowspan="5">ISO 标准</td><td>ISO 22308</td><td>软木塞　感官分析</td></tr>
<tr><td>ISO 10718</td><td>软木塞　在乙醇介质中能够生长的酵母、霉菌和细菌菌落形成单位的统计</td></tr>
<tr><td>ISO 10106</td><td>软木塞　全迁移量的测定</td></tr>
<tr><td>ISO/DIS 21128</td><td>软木塞　氧化剂残留量的确定　碘量滴定法</td></tr>
<tr><td>ISO 20752</td><td>软木塞　2,4,6-三氯甲氧苯释放量的测定</td></tr>
</table>

SN

中华人民共和国出入境检验检疫行业标准

SN/T 2611—2010

食品接触材料 木制品中游离甲醛的测定 气相色谱法

Determination of free formaldehyde in woodworks of food contact materials—Gas chromatography

2010-05-27 发布　　2010-12-01 实施

中华人民共和国国家质量监督检验检疫总局 发布

前　言

本标准按照 GB/T 1.1—2009 给出的规则起草。

本标准由国家认证认可监督管理委员会提出并归口。

本标准起草单位：中华人民共和国广东出入境检验检疫局、华南农业大学。

本标准主要起草人：李红权、孙良娟、张志辉、欧安、甘炼。

食品接触材料
木制品中游离甲醛的测定
气相色谱法

1 范围

本标准规定了食品接触材料中木制品游离甲醛的气相色谱检测方法。

本标准适用于食品接触材料中木制品游离甲醛的测定。

2 规范性引用文件

下列文件对于本文件的应用是必不可少的。凡是注日期的引用文件，仅注日期的版本适用于本文件。凡是不注日期的引用文件，其最新版本(包括所有的修改单)适用于本文件。

GB/T 5009.69 食品罐头内壁环氧酚醛涂料卫生标准的分析方法

GB/T 6682 分析实验室用水规格和试验方法

3 方法提要

甲醛在酸性条件下与2,4-二硝基苯肼反应，生成稳定的2,4-二硝基苯腙，经环己烷萃取，用配有电子捕获检测器(ECD)的气相色谱仪进行测定，外标法定量。

4 试剂和材料

除另有说明外，所用试剂均为分析纯，水为GB/T 6682规定的一级水。

4.1 环己烷：HPLC级。

4.2 浓盐酸。

4.3 2,4-二硝基苯肼(2,4-Dinitrophenylhydrazine，CAS No. 119-26-6，分子式 $C_6H_6N_4O_4$，简称DNPH)。

4.4 2,4-二硝基苯肼(DNPH)溶液：称取0.1 g(精确至0.01 g)2,4-二硝基苯肼(DNPH)溶解于24 mL浓盐酸(4.2)中，加水定容至100 mL，加塞备用。

4.5 甲醛标准溶液(100 mg/L)：按GB/T 5009.69进行配制和标定。

4.6 甲醛标准使用液(1.0 μg/mL)：精确吸取1.00 mL甲醛标准溶液置于100 mL容量瓶中，用水稀释至刻度。此溶液每毫升相当于1.0 μg甲醛(使用时配制)。

5 仪器

5.1 气相色谱仪，配有ECD检测器。

5.2 分析天平，感量0.01 mg。

5.3 涡旋振荡器。

5.4 水浴锅。

5.5 超声波清洗器。

5.6 离心机，转速大于或等于 3 000 r/min。

6 样品制备

从所取全部样品中取出有代表性样品约 50 g，锯碎至 5 mm×5 mm 以下，密封于乙烯树脂袋或具塞玻璃瓶中，标明标记，备用。

7 分析步骤

7.1 提取

称取约 2 g(精确至 0.01 g)试样置于 100 mL 具塞试管中，准确加入 50 mL 水，盖紧塞子，混匀，浸泡 60 min 后超声波振荡提取 10 min，于 3 000 r/min 离心 5 min，取上清液。

7.2 衍生

准确吸取 10 mL 上清液置于 50 mL 离心管中，加入 0.3 mL 2,4-二硝基苯肼(DNPH)溶液(4.4)，摇匀后置于 60 ℃水浴 15 min，取出在流水中快速冷却后，加入 5 mL 环己烷，摇匀，超声萃取 2 min，离心 5 min，移取环己烷于干净试管中；再加入 5 mL 环己烷，重复萃取一次，离心 5 min 后，合并环己烷层，涡旋混匀，待测。

7.3 测定

7.3.1 气相色谱条件

气相色谱条件包括：

a) 色谱柱：SPB-5 型毛细管柱，聚 5%二苯基/95%甲基硅氧烷，15 m×0.32 mm(内径)×0.25 μm(膜厚)，或相当者；

b) 载气：N_2，柱流量 1.20 mL/min，分流比 10∶1；

c) 进样口温度：250 ℃；

d) 柱温：210 ℃；

e) 检测器温度：280 ℃；

f) 进样量：1.0 μL。

7.3.2 气相色谱的测定

标准曲线绘制：精密吸取甲醛标准使用液(4.6)0.00 mL、0.20 mL、0.50 mL、1.00 mL、2.00 mL、5.00 mL 分别置于 50 mL 离心管中，加水至 10 mL。加入 0.3 mL 2,4-二硝基苯肼(DNPH)溶液(4.4)，摇匀后置于 60 ℃水浴 15 min，取出在流水中快速冷却后，加入 5 mL 环己烷，摇匀，超声萃取 2 min，离心 5 min，移取环己烷于干净试管中；再加入 5 mL 环己烷，重复萃取一次，离心 5 min 后，合并环己烷层，涡旋混匀。分别相当于甲醛浓度为 0.00 μg/mL、0.02 μg/mL、0.05 μg/mL、0.10 μg/mL、0.20 μg/mL、0.50 μg/mL的标准工作溶液。

根据 7.3.1 规定的气相色谱条件测定标准工作溶液和样品溶液，扣除空白后以工作溶液浓度为横坐标、峰面积为纵坐标绘制标准工作曲线，对样品进行定量。样品中甲醛衍生物的响应值应在仪器测定的线性范围内。在上述色谱条件下，甲醛衍生物的参考色谱图参见附录 A。

7.4 空白试验

除不称取试样外，均按上述步骤同时完成空白试验。

8 结果计算和表述

结果按式(1)计算，计算结果需扣除空白值。

$$X = c \times \frac{V}{m} \times \frac{1\,000}{1\,000} \quad \cdots\cdots(1)$$

式中：

X ——试样中甲醛的含量，单位为毫克每千克(mg/kg)；

c ——从标准工作曲线得到的待测试样溶液浓度，单位为微克每毫升(μg/mL)；

V ——样品溶液最终定容体积，单位为毫升(mL)；

m ——样品溶液所代表最终试样的质量，单位为克(g)。

9 测定低限、回收率

9.1 测定低限

测定低限为 0.50 mg/kg。

9.2 回收率

添加回收试验以锯碎后的原木为样品：

——添加水平为 0.50 mg/kg 时，回收率为 72%～110%；

——添加水平为 1.00 mg/kg 时，回收率为 77%～108%；

——添加水平为 2.00 mg/kg 时，回收率为 88.5%～110%。

附 录 A
（资料性附录）
标准溶液衍生物气相色谱图

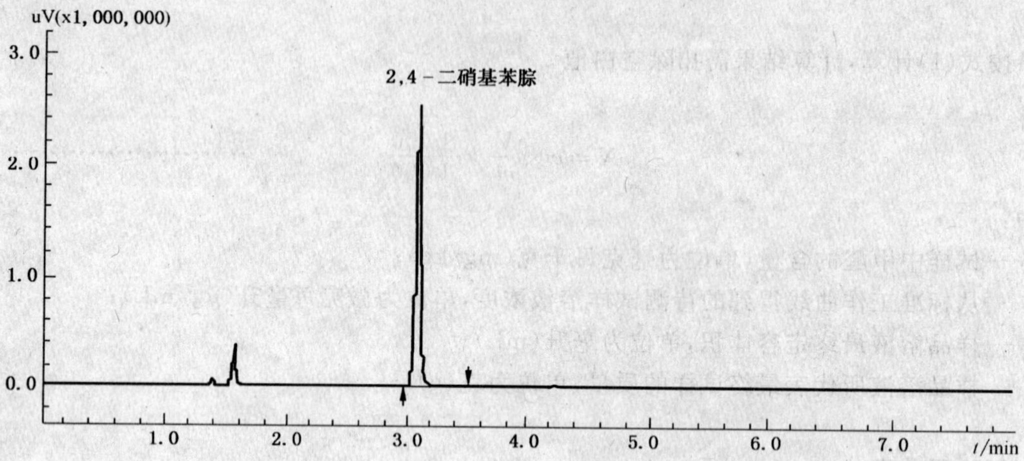

图 A.1 经衍生的甲醛标准溶液气相色谱图

SN

中华人民共和国出入境检验检疫行业标准

SN/T 2827—2011

出口食品接触材料　木质材料 二氧化硫的测定

Food contact materials for export—Wood materials—Determination of sulfur dioxide

2011-02-25 发布　　　　2011-07-01 实施

中华人民共和国 国家质量监督检验检疫总局 发布

前　言

本标准按照 GB/T 1.1—2009 给出的规则起草。

本标准由国家认证认可监督管理委员会提出并归口。

本标准起草单位:中华人民共和国菏泽出入境检验检疫局、中华人民共和国山东出入境检验检疫局。

本标准主要起草人:王亚文、孙忠松、崔瑞丽、贺同欣、路川。

出口食品接触材料　木质材料
二氧化硫的测定

1　范围

本标准规定了食品接触材料木质材料中二氧化硫滴定法和比色法的测定方法。

本标准适用于食品接触木质材料中二氧化硫的测定。

本标准以滴定法为仲裁法。

2　规范性引用文件

下列文件对于本文件的应用是必不可少的。凡是注日期的引用文件，仅注日期的版本适用于本文件。凡是不注日期的引用文件，其最新版本(包括所有的修改单)适用于本文件。

GB/T 6682　分析实验室用水规格和试验方法

3　试样制备

将抽取的样品，用电刨或电锯取其表面 3 mm 厚，粉碎，装入洁净容器内。密封作为试样，标明标记。在制样的操作过程中，应防止样品受到二氧化硫的污染。

第一法　滴定法

4　方法提要

在密闭容器中对试样进行酸化并加热蒸馏，以释放出其中的二氧化硫，释放物用乙酸铅溶液吸收。吸收后用浓盐酸酸化，再以碘标准溶液滴定，根据所消耗的碘标准溶液量计算出试样中二氧化硫的含量。

5　试剂和材料

除另有规定外，所用试剂均为分析纯，实验用水应符合 GB/T 6682 中规定的三级水。

5.1　盐酸(1+1，体积比)：浓盐酸用水稀释 1 倍。

5.2　乙酸铅溶液(20 g/L)：称取 20 g 乙酸铅，溶于少量水中并稀释至 1 000 mL。

5.3　碘标准溶液[$c(1/2I_2)=0.010\ 0$ mol/L]：将碘标准溶液(0.100 mol/L)用水稀释 10 倍。

5.4　淀粉指示液(10 g/L)：称取 1 g 可溶性淀粉，用水少许调成糊状，缓缓倾入 100 mL 沸水中，随加随搅拌，煮沸 2 min，冷却至室温，备用，此溶液现用现配。

6　仪器和设备

6.1　全玻璃蒸馏器。

6.2 碘量瓶。

6.3 酸式滴定管与碱式滴定管。

6.4 电刨或电锯。

6.5 粉碎机。

6.6 分析天平(±0.000 1 g)。

7 分析步骤

7.1 试样处理

称取制好的试样 5.00 g,置于 500 mL 圆底烧瓶中。

注:试样称取量视产品二氧化硫含量高低而定。

7.2 测定

7.2.1 蒸馏:将放入称好试样的圆底烧瓶中,加入 250 mL 水,为防止样液暴沸,可加入玻璃珠少许,装入冷凝装置,冷凝管下端应插入盛有 25 mL 乙酸铅吸收液(5.2)的碘量瓶中,然后在蒸馏瓶中加入 10 mL 盐酸(5.1),立即盖上塞子,加热蒸馏。当蒸馏液达到 200 mL 时,使冷凝管下端离开液面,再蒸馏 1 min。用少量蒸馏水冲洗插入乙酸铅溶液的装置部分。在检测试样的同时做空白试验,空白试验的测定从"圆底烧瓶中加入 250 mL 水"做起。

7.2.2 滴定:向取下的碘量瓶中依次加入 10 mL 浓盐酸、1 mL 淀粉指示液(5.4),用碘标准滴定溶液(5.3) (0.010 mol/L)滴定至变蓝,且在 30 s 内不褪色为止。

8 结果计算和表述

8.1 试样中二氧化硫的含量按式(1)进行计算。

$$X=\frac{(A-B)\times c\times 0.032}{m} \qquad \cdots\cdots(1)$$

式中:

X ——试样中二氧化硫的含量,单位为毫克每千克(mg/kg);

A ——滴定试样所用碘标准滴定溶液的体积,单位为毫升(mL);

B ——滴定试剂空白所用碘标准滴定溶液的体积,单位为毫升(mL);

c ——碘标准溶液的浓度,单位为摩尔每升(mol/L);

m ——试样质量,单位为克(g);

0.032 ——1 mL 碘标准溶液[$c(1/2I_2)=1.0$ mol/L]相当的二氧化硫的质量,单位为克(g)。

8.2 检测结果取两次测定值的平均值。

9 精密度

在重复性条件下获得的两次独立测定的绝对值不超过算数平均值的 10%。

10 检测限

本方法检测低限为 10 mg/kg。

第二法 比色法

11 方法提要

二氧化硫被四氯汞钾吸收后形成稳定的络合物，再与甲醛及盐酸副玫瑰苯胺作用生成玫瑰紫色化合物，比色定量。

12 试剂和材料

本法中所用的一般试剂纯度应为分析纯，基准试剂要求为优级纯，实验用水应符合 GB/T 6682 中规定的三级水。

12.1 0.04 mol/L 四氯汞钾吸收液：称取 10.86 g 氯化汞($HgCl_2$)、0.066 g 乙二胺四乙酸二钠盐(Na_2·EDTA)、5.96 g 氯化钾，溶于水中并稀释至 1 000 mL。

注：四氯汞钾液有剧毒性，操作时应戴橡皮手套，若溅到皮肤上，立即用水冲洗。

12.2 6 g/L 氨基磺酸溶液：称取 0.6 g 氨基磺酸，溶于 100 mL 水中，临用时配制。

12.3 2 g/L 甲醛溶液：吸取 1 mL 36%～38%甲醛溶液，用水稀释至 200 mL，储存在具塞玻璃瓶中，临用时配制。

12.4 2 g/L 盐酸副玫瑰苯胺储备液：精确称取 0.2 g 盐酸副玫瑰苯胺盐酸盐(其纯度不得低于 95%)，溶于 100 mL 1 mol/L 盐酸中。

12.5 0.16 g/L 盐酸副玫瑰苯胺工作液：取 20 mL 盐酸副玫瑰苯胺储备液(12.4)和 25 mL 磷酸(3 mol/L)于 250 mL 量瓶中，用水稀释至刻度，此溶液于暗处保存可放置 6 个月。

12.6 二氧化硫标准使用液：配制参见附录 A。二氧化硫标准溶液按标定计算结果用吸收液稀释成 1 mL 相当于 5 μg 二氧化硫，于 5 ℃冰箱中可稳定 30 d。

13 仪器和设备

13.1 全玻璃蒸馏器。

13.2 碘量瓶。

13.3 酸式滴定管。

13.4 电刨或电锯。

13.5 粉碎机。

13.6 天平(±0.000 1 g)。

13.7 分光光度计。

13.8 水浴锅。

13.9 25 mL 容量瓶，250 mL 容量瓶。

14 分析步骤

14.1 称取制好的试样 5.00 g(试样量视产品二氧化硫含量高低而定)，置于 500 mL 圆底烧瓶中。将放入称好试样的圆底烧瓶中，加入 250 mL 水，为防止样液暴沸，可加入玻璃珠少许，装入冷凝装置，冷凝管下端应插入碘量瓶中的 25 mL 四氯汞钾吸收液(12.1)中，然后在蒸馏瓶中加入 10 mL 盐酸

(1+1)，立即盖上塞子，加热蒸馏。当蒸馏液 200 mL 时，使冷凝管下端离开液面，再蒸馏 1 min。用少量蒸馏水冲洗插入四氯汞钾溶液的装置部分。将馏液转移 250 mL 容量瓶中用新煮沸放冷的水加至刻度。在检测试样的同时做空白试验，空白试验的测定从“圆底烧瓶中加入 250 mL 水”做起。

注：试样称取量视产品二氧化硫含量高低而定。

14.2 吸取 0.5 mL～5.0 mL 上述试样处理液于 25 mL 容量瓶中。

14.3 另吸取 0、0.20、0.40、0.60、0.80、1.50、2.00 mL 二氧化硫标准使用液(12.6)(相当于 0、1.0、2.0、3.0、4.0、5.0、7.5、10 μg 二氧化硫)，分别置于 25 mL 容量瓶中。

14.4 向标准容量瓶中各加 1.0 mL 氨基磺酸溶液(12.2)混匀，放置 10 min，再准确加入 2.0 mL 甲醛溶液(12.3)和 1.0 mL 盐酸副玫瑰苯胺溶液(12.5)，并用新煮沸放冷的水加至刻度，摇匀，放在恒温水浴中 25 ℃±1 ℃反应 30 min，用 1 cm 比色杯，以零管调节零点，于波长 548 nm 下处测吸光度，绘制标准曲线。

14.5 测定，样品瓶的操作同标准容量瓶，比色后由标准曲线上查出二氧化硫的含量。

15 结果计算和表述

15.1 二氧化硫标准溶液的浓度按式(2)进行计算。

$$X=\frac{(A_1-A_2)\times 1\,000}{m\times V/250\times 1\,000} \qquad \cdots\cdots(2)$$

式中：

X ——试样中二氧化硫的含量，单位为毫克每千克(mg/kg)；

A_1 ——测定用样液中二氧化硫的质量，单位为微克(μg)；

A_2 ——测定用空白液中二氧化硫的质量，单位为微克(μg)；

m ——试样质量，单位为克(g)；

V ——测定用样液的体积，单位为毫升(mL)；

250 ——蒸馏液转入定量瓶，定容 250 mL；

1 000——分母中上的 1 000 是把样液中二氧化硫的质量单位微克(μg)转化为毫克(mg)；分子上的 1 000 是将试样质量克(g)转化为千克(kg)。

15.2 检测结果取两次测定值的平均值。

16 精密度

在重复性条件下获得的两次独立测定结果的绝对差值不得超过 10%。

17 检测限

本方法检测低限为 1 mg/kg。

附 录 A
（资料性附录）
二氧化硫标准溶液配制

称取 0.2 g 亚硫酸钠（$NaSO_3$）于 250 mL 吸收液中（12.1），上清液用定量滤纸过滤后标定，此液为二氧化硫储备液。

吸取 20.0 mL 亚硫酸钠（$NaSO_3$）溶液于 250 mL 碘量瓶中，加 100 mL 水，准确加入 20.00 mL 碘溶液（0.100 mol/L），5 mL 冰乙酸，摇匀，放置于暗处，2 min 后迅速以硫代硫酸钠（0.100 mol/L）标准溶液滴定至淡黄色，加 0.5 mL 淀粉指示液，继续滴至无色。另取 100 mL 水，准确加入碘溶液 20.0 mL（0.100 mol/L）、5 mL 冰乙酸，按同一方法做试剂空白试验。

二氧化硫标准溶液的浓度按式（A.1）进行计算。

$$X=\frac{(V_2-V_1)\times c\times 32.03}{20} \qquad \cdots\cdots\cdots\cdots\cdots\cdots\cdots\cdots\cdots(A.1)$$

式中：

X ——二氧化硫标准溶液浓度，单位为毫克每毫升（mg/mL）；

V_1 ——测定用亚硫酸钠-四氯汞钾溶液消耗硫代硫酸钠标准溶液体积，单位为毫升（mL）；

V_2 ——试剂空白消耗硫代硫酸钠标准溶液体积，单位为毫升（mL）；

c ——硫代硫酸钠标准溶液的摩尔浓度，单位为摩尔每升（mol/L）；

32.03 ——每毫升硫代硫酸钠[$c(Na_2S_2O_3\cdot 5H_2O)=1.000$ mol/L]标准溶液相当于二氧化硫的质量，单位为毫克（mg）。

SN

中华人民共和国出入境检验检疫行业标准

SN/T 2828—2011

出口食品接触材料　木质材料
软木中杂酚油的溶出测定
气相色谱-质谱法

Food contact materials for export—Wood materials—Determination of cresol in cork—Gas chromatography-mass spectrometry method

2011-02-25 发布　　　　2011-07-01 实施

中华人民共和国
国家质量监督检验检疫总局　发布

前　言

本标准按照 GB/T 1.1—2009 给出的规则起草。

本标准由国家认证认可监督管理委员会提出并归口。

本标准起草单位:中华人民共和国山东出入境检验检疫局。

本标准主要起草人:孙忠松、王境堂、张清智、王新、张文浩。

出口食品接触材料　木质材料
软木中杂酚油的溶出测定
气相色谱-质谱法

1　范围

本标准规定了木质食品接触材料软木中杂酚油的气相色谱-质谱测定方法。

本标准适用于木质食品接触材料软木中杂酚油的测定。

2　规范性引用文件

下列文件对于本文件的应用是必不可少的。凡是注日期的引用文件，仅注日期的版本适用于本文件。凡是不注日期的引用文件，其最新版本(包括所有的修改单)适用于本文件。

GB/T 6682　分析实验室用水规格和试验方法

3　方法原理

用无水乙醇在索氏(Soxhlet)抽提器中对试样中的杂酚油进行提取，将提取液浓缩定容。提取液过 0.45 μm 有机系微空滤膜后，用气相色谱/质谱联用仪(GC-MS)测定。

4　试剂和材料

除另有规定外，所用试剂均为分析纯，水为去离子水，符合 GB/T 6682 要求。

4.1　无水乙醇。

4.2　正己烷。

4.3　杂酚油标准品：纯度均不低于 98%，见附录 A。

4.4　标准储备液：分别准确称取 25.0 mg 的杂酚油标准品(4.3)于 25 mL 容量瓶中，用无水乙醇(4.1)定容，此标准储备液浓度为 1 000 μg/mL。

4.5　标准工作液：用无水乙醇(4.1)逐级稀释成 0.05 μg/mL、0.1 μg/mL、0.5 μg/mL、1 μg/mL、5 μg/mL 的系列标准工作液。

4.6　有机系微空滤膜：孔径 0.45 μm。

注：标准储备液在 0 ℃～4 ℃冰箱中保存有效期 6 个月。

5　仪器与设备

5.1　气相色谱/质谱联用仪。

5.2　索氏抽提器：150 mL，参见附录 B。

5.3　旋转蒸发器。

5.4　切割研磨机。

5.5　分析天平：感量 0.1 mg。

6 试样制备

取至少 100 g 样品，用切割研磨机(5.4)将样品切割并研磨成粒径不超过 1 mm 的粉末，充分混匀并贮存于密闭容器中，避光保存。

7 测定步骤

7.1 提取

用分析天平(5.5)准确称取 2 g(精确至 1 mg)试样于 150 mL 索氏抽提器(5.2)的纸筒中，在圆底烧瓶中加入 80 mL 无水乙醇(4.1)，80 ℃～95 ℃进行 4 h 提取，1 h 内回流次数不少于 4 次。冷却后，用旋转蒸发器(5.3)50 ℃旋转蒸发，直到剩下约 5 mL，用无水乙醇转移定容至 10 mL，试液经有机系滤膜(4.7)过滤后，待气相色谱-质谱测定。

7.2 测定

7.2.1 气相色谱-质谱工作条件

由于测试结果取决于所使用仪器，因此不可能给出色谱分析的通用参数。采用下列操作条件已被证明对测试是合适的：

a) 色谱柱：HP-INNOWax 石英毛细管柱 30 m×0.25 mm×0.25 μm，或相当者；

b) 载气：He，纯度为≥99.999%；

c) 程序升温：初温 80 ℃，保持 2 min；以 10 ℃/min 程序升温至 240 ℃，保持 15 min；

d) 进样口温度：260 ℃；

e) 进样方式：不分流进样，1 min 后开阀；

f) 进样量：1 μL；

g) 质谱接口温度：280 ℃；

h) 离子化方式：电子电离源(EI)，离子源温度：230 ℃；

i) 离子化电压：70 eV；

j) 测定方式：选择离子监测(SIM)，见表 1。

表 1 9 种杂酚化合物的保留时间和特征离子

序号	名称	保留时间 min	选择离子 m/z	丰度比
1	2,3-二甲基苯酚	10.48	<u>107</u>,122,77,121	100：80：29：27
2	邻甲基苯酚	11.12	<u>108</u>,107,79,77	100：92：44：42
3	2-乙基苯酚	11.59	<u>107</u>,122,77,79	100：39：18：9
4	2,4-二甲基苯酚	11.69	<u>107</u>,122,121,77	100：88：50：29
5	对甲基苯酚	11.74	<u>107</u>,108,77,79	100：86：27：20
6	间甲基苯酚	11.80	<u>108</u>,107,79,77	100：95：35：32
7	2,6-二甲基苯酚	12.23	<u>122</u>,107,121,77	100：92：33：29
8	4-乙基苯酚	12.45	<u>107</u>,122,77,108	100：25：23：7
9	4-丙基苯酚	13.20	<u>107</u>,136,77,108	100：24：8：7
注：选择离子中的数字带下划线的为定量离子。				

7.2.2 气相色谱-质谱检测及确证

根据样品中被测物含量情况，选定浓度相近的标准工作溶液，按7.2.1相同条件下，分别对标准工作液与样液等体积参插进样测定。标准工作溶液和待测样液中目标物的响应值均应在仪器检测的线性范围内。

进行样品测定时，如果检出的色谱峰的保留时间与标准样品相一致，并且在扣除背景后的样品质谱图中，所选离子均出现，并且其丰度比与标准品的丰度比值在允许范围内（允许范围见表2），则可判定样品中存在相应的目标物。

表2 气相色谱-质谱定性确证相对离子丰度最大容许误差

相对丰度(基峰)/%	>50	>20～50	>10～20	≤10
GC-MS相对离子丰度最大允许误差/%	±10	±15	±20	±50

注：在上述气相色谱-质谱条件下，9种杂酚油标准物的气相色谱-质谱选择离子色谱图参见附录B。

7.3 结果计算

样品中每种杂酚油的含量按式(1)计算：

$$X_i = \frac{c_{i,s} \times A_i \times V}{A_{i,s} \times m} \qquad \cdots\cdots (1)$$

式中：

X_i ——试样中杂酚油 i 的含量，单位为毫克每千克(mg/kg)；

$c_{i,s}$ ——标准工作溶液中杂酚油 i 的浓度，单位为微克每毫升(μg/mL)；

A_i ——样液中杂酚油 i 的峰面积；

V ——样液定容体积，单位为毫升(mL)；

$A_{i,s}$——标准工作溶液中杂酚油 i 的峰面积；

m ——试样质量，单位为克(g)。

8 测定低限和精密度

8.1 精密度

在重复性条件下，获得两次独立测试结果的绝对差值不得超过算术平均值的10%。

8.2 测定低限

本方法测定低限为0.5 mg/kg。

附 录 A
（规范性附录）
9种杂酚化合物

表 A.1 9种杂酚化合物

序号	中文名称	英文名称	CAS 编号	化学结构式	化学分子式
1	邻甲基苯酚	*o*-methylphenol	95-48-7	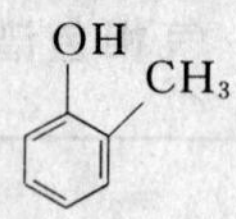	C_7H_8O
2	间甲基苯酚	*m*-methylphenol	108-39-4	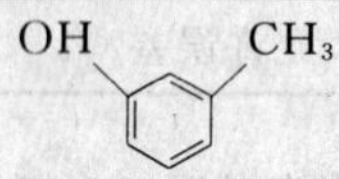	C_7H_8O
3	对甲基苯酚	*p*-mehtylphenol	106-44-5	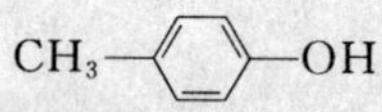	C_7H_8O
4	2-乙基苯酚	2-ethylphenol	90-00-6	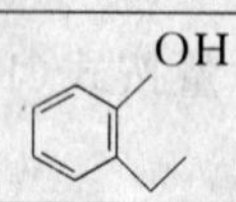	$C_8H_{10}O$
5	4-乙基苯酚	4-ethylphenol	123-07-9	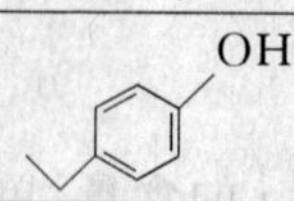	$C_8H_{10}O$
6	2,3-二甲基苯酚	2,3-dimethylphenol	526-75-0	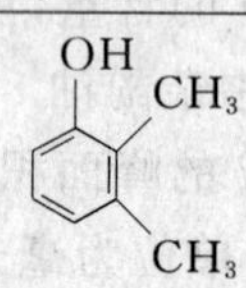	$C_8H_{10}O$
7	2,4-二甲基苯酚	2,4-dimethylphenol	15-67-9	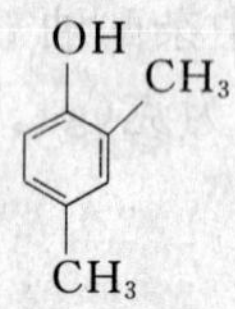	$C_8H_{10}O$
8	2,6-二甲基苯酚	2,6-dimethylphenol	576-26-1	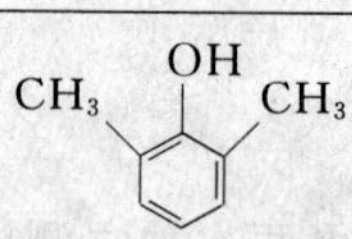	$C_8H_{10}O$
9	4-丙基苯酚	4-propylphenol	645-56-7	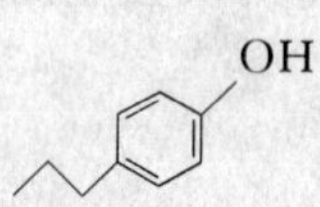	$C_9H_{12}O$

附 录 B
（资料性附录）
索氏抽提器装置图

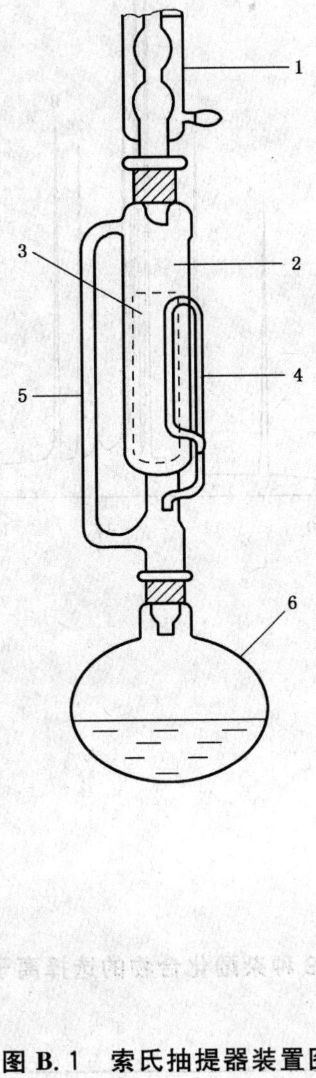

1——冷凝器；
2——提取器；
3——样品纸筒；
4——虹吸管；
5——连接管；
6——圆底烧瓶。

图 B.1 索氏抽提器装置图

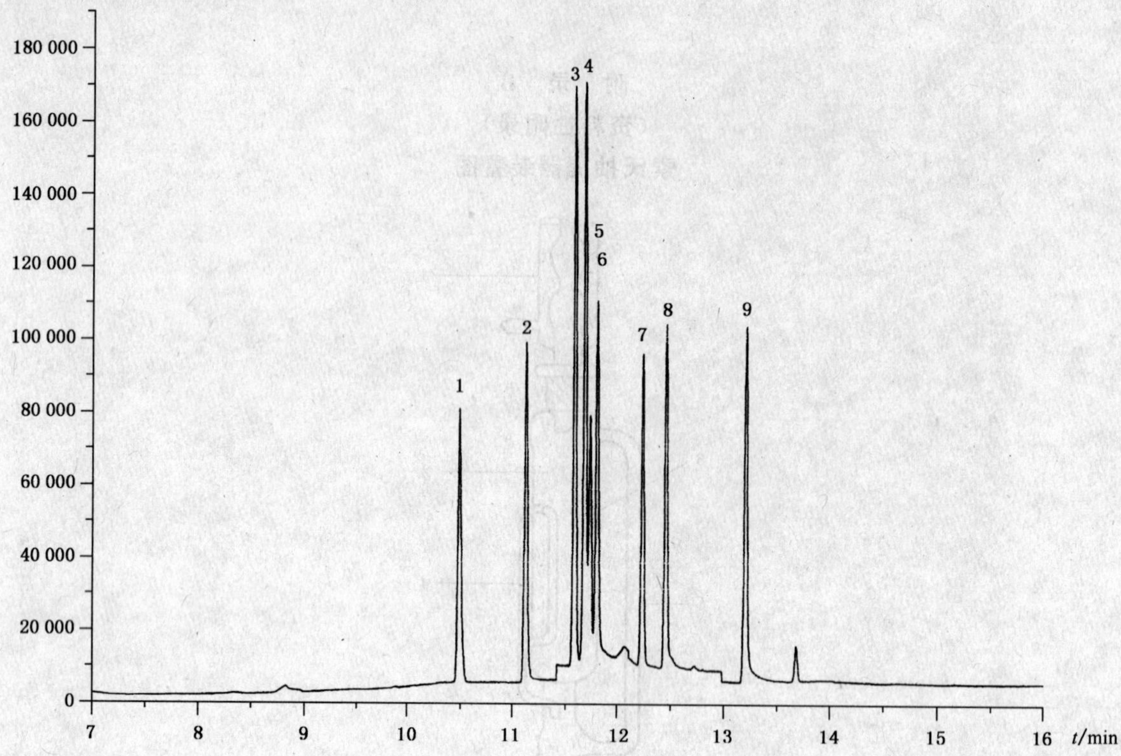

1——2,3-二甲基苯酚；
2——邻甲基苯酚；
3——2-乙基苯酚；
4——2,4-二甲基苯酚；
5——对甲基苯酚；
6——间甲基苯酚；
7——2,6-二甲基苯酚；
8——4-乙基苯酚；
9——4-丙基苯酚。

图 B.2　9种杂酚化合物的选择离子监测图

高分子材料类标准

SN

中华人民共和国出入境检验检疫行业标准

SN/T 1504.1—2005

食品容器、包装用塑料原料　第1部分：聚丙烯均聚物中酚类抗氧剂和芥酰胺爽滑剂的测定方法　液相色谱法

Plastics used for food container and package—Part 1: Determination of phenolic antioxidants and erucamide slip additives in polypropylene homopolymer formulations—Liquid chromatography

2005-02-17 发布　　　　2005-07-01 实施

中华人民共和国
国家质量监督检验检疫总局　发布

前　言

SN/T 1504《食品容器、包装用塑料原料》分为五个部分：

——第 1 部分：聚丙烯均聚物中酚类抗氧剂和芥酰胺爽滑剂的测定方法　液相色谱法；

——第 2 部分：线性低密度聚乙烯中酚类抗氧剂和芥酰胺爽滑剂的测定方法　液相色谱法；

——第 3 部分：乙烯聚合物和乙烯-醋酸乙烯酯（EVA）共聚物中丁基-羟基甲苯（BHT）的测定　气相色谱法；

——第 4 部分：高密度聚乙烯中酚类抗氧化剂的测定　液相色谱法；

——第 5 部分：聚烯烃中杂质元素含量的测定　X 射线荧光光谱法。

本部分为 SN/T 1504 的第 1 部分。

本部分修改采用 ASTM D6042-96 的内容，其中标题修改为“食品容器、包装用塑料原料　聚丙烯均聚物中酚类抗氧剂和芥酰胺爽滑剂的测定方法　液相色谱法”。

本部分的附录 A 是资料性附录。

本部分由国家认证认可监督管理委员会提出并归口。

本部分由中华人民共和国天津出入境检验检疫局负责起草。

本部分主要起草人：刘绍从、刘军、吕刚、张莱、郑群。

本部分系首次发布的出入境检验检疫行业标准。

食品容器、包装用塑料原料　第1部分：聚丙烯均聚物中酚类抗氧剂和芥酰胺爽滑剂的测定方法　液相色谱法

1　范围

SN/T 1504 的本部分规定了进出口食品容器、包装用聚丙烯均聚物中酚类抗氧剂和芥酰胺爽滑剂含量的测定方法。

本部分适用于食品容器、包装用聚丙烯均聚物中酚类抗氧剂和芥酰胺爽滑剂的分离和测定。

2　方法提要

将聚丙烯研磨成粒径 20 目粉末，然后用二氯甲烷和环己烷(75+25)的混合液回流萃取或超声萃取。萃取液用液相色谱仪内标法测定。

3　试剂和溶液

3.1　Tinuvin-P：2(2′羟基-5′-甲基苯基)苯并噻唑。

3.2　二氯甲烷：液相色谱级、光谱纯或色谱纯试剂。

3.3　环已烷：液相色谱级、光谱纯或色谱纯试剂。

3.4　T-P 内标溶液：在二氯甲烷-环已烷(75+25)混合溶液中加入 Tinuvin-P 内标物，配制成质量浓度为 51.8 mg/L 的溶液。

3.5　水：通高纯氦气脱气或真空过滤脱气。

3.6　乙腈：液相色谱级、光谱纯或色谱纯试剂。

3.7　异丙醇：液相色谱级、光谱纯或色谱纯试剂。

警告：二氯甲烷和环已烷易燃，萃取过程需在通风橱内进行。

4　仪器

4.1　液相色谱仪：装有紫外检测器、柱加热系统和梯度洗脱装置，配有 10 μL 的样品进样阀。

4.2　Wiley 磨：装有 20 目的筛子及水冷却系统，以防止抗氧剂的热分解。

4.3　回流萃取装置：由冷凝管(24/40 玻璃磨口)、125 mL 平底烧瓶(带有 24/40 玻璃磨口)及带有磁力搅拌功能的加热板组成，试样萃取装置参见图 A.1。

4.4　超声水浴仪：超声水浴器，带有 24/40 玻璃磨口的 125 mL 平底烧瓶，24/40 磨口玻璃塞。

4.5　过滤装置：聚四氟乙烯过滤盘，适用于非水溶液(孔径 0.22 μm)，配有 5 mL 的注射器。

4.6　分析天平：精确到±0.000 1 g。

5　液相色谱仪条件

5.1　色谱柱：反相 C_{18}，5 μm，150 mm×4.6 mm。

5.2　检测器：紫外检测器波长设于 200 nm，吸光度量程设为 0.1 A。

5.3　流速：1.5 mL/min。

5.4 梯度洗脱程序：

a) 初始流动相条件：乙腈-水(75+25)。

b) 终止流动相条件：100%乙腈。

c) 梯度长度：5 min或可使得待测组分完全分离并在20 min或更短的时间内形成完整色谱图的梯度长度。梯度曲线：直线。

d) 保持100%乙腈10 min或可使全部待测组分洗脱出来的时间长度。

e) 于15.1 min将流动相配比调回到乙腈：水=75：25，流速1.5 mL/min，保持5 min。

5.5 温度：柱温为50℃。

5.6 进样量：10 μL。

6 分析步骤

6.1 样品制备

6.1.1 用Wiley磨(见4.2)将样品研磨至粒径20目。

注：研磨试样7 g～8 g，应尽可能地缩短研磨时间，以避免聚合物中添加剂的热分解。

6.1.2 回流萃取：称量5 g±0.01 g样品于125 mL的平底烧瓶中，加入搅拌棒，移入50.0 mL T-P内标溶液(见3.4)，用回流装置回流搅拌下煮沸90 min。

6.1.3 超声水浴萃取：称取5 g±0.01 g样品于125 mL的平底烧瓶中，移入50.0 mL内标溶液(3.4)，盖上瓶盖，在超声水浴中萃取90 min。

6.1.4 将平底烧瓶从加热板上取下(仍连有回流冷凝装置)，将溶液冷却至室温。

6.1.5 将过滤盘装于5 μL针头的医用注射器上，向注射器中轻轻倒入4 mL的萃取溶液，插入活塞轻轻加压，将萃取液过滤到小样品瓶中。样品萃取的最后制备参见图A.2。

6.2 内标物校准

6.2.1 精确称取50 mg±1 mg待测组分于125 mL平底烧瓶中，加入51.8 mg Tinuvin-P，用5 mL～10 mL热异丙醇溶解，移至1 000 mL容量瓶中，用异丙醇稀释至刻度，充分摇匀。

注：维生素E应在同一天配制使用并贮存在棕色瓶中以免见光分解。

6.2.2 在第5章所述的液相色谱仪条件下，通过进10 μL样品调节液相色谱检测器的响应值至恒定。

6.2.3 根据色谱峰面积，按式(1)计算相对响应因子：

$$R_f = \frac{c_s \times A_{is}}{c_{is} \times A_s} \quad \cdots\cdots\cdots\cdots(1)$$

式中：

R_f——相对响应因子；

c_s——待测组分浓度，单位为毫克每升(mg/L)；

A_s——待测组分峰面积；

c_{is}——内标物浓度，单位为毫克每升(mg/L)；

A_{is}——内标物峰面积。

6.2.4 重复三次进样得平均相对响应因子。

注：如Tinuvin-P可能是试样中的待测组分，则Tinuvin-P不能用作内标物。

6.3 测定

6.3.1 确保液相色谱仪的条件如第5章所述。

6.3.2 进10 μL样品溶液于液相色谱仪系统，典型色谱图参见图A.3。

7 结果计算

待测组分的含量以质量分数表示，按式(2)计算：

$$X = \frac{A \times R_f \times c_{is} \times V}{m \times A_{is}} \quad \cdots\cdots (2)$$

式中：

X——待测组分的质量分数，单位为毫克每千克(mg/kg)；

A——试样中待测组分峰面积；

R_f——相对响应因子；

c_{is}——内标物浓度，单位为毫克每升(mg/L)；

V——加入的内标液体积，单位为毫升(mL)；

m——试样质量，单位为克(g)；

A_{is}——内标物峰面积。

8 精密度

11个实验室按本部分规定的方法对两种聚丙烯材料进行测定，测得酚类抗氧剂和芥酸酰胺爽滑剂的含量水平和精密度见表1。

表1 聚丙烯中添加组分测试精密度

单位为毫克每千克

材料	目标值	平均值	Sr[a]	SR[b]	r[c]	R[d]
Vitamin E	1000	1110	64.2	64.2	180	180
Erucamide	1000	1040	50.7	40.5	142	113
Irgafos 168	1000	1060	94.9	94.9	266	266
Irganox 1010	1000	891	24.8	173	69.5	483
Irganox 1076	1000	1110	42.5	127	119	355
Irganox 3114	1000	1150	39	103	109	288

[a] 实验室内标准偏差的平均值。

[b] 实验室间标准偏差的平均值。

[c] 实验室内重复性＝2.8Sr。

[d] 实验室间再现性＝2.8SR。

附 录 A
（资料性附录）
实验装置及色谱图

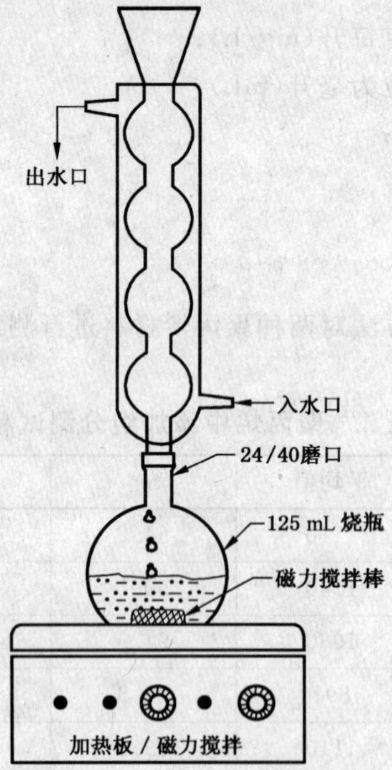

图 A.1 样品萃取装置

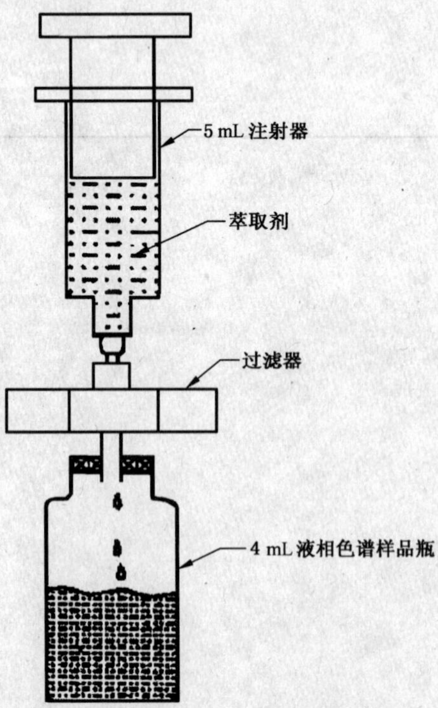

图 A.2 样品萃取液的最后制备

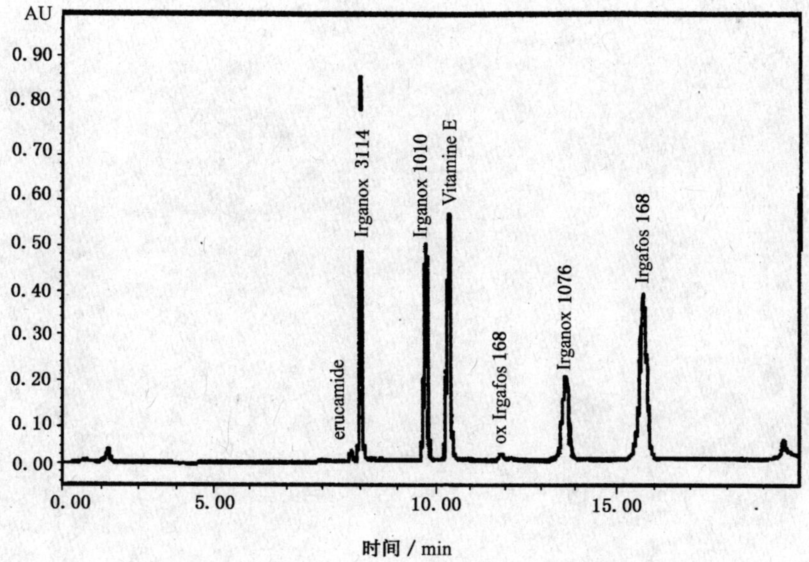

图 A.3 六种添加组分的液相色谱分离图

SN

中华人民共和国出入境检验检疫行业标准

SN/T 1504.2—2005

食品容器、包装用塑料原料　第2部分：线性低密度聚乙烯中酚类抗氧剂和芥酰胺爽滑剂的测定方法　液相色谱法

Plastics used for food container and package—Part 2：Determination of phenolic antioxidants and erucamide slip additives in linear low-density polyethylene—Liquid chromatography

2005-02-17 发布　　2005-07-01 实施

中华人民共和国国家质量监督检验检疫总局　发布

前　言

SN/T 1504《食品容器、包装用塑料原料》分为五个部分：

——第1部分：聚丙烯均聚物中酚类抗氧剂和芥酰胺爽滑剂的测定方法　液相色谱法；

——第2部分：线性低密度聚乙烯中酚类抗氧剂和芥酰胺爽滑剂的测定方法　液相色谱法；

——第3部分：乙烯聚合物和乙烯-醋酸乙烯酯(EVA)共聚物中丁基-羟基甲苯(BHT)的测定　气相色谱法；

——第4部分：高密度聚乙烯中酚类抗氧化剂的测定　液相色谱法；

——第5部分：聚烯烃中杂质元素含量的测定　X射线荧光光谱法。

本部分为SN/T 1504的第2部分。

本部分修改采用ASTM D5815—1996的内容，其中标题修改为“食品容器、包装用塑料原料　线性低密度聚乙烯中酚类抗氧剂和芥酰胺爽滑剂的测定方法　液相色谱法”。

本部分的附录A是资料性附录。

本部分由国家认证认可监督管理委员会提出并归口。

本部分由中华人民共和国天津出入境检验检疫局负责起草。

本部分主要起草人：刘绍从、刘军、张莱、吕刚、马军。

本部分系首次发布的出入境检验检疫行业标准。

食品容器、包装用塑料原料　第2部分：线性低密度聚乙烯中酚类抗氧剂和芥酰胺爽滑剂的测定方法　液相色谱法

1　范围

SN/T 1504的本部分规定了进出口食品容器、包装用线性低密度聚乙烯中酚类抗氧剂和芥酰胺爽滑剂含量的测定方法。

本部分适用于食品容器、包装用线性低密度聚乙烯中酚类抗氧剂和芥酰胺爽滑剂的分离和测定。

2　方法概要

将线性低密度聚乙烯(LLDPE)样品研磨至粒径20目，然后用异丁醇或异丙醇回流萃取。萃取液用液相色谱仪内标法测定。

注：对于低结晶度的LLDPE(密度小于等于0.925)建议使用异丙醇作为萃取剂；对于高结晶度的LLDPE(含有Irganox1010)建议使用异丁醇作为萃取剂。

3　试剂和溶液

3.1　Tinuvin-P：2(2′羟基-5′-甲基苯基)苯并噻唑。

3.2　异丁醇：液相色谱级、光谱纯或色谱纯试剂。

3.3　异丙醇：液相色谱级、光谱纯或色谱纯试剂。

3.4　T-P内标溶液：在异丁醇(或异丙醇)中加入Tinuvin-P内标物，配制成质量浓度为51.8 mg/L的溶液。

3.5　水：通高纯氦气脱气或真空过滤脱气。

3.6　乙腈：液相色谱级、光谱纯或色谱纯试剂。

4　仪器

4.1　液相色谱仪：装有紫外检测器、柱加热系统和梯度洗脱装置，配有10 μL样品进样阀。

4.2　Wiley磨：装有20目的筛子及水冷却系统，以防止抗氧化剂的热分解。

4.3　回流萃取装置：由冷凝管(20/40玻璃磨口)、125 mL平底烧瓶(带有24/40玻璃磨口)及带有磁力搅拌的加热板组成。试样萃取装置参见图A.1。

4.4　过滤装置：聚四氟乙烯过滤盘，适用于非水溶液(孔径0.22 μm)，配有5 mL的注射器。

4.5　分析天平：精确到±0.000 1 g。

5　液相色谱条件

5.1　色谱柱：反相C_{18}，5 μm，150 mm×4.6 mm。

5.2　检测器：紫外检测器波长设于200 nm，吸光度量程设置为0.1 A。

5.3　梯度洗脱程序：

a)　初始流动相条件：乙腈-水(50+50)。

b) 终止流动相条件:100%乙腈。

c) 梯度长度:11 min;梯度曲线:直线;流速:1.0 mL/min。

d) 保持100%乙腈8 min。于19.1 min调节流动相至乙腈∶水=50∶50,流速1.5 mL/min,保持5 min。

e) 于25 min调节流速至1.0 mL/min。

5.4 温度:柱温60℃。

5.5 进样量:10 μL。

6 分析步骤

6.1 样品制备

6.1.1 用Wiley磨(见4.2)将样品研磨到粒径20目。

注:研磨7 g~8 g样品,应尽可能地缩短研磨时间以避免聚合物中添加剂热分解。

6.1.2 称取5 g±0.01 g样品于125 mL平底烧瓶中,加入搅拌棒,移入50.0 mL T-P内标溶液(见3.4),用回流装置回流搅拌下煮沸90 min。

注:对于低结晶度的LLDPE建议使用异丙醇作萃取剂,对于高结晶度的LLDPE(含有Irganox)建议使用异丁醇作萃取剂。

6.1.3 将平底烧瓶从加热板上取下(仍连有回流冷凝装置),将溶液冷却至室温。

6.1.4 直接从冷却后的瓶中移取萃取液9 mL于10 mL的容量瓶中。

6.1.5 加1.0 mL异丙醇(不含内标物)于9 mL的萃取液中,盖上盖,充分摇匀。

6.1.6 将过滤盘装于5 μL针头的医用注射器上,向注射器中轻轻倒入4 mL的萃取溶液,插入活塞轻轻加压,将萃取液过滤到小样品瓶中。样品萃取的最后制备参见图A.2。

6.2 内标物校准

6.2.1 准确称取50 mg±1 mg待测组分于125 mL平底烧瓶中,加入51.8 mg Tinuvin-P,用5 mL~10 mL温热异丙醇或异丁醇溶解,移至1 000 mL的容量瓶中,用异丙醇或异丁醇稀释至刻度,充分摇匀。

6.2.2 在第5章所述的液相色谱条件下,通过进10 μL样品调节液相色谱检测器的响应值至恒定。

6.2.3 根据色谱峰面积,按式(1)计算相对响应因子:

$$R_f = \frac{c_s \times A_{is}}{c_{is} \times A_s} \qquad \cdots\cdots (1)$$

式中:

R_f——相对响应因子;

c_s——待测组分浓度,单位为毫克每升(mg/L);

A_s——待测组分峰面积;

c_{is}——内标物浓度,单位为毫克每升(mg/L);

A_{is}——内标物峰面积。

6.2.4 重复三次进样得平均相对响应因子。

注:如Tinuvin-P可能是试样中的待测组分,则Tinuvin-P不能用作内标物。

6.3 测定

6.3.1 确保液相色谱仪的条件如本部分第5章所述。

6.3.2 进10 μL样品溶液于液相色谱仪系统,典型色谱图参见图A.3。

7 结果计算

待测组分的含量以质量分数表示,按式(2)计算:

$$X = \frac{A \times R_f \times c_{is} \times V}{m \times A_{is}} \quad \cdots\cdots (2)$$

式中：

X——待测组分的质量分数，单位为毫克每千克(mg/kg)；

A——试样中待测组分峰面积；

R_f——相对响应因子；

c_{is}——内标物浓度，单位为毫克每升(mg/L)；

V——加入的内标液体积，单位为毫升(mL)；

m——试样质量，单位为克(g)；

A_{is}——内标物峰面积。

8 精密度

七个实验室按本部分规定的方法对四种材料进行测定，测得酚类抗氧剂和芥酸酰胺爽滑剂的含量水平和精密度见表1。

表1 线性低密度聚乙烯中添加组分的测试精密度 单位为毫克每千克

材 料	目标值	平均值	Sr[a]	SR[b]	r[c]	R[d]
BHT	200	162	11.9	15.5	33.4	43.5
BHT	800	623	41.7	77.7	117	218
BHEB	200	170	10.3	15.0	28.7	42.0
BHEB	700	612	19.8	84.8	55.4	237
Isonox129	200	209	14.5	32.3	40.6	90.4
Isonox129	800	763	18.8	75.3	52.7	211
Irganox1010	400	363	18.7	52.1	52.3	146
Irganox1010	1000	926	55.2	127	155	357
Irganox1076	700	603	27.2	71.9	76.1	201
Irganox1076	1250	1099	35.5	85.9	99.4	240
Erucamide	500	516	22.1	116	61.8	326
Erucamide	1000	1022	18.8	40.5	52.6	114

[a] 实验室内标准偏差的平均值。

[b] 实验室间标准偏差的平均值。

[c] 实验室内重复性＝2.8Sr。

[d] 实验室间重现性＝2.8SR。

附 录 A
（资料性附录）
实验装置及色谱图

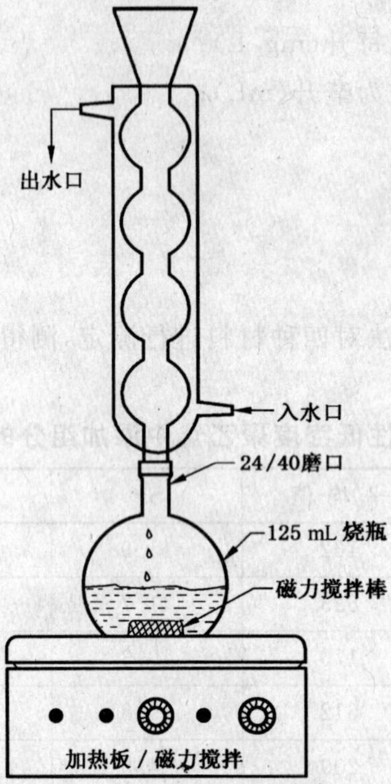

图 A.1　样品萃取装置

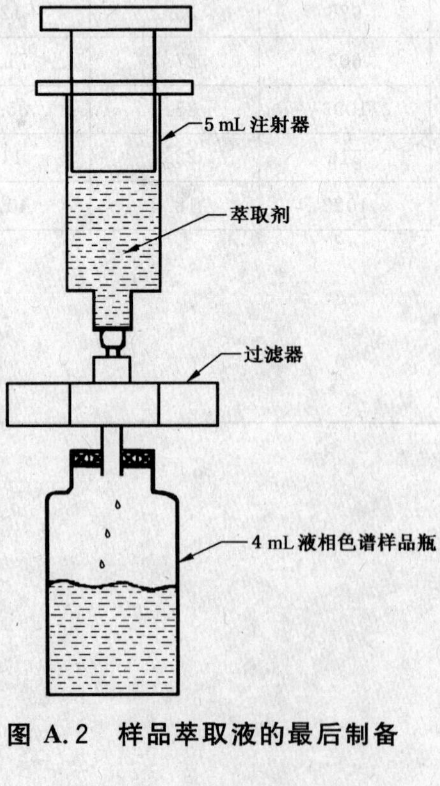

图 A.2　样品萃取液的最后制备

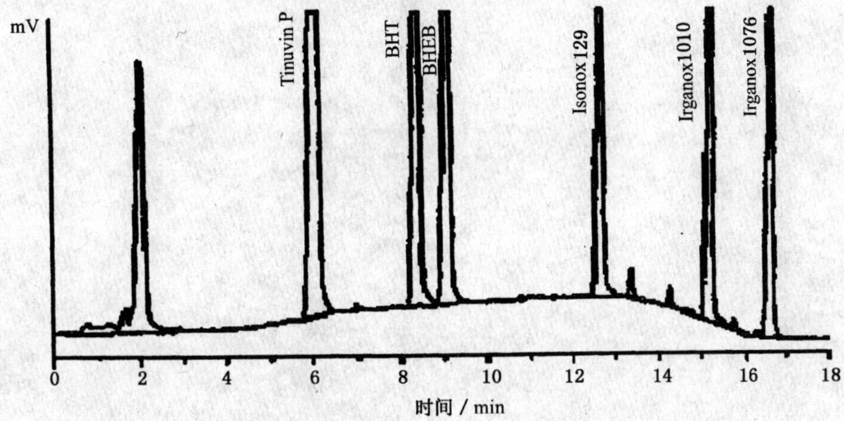

图 A.3　六种添加组分的色谱分离图

SN

中华人民共和国出入境检验检疫行业标准

SN/T 1504.3—2005

食品容器、包装用塑料原料 第3部分：乙烯聚合物和乙烯-醋酸乙烯酯(EVA)共聚物中丁基-羟基甲苯(BHT)的测定 气相色谱法

Plastics used for food container and package—Part 3: Determination of butylated hydroxy toluene(BHT) in polymers of ethylene and ethylene-vinyl acetate(EVA) copolymers—Gas chromatography

2005-02-17 发布 2005-07-01 实施

中华人民共和国国家质量监督检验检疫总局 发布

前　言

SN/T 1504《食品容器、包装用塑料原料》分为五个部分：

——第1部分：聚丙烯均聚物中酚类抗氧剂和芥酰胺爽滑剂的测定方法　液相色谱法；

——第2部分：线性低密度聚乙烯中酚类抗氧剂和芥酰胺爽滑剂的测定方法　液相色谱法；

——第3部分：乙烯聚合物和乙烯-醋酸乙烯酯(EVA)共聚物中丁基-羟基甲苯(BHT)的测定　气相色谱法；

——第4部分：高密度聚乙烯中酚类抗氧化剂的测定　液相色谱法；

——第5部分：聚烯烃中杂质元素含量的测定　X射线荧光光谱法。

本部分为SN/T 1504第3部分。

本部分修改采用ASTM D4275—1996的内容，其中标题修改为“食品容器、包装用塑料原料　乙烯聚合物和乙烯-醋酸乙烯酯(EVA)共聚物中丁基-羟基甲苯(BHT)的测定“气相色谱法”。

本部分由国家认证认可监督管理委员会提出并归口。

本部分由中华人民共和国天津出入境检验检疫局负责起草。

本部分主要起草人：刘绍从、刘军、吕刚、张莱、郑群。

本部分系首次发布的出入境检验检疫行业标准。

食品容器、包装用塑料原料　第3部分：乙烯聚合物和乙烯-醋酸乙烯酯(EVA)共聚物中丁基-羟基甲苯(BHT)的测定　气相色谱法

1　范围

SN/T 1504的本部分规定了进出口食品容器、包装用乙烯聚合物和乙烯-醋酸乙烯酯(EVA)共聚物中丁基-羟基甲苯(BHT)含量的测定方法。

本部分适用于食品容器、包装用乙烯聚合物和乙烯-醋酸乙烯酯(EVA)共聚物中丁基-羟基甲苯(BHT)的测定。

2　方法概要

样品经研细后，其中的BHT用含有内标物的环己烷或异丙醇用摇动或回流的方式萃取。萃取液用气相色谱仪内标法测定。

3　试剂和材料

3.1　环己烷：试剂级。

3.2　异丙醇：试剂级。

3.3　甲基十四(烷)酸盐(或酯)(MM)：内标物，纯度99%，沸点323℃。

3.4　丁基-羟基甲苯(BHT，2，6-二叔丁基-4-甲基羟基苯)：食品级。

3.5　氢气瓶：预先已纯化。

3.6　氮气瓶：预先已纯化，做载气时应无氧。

注：也可用氦气做载气。

3.7　空气：气泵或水泵。

4　仪器

4.1　回流萃取装置：包括250 mL圆底烧瓶，冷凝管及配套的加热套。

4.2　Wiley磨：带10目和20目筛的磨。

4.3　摇摆振荡器。

4.4　气相色谱仪：带火焰离子检测器。

4.5　气相色谱柱：3.2 mm(外径)×1.8 m，20%UCW-98涂于80/100目Chromosorb P填充柱，或相似的填充柱；或相当的毛细管柱，如HP-1或DB-1。

4.6　进样器：10 μL。

4.7　分析天平：精确到±0.000 1 g。

5　气相色谱条件

5.1　安装气相色谱柱，于200℃，35 mL/min载气流下老化过夜。老化期间不得将柱子的出口端与检测器相连。

5.2 将柱子的出口端与检测器相连。按色谱操作规程规定设置适宜的氢气和空气流速，或通过实验确定流速。

5.3 设置色谱温度如下：

a) 炉温(色谱柱)，160℃。

b) 进样口，220℃。

c) 检测器，240℃。

6 分析步骤

6.1 内标物校准

6.1.1 用进样针减量法准确称取约 80 mg(精确至±0.000 1 g)MM 至 2 L 的容量瓶，用萃取液(环己烷或异丙醇)稀释至刻度，盖紧盖作为储备液。

6.1.2 称取 20 mg±0.1 mg BHT 并转移至500 mL 容量瓶，用 6.1.1 所配置的内标溶液将 BHT 溶解并稀释至刻度。

6.1.3 在第 5 章所述的条件下，待气相色谱稳定后，进 2 μL 校准混合液。

6.1.4 根据 BHT 和 MM 的色谱峰面积按式(1)计算相对响应因子：

$$R_f = \frac{c_s \times A_{is}}{c_{is} \times A_s} \quad \cdots\cdots (1)$$

式中：

R_f——相对响应因子；

c_s——BHT 浓度，毫克每升(mg/L)；

A_s——MM 峰面积；

c_{is}——MM 浓度，毫克每升(mg/L)；

A_{is}——BHT 峰面积。

注：BHT 和 MM 的流出时间分别约为 3.5 min 和 8 min。

6.1.5 重复 5 次进样得平均相对响应因子。

6.2 外标物校准

6.2.1 称 100 mg±1 mg BHT 于 200 mL 容量瓶。用所选萃取剂(环己烷或异丙醇)溶解并稀释至刻度，作为储备液。

6.2.2 分别移取 2.0 mL、4.0 mL、6.0 mL 和 8.0 mL 上述储备液于一系列 100 mL 容量瓶中，用相应萃取剂(环己烷或异丙醇)稀释至刻度。

6.2.3 在如第 5 章所述的条件下，待气相色谱稳定后，进 2 μL 标准溶液。

6.2.4 测量 BHT 峰高(mm)并乘以衰减和量程得每个标准的总峰高，也可使用积分峰面积定量。

6.2.5 以总峰高为 Y 轴，以每个标准的浓度为 X 轴作图。直线的斜率与 BHT 的火焰响应成正比。

注：BHT 的色谱响应应由每个分析者每天进行测定。测得直线的截距应为零。

6.3 样品制备

6.3.1 将 HDPE、LDPE 和含有少于 10%醋酸乙烯酯的 EVA 研细至 20 目。

6.3.2 将含有大于 20%醋酸乙烯酯的样品研细至 10 目。

6.4 测定

6.4.1 异丙醇萃取：对 LDPE 或 EVA 的分析，称取 3 g±0.001 g 研细的样品于 250 mL 圆底烧瓶。移入 25.0 mL 异丙醇内标溶液(见 6.1.1)。连接冷凝管回流 2 h，冷至室温后取下冷凝器。

注：对于外标校准，上述方法中用适宜的溶剂取代 6.1.1 中的内标溶液。

6.4.2 环己烷萃取：对 HDPE，如 6.4.1 操作，用环己烷取代异丙醇。对 LDPE 或 EVA，称取 3 g±0.001 g 研细的样品于 250 mL 圆底烧瓶，移入 25.0 mL 环己烷内标溶液（见 6.1.1），加盖，用摇摆振荡器室温下震荡 2 h。

6.4.3 在如第 5 章所述的条件下，待气相色谱稳定后，进 2 μL 样品萃取液。测量 BHT 和 MM 的峰面积（若使用内标校准）分别记为 A_{BHT} 和 A_{MM}。

7 结果计算

7.1 内标法

BHT 的含量以质量分数表示，按式（2）计算：

$$X_{BHT}=\frac{A_{BHT}\times R_f\times c\times V}{A_{MM}\times m} \quad \cdots\cdots\cdots (2)$$

式中：

X_{BHT}——BHT 的质量分数，单位为毫克每千克（mg/kg）；

A_{BHT}——试样中 BHT 的峰面积；

A_{MM}——试样中 MM 的峰面积；

R_f——6.1.4 中的相对响应因子；

c——内标溶液中 MM 的浓度，单位为毫克每升（mg/L）；

V——加入的内标液体积，单位为毫升（mL）；

m——试样质量，单位为克（g）。

7.2 外标法

BHT 的含量以质量分数表示，按式（3）计算：

$$X_{BHT}=\frac{B\times V}{S\times m} \quad \cdots\cdots\cdots (3)$$

式中：

X_{BHT}——BHT 的质量分数，单位为毫克每千克（mg/kg）；

B——试样中 BHT 的峰面积或峰高；

V——萃取液的体积，单位为毫升（mL）；

m——试样质量，单位为克（g）；

S——6.2.5 中校准曲线的斜率。

8 精密度

五个实验室按本部分规定的方法对两种材料进行测定，测得 BHT 的精密度列于表 1。

表 1 方法精密度

萃取剂	CV[a]	CV[b]	CV[c]
异丙醇	2.7	5.0	7.4
环己烷	2.9	4.9	7.4

[a] 重复结果的实验室内变异系数（以百分数表示）。

[b] 不同天数两个分析的平均实验室内变异系数（以百分数表示）。

[c] 平均实验室间变异系数（以百分数表示）。

SN

中华人民共和国出入境检验检疫行业标准

SN/T 1504.4—2005

食品容器、包装用塑料原料 第4部分：高密度聚乙烯中酚类抗氧化剂的测定 液相色谱法

Plastics used for food container and package—Part 4: Determination of phenolic antioxidants in high density polyethylene—Liquid chromatography

2005-02-17 发布　　　　2005-07-01 实施

中华人民共和国国家质量监督检验检疫总局 发布

前　言

SN/T 1504《食品容器、包装用塑料原料》分为五个部分：

——第1部分：聚丙烯均聚物中酚类抗氧剂和芥酰胺爽滑剂的测定方法　液相色谱法；

——第2部分：线性低密度聚乙烯中酚类抗氧剂和芥酰胺爽滑剂的测定方法　液相色谱法；

——第3部分：乙烯聚合物和乙烯-醋酸乙烯酯(EVA)共聚物中丁基-羟基甲苯(BHT)的测定　气相色谱法；

——第4部分：高密度聚乙烯中酚类抗氧化剂的测定　液相色谱法；

——第5部分：聚烯烃中杂质元素含量的测定　X射线荧光光谱法。

本部分为SN/T 1504的第4部分。

本部分修改采用ASTM D5524—1994的内容，其中标题改为“食品容器、包装用塑料原料　高密度聚乙烯中酚类抗氧化剂的测定　液相色谱法”。

本部分的附录A是资料性附录。

本部分由国家认证认可监督管理委员会提出并归口。

本部分由中华人民共和国天津出入境检验检疫局负责起草。

本部分主要起草人：刘绍从、刘军、吕刚、张莱、马军。

本部分系首次发布的出入境检验检疫行业标准。

食品容器、包装用塑料原料　第4部分：高密度聚乙烯中酚类抗氧化剂的测定 液相色谱法

1　范围

SN/T 1504 的本部分规定了进出口食品容器、包装用高密度聚乙烯中酚类抗氧化剂含量的测定方法。

本部分适用于食品容器、包装用高密度聚乙烯中酚类抗氧化剂的分离和测定。

2　方法提要

将高密度聚乙烯样品研细至20目，用环己烷回流萃取。萃取液用液相色谱仪内标法测定。

3　试剂和溶液

3.1　2(2′羟基-5′-甲基苯基)苯并噻唑(Tinuvin-P)。

3.2　环己烷：液相色谱级、光谱纯或色谱纯试剂。

3.3　T-P 内标溶液：在环己烷试剂中加入 Tinuvin-P 内标物，配制成质量浓度为51.8 mg/L 的溶液。

3.4　水：通高纯氮气脱气或真空过滤脱气。

3.5　乙腈：液相色谱级、光谱纯或色谱纯试剂。

3.6　2-丙醇：液相色谱级、光谱纯或色谱纯试剂。

警告：环己烷和2-丙醇易燃，萃取过程应在通风橱内进行。

4　仪器

4.1　液相色谱仪：装有紫外检测器、柱加热系统和梯度洗脱装置，配备10 μL 样品进样阀。

4.2　Wiley 磨：装有20目的网筛及水冷却系统，以防止抗氧化剂的热分解。

4.3　回流萃取装置：由冷凝管(20/40玻璃磨口)、125 mL 平底烧瓶(带有24/40玻璃磨口)及带有磁力搅拌的加热板组成。试样萃取装置参见图A.1。

4.4　过滤装置：聚四氟乙烯过滤盘，适用于非水溶液(孔径0.22 μm)，配有5 mL 的注射器。

4.5　分析天平：精确到±0.000 1 g。

5　液相色谱仪条件

5.1　检测器：紫外检测器波长设于200 nm，吸光度量程设置为0.1 A。

5.2　色谱柱：反相 C_{18}，5 μm，150 mm×4.6 mm。

5.3　梯度洗脱程序：

a)　初始流动相条件：乙腈-水(50+50)。

b)　终止流动相条件：100%乙腈。

c)　梯度长度：11 min，梯度曲线：直线，流速：1.0 mL/min。

d)　保持100%乙腈8 min。于19.1 min 调节流动相至乙腈：水＝50：50，流速1.5 mL/min，保持5 min。

e) 25 min 后，调节流速至 1.0 mL/min。

5.4 温度：柱温 60℃。

5.5 进样量：10 μL。

6 分析步骤

6.1 样品制备

6.1.1 用 Wiley 磨(见 4.2)将样品研磨至粒径 20 目。

注：研磨 7 g～8 g 样品用于分析，应尽可能地减少研磨时间，以避免聚合物中添加剂热分解。

6.1.2 称取 5 g±0.01 g 样品于 125 mL 平底烧瓶，加磁力搅拌棒，移入 50.0 mL 内标溶液(3.3)，用回流装置回流搅拌下煮沸 1 h。

6.1.3 将平底烧瓶从加热板上取下(仍连有回流冷凝装置)，将溶液冷却至室温。

6.1.4 直接从冷却后的瓶中移取萃取液 9 mL 于 10 mL 的容量瓶中。

6.1.5 加 1.0 mL 2-丙醇(不含内标物)于 9 mL 的萃取液中，盖上盖，充分摇匀。

6.1.6 将过滤盘装于 5 μL 针头的医用注射器上，向注射器中轻轻倒入 4 mL 的萃取溶液，插入活塞轻轻加压，将萃取液过滤到小样品瓶中。样品萃取的最后制备参见图 A.2。

6.2 内标校准

6.2.1 精确称取 50 mg±1 mg 待测组分于 125 mL 平底烧瓶，加入 51.8 mg Tinuvin-P，用 5 mL～10 mL 热环己烷将试样溶解，移至 1 000 mL 容量瓶，加 100 mL 2-丙醇，用环己烷稀释至刻度，充分摇匀。

6.2.2 如第 5 章所述的液相色谱仪条件下，通过进 10 μL 样品调节液相色谱检测器的响应值至恒定。

6.2.3 根据色谱峰面积，按式(1)计算相应的响应因子：

$$R_f = \frac{c_s \times A_{is}}{c_{is} \times A_s} \quad \cdots\cdots (1)$$

式中：

R_f——相对响应因子；

c_s——待测组分浓度，单位为毫克每升(mg/L)；

A_s——待测组分峰面积；

c_{is}——内标物浓度，单位为毫克每升(mg/L)；

A_{is}——内标物峰面积。

6.2.4 重复三次进样得平均相对响应因子。

注：如 Tinuvin-P 可能是试样中的待测组分，则 Tinuvin-P 不能用作内标物。

6.3 测定

6.3.1 确保液相色谱仪的条件如第 5 章所述。

6.3.2 进 10 μL 样品溶液于液相色谱仪系统，典型色谱图参见图 A.3。

7 结果计算

待测组分的含量以质量分数表示，按式(2)计算：

$$X = \frac{A \times R_f \times c_{is} \times V}{m \times A_{is}} \quad \cdots\cdots (2)$$

式中：

X——待测组分的质量分数，单位为毫克每千克(mg/kg)；

A——试样中待测组分峰面积；

R_f——相对响应因子；

c_{is}——内标物浓度，单位为毫克每升(mg/L)；

V——加入的内标液体积，单位为毫升(mL)；

m——试样质量，单位为克(g)；

A_{is}——内标物峰面积。

8 精密度

10个实验室按本部分规定的方法对四种高密度聚乙烯材料进行测定，测得酚类抗氧化剂的含量水平和精密度见表1。

表1 高密度聚乙烯中添加组分的测试精密度 单位为毫克每千克

材料	含量水平	平均值	Sr[a]	SR[b]	r[c]	R[d]
BHT	低	201	19.2	49.7	53.6	139.2
BHT	高	626	52.7	77.0	147.5	215.6
BHEB	低	198	19.4	45.5	54.2	127.5
BHEB	高	590	35.8	68.8	100.4	192.8
Isonox129	低	181	12.2	33.9	34.0	94.8
Isonox129	高	693	42.0	127.2	117.7	356.3
Irganox1010	低	172	19.3	25.7	54.2	71.9
Irganox1010	高	715	70.6	92.3	197.8	258.5
Irganox1076	低	208	27.8	31.4	77.8	88.0
Irganox1076	高	780	46.1	72.3	129.2	202.4

[a] 实验室内标准偏差的平均值。

[b] 实验室间标准偏差的平均值。

[c] 实验室内重复性＝2.8Sr。

[d] 实验室间重现性＝2.8SR。

附　录　A
（资料性附录）
实验装置及色谱图

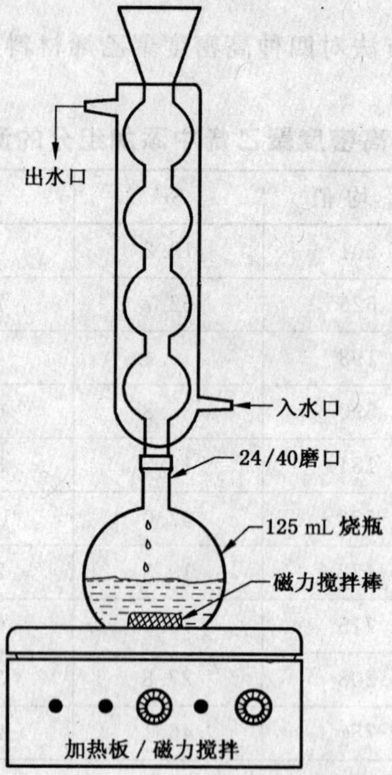

图 A.1　样品萃取装置

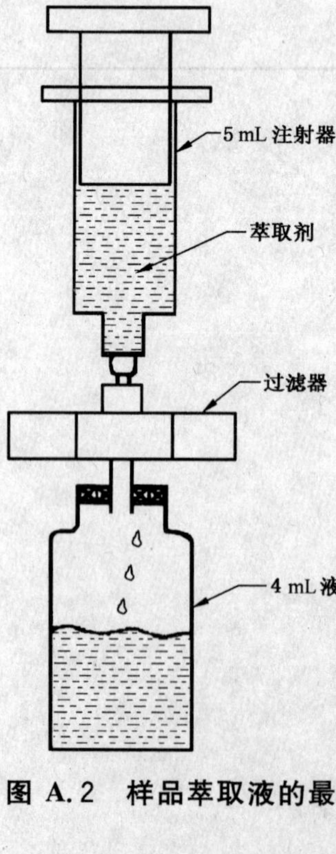

图 A.2　样品萃取液的最后制备

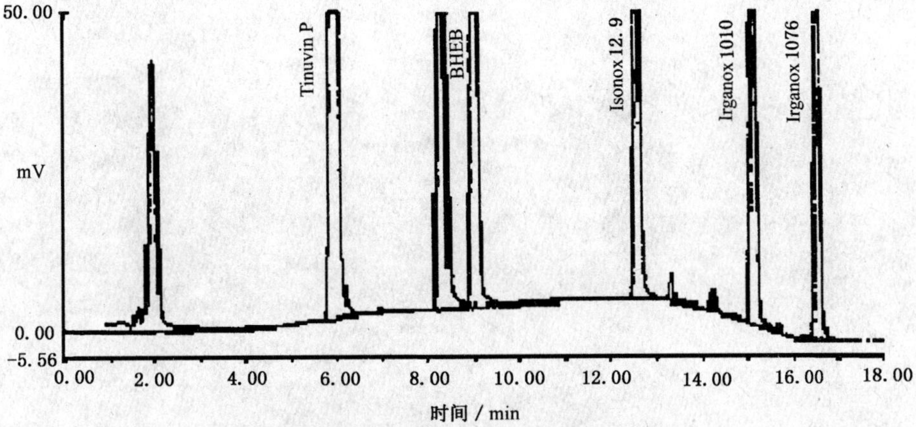

图 A.3 抗氧化剂的液相色谱分离图

SN

中华人民共和国出入境检验检疫行业标准

SN/T 1504.5—2005

食品容器、包装用塑料原料 第5部分：聚烯烃中杂质元素含量的测定 X射线荧光光谱法

Plastics used for food container and package—Part 5: Determination of elemental content in polyolefins—X ray fluorescence spectrometry

2005-02-17 发布　　　　2005-07-01 实施

中华人民共和国国家质量监督检验检疫总局　发布

前　言

SN/T 1504《食品容器、包装用塑料原料》分为五个部分：

——第 1 部分：聚丙烯均聚物中酚类抗氧剂和芥酰胺爽滑剂的测定方法　液相色谱法；

——第 2 部分：线性低密度聚乙烯中酚类抗氧剂和芥酰胺爽滑剂的测定方法　液相色谱法；

——第 3 部分：乙烯聚合物和乙烯-醋酸乙烯酯(EVA)共聚物中丁基-羟基甲苯(BHT)的测定　气相色谱法；

——第 4 部分：高密度聚乙烯中酚类抗氧化剂的测定　液相色谱法；

——第 5 部分：聚烯烃中杂质元素含量的测定　X 射线荧光光谱法。

本部分为 SN/T 1504 的第 5 部分。

本部分修改采用 ASTM D6247—1998 的内容，其中标题修改为“食品容器、包装用塑料原料　聚烯烃中杂质元素含量的测定　X 射线荧光光谱法”。

本部分的附录 A 是规范性附录。

本部分由国家认证认可监督管理委员会提出并归口。

本部分由中华人民共和国天津出入境检验检疫局负责起草。

本部分主要起草人：刘绍从、刘军、张莱、吕刚、李德泉。

本部分系首次发布的出入境检验检疫行业标准。

食品容器、包装用塑料原料 第5部分：聚烯烃中杂质元素含量的测定 X射线荧光光谱法

1 范围

SN/T 1504 的本部分规定了进出口食品容器、包装用聚烯烃中杂质元素含量的测定方法。

本部分适用于食品容器、包装用聚烯烃中杂质元素的分离和测定。

2 规范性引用文件

下列文件中的条款通过 SN/T 1504 的本部分的引用而成为本部分的条款。凡是注日期的引用文件，其随后所有的修改单(不包括勘误的内容)或修订版均不适用于本部分，然而，鼓励根据本部分达成协议的各方研究是否可使用这些文件的最新版本。凡是不注日期的引用文件，其最新版本适用于本部分。

ASTM C1118 波长色散 X 射线荧光系统元件选择

ASTM E1621 X 射线发散光谱分析标准导则

3 方法概要

测试样品通过压塑或注塑成型为表面清洁、均匀的样片，样品放入 WDXRF 仪器内，用初级 X 射线光束照射，使每个元素产生特定波长(线)的荧光，依据检测器、浓度范围和基体中其他元素来选择各测试元素的特征谱线和仪器测试条件。用适宜的晶体对待测元素产生的 X-荧光进行分光，并对待测谱线在分光后的角度上用恰当的检测器测定谱线强度。用标准曲线比较谱线强度，测定待测元素含量。

注：可选用基础参数法进行校正。

4 试剂和材料

4.1 P-10 气：90%氩气和 10%甲烷的混合气体(超高纯或相当于超高纯)，配可调节流量的气压表。

4.2 氮气：预先纯化或相当级别，用于清洗熔融室。

4.3 各元素标准样品：待测元素的化合物在聚合物标准样品中熔融。各元素化合物应有相应纯度证明，使用前干燥，放入干燥器中保存。

4.4 参考样品：按第 5 章所述制备。

4.5 监测样品：校准仪器漂移(如：电子束变化或长程 X 射线衰变)。

注：选择具有耐久性的监测样品，该样品应含有接近分析物上限或下限的元素。在标准校正前，进行监测样测量，然后再进行定期的重新测量(如每天测一次)，那么我们就可以解释初测值的漂移，并进行适当的纠正，以保持标准校正与初始条件相对一致。

5 仪器

5.1 配制标准样品的设备

5.1.1 多种化合物混匀设备：具有温度调节功能，用于将各待测元素的化合物熔融混匀或将熔融混匀的各元素化合物加入到聚烯烃标准样品中。设备可以是扭转电流计式(带有混合探头)小量程混合器或大量程混合器。

注：可选用单螺杆或双螺杆实验室用挤压设备来代替熔融混匀设备，但程序化实验需要更多的材料。干燥均匀技术

也可以用于试样的混匀，且不需要使用化合物熔融设备，但不推荐使用该方法。

5.1.2 分析天平：精确到0.000 1 g。

5.2 试样制备设备：

5.2.1 热压仪：用于压制样片，具备温度、压力及冷却速率可调功能。

5.2.2 溢出式压模仪：不锈钢模具，样片厚度3.2 mm，样片应覆盖Mylar膜，带平整、厚度至少2.5 mm的不锈钢压头。

注1：也可采用注射成型设备来代替热压成型设备和溢出式压模设备。

注2：本文建议使用3.2 mm厚度，也可根据使用者喜好而改变。

5.3 X射线光管、谱仪和测定系统：按照ASTM C1118和ASTM E1621指南要求。

6 试验方法

6.1 样品和测试试样的制备

6.1.1 样片：监测样品和测试试样制备的一致性是很重要的，样品厚度、样品表面及混合均匀度的变化都会影响结果的可信度。试样的制备见附录A。

a) 监测样品：在进行标准校正时，应采用能使元素分散一致的技术，建议使用熔融搅拌以保证元素在样品中的均匀性。

注：经过不同的独立分析方法确证后，实际生产的树脂可以用作校正标准。

b) 测试试样：如果元素分散得很差，遵照附录第A.5章所述来进行混匀，如果元素的分散性可被接受则按6.1.2进行。

6.1.2 压片：把校正标准物和测试试样压成3.2 mm厚的薄片，每个薄片都应具有平整、光滑、无空隙的表面。

注1：本部分使用了无聚合物的校正技术。

注2：有些用户使用注射成型工艺来代替我们建议使用的压缩成型技术。

注3：3.2 mm厚度是被广泛采用的，但也有些实验室采用更厚或更薄的样品，将所有样品制成同一厚度的方便性是使用者需考虑的。

注4：可将样片制成仪器所需的尺寸，也可将其制成更大的尺寸，剪取一部分供实验使用。

称取所需质量的塑料放入中空的溢出式模具内，将模具放入已预热的压片机中(聚乙烯预热温度为175℃，聚丙烯预热温度为200℃)，试样于一定压力下加热一定时间，制得适宜的样片。

6.1.3 选择适宜的冷却速率得到均匀、光滑的样片。

a) 程序冷却：在高压下保持一定时间后，建议降温速率为15℃/min±2℃/min。

b) 快速冷却：将高温模具取下，放于水冷系统中(或与此相当的系统)加压，冷却至环境温度。

6.1.4 建议使用异丙醇或甲醇清洗试样表面，然后立即进行测试，可以根据操作者的经验决定是否需要清洗试样表面。

在压片和清洗过程中，小心地手持样品边缘，不要触及样片表面，以避免皮肤上的油或盐污染样片。

6.2 步骤

6.2.1 对于选定的元素，建议每天测量一次监控样品，以便及时纠正仪器漂移。

6.2.2 每个参与实验室应在大于固定计数率的固定的计数时间进行实验。

7 精密度

仪器重复性：同一实验室按本方法使用同一仪器对同一样品30次重复测定结果见表1。

表1 仪器重复性

元素	平均浓度/(mg/kg)	标准偏差
P	18.9	0.20
Si	1538	3.4
Zn	58.1	0.22

附 录 A
（规范性附录）
试样的制备和均匀熔融试样

A.1 参考标准的制备：分别准确称取适宜质量的添加物，将其加入到干燥、粒状的聚合物中。用熔融混匀的方法来最大限度的降低添加元素的偏离，建议使用批量混合装置来确保整个混合过程中的质量平衡，较适宜的混合器为带有混合头的扭矩电流计式混合器或大型的熔融混和器。

注1：我们建议使用批量混合装置，也可将聚烯烃标准物单次或多次挤过实验室用挤出模具来达到均一熔样的目的。

注2：干性混匀不需要过多的仪器，但可能会导致标准物的均一性较差，因此我们不推荐使用此项技术。将待测元素化合物的标准品溶解于适宜的溶剂，配成一定浓度的溶液，将溶液均匀分散到装于蒸发盘中的预先称好质量的颗粒状、不含添加物的树脂中，将此蒸发盘放在没有明火的热源上（如蒸汽浴），手动搅拌至溶剂挥发干净。

A.2 校准标准物：在使用前应熔融均匀，作为参照材料来进行校准。

A.3 测试样品：建议测试样品在测试前熔融均匀。

A.4 抗氧剂应具有足够的浓度使得树脂在熔融时不致热分解，抗氧剂中应不含有待测元素，以免干扰测试结果。

A.5 混合：应在树脂和仪器的适宜条件下对样品进行混合，建议在高于树脂熔点30℃～50℃进行混合。应选择适宜的搅拌速率和时间，以得到均一的样品并避免样品的热分解，建议用氮气来清洗仪器。

注1：用来清洗的氮气速率应能使得形成氮气氛。

注2：对于化合物中的不溶物，操作者可凭经验对混合条件作适当调整。

A.6 混合后的冷却：出于安全和样品稳定性的考虑应尽快的转移冷却样品。可用液氮或冰浴来冷却样品，充分的冷却和干燥后将样品制成一定量的试样薄片。

SN

中华人民共和国出入境检验检疫行业标准

SN/T 1778—2006

PVC食品保鲜膜中DEHA等己二酸酯类增塑剂的测定　气相色谱串联质谱法

Determination of Adipates including DEHA in PVC food wrapping film—Gas chromatography—Mass spectrometry method

2006-04-25 发布　　　　2006-11-15 实施

中华人民共和国国家质量监督检验检疫总局　发布

前　言

本标准附录A为资料性附录。

本标准由国家认证认可监督管理委员会提出并归口。

本标准由中华人民共和国深圳出入境检验检疫局负责起草。

本标准主要起草人：张伟亚、吴景武、刘丽、李英、刘志红、王成云、王宏菊。

本标准系首次发布的出入境检验检疫行业标准。

PVC 食品保鲜膜中 DEHA 等己二酸酯类增塑剂的测定 气相色谱串联质谱法

1 范围

本标准规定了 PVC 食品保鲜膜中 DEHA 等己二酸酯类增塑剂含量的气相色谱-质谱测定方法及阳性确证方法。

本标准适用于 PVC 食品保鲜膜中 DEHA 等己二酸酯类增塑剂含量的测定和确证。

2 术语和定义

下列术语和定义适用于本标准。

2.1

DEHA 等己二酸酯类增塑剂的分子结构为：R_1-CO-C_4H_8-CO-R_2。这一类物质主要有己二酸二乙酯(diethyl adipate，简称 DEA)、己二酸二异丁酯(diisobutyl adipate，简称 DIBA)、己二酸二丁酯(dibutyl adipate，简称 DBA)、己二酸二(2-丁氧基乙基)酯[bis(2-butoxyethyl)adipate，简称 BBOEA 和己二酸二(2-乙基己基)酯(di(2-ethylhexyl)adipate，简称 DEHA]。

2.2

内标物：己二酸二(1-丁基戊基)酯[bis(1-butylpentyl)adipate，简称 BBPA]。

3 方法提要

样品经异丙醇超声波提取，提取液定容后，用气相色谱-质谱仪进行检测，内标法定量。

4 试剂和材料

除另有规定外，所用试剂应均为分析纯。

4.1 异丙醇。

4.2 DEHA 等己二酸酯类增塑剂标准品：纯度≥98%。

4.3 DEHA 等己二酸酯类增塑剂标准储备溶液：分别准确称取适量的 DEHA 等己二酸酯类增塑剂标准品，用异丙醇分别配制成浓度为 10 mg/mL 的标准储备液。

4.4 内标物：己二酸二(1-丁基戊基)酯：纯度≥98%。

4.5 内标物标准储备溶液：准确称取适量的己二酸二(1-丁基戊基)酯标准品，用异丙醇配制成浓度为 10 mg/mL 的标准储备液。

4.6 混合标准工作溶液：取适量内标物标准储备溶液和 DEHA 等己二酸酯类增塑剂标准储备溶液，根据需要用异丙醇稀释成适用浓度的混合标准工作溶液。

5 仪器和设备

5.1 气相色谱-质谱联用仪(GC/MS)。

5.2 超声波发生器：功率 500 W。

5.3 带盖螺口瓶：100 mL。

5.4 量筒：50 mL。

5.5 容量瓶：10 mL、100 mL。

5.6 砂芯漏斗：G3。

6 分析步骤

6.1 提取

取 5 g～10 g 代表性样品，将其剪碎至 0.25 cm×0.25 cm 以下，混匀。称取上述 0.5 g 样品，精确至 0.000 1 g，置于 100 mL 带盖螺口瓶中，加入 50 mL 异丙醇，于超声波发生器中提取 20 min。冷却后，将萃取液经砂芯漏斗过滤到 100 mL 容量瓶中，残渣用异丙醇洗涤 3 次，每次 10 mL，合并萃取液，定容至 100 mL。准确移取适量该样品溶液至 10 mL 容量瓶中，加入适量的内标液，定容至刻度，样品经 0.45 μm 有机滤膜过滤后，进行 GC/MS 分析。

6.2 气相色谱-质谱条件

6.2.1 色谱柱：DB-5MS 毛细管柱（30 m×0.25 mm×0.25 μm），或相当者；

6.2.2 色谱柱温度：$90℃ \xrightarrow{10℃/min} 170℃ \xrightarrow{8℃/min} 200℃ \xrightarrow{15℃/min} 260℃$（9.25 min）；

6.2.3 进样口温度：250℃；

6.2.4 色谱-质谱接口温度：260℃；

6.2.5 离子源温度：200℃；

6.2.6 载气：氦气，纯度≥99.999%；流速，1.0 mL/min；

6.2.7 进样量：1.0 μL；

6.2.8 进样方式：不分流进样，1.0 min 后开阀；

6.2.9 电离方式：EI；

6.2.10 质量扫描范围：35 amu～400 amu；

6.2.11 电离能量：70 eV；

6.2.12 电子倍增器电压：Autotune；

6.2.13 溶剂延迟：6.5 min。

6.3 气相色谱-质谱确证

本标准采用全扫描模式定性。如果样液与标准溶液的总离子流图中，在相同保留时间有峰出现，则根据表 1 中参考定性离子对其确证。

表 1 DEHA 等己二酸酯类增塑剂的分子量、参考定性离子及参考定量离子

峰号	化学名称	CAS 编号	分子式	分子量	参考定性离子	参考定量离子
1	己二酸二乙酯	141-28-6	$C_{10}H_{18}O_4$	202	111，128，157	128
2	己二酸二异丁酯	141-04-8	$C_{14}H_{26}O_4$	258	111，129，185	129
3	己二酸二丁酯	105-99-7	$C_{14}H_{26}O_4$	258	111，129，185	129
4	己二酸二(2-丁氧基乙基)酯	141-18-4	$C_{18}H_{34}O_6$	346	128，155，173	155
5	己二酸二(2-乙基己基)酯	103-23-1	$C_{22}H_{42}O_4$	370	111，129，147	129
6	己二酸二(1-丁基戊基)酯	77916-77-9	$C_{24}H_{46}O_4$	398	111，129，147	129

根据样液中被测物含量情况，加入浓度相近的内标溶液，根据表 1 中参考定量离子的峰面积用内标法定量。混合标准工作溶液和待测样液中每种己二酸酯类增塑剂的响应值均应在仪器检测的线性范围内。

按上述分析条件(6.2)对混合标准工作溶液进行分析，所得 DEHA 等己二酸酯类增塑剂的总离子流色谱图参见附录 A。

6.4 计算

按式(1)计算校正因子：

$$F_i = \frac{A_s \times m_i}{A_i \times m_s} \quad \cdots\cdots (1)$$

式中：

F_i——DEHA 等己二酸酯类增塑剂各自对内标物的校正因子；

A_s——内标峰面积；

m_s——内标质量，单位为毫克(mg)；

A_i——DEHA 等己二酸酯类增塑剂标准品峰面积；

m_i——DEHA 等己二酸酯类增塑剂标准品质量，单位为毫克(mg)。

试样中 DEHA 等己二酸酯类增塑剂的含量按式(2)计算：

$$X_i = \frac{F_i \times A_2 \times m_1}{A_1 \times m_2} \times 100 \quad \cdots\cdots (2)$$

式中：

X_i——DEHA 等己二酸酯类增塑剂的含量，%；

F_i——校正因子；

A_1——试样中内标峰面积；

A_2——试样中 DEHA 等己二酸酯类增塑剂峰面积；

m_1——试样中内标质量，单位为毫克(mg)；

m_2——样品质量，单位为毫克(mg)。

计算结果表示到小数点后两位。

7 精密度

实验室内两次平行测定结果的相对标准偏差在10%以内。

附　录　A
（资料性附录）
DEHA 等己二酸酯类增塑剂标准溶液的总离子流色谱图

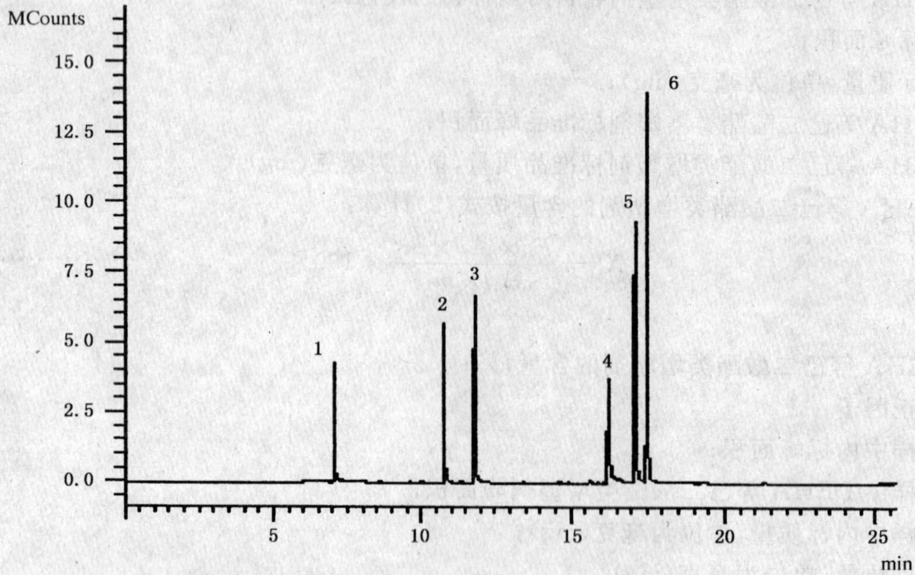

1——己二酸二乙酯(diethyl adipate,DEA)；

2——己二酸二异丁酯(diisobutyl adipate,DIBA)；

3——己二酸二丁酯(dibutyl adipate,DBA)；

4——己二酸二(2-丁氧基乙基)酯[bis(2-butoxyethyl)adipate,BBOEA]；

5——己二酸二(2-乙基己基)酯[di(2-ethylhexyl)adipate,DEHA]；

6——己二酸二(1-丁基戊基)酯[bis(1-butylpentyl)adipate,BBPA]。

图 A.1　DEHA 等己二酸酯类增塑剂标准溶液的总离子流色谱图

SN

中华人民共和国出入境检验检疫行业标准

SN/T 2037—2007

与食品接触的塑料成型品中邻苯二甲酸酯类增塑剂迁移量的测定 气相色谱质谱联用法

Determination the migration of phthalates in plastic articles intended to come into contact with foodstuffs—GC/MS

2007-12-24 发布　　2008-07-01 实施

中华人民共和国
国家质量监督检验检疫总局　发布

前言

本标准的附录A为规范性附录,附录B、附录C、附录D均为资料性附录。

本标准由国家认证认可监督管理委员会提出并归口。

本标准由中国检验检疫科学研究院负责起草。

本标准主要起草人:孙利、陈志锋、国伟、李晓娟、彭涛。

本标准系首次发布的出入境检验检疫行业标准。

与食品接触的塑料成型品中邻苯二甲酸酯类增塑剂迁移量的测定 气相色谱质谱联用法

1 范围

本标准规定了与食品接触的塑料成型品中邻苯二甲酸酯类增塑剂特定迁移量的气相色谱质谱法。

本标准适用于与食品接触的塑料容器及包装制品中邻苯二甲酸酯类增塑剂特定迁移量的测定。

2 规范性引用文件

下列文件中的条款通过本标准的引用而成为本标准的条款。凡是注日期的引用文件，其随后所有的修改单(不包括勘误的内容)或修订版均不适用于本标准，然而，鼓励根据本标准达成协议的各方研究是否可使用这些文件的最新版本。凡是不注日期的引用文件，其最新版本适用于本标准。

GB/T 5009.156 食品用包装材料及其制品的浸泡试验方法通则

82/711/EEC 与食品接触的塑料材料和制品中的组分迁移检测的基本规定

2002/72/EC 委员会关于与食品接触的塑料材料和制品的指令

3 方法提要

样品采用食品模拟物浸泡，增塑剂迁移到浸泡液中，取一定量模拟物浸泡液进行液液萃取，提取液经气相色谱质谱测定，在一定浓度范围内，可以对样品中的增塑剂迁移量进行外标法定量检测并确证。

4 试剂与材料

本标准中所用水均为超纯水。

4.1 正己烷：色谱纯。

4.2 乙醇：色谱纯。

4.3 乙酸：色谱纯。

4.4 邻苯二甲酸二乙酯(DEP)、邻苯二甲酸二异丁酯(DIBP)、邻苯二甲酸二正丁酯(DNBP)、邻苯二甲酸二正戊酯(DNPP)、邻苯二甲酸卞酯丁酯(BBP)、邻苯二甲酸二(2-乙基)己酯(DEHP)、邻苯二甲酸二正辛酯(DNOP)：标准品，纯度＞99.0％。

4.5 食品模拟物。

4.5.1 超纯水。

4.5.2 3％(质量浓度)乙酸水溶液：称取 15.0 g(精确到 0.1 g)乙酸，用水稀释并转移到 500 mL 容量瓶中，水定容至刻度。

4.5.3 15％(体积分数)乙醇水溶液：量取 75 mL 乙醇于 500 mL 容量瓶中，水定容至刻度。

4.5.4 异辛烷：色谱纯。

4.6 标准储备液：分别称取标准品 DEP、DIBP、DBP、DPP、BBP、DEHP、DNOP 各 10.0 mg(精确至 0.1 mg)，用正己烷溶解并转移到 50 mL 容量瓶中，正己烷定容至刻度，得到浓度为 200 mg/L 的标准储备液，4℃下保存。

4.7 混合标准工作液：量取各标准储备液 2.5 mL 于 50 mL 容量瓶中，正己烷定容至刻度，得到浓度为 10 mg/L 的混合标准工作液，4℃下保存。

5 仪器与玻璃器皿

5.1 气相色谱质谱联用仪:带电子轰击源(EI)。

5.2 离心机。

5.3 振荡器。

5.4 固相萃取装置。

5.5 恒温烘箱。

5.6 低温培养箱。

5.7 离心管:10 mL。

5.8 容量瓶:10 mL。

5.9 玻璃器皿的处理:玻璃器皿洗净后,使用超纯水淋洗三次,丙酮浸泡 30 min,在 200℃下烘烤 2 h,冷却至室温备用。

6 分析步骤

6.1 试样处理

6.1.1 试样预处理

清洁剂洗净试样,用自来水冲洗干净,再用超纯水冲洗三遍后晾干,备用。

6.1.2 浸泡实验

样品的浸泡方式按照 GB/T 5009.156 进行,选择浸泡塑料成型品中与食品接触或可能与食品接触的部分,模拟物浸泡液体积按照接触面积每平方厘米取 2 mL 模拟液比例选取。样品的浸泡条件按照附录 A 进行。

6.1.3 浸泡液的处理

对于异辛烷模拟物浸泡液,准确取 0.5 mL 浸泡液,正己烷定容至 1.0 mL,供仪器检测。对于其他模拟物浸泡液,量取 5.0 mL 模拟物浸泡液于 10 mL 离心管中,加入 2 mL 正己烷,振荡提取 10 min,离心 5 min(4 000 r/min),取出上层正己烷层,再重复提取两次,合并正己烷相于 10 mL 容量瓶中,正己烷定容至刻度,混合均匀,取 1 mL 溶液供仪器检测。样液可根据具体情况进行稀释,使其测定值在标准曲线的线性范围内。

6.2 标准曲线的绘制

稀释 4.7 中得到的混合标准工作液,得到浓度为 1.0、2.0、4.0、6.0、8.0 mg/L 混合标准工作液,根据响应值和浓度关系绘制出标准曲线。

6.3 仪器参考条件

6.3.1 色谱柱:DB-5 ms 石英毛细管柱[30 m×0.25 mm(内径)×0.25 μm,(5%苯基)甲基聚硅氧烷]或相当者。

6.3.2 升温程序:初始柱温 60℃,保持 1 min,以 20℃/min 的速率升至 260℃,保持 1 min,再以 5℃/min的速率升至 280℃,保持 4 min。

6.3.3 进样口温度:250℃。

6.3.4 色谱与质谱接口温度:280℃。

6.3.5 载气:氦气,纯度≥99.999%;流速,1 mL/min。

6.3.6 进样量:1 μL。

6.3.7 进样方式:不分流进样。

6.3.8 电离方式:EI。

6.3.9 监测方式:选择离子检测(SIM),监测离子参见附录 B。

6.3.10 电离能量:70 eV。

6.3.11 溶剂延迟:5 min。

6.4 定量测定与定性确证

本方法采用外标法单离子定量测定。在6.3仪器条件下,样品溶液中待测组分和标准品的特征离子色谱图在相同保留时间处(小于±0.5%)出现,并且在扣除背景后的样品谱图中,各特征离子满足:相对丰度高于10%的,离子丰度比变化范围小于±15%,相对丰度低于10%时,离子丰度比变化范围小于±50%的条件时,可定性确证目标分析物。各邻苯二甲酸酯化合物的保留时间、定性离子和定量离子参见附录B,标准物的色谱图及各组分的参考保留时间参见附录C。

7 空白实验

未与样品接触过的模拟物浸泡液按照6.1和6.3测定步骤进行。

8 结果计算

各化合物迁移量(mg/kg)按式(1)计算:

$$X=\frac{6\times(c-B)\times V}{S} \qquad (1)$$

式中:

X——目标分析物迁移量,单位为毫克每千克(mg/kg);

c——浸泡液中目标分析物的浓度,单位为毫克每升(mg/L);

B——空白实验中目标分析物的浓度,单位为毫克每升(mg/L);

V——浸泡液体积,单位为升(L);

S——样品与食品模拟物的接触面积(根据GB/T 5009.156规定计算),单位为平方分米(dm^2);

6——欧盟指令2002/72/EC中规定1 mg/kg=6 mg/dm^2。

9 回收率

添加浓度在2.0、3.0、12.0 mg/kg时,各化合物在四种食品模拟液中的回收率参见附录D。

10 测定低限

四种食品模拟物中DEP、DIBP、DNBP、DNPP、BBP、DEHP、DNOP的迁移量的测定低限为2.0 mg/kg。

附　录　A
（规范性附录）
迁移检测的基本规定

A.1　食品模拟物

由于塑料成型品可能与不同类型食品接触，不可能针对所有可能与之接触的食品开展邻苯二甲酸酯类增塑剂迁移量检测，因此引进食品模拟物。食品模拟物通常按照具有一种或多种食品类型特征进行分类。表 A.1 列出了食品类型和使用的食品模拟物。

表 A.1　食品类型和食品模拟物

食品类型	食品模拟物	缩　写
水性食品（pH＞4.5）	蒸馏水或同质水	模拟物 A
酸性食品（pH≤4.5 的水性食品）	3%（质量浓度）乙酸	模拟物 B
酒精食品	15%（体积分数）乙醇	模拟物 C
脂肪食品	异辛烷	模拟物 D

A.2　食品模拟物的选择

表 A.2 列出了塑料成型品可能接触的各类食品及进行迁移检测时可选用的食品模拟物。

表 A.2　在特定情况下检测塑料成型品选用的食品模拟物

接触食品类型	选取的模拟物
仅接触水性食品	模拟物 A
仅接触酸性食品	模拟物 B
仅接触醇类食品	模拟物 C
仅接触脂肪类食品	模拟物 D
接触所有水性和酸性食品	模拟物 B
接触所有水性和醇类食品	模拟物 C
接触所有酸性和醇类食品	模拟物 C 和 B
接触脂肪和水性食品	模拟物 D 和 A
接触脂肪和酸性食品	模拟物 D 和 B
接触脂肪、水性和醇类食品	模拟物 D 和 C
接触脂肪、酸性和醇类食品	模拟物 D、C 和 B

A.3　迁移检测条件（时间和温度）

A.3.1　选择迁移检测条件应按照塑料成型品在实际使用过程中可预见的与食品接触的最长时间和最高使用温度进行选择。表 A.3 和表 A.4 列举了食品模拟物 A、B 和 C 的迁移条件；表 A.5 列举了脂肪食品模拟物异辛烷的迁移条件。

表 A.3 使用食品模拟物的常规迁移时间

接触时间	检测时间
$t \leqslant 5$ min	5 min
5 min$< t \leqslant$0.5 h	0.5 h
0.5 h$< t \leqslant$1 h	1 h
1 h$< t \leqslant$2 h	2 h
2 h$< t \leqslant$4 h	4 h
4 h$< t \leqslant$24 h	24 h
$t >$24 h	10 d

表 A.4 使用食品模拟物的常规迁移温度

接触温度	检测温度
$T \leqslant$5℃	5℃
5℃$< T \leqslant$20℃	20℃
20℃$< T \leqslant$40℃	40℃
40℃$< T \leqslant$70℃	70℃
70℃$< T \leqslant$100℃	100℃或回流温度
100℃$< T$ [a]	实际使用最高温度

[a] 该温度对模拟物 A,B 或 C 可替换为 100℃或回流温度。

表 A.5 模拟物 D 异辛烷的迁移条件

橄榄油迁移条件	对应使用模拟物 D 异辛烷的检测条件
5℃,10 d	5℃,0.5 d
20℃,10 d	20℃,1 d
40℃,10 d	20℃,2 d
70℃,2 h	40℃,0.5 h
100℃,0.5 h	60℃,0.5 h
100℃,1 h	60℃,1 h
100℃,2 h	60℃,1.5 h
121℃,0.5 h	60℃,1.5 h
121℃,1 h	60℃,2 h
121℃,2 h	60℃,2.5 h
130℃,0.5 h	60℃,2 h
130℃,1 h	60℃,2.5 h
150℃,2 h	60℃,3 h
175℃,2 h	60℃,4 h

注：附录 A 所有表格引自欧盟指令 82/711/EEC。

A.3.2 当塑料成型品标明为在室温或低于室温条件下使用，或该塑料成型品性质清楚表明应在室温或低于室温条件下使用时，对于水性模拟物 A 或 B 或 C，应在接触温度为 40℃、接触时间为 10 d 的迁移条件下进行检测，对于脂肪食品模拟物异辛烷应在接触温度为 20℃、接触时间为 2 d 的迁移条件下进行检测。

附 录 B
（资料性附录）
邻苯二甲酸酯类化合物定量和定性选择离子表

表 B.1 邻苯二甲酸酯类化合物定量和定性选择离子表

名称	保留时间/min	定性离子及其丰度比	定量离子
DEP	8.74	149：177：121：222(100：28：6：3)	149
DIBP	10.26	149：223：205：167(100：10：3：4)	149
DNBP	10.75	149：223：205：121(100：7：6：2)	149
DNPP	11.72	149：237：219：121(100：6：3：2)	149
BBP	13.04	149：206：238：312(100：23：3：2)	149
DEHP	14.35	149：167：279：113(100：40：18：9)	149
DNOP	16.10	149：279：261：167(100：14：4：2)	149

附　录　C
（资料性附录）
邻苯二甲酸酯标准物质的气相色谱-质谱总离子流图

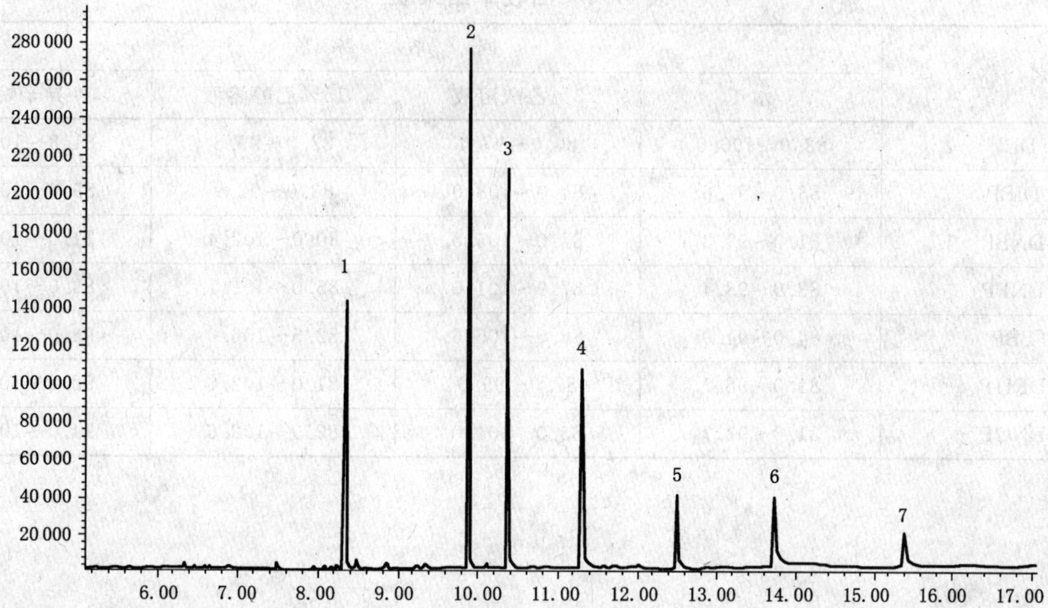

1——邻苯二甲酸二乙酯(DEP)；
2——邻苯二甲酯二异丁酯(DIBP)；
3——邻苯二甲酸二正丁酯(DNBP)；
4——邻苯二甲酸二正戊酯(DNPP)；
5——邻苯二甲酸卞基丁酯(BBP)；
6——邻苯二甲酸二(2-乙基)己酯(DEHP)；
7——邻苯二甲酸二正辛酯(DNOP)。

图 C.1　浓度为 1.0 mg/L 邻苯二甲酸酯标准溶液 TIC 图

附 录 D
（资料性附录）
邻苯二甲酸酯类化合物回收率

表 D.1 回收率结果表

名 称	回 收 率/%			
	水	3%乙酸溶液	15%乙醇溶液	异辛烷
DEP	83.0～100.0	80.0～97.4	82.0～99.8	81.8～106.2
DIBP	83.0～97.6	84.0～108.0	83.0～98.9	89.0～107.7
DNBP	81.0～99.3	87.0～105.0	80.0～102.4	81.0～106.9
DNPP	83.0～98.4	87.9～101.0	85.0～101.7	83.0～104.1
BBP	84.0～94.9	86.0～105.6	82.5～106.0	93.0～106.4
DEHP	81.0～98.7	87.0～99.0	81.0～102.0	92.0～102.3
DNOP	81.0～98.7	83.0～104.0	82.0～102.6	94.0～105.4

SN

中华人民共和国出入境检验检疫行业标准

SN/T 2038—2007

塑料餐具中苯胺和4,4′-亚甲基二苯胺迁移量的测定　高效液相色谱法

Determination of aniline and 4,4′-methylenedianiline from plastic utensils in food simulants—HPLC/UV

2007-12-24 发布　　　　2008-07-01 实施

中华人民共和国国家质量监督检验检疫总局　发布

前　言

本标准的附录 A 为规范性附录，附录 B 为资料性附录。

本标准由国家认证认可监督管理委员会提出并归口。

本标准由中国检验检疫科学研究院负责起草。

本标准主要起草人：孙利、陈志锋、国伟、凌云、雍炜。

本标准系首次发布的出入境检验检疫行业标准。

塑料餐具中苯胺和4,4′-亚甲基二苯胺迁移量的测定　高效液相色谱法

1　范围

本标准规定了测定塑料餐具中苯胺和4,4′-亚甲基二苯胺特定迁移量的液相色谱方法。

本标准适用于食品用尼龙餐具中苯胺和4,4′-亚甲基二苯胺特定迁移量的测定。

2　规范性引用文件

下列文件中的条款通过本标准的引用而成为本标准的条款。凡是注日期的引用文件，其随后所有的修改单(不包括勘误的内容)或修订版均不适用于本标准，然而，鼓励根据本标准达成协议的各方研究是否可使用这些文件的最新版本。凡是不注日期的引用文件，其最新版本适用于本标准。

GB/T 5009.156　食品用包装材料及其制品的浸泡试验方法通则

82/711/EEC　与食品接触的塑料材料和制品中的组分迁移检测的基本规定

2002/72/EC　委员会关于与食品接触的塑料材料和制品的指令

3　方法提要

样品经食品模拟物浸泡后，量取一定量的模拟物浸泡液，经固相萃取净化，液相色谱-紫外检测器测定，对塑料餐具中的苯胺和4,4′-亚甲基二苯胺迁移量进行外标法定量分析。

4　试剂与材料

除另有规定外，所有试剂均为分析纯，水为超纯水。

4.1　乙腈：HPLC级。

4.2　甲醇：HPLC级。

4.3　氢氧化钠溶液：称取8.0 g氢氧化钠固体，置于250 mL的烧杯中，加入100 mL水溶解，得到物质的量浓度为2 mol/L氢氧化钠溶液，转移至塑料瓶中储存。

4.4　氢氧化钠溶液：量取5 mL 2 mol/L氢氧化钠溶液于150 mL塑料瓶中，加入95 mL水，得到物质的量浓度为0.1 mol/L氢氧化钠溶液。

4.5　乙酸溶液：称取1.2 g乙酸于250 mL烧杯中，加入200 mL水，混匀，得到物质的量浓度为0.1 mol/L的乙酸溶液。

4.6　苯胺、4,4′-亚甲基二苯胺：标准品，纯度＞99.0%。

4.7　固相萃取小柱Envi Chrom P(6 mL，500 mg)或相当。

4.8　食品模拟物：

4.8.1　超纯水(模拟物A)。

4.8.2　3%(质量浓度)乙酸水溶液(模拟物B)：称取15.0 g(精确到0.1 g)乙酸，用水稀释并转移到500 mL容量瓶中，水定容至刻度。

4.8.3　15%(体积分数)乙醇水溶液(模拟物C)：量取75 mL乙醇于500 mL容量瓶中，水定容至刻度。

4.9　标准储备液：称取苯胺和4,4′-亚甲基二苯胺各10.0 mg(精确到0.1 mg)，使用甲醇稀释并转移至50 mL棕色容量瓶中，甲醇定容至刻度，充分混匀，得到浓度为200 mg/L的标准储备液，4℃下避光保存，备用。

4.10 混合标准工作液：准确量取 4.9 中标准储备液各 5.0 mL 于 50 mL 棕色容量瓶中，甲醇定容至刻度，得到浓度为 20 mg/L 的混合标准工作液，4℃下避光保存，备用。

5 仪器

5.1 液相色谱仪：带紫外检测器。

5.2 氮吹仪。

5.3 固相萃取装置。

5.4 振荡器。

5.5 注射式样品过滤器(滤膜为 0.45 μm)。

5.6 pH 计。

5.7 恒温烘箱。

6 试样预处理

将试样按照浸泡实验需要进行预处理，用清洁剂洗净，自来水冲净，晾干，备用。

7 分析步骤

7.1 浸泡实验

选择餐具与食品接触或可能与食品接触的部分，样品的浸泡方式按照 GB/T 5009.156 进行，模拟物浸泡液体积按照接触面积每平方厘米取 2 mL 模拟液比例选取，样品的浸泡条件按照附录 A 进行。

7.2 模拟物浸泡液处理方法

7.2.1 模拟物 A、B：准确量取 100 mL 模拟浸泡液于三角瓶中，使用 2 mol/L 氢氧化钠溶液调节浸泡液 pH 值至 9(pH 计测定)，使用 Envi Chrom P 固相萃取小柱富集，小柱依次使用乙腈、水(pH=7)、水(pH=9)活化后，模拟液经小柱自然流出，流速约为 3 mL/min，抽干，加入 1 mL 乙腈，抽干，加入 5 mL 乙腈洗脱液，流速约为 1 mL/min，收集洗脱液，加入 0.1 mL 0.1 mol/L 的乙酸溶液，经氮吹仪浓缩后，再加入 0.1 mL 0.1 mol/L 氢氧化钠水溶液，混合溶剂(甲醇∶水=1∶1)定容至 2.0 mL，通过 0.45 μm 滤膜过滤至样品瓶中，待上机测定。

7.2.2 模拟物 C：准确量取 100 mL 模拟浸泡液于圆底烧瓶中，加入 1 mL 0.1 mol/L 的乙酸溶液，充分混匀，通过旋转蒸发仪浓缩至 80 mL 左右，以下操作同 7.2.1。

7.3 标准工作液的配制

使用甲醇逐级稀释 4.10 中得到的混合标准工作液，得到浓度为 0.5 mg/L、1.0 mg/L、2.0 mg/L、5.0 mg/L、10.0 mg/L 混合标准工作液，供高效液相色谱分析测定，获得标准工作曲线，在 0.5 mg/L～10.0 mg/L 浓度范围内，其线性相关系数不小于 0.999。

7.4 定量测定

7.4.1 仪器参考条件

7.4.1.1 色谱柱：ZORBAX Bonus-RP，150×4.6 mm(内径)5 μm 或相当者。

7.4.1.2 流动相 A：水；流动相 B：甲醇；流动相梯度洗脱条件见表 1。

表 1 梯度洗脱条件

时间/min	A/%	B/%
0	70	30
7	30	70
12	30	70

7.4.1.3 流速:0.8 mL/min。

7.4.1.4 检测波长:240 nm。

7.4.1.5 柱温:30℃。

7.4.1.6 进样量:10 μL。

7.4.1.7 平衡时间:5 min。

7.4.2 测定

分别准确吸取样品待测液(7.2)及标准工作溶液(7.3)10 μL 注入高效液相色谱仪,使用7.4.1色谱仪器条件进行测定。样品待测液中的苯胺和4,4'-亚甲基二苯胺的响应值应与实际应用的标准工作溶液相近并均应在线性范围内。7.4.1高效液相色谱条件下,标准物的色谱图及各组分的参考保留时间参见附录B中图B.1。

7.5 空白实验

选择未与样品接触过的模拟物浸泡液按照7.2进行处理,得到的样液按照7.4.1仪器条件进行测定。

8 结果计算

各化合物迁移量(mg/kg)按式(1)计算,结算结果应扣除空白值。

$$X = \frac{6 \times c \times V}{S} \qquad \cdots\cdots (1)$$

式中:

X——化合物迁移量,单位为毫克每千克(mg/kg);

c——标准曲线求得模拟物浸泡液中目标化合物的浓度,单位为毫克每升(mg/L);

V——模拟物浸泡液的总体积,单位为升(L);

S——样品与食品模拟物的接触面积,单位为平方分米(dm^2);

6——欧盟指令2002/72/EC中规定1 mg/kg=6 mg/dm^2。

9 回收率

回收率见表2。

表2 回收率表

名 称	模拟物浸泡液	添加浓度/(mg/kg)	回收率/%
苯 胺	水浸泡液	0.01、0.02、0.20	94.0~104.0
	3%乙酸浸泡液		92.0~104.2
	15%乙醇浸泡液		91.8~102.1
4,4'-亚甲基二苯胺	水浸泡液	0.01、0.02、0.20	84.0~103.8
	3%乙酸浸泡液		86.0~101.0
	15%乙醇浸泡液		86.0~101.0

10 测定低限

在食品模拟液A、B、C中苯胺和4,4'-亚甲基二苯胺的迁移量的测定低限为0.01 mg/kg。

附　录　A
（规范性附录）
迁移检测的基本规定

A.1　食品模拟物

由于塑料餐具可能与不同类型食品接触，不可能针对所有可能与之接触的食品开展苯胺和4，4′-亚甲基二苯胺迁移量检测，因此引进食品模拟物。食品模拟物通常按照具有一种或多种食品类型特征进行分类。表A.1列出了食品类型和使用的食品模拟物。

表A.1　食品类型和食品模拟物

食品类型	食品模拟物	缩　写
水性食品（pH＞4.5）	蒸馏水或同质水	模拟物A
酸性食品（pH≤4.5的水性食品）	3%（质量浓度）乙酸	模拟物B
醇类食品	15%（体积分数）乙醇	模拟物C

A.2　食品模拟物的选择

表A.2列出了塑料餐具可能接触的各类食品及进行迁移检测时可选用的食品模拟物。

表A.2　在特定情况下检测塑料成型品选用的食品模拟物

接触食品类型	选取的模拟物
仅接触水性食品	模拟物A
仅接触酸性食品	模拟物B
仅接触醇类食品	模拟物C
接触所有水性和酸性食品	模拟物B
接触所有水性和醇类食品	模拟物C
接触所有酸性和醇类食品	模拟物C和B

A.3　迁移检测条件（时间和温度）

选择迁移检测条件须按照塑料餐具在实际使用过程中可预见的与食品接触的最长时间和最高使用温度进行选择，当产品没有明确标注可使用的最高温度和最长接触时间时，模拟物A、B、C的浸泡条件选为100℃/4 h。表A.3和表A.4列举了食品模拟物的浸泡时间和温度。

表A.3　使用食品模拟物的常规迁移时间

接触时间	检测时间
$t\leqslant 5$ min	5 min
5 min$<t\leqslant 0.5$ h	0.5 h
0.5 h$<t\leqslant 1$ h	1 h
1 h$<t\leqslant 2$ h	2 h
2 h$<t\leqslant 4$ h	4 h
4 h$<t\leqslant 24$ h	24 h
$t>24$ h	10 d

表 A.4 使用食品模拟物的常规迁移温度

接触温度	检测温度
T≤5℃	5℃
5℃<T≤20℃	20℃
20℃<T≤40℃	40℃
40℃<T≤70℃	70℃
70℃<T≤100℃	100℃或回流温度
100℃<T^a<120℃	120℃
121℃<T^a<130℃	130℃
130℃<T^a<150℃	150℃
T^a>150℃	175℃

[a] 该温度对模拟物 A,B 或 C 可替换为 100℃或回流温度。

注：附录 A 所有表格引自欧盟指令 82/711/EEC。

附 录 B
（资料性附录）
标准品色谱图

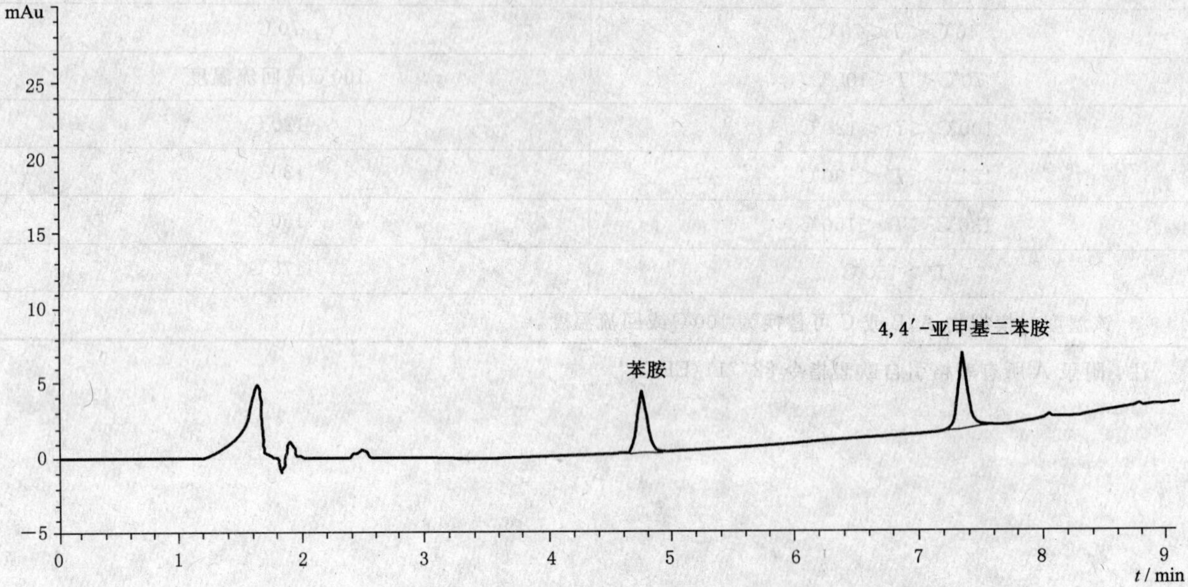

图 B.1 浓度为 0.5 mg/L 的混合标准液液相色谱图

SN

中华人民共和国出入境检验检疫行业标准

SN/T 2183—2008

食品接触材料　高分子材料 食品模拟物中甲醛的测定 分光光度法

Food contact materials—Polymer materials—Determination of formaldehyde in food simulants—Spectrophotometry

2008-09-04 发布　　2009-03-16 实施

中华人民共和国
国家质量监督检验检疫总局　发布

前 言

本标准的附录 A 为规范性附录，附录 B、附录 C 为资料性附录。

本标准由国家认证认可监督管理委员会提出并归口。

本标准由中华人民共和国宁波出入境检验检疫局检验检疫技术中心负责起草，中华人民共和国上海出入境检验检疫局参加起草。

本标准主要起草人：陈少鸿、朱晓艳、陈建国、刘在美、曹国洲、黄姣、周宇艳。

本标准系首次发布的出入境检验检疫行业标准。

引　言

甲醛(HCHO)及六亚甲基四胺($C_6H_{12}N_4$)都是化工原料,可用于制造与食品接触的材料及制品。甲醛单体、六亚甲基四胺(HMTA)及各种甲醛低聚物可能残留在制成的产品中,随着制品与食品接触而迁移到食品中。HMTA在一定条件下会分解产生甲醛,其转化的化学反应式如下:

$$C_6H_{12}N_4 + 6H_2O \longrightarrow 6HCHO + 4NH_3$$

甲醛对人体的危害众所周知。有关法律法规已经制定了甲醛对食品的迁移限量,本标准提供了测定四种食品模拟物中甲醛迁移量的方法。由于迁移在食品中的HMTA可能分解产生甲醛,有关法规对HMTA的迁移量也作出了规定,其迁移限量以甲醛计。因此,本标准同时提供了测定包括HMTA分解产生的甲醛在内的甲醛迁移总量的方法。

食品接触材料　高分子材料 食品模拟物中甲醛的测定 分光光度法

1　范围

本标准规定了食品模拟物中甲醛的测定方法。

本标准适用于与食品接触的高分子材料中甲醛(包括由六亚甲基四胺转化的甲醛)在四种食品模拟物(水,3%乙酸溶液,10%乙醇溶液和橄榄油)中迁移量的测定。

2　规范性引用文件

下列文件中的条款通过本标准的引用而成为本标准的条款。凡是注日期的引用文件,其随后所有的修改单(不包括勘误的内容)或修订版均不适用于本标准,然而,鼓励根据本标准达成协议的各方研究是否可使用这些文件的最新版本。凡是不注日期的引用文件,其最新版本适用于本标准。

GB/T 602　化学试剂　杂质测定用标准溶液的制备(GB/T 602—2002,ISO 6353-1:1982,NEQ)

GB/T 6379—2004　测试方法与结果的准确度(正确度与精密度)　第2部分:确定标准测量方法重复性与再现性的基本方法(ISO 5725-2:1994,IDT)

GB/T 6682　分析实验室用水规格和试验方法(GB/T 6682—2008,ISO 3696:1987,MOD)

GB/T 9721　化学试剂　分子吸收分光光度法通则(紫外和可见光部分)

SN/T 2273—2009　食品接触材料安全卫生技术规范

SN/T 2280—2009　食品接触材料　塑料中受限物质　塑料中物质向食品及食品模拟物特定迁移试验方法和含量测定以及食品模拟物暴露条件选择的指南(EN 13130-1:2004,IDT)

3　术语和定义

SN/T 2273—2009 和 SN/T 2280—2009 中确立的以及下列术语和定义适用于本标准。

3.1

甲醛迁移量　migration of formaldehyde

试样中的残留甲醛单体向食品模拟物中迁移的甲醛量。

3.2

甲醛迁移总量　total migration of formaldehyde

试样中的残留六亚甲基四胺和甲醛单体在食品模拟物中的迁移量,以甲醛计。

3.3

甲醛特定迁移量　specific migration of formaldehyde

按照 SN/T 2280—2009 规定的迁移试验方法和条件,以一定分析方法测定并计算得出的试样向拟接触食品迁移的甲醛量。

注:在一定条件下,甲醛特定迁移量可由甲醛迁移量计算得出,也可由甲醛迁移总量计算得出。

方法一　乙酰丙酮比色法

4　方法提要

在乙酸铵存在下,试液中的甲醛与乙酰丙酮反应生成黄色化合物。试液颜色深浅与甲醛浓度成正比。用分光光度计在 410 nm 处测定试液的吸光度，与标准系列比较定量，得出食品模拟物中的甲醛含量。

5 试剂

除非另有说明，在分析中仅使用确认为分析纯的试剂和符合 GB/T 6682 规定的二级以上纯度的水。所有试剂经本方法检测均不得检出甲醛。

5.1 冰乙酸。

5.2 无水乙醇。

5.3 乙酰丙酮(2,4-戊二酮，$C_5H_8O_2$)。

5.4 硫酸(ρ=1.84 g/mL)，优级纯。

5.5 无水乙酸铵。

5.6 正戊烷。

5.7 丙酮溶液(9+1)。

5.8 氢氧化钠溶液(40 g/L)，贮存于塑料瓶中。

5.9 硫酸溶液(30 mL/L)，用硫酸(5.4)配制。

5.10 食品模拟物，包括水性模拟物 A、B、C 和油性模拟物 D，应符合 SN/T 2280—2009 的相关规定。

5.10.1 模拟物 A：去离子水。

5.10.2 模拟物 B：乙酸溶液(30 g/L)。

5.10.3 模拟物 C：乙醇溶液(1+9)。

5.10.4 模拟物 D：橄榄油，化学纯。

注：符合 SN/T 2280—2009 规定的使用条件时，可用其他水性模拟物和诸如葵花籽油、玉米油或合成甘油三酸酯混合物等油性模拟物代替上述食品模拟物。按有关法律法规要求，模拟物 B(5.10.2)也可改为 40 mL/L 的乙酸溶液。

5.11 乙酰丙酮溶液

称取 15 g 乙酸铵(5.5)溶于适量水中，移入 100 mL 的容量瓶。加入 40 μL 乙酰丙酮(5.3)和 1.0 mL 乙酸(5.1)，用水定容至刻度。此溶液 pH 值约为 6。

5.12 乙酰丙酮空白溶液

除不加乙酰丙酮外按 5.11 配制。

5.13 乙酸溶液(60 mL/L)。

5.14 甲醛标准溶液：按 GB/T 602 方法配制，或直接使用标准物质，其质量浓度均为 10.0 mg/mL。0 ℃～4 ℃保存，有效期 12 个月。

5.15 1 000 μg/mL 甲醛标准储备溶液：准确移取 10.00 mL 甲醛标准溶液(5.14)，用水定容至100 mL，0 ℃～4 ℃保存，有效期 3 个月。

5.16 100 μg/mL 甲醛标准储备溶液 S：准确移取 10.00 mL 甲醛标准溶液(5.15)，用水定容至100 mL，0 ℃～4 ℃保存，有效期 3 个月。

5.17 100 μg/mL 甲醛标准储备溶液 Y：准确移取 10.0 mL 甲醛标准溶液(5.15)，用丙酮溶液(5.7)定容至 100 mL，0 ℃～4 ℃保存，有效期 3 个月。

5.18 10 μg/mL 甲醛标准工作溶液 A、B、C，水性模拟物介质：准确移取 10.0 mL 甲醛标准储备溶液 S(5.16)，分别用模拟物 A(5.10.1)、模拟物 B(5.10.2)和模拟物 C(5.10.3)定容至 100 mL，现用现配。

注：根据迁移试验(7.1)中使用的模拟物选择相应的标准工作溶液介质，不一定需要配制以上所有介质的标准工作溶液。

6 仪器和设备

6.1 紫外-可见分光光度计，带 10 mm 光程比色皿。仪器的波长准确度、分辨率、吸光度的准确度应符合 GB/T 9721 的规定。

6.2 水浴,室温至 100 ℃,温度控制符合附录 A 表 A.1 的要求。

6.3 烘箱,室温至 200 ℃,温度控制符合附录 A 表 A.1 的要求。

6.4 分液漏斗,250 mL。

6.5 具塞比色管,10 mL(带刻度)。

7 分析步骤

7.1 分析步骤选择

确认样品中不含六亚甲基四胺时,迁移试验后按 7.4 步骤操作,7.5 步骤不需进行;样品中含六亚甲基四胺或不能确定时,迁移试验后直接按 7.5 步骤操作。

注:对样品是否含六亚甲基四胺的确认基于对样品材料及其生产工艺的了解和生产者、供应商提供的信息。例如,以脲醛树脂为主要原料生产的制品,其加工过程中通常需加入六亚甲基四胺作为碱性稳定剂。10.1 条同理。

7.2 迁移试验

根据待测样品的预期用途和使用条件,按 SN/T 2280—2009 规定的迁移试验方法及试验条件,用适当的模拟物(5.10)进行甲醛的迁移试验。由于甲醛具挥发性和水溶性,迁移试验前不应用水清洗样品,如产品使用说明中规定应清洗,则按规定处理;迁移试验过程中至测定前,应注意密封,以避免迁移至模拟物中的甲醛挥发损失。

7.3 空白试验

除不与待测样品接触外,按 7.2 及 7.4 或 7.5 步骤进行空白试验。

7.4 用于测定甲醛迁移量的模拟物试液的制备

7.4.1 水性模拟物试液的制备:移取 5.0 mL 经迁移试验(7.2)得到的水性模拟物至比色管(6.5)中,继续按 7.7.1 处理。

7.4.2 油性模拟物试液的制备:称取 20.0 g±0.2 g 迁移试验(7.2)得到的橄榄油或其他油性模拟物于分液漏斗(6.4)中。加入 2 mL 丙酮溶液(5.7)和 40 mL 正戊烷(5.6),混匀,再加入 5 mL 水。按住漏斗上口塞子,振摇数次,略微打开塞口放气,随即盖紧再次振摇,如此反复数次后,静置。待两相完全分层后,将下层水相通过慢速滤纸放入 50 mL 容量瓶中。再次加入 5 mL 水萃取,共萃取四次。萃取完全后,将容量瓶中的水溶液用水定容,充分混匀,由此得到溶液 E。移取 5.0 mL 溶液 E 至比色管(6.5)中,继续按 7.7.1 处理。

注:水相与有机相的分离程度会影响最终的萃取效率。通过滤纸排放水相,可使少量随水带出的油性介质得到分离。7.5.2、7.6.2、10.4.2 同理。

7.5 用于测定甲醛迁移总量的模拟物试液的制备

7.5.1 水性模拟物试液的制备:移取 5.0 mL 经迁移试验(7.2)得到的水性模拟物,加入比色管(6.5)中,再加入 1.0 mL 硫酸溶液(5.9),混匀。把比色管沉浸于 60 ℃水浴中放置 30 min,取出冷却至室温后,按住管塞,将比色管反复倒转数次,使气相中的甲醛充分被硫酸溶液吸收,由此得到溶液 H。向管中加入 2 mL 氢氧化钠溶液(5.8),用水定容至 10 mL,由此得到溶液 F。移取 5.0 mL 溶液 F 至另一比色管(6.5)中,继续按 7.7.1 处理。

7.5.2 油性模拟物试液的制备:称取 20.0 g±0.2 g 迁移试验(7.2)得到的橄榄油或其他油性模拟物于分液漏斗(6.4)中。加入 2 mL 丙酮溶液(5.7)和 40 mL 正戊烷(5.6),混匀,再加入 5 mL 水。按住漏斗上口塞子,振摇数次,略微打开塞口放气,随即盖紧再次振摇,如此反复数次后,静置。待两相完全分层后,将下层水相通过慢速滤纸放入 50 mL 容量瓶中。再次加入 5 mL 水萃取,共萃取四次。萃取完全后,将容量瓶中的水溶液用水定容,充分混匀。吸取 5.0 mL 水溶液加入 10 mL 比色管中,用乙酸溶液(5.13)定容至 10 mL,混匀。把比色管沉浸于 80 ℃水浴中放置 30 min,取出冷却至室温后,按住管塞,将比色管反复倒转数次，使气相中的甲醛充分被溶液吸收，由此得到溶液G。移取5.0 mL溶液G至另一比色管(6.5)中，继续按7.7.1处理。

7.6 校准溶液系列和参比溶液的制备

7.6.1 水性模拟物介质的校准溶液系列：取七支比色管(6.5)，根据迁移试验(7.1)所使用的模拟物种类，按表1分别加入甲醛标准工作溶液A(或B或C)(5.18)，用相应的水性模拟物(5.10)定容至5.0 mL，继续按7.7.1处理。

表1 水性模拟物介质的校准溶液系列

甲醛浓度/(μg/mL)	0	1.0	2.0	3.0	4.0	5.0	6.0
甲醛标准工作溶液(5.18)加入量/mL	0	0.5	1.0	1.5	2.0	2.5	3.0
注：为减少浓度测量的相对误差，适宜的吸光度范围为0.2～0.8。可根据分光光度计的动态线性范围和实际吸光度调整校准溶液系列浓度。							

7.6.2 油性模拟物介质的校准溶液系列：取六支分液漏斗(6.4)，分别加入20 g±0.2 g模拟物D(5.10.4)。按表2分别移取甲醛标准储备溶液Y(5.17)加入漏斗中，混匀。各加入40 mL正戊烷(5.6)，再加入5 mL水。按住漏斗上口塞子，振摇数次，略微打开塞口放气，随即盖紧再次振摇，如此反复数次后，静置。待两相完全分层后，将下层水相通过滤纸放入50 mL容量瓶中。再次加入5 mL水萃取，共萃取四次。萃取完全后，将容量瓶中的水溶液用水定容(测定甲醛迁移总量时，在定容前加入1.5 mL冰乙酸)，充分混匀。此校准溶液用于油性模拟物中甲醛特定迁移量的测定，其甲醛浓度以毫克每千克油性模拟物计。分别移取5.0 mL水溶液，加入比色管(6.5)中，继续按7.7.1处理。

7.6.3 水性模拟物介质的参比溶液：移取5.0 mL水性模拟物(5.10)(测定甲醛迁移量时)或7.5.1步骤中得到的空白溶液F(测定甲醛迁移总量时)至比色管(6.5)中。继续按7.7.2处理。

表2 油性模拟物介质的校准溶液系列

甲醛浓度(油性模拟物)/(mg/kg)	0	1.5	5.0	10.0	15.0	20.0
甲醛标准储备溶液Y(5.17)加入量/mL	0	0.3	1.0	2.0	3.0	4.0

7.6.4 油性模拟物介质的参比溶液：移取5.0 mL经7.4.2步骤处理得到的空白溶液E(测定甲醛迁移量时)或7.5.2步骤中得到的空白溶液G(测定甲醛迁移总量时)至比色管(6.5)中。继续按7.7.2处理。

7.7 显色反应

7.7.1 在每支盛有空白溶液、试样溶液或标准溶液的比色管中各加入5.0 mL乙酰丙酮溶液(5.11)，盖上瓶塞后充分摇匀。将比色管在40 ℃水浴中放置30 min，取出在室温下冷却45 min～60 min，按7.8测定。

7.7.2 在盛有参比溶液的比色管中加入5.0 mL乙酰丙酮空白溶液(5.12)，盖上瓶塞后充分摇匀。将比色管在40 ℃水浴中放置30 min，取出在室温下冷却45 min～60 min，按7.8测定。

注：如需要快速检测，可将7.7.1和7.7.2中的室温冷却方式改为在冰水浴中冷却2 min。

7.8 测定

7.8.1 测定吸光度

将比色管中溶液装入10 mm比色皿，以相应的参比溶液为参比，以410 nm波长分别测定校准溶液和试液的吸光度。吸收曲线参见附录C图C.1。

7.8.2 绘制校准曲线

以甲醛浓度为横坐标，吸光度为纵坐标，以校准溶液测定结果建立校准曲线。校准曲线应呈直线，对水性模拟物介质，曲线相关系数≥0.999；对油性模拟物介质，曲线相关系数≥0.998。

7.8.3 读出试液浓度

以测得的试液吸光度在校准曲线上读出对应的甲醛浓度 c_f，以毫克甲醛每升食品模拟物计。对油性模拟物介质，甲醛浓度以毫克甲醛每千克食品模拟物计。

注：若试液中甲醛含量超出校准曲线范围，可将7.4或7.5步骤得到的试液用相应的空白溶液稀释一定倍数 f 后，各取5.0 mL加入比色管(6.5)中，按7.7.1处理后再行测定。

方法二 变色酸比色法

8 方法提要

在硫酸存在下，试液中的甲醛与变色酸反应生成紫色化合物。试液颜色深浅与甲醛浓度成正比。用分光光度计在574 nm处测定试液的吸光度，与标准系列比较定量，得出食品模拟物中的甲醛含量。

9 试剂

9.1 变色酸，$C_{10}H_8O_8S_2$。

9.2 硫酸溶液(2+1)，用硫酸(5.4)配制。

9.3 0.5 g/100 mL变色酸溶液：称取500 mg变色酸(9.1)，用适量水溶解，移入100 mL容量瓶中，用水定容到刻度，摇匀后用慢速滤纸过滤，收集滤液待用。此溶液用时配制。

9.4 1 000 μg/mL甲醛标准储备溶液，丙酮介质：准确移取10.00 mL甲醛标准溶液(5.14)，用丙酮溶液(5.7)定容至100 mL，0 ℃～4 ℃保存，有效期3个月。

9.5 50 μg/mL甲醛标准工作溶液A、B、C，水性模拟物介质：准确移取5.0 mL甲醛标准储备溶液(5.15)，分别用模拟物A(5.10.1)、模拟物B(5.10.2)和模拟物C(5.10.3)定容至100 mL，现用现配。

注：根据迁移试验(7.2)中使用的模拟物选择相应的标准工作溶液介质，不一定需要配制以上所有介质的标准工作溶液。

10 分析步骤

10.1 分析步骤选择

确认样品中不含六亚甲基四胺时，按10.2步骤操作，10.3步骤不需进行；样品中含六亚甲基四胺或不能确定时，按10.3步骤操作。

10.2 用于测定甲醛迁移量的模拟物试液的制备

10.2.1 水性模拟物试液的准备：移取1.0 mL经迁移试验(7.2)得到的水性模拟物至比色管(6.5)中，继续按10.5.1处理。

10.2.2 油性模拟物试液的制备：移取1.0 mL 7.4.2步骤中得到的溶液E至比色管(6.5)中，继续按10.5.1处理。

10.3 用于测定甲醛迁移总量的模拟物试液的制备

10.3.1 水性模拟物试液的制备：将7.5.1步骤中得到的溶液H用相应的水性模拟物(5.10)定容至10 mL，混匀后移取1.0 mL溶液至另一比色管(6.5)中，继续按10.5.1处理。

10.3.2 油性模拟物试液的制备：移取1.0 mL 7.5.2步骤中得到的溶液G至比色管(6.5)中，继续按10.5.1处理。

10.4 校准溶液系列和参比溶液的制备

10.4.1 水性模拟物介质的校准溶液系列：取七支比色管(6.5)，根据迁移试验(7.2)所使用的模拟物种类，按表3分别加入甲醛标准工作溶液A(或B或C)(5.18)或(9.5)，用相应的水性模拟物(5.10)稀释至1.0 mL，继续按10.5.1处理。

表 3　水性模拟物介质的校准溶液系列

甲醛浓度/(μg/mL)	0	2.0	4.0	6.0	8.0	10.0	15.0
甲醛标准工作溶液(5.18)加入量/mL	0	0.20	0.40	0.60	0.80	—	—
甲醛标准工作溶液(9.5)加入量/mL	0	—	—	—	—	0.20	0.30

10.4.2　油性模拟物介质的校准溶液系列：取六支分液漏斗(6.4)，分别加入 20 g±0.2 g 模拟物 D(5.10.4)。按表 4 分别移取甲醛标准储备溶液(9.4)加入漏斗中，混匀。各加入 40 mL 正戊烷(5.6)，再加入 5 mL 水，按住漏斗上口塞子，振摇数次，略微打开塞口放气，随即盖紧再次振摇，如此反复数次后，静置，待两相完全分层后，将下层水相通过慢速滤纸放入 50 mL 容量瓶中；再次用 5 mL 水萃取，共萃取四次。萃取完全后，将容量瓶中的水溶液用水定容，充分混匀。此溶液用于油性模拟物中甲醛特定迁移量的测定，其甲醛浓度以毫克每千克油性模拟物计。分别移取 1.0 mL 水溶液，加入比色管(6.5)中，继续按 10.5.1 处理。

表 4　油性模拟物介质的校准溶液系列

甲醛浓度(油性模拟物)/(mg/kg)	0	10.0	15.0	20.0	25.0	30.0
甲醛标准储备溶液(9.4)加入量/mL	0	0.20	0.30	0.40	0.50	0.60

10.4.3　水性模拟物介质的参比溶液：移取 1.0mL 水性模拟物(5.10)(测定甲醛迁移量时)或 7.5.1 步骤中得到的空白溶液 H(测定甲醛迁移总量时)至比色管(6.5)中，继续按 10.5.2 处理。

10.4.4　油性模拟物介质的参比溶液：移取 1.0 mL 经 7.4.2 步骤处理得到的空白溶液 E(测定甲醛迁移量时)或 7.5.2 步骤中得到的空白溶液 G(测定甲醛迁移总量时)至比色管(6.5)中，继续按 10.5.2 处理。

10.5　显色反应

10.5.1　在每支盛有空白溶液、试样溶液或标准溶液的比色管中各加入 1.0 mL 变色酸溶液(9.3)，再缓慢加入 8.0 mL 硫酸溶液(9.2)，小心摇动比色管。溶液充分混匀后，将比色管在 90 ℃水浴中放置 20 min后取出，立即在冰水浴中冷却 2 min，并立即按 10.6.1 测定。

10.5.2　在盛有参比溶液的比色管中加入 1.0 mL 水，再缓慢加入 8.0 mL 硫酸溶液(9.2)，小心摇动比色管。溶液充分混匀后，将比色管在 90 ℃水浴中放置 20 min 后取出，在冰水浴中冷却 2 min 后，按 10.6.1 测定。

10.6　测定

10.6.1　测定吸光度

将比色管中的溶液小心沿 10 mm 比色皿内壁缓慢倒入，以相应的参比溶液为参比，以 574 nm 波长分别测定校准溶液和试液的吸光度。吸收曲线参见附录 C 图 C.2。

注：高浓度硫酸溶液粘度较大，若将试液快速倒入比色皿，会产生许多不易消除的微小气泡，干扰测定结果。

10.6.2　绘制校准曲线

以甲醛浓度为横坐标，吸光度为纵坐标，以校准溶液测定结果建立校准曲线。校准曲线应呈直线，对水性模拟物介质，曲线相关系数≥0.999；对油性模拟物介质，曲线相关系数≥0.998。

10.6.3　读出试液浓度

以测得的试液吸光度在校准曲线上读出对应的甲醛浓度，对水性模拟物介质以毫克甲醛每毫升食品模拟物计，对油性模拟物介质以毫克甲醛每千克食品模拟物计。

注：若试液中甲醛含量超出校准曲线范围，可将 10.2 或 10.3 步骤得到的试液用相应的空白溶液稀释一定倍数 f 后，各取 1.0 mL 加入比色管(6.5)中，按 10.5.1 处理后再行测定。

11　结果计算

11.1　甲醛迁移量的计算

甲醛迁移量以质量浓度 m_f 计，数值以毫克甲醛每升食品模拟物(mg/L)表示，按式(1)计算：

$$m_f = (c_f - c_0) \times f \quad \cdots\cdots(1)$$

式中：

c_0——由校准曲线读出的空白溶液甲醛浓度，单位为毫克每升(mg/L)；

c_f——由校准曲线读出的试液甲醛浓度，单位为毫克每升(mg/L)；

f——稀释倍数。

注：对油性模拟物介质，m_f 和 c_f 均以毫克每千克(mg/kg)表示。

11.2 甲醛迁移总量的计算

甲醛迁移总量以质量浓度 Tm_f 计，数值以毫克甲醛每升食品模拟物(mg/L)表示，按式(2)计算：

$$Tm_f = (c_f - c_0) \times 2 \times f \quad \cdots\cdots(2)$$

式中：

c_0——由校准曲线读出的空白溶液甲醛浓度，单位为毫克每升(mg/L)；

c_f——由校准曲线读出的甲醛浓度，单位为毫克每升(mg/L)；

2——步骤7.5或10.3.1中的溶液稀释倍数；

f——稀释倍数。

注：对油性模拟物介质，Tm_f 和 c_f 均以毫克每千克(mg/kg)表示。

11.3 甲醛特定迁移量的计算

样品的甲醛特定迁移量以质量分数 Sm_f 计，数值以毫克甲醛每千克食品模拟物(mg/kg)或毫克甲醛每平方分米样品与食品模拟物接触的表面积(mg/dm^2)表示。由11.1得出的甲醛迁移量或11.2得出的甲醛迁移总量，按照SN/T 2280—2009第13章的规定计算，并取平行试验结果的平均值。

测定结果大于检出限时且小于1 mg/L(或mg/kg)时，表示至小数点后两位；结果大于1 mg/L(或mg/kg)时，以三位有效数字表示。

12 方法的测定低限和精密度

12.1 方法的测定低限

以3倍的高于空白溶液吸光度值0.01的吸光度所对应的浓度值为方法测定低限，列于表5。

表5 方法的测定下限

模拟物介质	乙酰丙酮比色法	变色酸比色法
水	0.33(mg/L)	0.48(mg/L)
乙酸(30 g/L)	0.27(mg/L)	0.51(mg/L)
乙醇(1+9)	0.27(mg/L)	0.51(mg/L)
橄榄油	1.12(mg/kg)	3.39(mg/kg)

注：使用的水、试剂和仪器的差异会导致检出限的不同。可按本条所述方式得出实际的检出限和测定下限。

12.2 精密度

在重复性条件下获得的两次独立测定结果的绝对差值不得超过算术平均值的10%。

按照GB/T 6379—2004对实验室协同试验结果计算重复性和再现性，参见附录B。

13 确证与仲裁

当以上方法之一测得的甲醛特定迁移量 Sm_f 超过有关规定的限量时，应以另一方法进行确证。本标准中的方法一和方法二可互为确证方法。

乙酰丙酮比色法为仲裁法。

附　录　A
（规范性附录）
温度控制要求

温度控制要求见表 A.1。

表 A.1　温度和允许误差

温度和允许误差
5 ℃±1 ℃
20 ℃±1 ℃
30 ℃±1 ℃
40 ℃±1 ℃
50 ℃±2 ℃
60 ℃±2 ℃
70 ℃±2 ℃
80 ℃±3 ℃
90 ℃±3 ℃
100 ℃±3 ℃
121 ℃±3 ℃
130 ℃±5 ℃
140 ℃±5 ℃
150 ℃±5 ℃
160 ℃±5 ℃
170 ℃±5 ℃

附 录 B
（资料性附录）
方法的重复性和再现性

B.1 乙酰丙酮方法的重复性和再现性由 9 个实验室的协同试验得出。按照 GB/T 6379—2004 的计算结果见表 B.1。

表 B.1 乙酰丙酮比色法的重复性和再现性

模拟物介质	甲醛迁移量/(mg/L)			甲醛迁移总量/(mg/L)		
	水平	重复性限 r	再现性限 R	水平	重复性限 r	再现性限 R
水	5.12	0.243	0.999	1.50	0.071	1.107
乙酸(30 g/L)	7.01	0.112	1.516	9.93	0.707	2.094
乙醇(1+9)	5.54	0.100	0.933	1.43	0.170	0.474
橄榄油	1.05	0.173	0.954	1.16	0.185	1.940

B.2 变色酸方法的重复性和再现性由 8 个实验室的协同试验得出。按照 GB/T 6379—2004 对水性模拟物试验的计算结果见表 B.2。

表 B.2 变色酸比色法的重复性和再现性

模拟物介质	甲醛迁移量/(mg/L)			甲醛迁移总量/(mg/L)		
	水平	重复性限 r	再现性限 R	水平	重复性限 r	再现性限 R
水	5.03	0.146	1.211	1.39	0.156	1.887
乙酸(30 g/L)	7.28	0.159	1.707	10.3	0.434	2.487
乙醇(1+9)	5.69	0.281	0.991	1.27	0.288	1.286

附 录 C
（资料性附录）
甲醛显色产物的紫外可见吸收光谱图

C.1 乙酰丙酮法显色结果的吸收曲线见图 C.1。

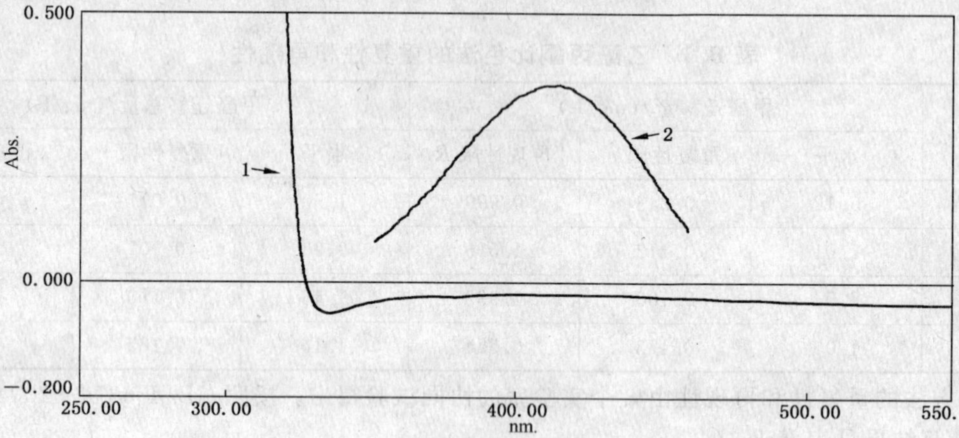

注：曲线 1 为按 7.6.1 制备的空白标准溶液（水介质）显色后的波长扫描结果；曲线 2 为 2 mg/L 甲醛标准水溶液的显色后的波长扫描结果。

图 C.1 乙酰丙酮-甲醛显色的紫外吸收光谱图

C.2 变色酸法显色结果的吸收曲线见图 C.2。

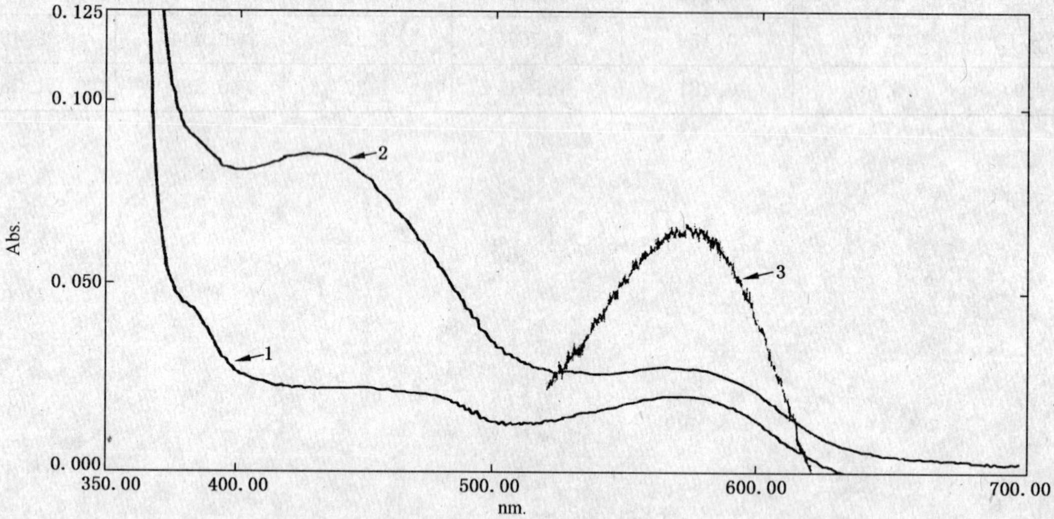

注：曲线 1 为按 10.4.1 制备的空白标准溶液（体积分数 10%乙醇介质）经显色反应后的波长扫描结果；曲线 2 为空白标准溶液（体积分数 10%乙醇介质）经显色反应后再放置 24 h 后的波长扫描结果；曲线 3 为 3 mg/L 甲醛标准溶液（体积分数 10%乙醇介质）的波长扫描结果。

图 C.2 变色酸-甲醛显色的紫外吸收光谱图

参考文献

[1] ISO 4614:1977(E) Plastic—Melamine-formaldehyde mouldings—Determination of extractable formaldehyde[S].

[2] DD CEN/TS 13130-23:2005 Materials and articles in contact with foodstuffs—Plastics subsdances subject to limitation—Part 23:Determination of formaldehyde and hexamethylenetetramine in food simulants[M].

SN

中华人民共和国出入境检验检疫行业标准

SN/T 2184—2008

食品接触材料　高分子材料
食品模拟物中对苯二酸的测定
高效液相色谱法

Food contact materials—Polymer materials—Determination of terephthalic acid in food simulants—HPLC

2008-09-04 发布　　　　2009-03-16 实施

中华人民共和国国家质量监督检验检疫总局　发布

前　言

本标准的附录 A、附录 B、附录 C、附录 D、附录 E 均为资料性附录。

本标准由国家认证认可监督管理委员会提出并归口。

本标准由中华人民共和国山西出入境检验检疫局、山西大学负责起草。

本标准主要起草人：宋欢、连庚寅、李慧萍、杜利君、屈钧、潘亚莉、薛平、苑莉、宋洁、赵发宝、林勤保、赵临强。

本标准系首次发布的出入境检验检疫行业标准。

食品接触材料　高分子材料
食品模拟物中对苯二酸的测定
高效液相色谱法

1 范围

本标准规定了食品模拟物中对苯二酸测定方法。

本标准适用于食品模拟物水、3%乙酸溶液、10%乙醇溶液、橄榄油和异辛烷中对苯二酸的测定。

2 规范性引用文件

下列文件中的条款通过本标准的引用而成为本标准的条款。凡是注日期的引用文件，其随后所有的修改单(不包括勘误的内容)或修订版均不适用于本标准，然而，鼓励根据本标准达成协议的各方研究是否可使用这些文件的最新版本。凡是不注日期的引用文件，其最新版本适用于本标准。

SN/T 2280—2009　食品接触材料　塑料中受限物质　塑料中物质向食品及食品模拟物特定迁移试验方法和含量测定以及食品模拟物暴露条件选择的指南

3 方法提要

水性食品模拟浸泡液直接用配有紫外检测器的高效液相色谱仪器测定；橄榄油和异辛烷模拟浸泡液经稀碳酸氢钠溶液萃取，萃取液酸化后用配有紫外检测器的高效液相色谱仪器测定。

4 试剂和材料

除有特殊说明以外，所用试剂均为分析纯，所有实验用试剂需进行空白试验，确保不含有待测物和干扰物，水为去离子水。

4.1　甲醇：HPLC 级。

4.2　亚磷酸。

4.3　乙酸钠。

4.4　碳酸氢钠。

4.5　冰乙酸。

4.6　乙醇。

4.7　异辛烷。

4.8　橄榄油。

4.9　30 g/L 乙酸水溶液：称取 15.0 g 乙酸(4.5)，用水稀释并转移到 500 mL 容量瓶中，用水定容至刻度。

4.10　乙醇水溶液(10+90)：量取 50 mL 乙醇(4.6)于 500 mL 容量瓶中，用水定容至刻度。

4.11　850 g/L 亚磷酸溶液：称取 85.0 g 亚磷酸，加水溶解。冷却至室温后加水定容至 100 mL。

4.12　乙酸钠缓冲溶液(pH3.6)：称取乙酸钠(4.3)25.0 g，溶解于 350 mL 水中，加入 5 mL±0.1 mL 亚磷酸溶液(4.2)，用约 50 mL 冰乙酸(4.5)，调整 pH 值为 3.6±0.2，定容到 500 mL。取 300 mL 上述溶液，用水定容到 1 000 mL。

4.13　1 g/L 碳酸氢钠溶液：称取 0.1 g 碳酸氢钠(4.4)，加水至 100 mL，振摇溶解。

4.14　乙酸水溶液(1+1)：将冰乙酸和水以 1∶1 的体积比混合。

4.15 对苯二酸标准物质(Terephthalic Acid,CAS 100-21-0):纯度大于等于99%。

4.16 对苯二酸标准储备溶液:准确称量对苯二酸50.0 mg于50 mL烧杯中,加入少量甲醇(4.1),在50 ℃下加热至对苯二酸溶解后,用甲醇转移至100 mL容量瓶中,冷却后定容。该溶液浓度为500 mg/L。

4.17 标准工作液:

4.17.1 水性模拟液介质:吸取适量对苯二酸标准储备溶液(4.16),用不含待测物的水、3%乙酸水溶液、10%乙醇水溶液配制成不同浓度的标准工作液,用于绘制标准曲线。

4.17.2 橄榄油提取液介质:按7.1.2处理不含待测物的橄榄油,用得到的提取液,吸取适量的对苯二酸标准储备溶液(4.16),配制成不同浓度的标准工作液,用于绘制标准曲线。

4.17.3 异辛烷提取液介质:按7.1.3处理不含待测物的异辛烷,用得到的提取液,吸取适量的对苯二酸标准储备溶液(4.16),配制成不同浓度的标准工作液,用于绘制标准曲线。

5 仪器

高效液相色谱仪:配紫外检测器。

6 试样的制备与保存

6.1 试样的制备

样品迁移试验模拟浸泡液依据SN/T 2280—2009规定制备。

6.2 试样的保存

模拟食品浸泡液在4 ℃下避光、密闭保存。

7 测定步骤

7.1 试样的处理

7.1.1 水性模拟浸泡液

将迁移试验得到的水、3%乙酸、10%乙醇浸泡液,通过0.45 μm滤膜过滤,待液相色谱分析。

7.1.2 橄榄油模拟浸泡液

准确称取50.00 g迁移试验得到的橄榄油浸泡液至烧杯中,转入250 mL分液漏斗中,用50 mL异辛烷(4.7)分两次清洗烧杯,清洗液合并入分液漏斗,用量筒加入20 mL碳酸氢钠溶液(4.13)。液液分配,轻轻摇动1 min,然后静置15 min分层(漏斗倾斜45°或者慢慢旋转它,有助于分层)。将下层液体放入50 mL容量瓶中,上层再用20 mL碳酸氢钠溶液(4.13)提取一次,合并提取液于50 mL容量瓶中,加入1 mL 50%乙酸溶液(4.14),定容至刻度,混匀。用0.45 μm滤膜过滤1 mL~2 mL,待液相色谱分析。

7.1.3 异辛烷模拟浸泡液

准确移取50.0 mL迁移试验得到的异辛烷浸泡液于250 mL分液漏斗中,用量筒加入20 mL碳酸氢钠溶液(4.13)。液液分配,轻轻摇动1 min,然后静置分层。将下层液体放入50 mL容量瓶中,上层再用20 mL碳酸氢钠溶液(4.13)提取一次,合并提取液于50 mL容量瓶中,加入1 mL 50%乙酸(4.14),定容至刻度,混匀。用0.45 μm滤膜过滤1 mL~2 mL,待液相色谱分析。

7.2 测定

7.2.1 液相色谱条件

a) 色谱柱:C_{18},5 μm,250 mm×4.6 mm(内径)或相当者;

b) 检测波长:242 nm;

c) 流动相:甲醇-乙酸钠缓冲溶液(4.5)(15+85,体积比);

d) 流速:1 mL/min;

e) 进样量:50 μL。

7.2.2 液相色谱测定

根据样液中被测对苯二酸的含量情况,选定峰高相近的标准工作溶液和样品进行等体积进样。标准工作溶液和样液中对苯二酸的响应值均应在仪器的检测线性范围内。对苯二酸标准溶液色谱图参见附录A。

7.3 平行试验

按照SN/T 2280—2009要求进行。

7.4 空白试验

将未进行迁移试验的食品模拟物按上述步骤进行。

8 结果计算

8.1 食品模拟物中对苯二酸含量的计算

结果用色谱数据处理软件外标法或按式(1)计算,计算结果需扣除空白值:按式(1)计算:

$$X=\frac{A\times c\times V_1}{A_s\times m} \quad \cdots\cdots(1)$$

式中:

X——试样中对苯二酸含量,单位为毫克每升(mg/L);

A——样液中对苯二酸的峰面积;

c——标准工作液中对苯二酸的浓度,单位为微克每毫升(μg/mL);

V_1——样液最终定容体积,单位为毫升(mL);

A_s——标准工作液中对苯二酸的峰面积;

m——试样的质量,单位为克(g)。

注:当模拟物为橄榄油时对苯二酸含量,单位为mg/kg。

8.2 与食品接触高分子材料及制品中对苯二酸的迁移量的计算

样品中对苯二酸的迁移量的计算按照SN/T 2280—2009规定进行。

9 确证

当上述结果超过特定限量值SML时,用以下方法或其他有效方法确证:

a) 液相色谱-二极管矩阵方法

采用7.2.1色谱条件,用二极管矩阵检测器进行检测,得到对苯二酸紫外扫描图,进行辅助定性,对苯二酸的紫外图谱参见附录B。

b) 液相色谱-串联质联方法

分析参考条件及色谱图参见附录C和附录D。

10 方法的精密度、测定低限和回收率

10.1 精密度

在重复条件下获得的两次独立测定结果的绝对差值不得超过算术平均值的10%。

10.2 方法测定低限

本方法食品模拟物水、3%乙酸溶液、10%乙醇溶液和异辛烷中对苯二酸测定低限为0.3 mg/L,橄榄油中对苯二酸的测定低限为0.3 mg/kg。

10.3 回收率

食品模拟物中对苯二酸的添加回收率的实验数据(在不同添加浓度范围内)参见附录E表E.1。

附 录 A
(资料性附录)
对苯二酸标准物质液相色谱图

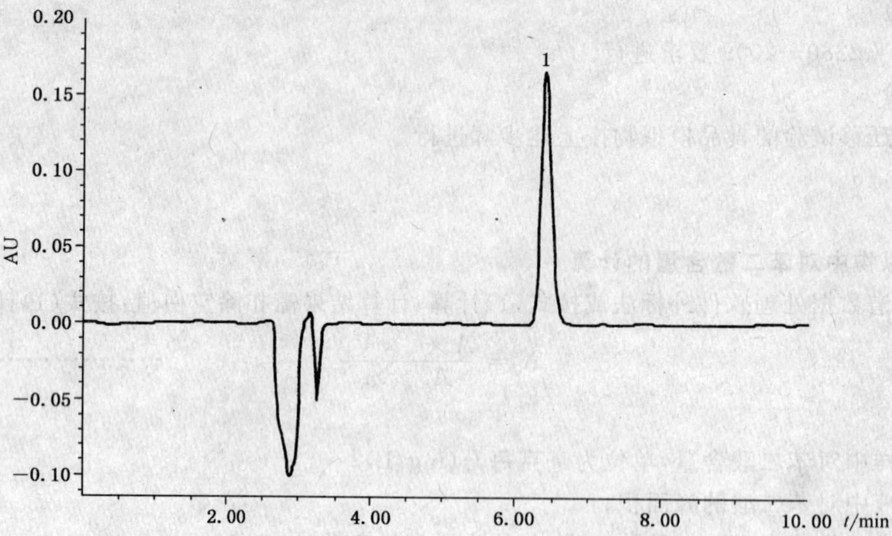

1——对苯二酸。

图 A.1 对苯二酸标准物质液相色谱图

附 录 B
(资料性附录)
对苯二酸紫外扫描图

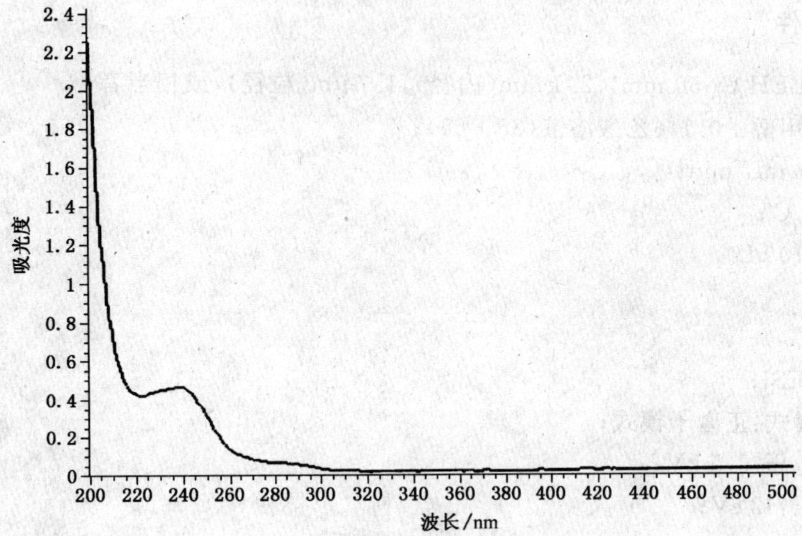

图 B.1 对苯二酸紫外扫描图

附 录 C
（资料性附录）
液相色谱-串联质联确证参考条件

C.1 液相色谱条件

a） 色谱柱：BEH C_8 50 mm×2.1 mm（内径），1.7 μm（粒径），或相当者；
b） 流动相：甲醇＋0.1％乙酸溶液（35＋65）；
c） 流速：0.3 mL/min；
d） 柱温：30 ℃；
e） 进样量：10 μL。

C.2 质谱条件

a） 离子源：ESI；
b） 离子化模式：正离子模式；
c） 毛细管电压：2.5 kV；
d） 锥孔电压：12 eV；
e） 碰撞电压：40 eV；
f） 射频透镜电压：0.5 V；
g） 离子源温度：110 ℃；
h） 雾化温度：350 ℃；
i） 雾化气流速：500 mL/min；
j） 锥孔气流速：50 mL/min；
k） 数据采集方式：选择离子监测（MRM）；
l） 监测离子对（m/z）：对苯二酸 164.8/76.80（20 ev）、164.8/120.8（12 eV）。

C.3 定性测定

进行试样测定时，将样液适当稀释，按液相色谱-质谱条件测定样液和标准工作溶液，如果检出色谱峰的保留时间与标准物质相一致，并且在扣除背景后的样品质谱图中，所选择的离子均出现，而且所选择的离子比与标准物质的相对丰度一致，相对丰度允许偏差不超过表 C.1 规定的范围，则可判断样品中存在对苯二酸。

表 C.1 定性确证时相对离子丰度的最大允许偏差

相对离子丰度/％	＞50	＞20～50	＞10～20	≤10
允许的相对偏差/％	±20	±25	±30	±50

附 录 D
（资料性附录）
对苯二酸多反应监测（MRM）色谱图

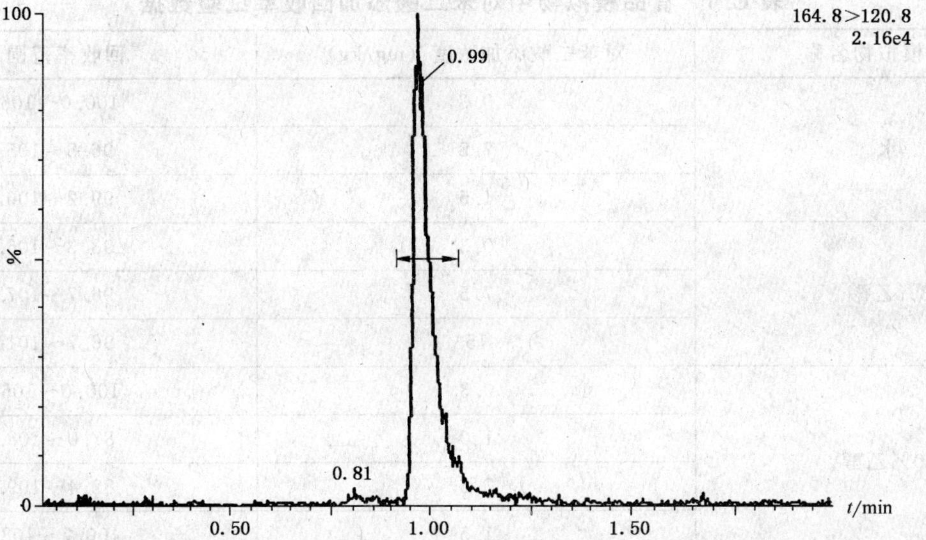

图 D.1 对苯二酸多反应监测（MRM）色谱图

附 录 E
（资料性附录）
回收率数据

表 E.1 食品模拟物中对苯二酸添加回收率试验数据

食品模拟物名称	对苯二酸添加浓度/(mg/kg)	回收率范围/%
水	0.3	100.0～106.7
	7.5	96.5～105.1
	1.5	99.2～106.1
3%乙酸	0.3	93.3～106.7
	7.5	96.7～107.9
	15	96.7～101.5
10%乙醇	0.3	100.0～106.7
	1.0	87.0～108.0
	7.5	82.4～109.7
	1.5	100.7～108.3
橄榄油	0.3	80.0～106.7
	1.0	80.0～98.0
	7.5	80.5～93.2
	15	93.1～98.7
异辛烷	0.3	86.7～110.0
	7.5	82.9～103.5
	15	83.1～103.7

SN

中华人民共和国出入境检验检疫行业标准

SN/T 2197—2008

食品接触材料　高分子材料
食品和食品模拟物中丙烯腈的测定
气相色谱法

**Food contact materials—Polymer materials—
Determination of acrylonitrile in food and food simulants—
Gas chromatography**

2008-11-18 发布　　　　2009-06-01 实施

中华人民共和国
国家质量监督检验检疫总局　发布

前　言

本标准等同采用欧洲标准 BS EN 13130-3:2004《食品接触材料及制品　限制塑料物质　第3部分:食品和食品模拟物中丙烯腈含量的测定》(英文版)。

本标准的技术性要求完全等同于 BS EN 13130-3:2004。

为了适应我国国情,本标准在采用 BS EN 13130-3:2004 时进行了编辑性修改,主要差异如下:

——删除了 BS EN 13130-3:2004 中目次、前言、绪论、7.1.1 条注、第 10 章、参考文献。

——第 2 章根据标准编写要求改为规范性引用文件。

——增加附录 D 用以说明使用毛细管柱时所建议的色谱条件。

本标准的附录 A、附录 B、附录 C 均为规范性附录,附录 D 为资料性附录。

本标准由国家认证认可监督管理委员会提出并归口。

本标准由中华人民共和国宁波出入境检验检疫局负责起草。

本标准主要起草人:林振兴、邬蓓蕾、袁丽凤、奚中威、王豪、叶海雷。

本标准系首次发布的出入境检验检疫行业标准。

食品接触材料　高分子材料
食品和食品模拟物中丙烯腈的测定
气相色谱法

1　范围

本标准规定了食品和食品模拟物中丙烯腈单体的测定方法。

本标准适用于水性食品模拟物、脂肪性食品模拟物橄榄油、其他脂肪性食品模拟物、模拟物D(如:合成甘油三酯混合物、葵花籽油和玉米油)以及液体和固体食品(如饮料和软黄油)。

本标准中丙烯腈单体的含量表示为每千克食品或食品模拟物中含有丙烯腈的毫克数。

根据应用的检测条件(见8.2.3中注),本标准适用于食品模拟物中丙烯腈单体最低含量为0.005 mg/kg～0.010 mg/kg或者更低含量的定量测定。对于所提及的食品中丙烯腈单体测定,一般可以达到0.020 mg/kg的测定低限。

注:本标准适用于15%(体积分数)酒精溶液中丙烯腈的检测,同时也适用于10%(体积分数)的酒精溶液。

2　规范性引用文件

下列文件中的条款通过本标准的引用而成为本标准的条款。凡是注日期的引用文件,其随后所有的修改单(不包括勘误的内容)或修订版均不适用于本标准,然而,鼓励根据本标准达成协议的各方研究是否可使用这些文件的最新版本。凡是不注日期的引用文件,其最新版本适用于本标准。

SN/T 2280—2009　食品接触材料　塑料中受限物质　塑料中物质向食品及食品模拟物特定迁移试验方法和含量测定以及食品模拟物暴露条件选择的指南

3　原理

用带顶空自动进样器和氮选择性检测器的气相色谱仪检测食品或食品模拟物中的丙烯腈含量。丙腈作内标物,在空白样品中加入丙烯腈进行校准来获得定量结果。如果无法获得空白样品,则可以采用附录A中的标准加入法。

如果内标法存在干扰,则可以采用附录B中的外标法进行校准。

如果无法利用顶空自动进样器进行操作,则可以应用附录C中的手动进样法。

丙烯腈含量的进一步确证,可以采用气相色谱/质谱联用(GC/MS)法或者用另一根极性不同的色谱柱进行再分析。

4　试剂

4.1　丙烯腈($CH_2=CH\text{-}CN$):纯度大于99%(质量分数)。

4.2　丙腈($CH_3\text{-}CH_2\text{-}CN$):与丙烯腈具有相同保留时间的杂质峰面积不能大于1%。

4.3　1,2-丙二醇碳酸酯($CH_3\text{-}CH\text{-}OCOO\text{-}CH_2$):标准大气压下的沸点为240 ℃～243 ℃,与丙烯腈或丙腈具有相同保留时间的杂质峰面积应小于1%。

4.4　氮气:纯度达到99.999%。

4.5　丙烯腈标准溶液

4.5.1　按照下列步骤配制约12.5 mg/mL的丙烯腈标准储备溶液:

a)　在100 mL容量瓶中加入50 mL 1,2-丙二醇碳酸酯(4.3),盖上塞子,准确称量(精确到

0.2 mg)，滴加约 1.5 mL(1.25 g)丙烯腈(4.1)到 1,2-丙二醇碳酸酯中，摇匀，再准确称量(精确到 0.2 mg)，取两次称量差作为丙烯腈加入量，用 1,2-丙二醇碳酸酯定容到 100 mL；

b) 重复 a)的步骤配制另一份丙烯腈标准储备溶液。

4.5.2 按照下列步骤将丙烯腈标准储备溶液稀释成标准溶液

a) 用精度为 0.1 mL 的移液管，将 4.5.1 中配制的其中一份丙烯腈标准储备溶液分两步稀释 100 倍，每步取 10 mL 的丙烯腈标准储备溶液与 90 mL 1,2-丙二醇碳酸酯相混合，得到约 125 μg/mL 的中间标准溶液。分别将 48 mL、45 mL 和 40 mL 的 1,2-丙二醇碳酸酯准确加入至三个 55 mL 的玻璃小瓶中，再分别在三个小瓶中准确加入 2.0 mL、5.0 mL、10.0 mL 的中间标准溶液，用内表层覆盖有聚四氟乙烯膜的盖子封住小瓶，摇匀；

b) 重复 a)步骤将 4.5.1 中配制的另一份丙烯腈标准储备溶液稀释成同样的三份丙烯腈标准溶液。

注：经上述步骤配制的丙烯腈标准溶液浓度分别约为 5 μg/mL、12.5 μg/mL、25 μg/mL，此系列标准溶液可以在 4 ℃条件下贮存 4 周。

4.6 按照与 4.5 相似的过程用 1,2-丙二醇碳酸酯配制一份浓度约 25 μg/mL 的丙腈标准溶液。

5 仪器

5.1 气相色谱仪：配有氮选择性检测器和顶空自动进样器。

5.2 气相色谱柱：要求能将 1,2-丙二醇碳酸酯与丙烯腈和丙腈分离，丙烯腈和丙腈的峰面积与其他化合物的峰面积重叠应小于 1%。

注：推荐以下色谱柱用于丙烯腈的检测：

a) 不锈钢填充柱(2 m×3 mm)：固定液为 15%聚乙二醇 1 500，载体为硅藻土(60 目～100 目)；

b) 不锈钢填充柱(1.8 m×2 mm)：固定液为 0.2%聚乙二醇 1 500，载体为石墨化炭黑 USP(S7)(80 目～100 目)；

c) 玻璃填充柱(3 m×2 mm)：固定液为 20%聚乙二醇 20，载体为熔融-煅烧硅藻土(60 目～80 目)；

d) 毛细管色谱柱(25 m×0.32 mm×1.2 μm)：硅胶键合 100%二甲基硅氧烷固定相；

e) 毛细管色谱柱(12 m×0.20 mm×0.33 μm)：硅胶键合改性的聚乙二醇脂肪酸固定相。

5.3 样品瓶：25 mL 或其他适合于自动进样的规格，配有丁基橡胶隔垫和金属密封盖。

注：丁基橡胶隔垫对丙烯腈的检测不能产生干扰，内表层最好覆盖有聚四氟乙烯(PTFE)膜。

5.4 50 μL 微量注射器和 5 mL 注射器。

6 样品

6.1 实验室样品

用于本标准的食品或食品模拟物的实验室样品根据 SN/T 2280—2009 获得，不含丙烯腈的同类空白样品用于校准，将样品在 4 ℃条件下用密闭容器避光保存。

注：丙烯腈一般不会在取样过程中损失，也不会在运输和 4 周内的贮存过程中损失。

6.2 试样的制备

6.2.1 概要

由于食品或食品模拟物中丙烯腈的含量基本上接近测定低限，因此应该格外注意在样品制备过程中可能引入的外来污染。以下几点需要引起注意：

a) 在装入食品或食品模拟物样品之前，预先用高纯氮气吹扫样品瓶(5.3)；

b) 为了避免由于挥发而造成的交叉污染，迁移测试过程及食品或食品模拟物的子样制备过程应避免在存放丙烯腈或丙腈的实验室内进行；

c) 为了避免标准溶液加入时残留在隔垫内，特别是内表层覆盖有聚四氟乙烯膜时，建议直接将标准溶液加入到装食品或食品模拟物的小瓶中，而不要通过隔垫注入。

6.2.2 试液的制备

对于液体食品,用 5 mL 的注射器(5.4)移取 5.0 mL±0.1 mL 的食品或水性食品模拟物装入样品瓶中(5.3)。对于固体食品(如软黄油)、橄榄油和模拟物 D,称取 5.0 g±0.1 g 食品或食品模拟物装入样品瓶中。用 50 μL 进样器(5.4)在装食品或食品模拟物的小瓶中加入 20 μL 1,2-丙二醇碳酸酯(4.3)和 20 μL 丙腈标准溶液(4.6),然后用隔垫和盖子封住小瓶。

6.2.3 食品或食品模拟物校准溶液的制备

注:如果无法获得不含丙烯腈的食品或食品模拟物,则可以采用附录 A 中的标准加入法。

按照试液的制备过程(6.2.2),只将加入的 20 μL 1,2-丙二醇碳酸酯溶剂(4.3)换成加入 20 μL 其中的一种标准溶液(4.5.2)。

6.2.4 空白样品的制备

在不含丙烯腈的食品或食品模拟物中,按照试液的制备过程(6.2.2),只将加入的 20 μL 丙腈内标,换成 20 μL 1,2-丙二醇碳酸酯。

7 分析步骤

7.1 气相色谱仪准备

7.1.1 气相色谱条件

根据所使用的气相色谱仪和色谱柱类型,建立合适的气相色谱条件,典型的色谱条件参见附录 D。

7.1.2 氮选择性检测器的优化

根据操作指导书优化空气和氢气的流量。

注:由于载气流量(7.1.1)对检测器灵敏度的影响比较小,在大多数情况下,当更换新的铷珠时,可以不再调节氢气和空气的流量。一般可以调节检测器的电压改变检测器灵敏度。当丙烯腈含量为 20 μg/L 的试液在检测器上所产生信号的信噪比小于 3 时,如没有其他故障存在,应考虑更换检测器的铷珠。

7.1.3 校准

每个样品应进行平行试验。

通过在不含丙烯腈的食品或食品模拟物中分别加入三个丙烯腈标准溶液(4.5.2)来建立校准曲线。用于校准的食品或食品模拟物应与被分析的食品或食品模拟物为同一类型。

由独立的两个标准储备溶液分别配制两套校准溶液,建立两条校准曲线,进行相互核对,两套校准溶液的峰面积偏差不能超过±5%。

标准溶液的信号应该明显高于在同一保留时间的空白样品的信号。另一方面,由于氮选择性检测器可能存在的非线性响应,标准溶液中丙烯腈和丙腈的浓度应尽量相近。考虑到上述两个原因,校准时使用的丙烯腈标准溶液不要高于本标准提供的浓度。

7.2 气相色谱检测

注:本标准中校正因子主要取决于两个因素,一个是氮选择性检测器的响应,一个是丙烯腈和丙腈的挥发系数。因此,要求试样(6.2)的制备过程在相同的条件下进行。

当开始检测时,应该对基线的稳定性和检测器的线性响应进行检查,特别是利用附录 A 中的标准加入法进行检测时更需要做到这一点。检测器对丙烯腈和丙腈的响应灵敏度会随时间发生变化,因此应该在对一系列样品进行检测之前和之后分别检测三个校准溶液,另外,在分析完五个样品之后应该分别检测中间浓度的校准溶液(6.2.3)和空白样品(6.2.4)。

将试样(6.2)在顶空进样器的加热器中于 70 ℃±1 ℃温度下平衡 2 h。

根据保留时间对丙烯腈和丙腈进行定性,并测量其相应的峰高或峰面积。

8 结果表示

8.1 概要

假定所有的检测都应取相同体积或质量的食品或食品模拟物,如果使用内标法,则也应该加入同样体积的内标物和标准溶液。

8.2 计算方法

8.2.1 干扰情况下的计算法

如果不含有丙腈的空白监控样品在丙腈色谱峰范围内的干扰超过校准溶液中丙腈峰面积的10%或者空白样品的检测显示这种干扰的绝对值超过±20%时，可以采用附录B中的外标法进行检测。同样，如果按照8.2.2或8.2.3的方法进行检测时，发现不含丙烯腈的空白样品含有超过0.010 mg/kg的干扰峰时，可以采用附录A的标准加入法进行检测。

8.2.2 校准曲线法

根据不同浓度校准溶液的丙烯腈和丙腈的峰高或者峰面积比值，绘制比值与丙烯腈浓度的双对数校准曲线，丙烯腈浓度采用毫克每升或毫克每千克表示。按7.2操作得到试样中丙烯腈和丙腈的峰高或峰面积的比值，在校准曲线上查得试样的丙烯腈浓度(6.2.2)。

丙烯腈浓度在液体食品和水性食品中以毫克每升表示，在固体食品、油性食品或食品模拟物D中以毫克每千克表示。

8.2.3 计算法

按式(1)计算校正因子：

$$f_{is}=c_{AN,cal}\times\frac{Y_{PN,cal}-Y_{PN,ctrl}}{Y_{AN,cal}-Y_{AN,ctrl}} \qquad \cdots\cdots(1)$$

式中：

f_{is}——校正因子；

$c_{AN,cal}$——校准溶液(6.2.3)中的丙烯腈浓度，以毫克每升(mg/L)或毫克每千克(mg/kg)表示；

$Y_{PN,cal}$——校准溶液中丙腈的峰高或峰面积；

$Y_{PN,ctrl}$——空白样品(6.2.4)中丙腈的峰高或峰面积；

$Y_{AN,cal}$——校准溶液中丙烯腈的峰高或峰面积；

$Y_{AN,ctrl}$——空白样品中丙烯腈的峰高或峰面积。

按式(2)计算样品中丙烯腈的浓度：

$$c_{AN}=f_{is}\times\frac{Y_{AN}-Y_{AN,ctrl}}{Y_{PN}-Y_{PN,ctrl}} \qquad \cdots\cdots(2)$$

式中：

c_{AN}——样品中丙烯腈的浓度，以毫克每升(mg/L)或毫克每千克(mg/kg)表示；

f_{is}——取6.2.3中的多个校准溶液所获得的校正因子的平均值；

Y_{PN}——样品中丙腈的峰高或者峰面积；

$Y_{PN,ctrl}$——空白样品中丙腈的峰高或者峰面积；

Y_{AN}——样品中丙烯腈的峰高或者峰面积；

$Y_{AN,ctrl}$——空白样品中丙烯腈的峰高或者峰面积。

注：2002/72/EC指令假定所有模拟物的相对密度为“1”。因此，相对于82/711/EEC指令中以毫克每千克表示的迁移量，本标准中以毫克每升表示的迁移量相当于以毫克每千克表示的迁移量。

由以上公式获得的迁移量可以表示为毫克每千克或毫克每升。

8.2.4 特定迁移量的计算

实验室样品的丙烯腈浓度按照第7章进行检测，然后再根据浸泡样品的体积和样品表面积与模拟物的比值将结果进行数学转换，以便换算成特定的迁移量与限量相比对，具体的换算过程参见SN/T 2280—2009中第13章。

8.3 精密度和测定低限

8.3.1 方法验证

采用水果汁、葡萄酒和葵花籽油样品的协同试验，对方法进行验证。每个参与实验室获得了三种空白样品及在上述三种空白样品中分别加入了丙烯腈浓度约为0.020 mg/L、0.050 mg/L、0.100 mg/L的样品。由于使用了具有可比浓度的校准溶液，测定的空白监控样品的值能被修正。

8.3.2 重复性和再现性

对于浓度为0.020 mg/L的样品，在95%置信区间内每个实验室结果的重复性r为0.005 mg/L，再现性R为0.011 mg/L。

无论采用内标法还是外标法，都不影响本标准的重复性r和再现性R值。

8.3.3 测定低限

按3倍信噪比或空白样品的6倍标准偏差，得到方法的测定低限范围为0.005 mg/kg～0.020 mg/kg。因此，本标准可用于食品中丙烯腈含量为0.020 mg/kg的定量分析。

注：对于测定低限很难达到0.005 mg/kg～0.010 mg/kg的实验室，可以采取以下措施：由于丙烯腈在所有食品模拟物中都具有很好的溶解性，因此在迁移试验时可以通过减少食品模拟物体积与接触面积的比率来获得更低的测定低限。如通过将比率从1 000 mL/6 dm^2减少到500 mL/6 dm^2，实验室的迁移量的测定低限可以达到0.010 mg/kg，进一步减少食品模拟物体积与接触面积的比率可实现更低的测定低限。

对于测定低限可以达到0.005 mg/kg～0.010 mg/kg范围的实验室，通过上述方法，迁移量的测定低限可以达到0.005 mg/kg，甚至更低。

9 确证

9.1 确证的必要性

当从材料中迁移到食品或食品模拟物中的丙烯腈浓度按照8.2检测超过限量值0.020 mg/kg时，则应该按照9.2或9.3对结果进行进一步的确证。

9.2 气相色谱-质谱法确证

在选择离子模式状态下，对试液(6.2.2)、校准溶液(6.2.3)和空白样品(6.2.4)进行重新检测。丙烯腈和丙腈目标离子分别选择53 m/z和55 m/z。丙烯腈和丙腈的峰都应取半峰宽(峰高的两分之一处)或者绝对保留时间的2%范围内的最大值。对于标准溶液，则要求在更小的范围内取最大值。按照第8章，利用得到的峰面积比对食品或食品模拟物中的丙烯腈的浓度进行计算，此计算值被认为是真实值。

9.3 用不同极性色谱柱确证

用另一根不同极性的色谱柱(如：弱极性的含5%苯基和95%甲基硅氧烷柱或类似的柱子代替极性的Carbowax 20M柱或类似的柱子)对试液(6.2.2)、校准溶液(6.2.3)和空白样品(6.2.4)进行重新检测。对于每一根色谱柱，丙烯腈和丙腈的峰都应取半峰宽或者绝对保留时间的2%范围内的最大值，对于标准溶液，则要求在更小的范围内取最大值。如果丙烯腈浓度在两根柱子上的分析结果偏差小于10%，则两次结果的平均值被认为是真实值。如果不能达到此要求，则应按照9.2进行确证。

附 录 A
(规范性附录)
标准加入法

A.1 当很难获得不含丙烯腈的空白食品或食品模拟物时,可以采用标准加入法。在此情况下,为了提高精密度,先检测一下样品中丙烯腈的大致浓度,然后参照此浓度加入相应量的丙烯腈,二级校准中加入 3 倍~4 倍的丙烯腈。

A.2 监控样品中固有的丙烯腈含量难以验证,会导致误差的可能来源。同样,校正因子难以在长时间内保持稳定,因此,在使用标准加入法时,应按照 7.2 过程进行操作。

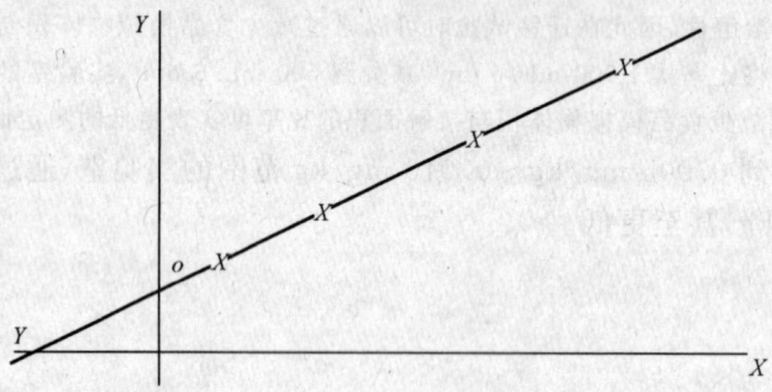

X 轴——加入到样品中的丙烯腈量(mg/L);

Y 轴——丙烯腈/丙腈的峰面积比;

o——试液(6.2.2)中丙烯腈/丙腈的峰面积比;

X——校准溶液(6.2.3)中丙烯腈/丙腈的峰面积比;

Y——校准曲线和 X 轴的交点,此过程的交叉点 Y 直接得到了样品中丙烯腈的浓度,以毫克每升(mg/L)或毫克每千克(mg/kg)表示。

注:当标准加入法得到的结果与第 8 章中得到的结果存在差异时,一般会比第 8 章中得到的结果高。

图 A.1 标准加入法结果的估算

附 录 B
（规范性附录）
外 标 法

B.1 当内标法存在干扰时，需要用外标法进行校准。在此情况下，要求校准溶液中丙烯腈浓度与被分析样品溶液中丙烯腈浓度相当。

B.2 倘若所使用的检测器的灵敏度比较稳定，则按式(B.1)计算校正因子：

$$f_{es}=\frac{c_{AN,cal}}{Y_{AN,cal}-Y_{AN,ctrl}} \qquad \cdots\cdots(B.1)$$

式中：

f_{es}——校正因子；

$c_{AN,cal}$——校准溶液(6.2.3)中丙烯腈浓度，以毫克每升(mg/L)或毫克每千克(mg/kg)表示；

$Y_{AN,cal}$——$c_{AN,cal}$所对应的峰高或者峰面积；

$Y_{AN,ctrl}$——空白样品(6.2.4)所对应的峰高或者峰面积。

按式(B.2)计算试液(6.2.2)中丙烯腈浓度：

$$c_{AN}=f_{es}\times(Y_{AN}-Y_{AN,ctrl}) \qquad \cdots\cdots(B.2)$$

式中：

c_{AN}——试样中丙烯腈浓度，以毫克每升(mg/L)或毫克每千克(mg/kg)表示；

f_{es}——取多组校准溶液(6.2.3)所获得校正因子的平均值；

Y_{AN}——c_{AN}对应的峰高或者峰面积；

$Y_{AN,ctrl}$——空白样品(6.2.4)所对应的峰高或者峰面积。

考虑7.2中注，当发现校正因子 f_{es} 随浓度发生改变时，可以用丙烯腈峰高或峰面积与丙烯腈浓度绘制一条类似于图A.1的校准曲线。

附 录 C
（规范性附录）
手动进样法

C.1 当无法获得自动进样器时，在确保满足8.3.2所规定的精密度时，可以使用手动进样。

C.2 进样操作步骤如下：

将试样(6.2)在55 ℃±1 ℃～70 ℃±1 ℃的水浴中平衡2 h，用100 ℃保温套保温或加热过的进样针插入隔垫上下移动活塞多次，抽取1 mL或2 mL的顶空气注入气相色谱仪，在此过程中应保证样品瓶温度的稳定性。

附 录 D
（资料性附录）
典型的色谱条件

使用毛细管色谱柱进行分析时，建议使用以下的色谱条件：

a) 色谱柱：毛细管色谱柱（30 m×0.53 mm×1.0 μm），100%二甲基硅氧烷固定相；

b) 进样量：1 mL；

c) 进样模式：分流进样，分流比 5∶1；

d) 进样口温度：180 ℃；

e) 柱温：70 ℃（恒温）；

f) 检测器温度：320 ℃；

g) 载气流量：5 mL/min；

h) 氢气流量：30 mL/min；

i) 空气流量：60 mL/min。

SN

中华人民共和国出入境检验检疫行业标准

SN/T 2198—2008

食品接触材料　塑料
水状食品模拟物总迁移量试验方法
袋装法

Food contact materials—Plastics—
Test methods for overall migration into aqueous food simulants—
Using a pouch

2008-11-18 发布　　　　2009-06-01 实施

中华人民共和国
国家质量监督检验检疫总局　发布

前 言

本标准等同采用 BS EN 1186-7:2002《与食品接触的材料和制品 塑料 水状食品模拟物总迁移量的试验方法 袋装法》。

本标准是按照 GB/T 1.1—2000《标准化工作导则 第1部分:标准的结构和编写规则》的要求,根据 BS EN 1186-7:2002 重新起草编写的。修改内容主要为:

——因与本标准技术内容无关,将原文中前言部分删除;

——第2章根据 GB/T 1.1—2000 编写要求改为规范性引用文件;

——5.11 蒸发皿中去掉金属、陶瓷等蒸发皿只保留玻璃蒸发皿。

本标准的附录 A、附录 B 为资料性附录。

本标准由国家认证认可监督管理委员会提出并归口。

本标准由中华人民共和国辽宁出入境检验检疫局、中华人民共和国上海出入境检验检疫局负责起草。

本标准主要起草人:于一茫、徐伟、赵雪蓉、陈伟等。

本标准系首次发布的出入境检验检疫行业标准。

食品接触材料 塑料 水状食品模拟物总迁移量试验方法 袋装法

1 范围

本标准规定将塑料膜或片制成标准袋，在限定的测试时间和温度（≤70 ℃）下，通过向塑料袋中填充选定的水状食品模拟物，测定塑料袋内层表面向水状食品模拟物迁移总量的试验方法。

本标准适用于可通过热封或压封而制成标准袋的各种塑料膜、塑料片；尤其适用于多层复合塑料。测试时，仅需测试与食品直接接触的那一层即可。

标准塑料袋尺寸规格如 6.3 中描述。

注：除 10 cm×10 cm 规格外，其他尺寸的袋也可用来试验，但应尽可能满足与食品接触的总表面积不小于 1 dm^2。

2 规范性引用文件

下列文件中的条款通过本标准的引用而成为本标准的条款。凡是注日期的引用文件，其随后所有的修改单（不包括勘误的内容）或修订版均不适用于本标准。以后如有增改的话，只有这些增改写进标准新版本中才适用于本标准，对于没注明日期的参考资料，应采用最新的版本。

GB/T 12808 实验室玻璃仪器 单标线吸量管（GB/T 12808—1991，eqv 648：1977）

EN 1186-1：2002 食品接触材料 塑料 第一部分：总迁移量试验条件和方法的选择指南

3 原理

一个塑料样品的不挥发性物质的总迁移量，是指食品模拟物的蒸发残渣质量（见 EN 1186-1：2002 中 4.5 和第 5 章）。

将塑料膜或片制成标准袋，在不超过 70 ℃的条件下，将水状食品模拟物装入袋中，并保持一定的时间。至规定时间后，从袋中倒出食品模拟物，蒸发掉每个试样中的食品模拟物，测定不挥发残渣的质量，并以毫克每平方分米与食品模拟物接触的试样表面积来表示，即 mg/dm^2 表示。

注：某些情况下试验温度可超 70 ℃。

总迁移量的试验报告，取 3 个试验值的平均值。

4 试剂和材料

试剂制备及纯度见 EN 1186-1：2002 中第 5 章。

4.1 模拟物 A：蒸馏水或同质水。

4.2 模拟物 B：乙酸水溶液 30 g/L。

4.3 模拟物 C：乙醇水溶液（1+9）。

4.4 酒精模拟物：酒精度超过 10%（体积分数）液体或饮料。

注：对于与酒精度超过 10%（体积分数）的液体和饮料直接接触的塑料材料，试验应在相当酒精浓度的水溶液中进行。

5 仪器和设备

5.1 切样板：洁净、平滑的玻璃、金属或塑料板，规格 250 mm×250 mm。

5.2　钝口的不锈钢镊子。

5.3　剪切工具：剪子或刀。

5.4　尺子(以毫米为单位，准确至 0.1 mm)。

5.5　方形金属模板(120 mm+1 mm)×(120 mm±1 mm)。

5.6　天平，感量 0.1 mg。

5.7　铝制或其他材料制的样袋架，附带夹子，用来夹样袋的袋角。参见附录 A 图 A.1。

5.8　移液管，50 mL 和 100 mL，符合 GB/T 12808 的规定。

5.9　磨口玻璃管，用来盛放水状食品模拟物，玻璃管直径约 35 mm，长度 100 mm～200 mm(不包括磨口部分)，见 EN 1186-1:2002。

5.10　烘箱、恒温箱或电冰箱。

5.11　玻璃蒸发皿，满足皿质量在食品模拟物蒸发后于干燥器中恒重后误差在±0.5 mg。

5.12　蒸发水浴、电热板、蒸馏装置或旋转蒸发器。

5.13　带有无水氯化钙或变色硅胶的干燥器。

5.14　热封或压封装置，用来制袋。

5.15　量筒，100 mL±2 mL。

6　试样制备

6.1　概述

保持试样清洁及表面无污染物是非常重要的(由于静电作用，许多塑料制品极易吸附灰尘)。制备样袋前，决不要用水或溶剂清洗样品，应用无绒布(或软刷)轻轻擦去样品表面污染物。如果规定用某种材料清洗，使用前见 EN 1186-1:2002 中 8.1。尽量减少接触试样面积，如必要，戴棉质手套。

6.2　试样的数量

需要 3 块试样。

6.3　试样的切割和制备

6.3.1　将样品放到切样板上，将与食品模拟物接触的那一面朝上。使用 120 mm×120 mm 的模板来切下试样。

6.3.2　将 2 个试样叠放在一起，与食品模拟物接触的两个面靠在一起。用热封或压封装置制成样袋，4 条封口要平行于所有的 4 个边。每条封口与各边距离为 10 mm，测量压口的里边，精确到 1 mm，计算试样的总面积，精确到 0.01 dm^2，总面积约 2 dm^2，使用工具(5.3)清除多余的薄膜。

6.3.3　测量并记录与食品模拟物接触样袋的总表面积，做好标记，将每个样袋剪掉 1 个角，使其能插入 100 mL 的移液管。

7　分析步骤

7.1　食品模拟物的迁移

7.1.1　准备 5 个玻璃管，3 个用于试验，2 个用于空白。用量筒量取 100 mL 的食品模拟物倒入每一个玻璃管内。其中一个管插入温度计，盖上瓶塞。

7.1.2　将 5 个玻璃管和样袋架一同放入已达到设定温度的烘箱、恒温箱或电冰箱中。当模拟物温度达到选定的温度时，将样袋架从烘箱、恒温箱或电冰箱取出，在隔板之间放入样袋。将 3 支装有 100 mL 模拟物的玻璃管取出，用模拟物填满 3 个样袋，大约 100 mL(对于厚的和硬的材料，填充体积小一些)，其中一个插入温度计(必要时参见 7.1.4 的注 2)。用夹子将每个样袋的开口夹好。

注：填满样袋后，样袋的开口可以热封。

7.1.3　如果模拟物有剩余，量取并记录其体积。这个操作应尽快完成，防止热量散失。待温度达到试验温度，将放有样袋的样袋架再放回烘箱、恒温箱或电冰箱中，观察温度，在模拟物温度达到允许误差范围时开始计时。具体试验温度以及时间的允许误差范围见 EN 1186-1:2002 中表 B1 和表 B2。

注：EN 1186-1:2002 附录 B 中列出了较广范围的试验温度和时间的允许误差，附录 B 中所有的试验温度和时间的允许误差范围与本标准无必要关系。

7.1.4 从烘箱中取出样袋架和用于空白的玻璃管。检查样袋有无泄漏，如果模拟物的回收率小于 90%，试验无效，用新样袋重做。

注 1：对于因材料渗透引起模拟物损失的见 EN 1186-1:2002 中 10.4。

注 2：对于接触时间达到 24 h 或以上，可以直接观测烘箱和冰箱的温度而不必观测模拟物温度。

7.2 迁移物测定

7.2.1 蒸发皿的准备

将 5 个做好标记的蒸发皿放入烘箱中，于 105 ℃～110 ℃干燥 30 min±5 min，取出，放入干燥器内，冷却至室温，称量。重复干燥，直至连续两次称量之差不超过 0.5 mg 为止，记下它们的质量。

7.2.2 蒸发方法

7.2.2.1 取出样袋和两个玻璃管，分别倒入 40 mL～50 mL 溶液于各自蒸发皿中，通过水浴、电热板或其他方式(5.12)加热挥发，注意避免损失，特别是在急加热或高温过程中。

注：乙酸、乙醇的蒸发可在通风橱中进行。

7.2.2.2 当大部分模拟物蒸发掉时，将剩余的模拟物倒入各自皿中，继续蒸发。每次用 10 mL±1 mL 未用过的模拟物清洗样袋和空白玻璃管，将清洗液一并转移至皿中蒸发。

注：使用氮气便于蒸发。

7.2.2.3 当大部分模拟物被蒸发后，将皿放入烘箱中于 105 ℃～110 ℃保持 30 min±5 min，以完全蒸发模拟物并干燥残渣。从烘箱中取出蒸发皿，放入干燥器中冷却至室温，称量并记录各自蒸发皿和残余物的质量。直至两次连续称量结果差值小于 0.5 mg。

7.2.3 蒸馏方法

分别将模拟物转移至 250 mL 圆底烧瓶中。用 10 mL±1 mL 未用过的模拟物清洗样袋 2 次，将清洗液一并倒入烧瓶中。同时做 2 个空白。将烧瓶放到电加热罩上连接蒸馏装置或旋转蒸发器中蒸发，当烧瓶中剩有 30 mL～50 mL 时，将剩余物转移至蒸发皿中，每次用 10 mL±1 mL 未用过的模拟物清洗烧瓶 2 次，将清洗液一并倒入相应的蒸发皿中，继续用水浴、电热板或其他加热装置加热，步骤同7.2.2。

注：乙酸、乙醇的蒸发应在通风橱中进行。

8 结果表示

8.1 计算方法

用式(1)计算总迁移量：

$$M = \frac{(m_a - m_b) \times 1\,000}{S} \qquad \cdots\cdots(1)$$

式中：

M——模拟物中总迁移量(每平方分米样品表面积含毫克数)，单位为毫克每平方分米(mg/dm^2)；

m_a——填充到样袋中的模拟物蒸发后的残渣重，单位为克(g)；

m_b——体积与填充到样袋的模拟物相当的空白蒸发后的残渣重，单位为克(g)；

S——与模拟物接触的试样表面积，单位为平方分米(dm^2)；

每个试样计算结果精确至 0.1 mg/dm^2，平均值精确至 0.1 mg/dm^2。

8.2 结果有效性判定

结果有效性判定见 EN 1186-1:2002 中 12.3.1。

8.3 精密度

参见附录 B。

9 试验报告

试验报告应包括如下部分(见 EN 1186-1:2002 中第 11 章):

a) 参照标准及试验步骤;

b) 完整的试样信息,如试样化学组成、提供者、商标、等级、批号、厚度等;

c) 与模拟物接触的时间和温度条件;

d) 试验过程中,如具体步骤变动应加以说明;

e) 单个试验结果及平均值表示为 mg/dm^2 或 mg/kg;

f) 试验结果的相关说明。

附 录 A
（资料性附录）
样袋架

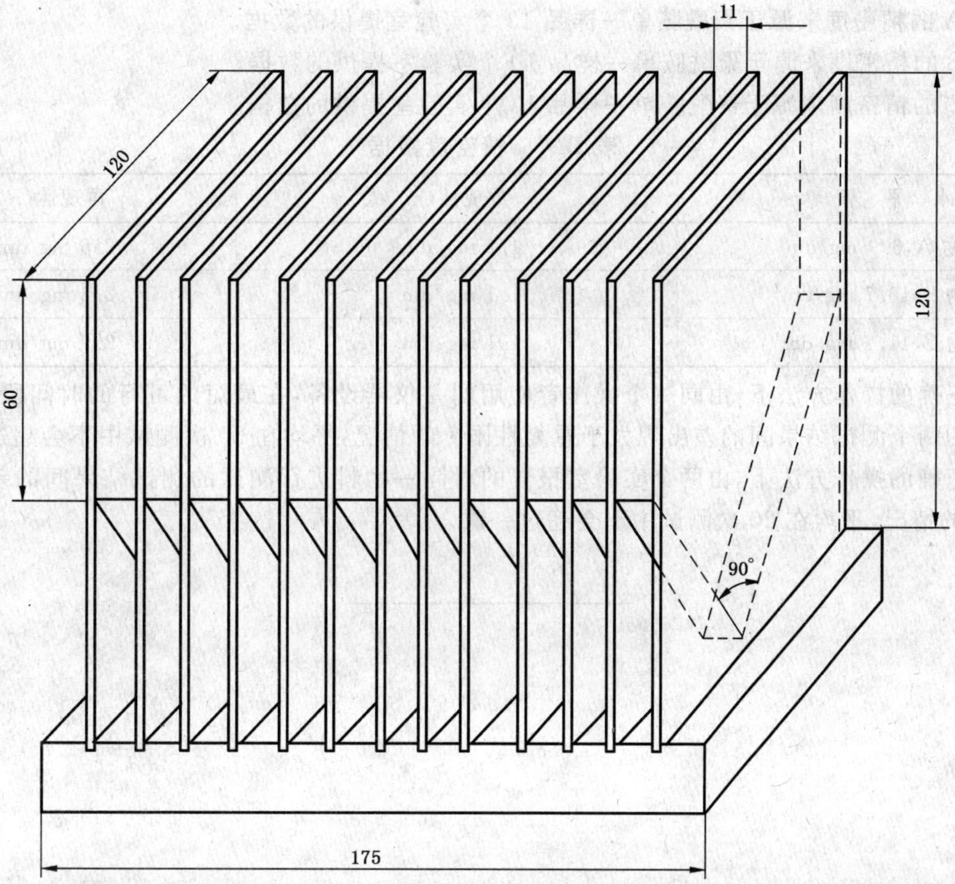

图 A.1 样袋架

附 录 B
（资料性附录）
精密度数据

精密度数据（见表 B.1）是由聚酰胺单一样品，三种模拟物 A、B、C 在 40 ℃、24 h 的条件下获得的。

模拟物 A 的精密度来源于聚酰胺单一样品 13 个实验室提供的数据。

模拟物 B 的精密度来源于聚酰胺单一样品 10 个实验室提供的数据。

模拟物 C 的精密度来源于聚酰胺单一样品 13 个实验室提供的数据。

表 B.1 精密度数据

水 平 值	重现性（r）	再现性（R）
模拟物 A，6.9 mg/dm^2	1.3 mg/dm^2	2.6 mg/dm^2
模拟物 B，10.7 mg/dm^2	1.1 mg/dm^2	2.3 mg/dm^2
模拟物 C，11.9 mg/dm^2	1.1 mg/dm^2	2.9 mg/dm^2

在通常正确的操作方法下，由同一个操作者使用同一仪器设备，在最短的可行的时间段内，对同一物料所作出的两个测试结果间的差出现大于重复性限 r 的情况，平均在 20 次测试中不会超过一次。

在通常正确的操作方法下，由两个实验室报告的对同一物料进行测试的测试结果间的差出现大于再现性限 R 的情况，平均在 20 次测试中不会超过一次。

SN

中华人民共和国出入境检验检疫行业标准

SN/T 2199—2008

食品接触材料　塑料
水状食品模拟物总迁移量试验方法
填充法

Food contact materials—Plastics—
Test methods for overall migration into aqueous food simulants—
By article filling

2008-11-18 发布　　　　2009-06-01 实施

中华人民共和国
国家质量监督检验检疫总局　发布

前　言

本标准等同采用 BS EN 1186-9:2002《与食品接触的材料和制品　塑料　水状食品模拟物总迁移量的试验方法　填充法》,本标准的技术性要求完全等同于 BS EN 1186-9:2002 标准。

本标准是按照 GB/T 1.1—2000《标准化工作导则　第 1 部分:标准的结构和编写规则》的要求,根据 BS EN 1186-9:2002 重新起草编写的。修改内容主要为:

——因与本标准技术内容无关,将原文中前言部分删除;

——第 2 章根据 GB/T 1.1—2000 编写要求改为规范性引用文件;

——5.6 蒸发皿中去掉金属、陶瓷等蒸发皿只保留玻璃蒸发皿。

本标准的附录 A 为资料性附录。

本标准由国家认证认可监督管理委员会提出并归口。

本标准由中华人民共和国辽宁出入境检验检疫局起草。

本标准主要起草人:赵雪蓉、徐伟、于一茫、陈伟。

本标准系首次发布的出入境检验检疫行业标准。

食品接触材料 塑料
水状食品模拟物总迁移量试验方法
填充法

1 范围

本标准规定了在限定的测试时间和温度下，通过向塑料容器中填充选定的水状食品模拟物，测定与水状食品模拟物直接接触的塑料容器表面迁移总量。

本标准适用于可被填充的塑料制品。

2 规范性引用文件

下列文件中的条款通过本标准的引用而成为本标准的条款。凡注明日期的引用文件，其随后所有的修改单(不包括勘误的内容)或修改版均不适用于本标准。以后如有增改的话，只有这些增改写进标准新版本中才适用于本标准，对于没注明日期的参考资料，应采用最新的版本。

GB/T 12808 实验室玻璃仪器 单标线吸量管(GB/T 12808—1991，eqv 648:1977)

EN 1186-1:2002 食品接触材料 塑料 第一部分：总迁移量试验条件和方法的选择指南

3 原理

3.1 塑料样品中不挥发性物质总迁移量是指填充到试样中食物模拟物被蒸发后所剩余的不挥发性残渣的质量。

3.2 试验条件及食品模拟物的选择见 EN 1186-1:2002 中第 4 章至第 6 章。

3.3 在不超过 70 ℃的条件下，将水状食品模拟物填充到试样中，并保持一定的时间。至规定时间后，从试样中倒出食品模拟物，蒸发掉每个试样中的食品模拟物，测定不挥发残渣的质量，并以毫克每平方分米与食品摸拟物接触的试样表面积来表示，即 mg/dm^2 表示。

注：某些情况下试验温度可超 70 ℃。

4 试剂和材料

试剂制备及纯度见 EN 1186-1:2002 中第 5 章。

4.1 模拟物 A：蒸馏水或同质水。

4.2 模拟物 B：乙酸水溶液 30 g/L。

4.3 模拟物 C：乙醇水溶液(1+9)。

4.4 酒精模拟物：酒精度超过 10%(体积分数)液体或饮料。

注：对于与酒精度超过 10%(体积分数)的液体和饮料直接接触的塑料材料，试验应在相当酒精浓度的水溶液中进行。

5 仪器和设备

5.1 分析天平：精度 0.1 mg。

5.2 无绒布或软刷。

5.3 烧杯，2 L。

5.4 玻璃珠，直径 2 mm～3mm。

5.5 恒温箱或电冰箱,温度控制符合 EN 1186-1:2002 表 B2 规定。

5.6 玻璃蒸发皿,满足皿质量在食品模拟物蒸发掉于干燥器中恒重后,误差在±0.5 mg。

5.7 蒸发水浴、电热板、蒸馏装置或旋转蒸发器。

5.8 带有无水氯化钙或变色硅胶的干燥器。

5.9 烧杯,250 mL。

5.10 玻璃移液管,200 mL,符合 GB/T 12808 要求。

6 试样制备

6.1 概述

由于静电作用,许多塑料样品极易吸附灰尘,保持试样清洁及表面无污染物是非常重要的。制备试样前,不要用水或溶剂清洗样品,应用无绒布(或软刷)轻轻擦去试样样品表面污染物。如果规定用某种材料清洗,使用前见 EN 1186-1:2002 中 8.1。但尽量少接触试样表面,如必要,戴棉质手套。

6.2 试样的数量

6.2.1 试样体积

按试样标称体积测量并记录拟填充的食品模拟物体积。若填充的试样标称体积不详,填充至试样顶端 5 mm 处,测量其与模拟物接触的表面积。

6.2.2 试样标称体积超过 200 mL

准备 5 个试样用于测试,用法如下:

a) 三个试样用于迁移量的测定;

b) 两个试样用于测量表面积。

6.2.3 试样标称体积不足 200 mL

试样的数量取决于样品本身的体积。一个试样可由多个样品组成,这些试样的模拟物总容量不得少于 200 mL。记录试样的数量。

准备 5 个试样用于测试,用法如下;

a) 三个试样用于测定迁移量;

b) 两个试样用于测量表面积。

6.3 接触食品模拟物的试样表面积

按试样标称体积测量并记录拟填充的食品模拟物体积。若填充的试样标称体积不详,填充至试样顶端 5 mm 处,并测量其与模拟物接触的表面积。

注 1:某些试样不便测量与食品直接接触的表面积。对于这类样品,总迁移量的测定按每千克食品模拟物中含有迁移物毫克数计算,即 mg/kg 表示。

注 2:如果试样体积小于 200 mL,试样表面积按一个试样的表面积乘以所用样品的数量。

6.4 试样容积大于 500 mL 但不超过 10 L

不必测量它们的体积,迁移量以毫克每千克(mg/kg)表示。

7 分析步骤

7.1 接触食品模拟物

7.1.1 每个试样做好标记以便识别;若一个试样由若干样品组成,也应分别标注。

7.1.2 向烧杯(5.3)中注入食品模拟物,体积应足够填充三个试样和两个 200 mL 的空白试验。将插有温度计的烧杯放入烘箱或冰箱中(参见 7.1.4 注 3),使模拟物达到测试温度。

7.1.3 取出烧杯,将食品模拟物注入三个试样中至它们的标称体积处(或者到顶端 5 mm 处)。若容器另有具体的体积要求,见 EN 1186-1:2002 中 8.2。在一个装有模拟物的试样中插入温度计,然后用惰性物质盖住试样口,防止模拟物蒸发。此过程应尽快操作,避免模拟物的热量散失。

7.1.4 迅速将已装有模拟物的试样放入烘箱或冰箱中。观察温度，在模拟物温度达到允许误差范围时开始计时。具体试验温度以及时间的允许误差范围见 EN 1186-1:2002 中表 B1 和 B2。

注 1：若模拟物表面积较大，应避免模拟物过度蒸发而产生损失。

注 2：接触时间和温度的精密度参见 EN 1186-1:2002 中附录 B。

注 3：对于接触时间达到 24 h 或以上，可以直接观测烘箱和冰箱的温度而不必观测模拟物温度。

7.2 迁移物测定

7.2.1 蒸发皿的准备

将 5 个做好标记的蒸发皿放入烘箱中，于 105 ℃～110 ℃干燥 30 min±5 min，取出，放入干燥器内，冷却至室温，称量。重复干燥，直至连续两次称量之差不超过 0.5 mg 为止，记下它们的质量。

7.2.2 蒸发方法

7.2.2.1 取出试样，分别用移液管取试样中 200 mL 模拟物于 250 mL 烧杯中，确保模拟物混合均匀。同时做 2 个空白。

7.2.2.2 向已恒重的蒸发皿中倒入溶液 40 mL～50 mL 食品模拟物溶液，通过水浴、电热板或其他方式加热挥发。注意避免损失，特别是在急加热或高温过程中。

注 1：乙酸、乙醇的蒸发可在通风橱中进行。

注 2：使用氮气便于蒸发。

7.2.2.3 当大部分模拟物蒸发掉时，将剩余的模拟物分次倒入各自蒸发皿中。每次用 10 mL±1 mL 未用过的模拟物清洗烧杯 2 次，将清洗液一并转移至皿中蒸发。当模拟物几乎蒸干，将皿放入烘箱中于 105 ℃～110 ℃保持 30 min±5 min，使模拟物完全蒸发并干燥残渣。

7.2.2.4 从烘箱中取出蒸发皿，放入干燥器中冷却至室温，称量并记录各自蒸发皿和残余物的质量。直至两次连续称量结果差值小于 0.5 mg。

7.2.3 蒸馏方法

分别将模拟物转移至 250 mL 圆底烧瓶中。用 10 mL±1 mL 未用过的模拟物清洗容器 2 次，分别将清洗液倒入烧瓶中。同时做 2 个空白。将烧瓶放到电加热罩上连接蒸馏装置或旋转蒸发器。将模拟物蒸发掉，直至烧瓶中有 30 mL～50 mL 剩余，将剩余物转移至蒸发皿中，每次用 10 mL±1 mL 未用过的模拟物清洗烧瓶 2 次，将清洗液一并倒入相应的皿中，继续用水浴、电热板或其他加热装置加热，步骤同 7.2.2。

注：乙酸、乙醇的蒸发应在通风橱中进行。

8 结果的表述

总迁移量结果以三个试样测定值的平均值报告。

8.1 计算方法

8.1.1 通常情况下用式(1)计算每个试样的总迁移量：

$$M=\frac{(m_a-m_b)\times 1\,000}{S} \qquad \cdots\cdots(1)$$

式中：

M——模拟物中总迁移量(每平方分米与食品直接接触的样品表面积含残留物的毫克数)，单位为毫克每平方分米(mg/dm^2)；

m_a——填充到试样中的模拟物蒸发后的残渣重，单位为克(g)；

m_b——体积与填充到试样中的模拟物相当的空白蒸发后的残渣重，单位为克(g)；

S——与模拟物直接接触试样表面积，单位为平方分米(dm^2)。

每个试样计算结果精确至 0.1 mg/dm^2，其平均值精确至 0.1 mg/dm^2。

下列情况总迁移量用毫克/千克表示：

a) 样品容量大于 500 mL 小于 10 L；

b) 不易计算与食品接触表面积的样品。

试样总迁移量按式(2)计算：

$$ML=\frac{(m_a-m_b)\times 1\,000}{V} \qquad \cdots\cdots(2)$$

式中：

ML——模拟物中总迁移量,单位为毫克每千克(mg/kg)；

m_a——填充到试样中的模拟物蒸发后的残渣重,单位为克(g)；

m_b——体积与填充到试样中的模拟物相当的空白蒸发后的残渣重,单位为克(g)；

V——填充到试样中模拟物体积,单位为升(L)。

注：密度通常为1,因此1升模拟物数量上等于1千克。

每个试样计算结果精确至1 mg/kg,其平均值精确至1 mg/kg。

8.1.2 样品体积超过200 mL小于500 mL;或体积大于10 L,用式(3)计算：

$$M=\frac{(m_a-m_b)\times 1\,000\times V}{S\times 200} \qquad \cdots\cdots(3)$$

式中：

M——模拟物中总迁移量,每平方分米样品表面积含毫克数,单位为毫克每平方分米(mg/dm²)；

m_a——填充到试样中的200 mL模拟物蒸发后的残渣重,单位为克(g)：

m_b——200 mL空白模拟物的残渣重,单位为克(g)；

V——填充到样品中模拟物体积,单位为毫升(mL)；

S——与模拟物直接接触试样表面积。

每个试样计算结果精确至0.1 mg/dm²,其平均值精确至0.1 mg/dm²。

8.1.3 样品的体积大于500 mL但小于10 L,用式(4)计算：

$$ML=\frac{(m_a-m_b)\times 1\,000}{0.2}=5\,000\times(m_a-m_b) \qquad \cdots\cdots(4)$$

式中：

ML——模拟物中总迁移量(毫克每千克食品模拟物),单位为毫克每千克(mg/kg)；

m_a——填充到试样中的200 mL模拟物蒸发后的残渣重,单位为克(g)；

m_b——200 mL空白模拟物蒸发后的残渣重,单位为克(g)。

每个试样计算结果精确至1 mg/kg,其平均值精确至1 mg/kg。

8.1.4 材料体积小于200 mL,用式(5)计算：

$$M=\frac{(m_a-m_b)\times 1\,000}{S\times N} \qquad \cdots\cdots(5)$$

式中：

M——模拟物中总迁移量(每平方分米样品表面积含毫克数),单位为毫克每平方分米(mg/dm²)；

m_a——填充到试样中的模拟物蒸发后的残渣重,单位为克(g)；

m_b——体积与填充到试样中的模拟物相当的空白蒸发后的残渣重,单位为克(g)；

N——与模拟物接触的样品数量；

S——一个小样表面积。

每个试样计算结果精确至0.1 mg/dm²,其平均值精确至0.1 mg/dm²。

8.2 结果有效性判定

结果有效性判定见EN 1186-1:2002中12.3.1。

8.3 精密度

参见附录A。

9 试验报告

试验报告应包括如下部分(见 EN 1186-1:2002 中第 11 章):

a) 参照标准及试验步骤;

b) 完整的试样信息,如试样化学组成、提供者、商标、等级、批号、厚度等;

c) 与模拟物接触的时间和温度条件;

d) 试验过程中,如具体步骤变动应加以说明;

e) 单个试验结果及平均值表示为 mg/dm^2 或 mg/kg;

f) 试验结果的相关说明。

附 录 A
（资料性附录）
精密度数据

精密度数据(见表 A.1)是由聚酰胺单一样品，三种模拟物 A、B、C 在 40 ℃、24 h 的条件下获得的。

模拟物 A 的精密度来源于聚酰胺单一样品 13 个实验室提供的数据。

模拟物 B 的精密度来源于聚酰胺单一样品 10 个实验室提供的数据。

模拟物 C 的精密度来源于聚酰胺单一样品 13 个实验室提供的数据。

表 A.1 精密度数据

水平值	重现性(r)	再现性(R)
模拟物 A，6.9 mg/dm^2	1.3 mg/dm^2	2.6 mg/dm^2
模拟物 B，10.7 mg/dm^2	1.1 mg/dm^2	2.3 mg/dm^2
模拟物 C，11.9 mg/dm^2	1.1 mg/dm^2	2.9 mg/dm^2

在通常正确的操作方法下，由同一个操作者使用同一仪器设备，在最短的可行的时间段内，对同一物料所作出的两个测试结果间的差出现大于重复性限 r 的情况，平均在 20 次测试中不会超过一次。

在通常正确的操作方法下，由两个实验室报告的对同一物料进行测试的测试结果间的差出现大于再现性限 R 的情况，平均在 20 次测试中不会超过一次。

SN

中华人民共和国出入境检验检疫行业标准

SN/T 2274—2009

食品接触材料检验规程　高分子材料类

Rules for the inspection of food contact materials—Polymer materilas

2009-02-20 发布　　2009-09-01 实施

中华人民共和国
国家质量监督检验检疫总局　发布

前　言

本标准的附录A、附录B、附录C、附录D、附录E、附录F均为规范性附录。

本标准由国家认证认可监督管理委员会提出并归口。

本标准起草单位：中华人民共和国山东出入境检验检疫局、中华人民共和国安徽出入境检验检疫局、中华人民共和国江苏出入境检验检疫局、中华人民共和国辽宁出入境检验检疫局。

本标准主要起草人：宋振乾、姜世明、王英杰、卞学东、汤礼军、孙健、徐雷、贺鸿臣。

本标准系首次发布的出入境检验检疫行业标准。

食品接触材料检验规程　高分子材料类

1　范围

本标准规定了高分子材料类的分类、技术要求、检验、符合性判定和不合格处置。

本标准适用于进出口的预期或已经与食品接触的高分子材料类成型品的检验及监管。

2　规范性引用文件

下列文件中的条款通过本标准的引用而成为本标准的条款。凡是注日期的引用文件，其随后所有的修改单（不包括勘误的内容）或修订版均不适用于本标准，然而，鼓励根据本标准达成协议的各方研究是否可使用这些文件的最新版本。凡是不注日期的引用文件，其最新版本适用于本标准。

SN/T 2273—2009　食品接触材料安全卫生技术规范

3　术语和定义

SN/T 2273—2009 确立的以及下列术语和定义适用于本标准

3.1

塑料　plastics

通过聚合、缩聚、加聚或其他任何类似过程使小分子有机物或通过化学方法改变天然大分子有机物的性质获得的大分子有机化合物，根据化学成分的不同分为聚乙烯（PE）、聚丙烯（PP）、聚氯乙烯（PVC）、聚苯乙烯（PS）、ABS 树脂、聚碳酸酯（PC）、聚对苯二甲酸乙二醇酯（PET）、聚酰胺（尼龙 PA）、偏二氯乙烯树脂（PVDC）、三聚氰胺（PM）等。

3.2

橡胶　rubber

具有可逆形变的高弹性聚合材料。

3.3

离子交换树脂　ionresin

在乙烯和丙烯酸等单体的共聚物主链上引入金属离子（如：钠、钾、锌、镁等）进行交联而得的产品，是一种高强韧性的热塑性聚合体，能够重复加热变软或冷却变硬。

3.4

硅树脂　silicone resin

Si-O-Si 为主链，硅原子上连接有机基团的交联型半无机高聚体，由多官能度的有机硅烷经水解缩聚而制成，在加热或有催化剂存在下可进一步转变成三维结构的不溶不熔的热固性树脂。

4　分类

4.1　按照材料性质的不同，分为塑料制品类、橡胶制品类、硅树脂制品类、离子交换树脂制品类，以及由塑料、橡胶、硅树脂、离子交换树脂等材料复合组成的制品类等。

4.2　按照制品形式及用途的不同，分为包装材料类：如膜、管、片、托盘等；包装容器类：如袋、瓶、罐、桶、箱等；接触器皿类：如盘、杯、碟、刀、叉等；其他类：如盖、圈（密封）、垫（密封）、奶嘴等。

5　要求

5.1　通用要求

见 SN/T 2273—2009 第 5 章。

5.2 特殊要求

5.2.1 不得采用回收或再生的高分子材料作原料生产。

5.2.2 印刷油墨表面不能与所盛装食品直接接触。

5.2.3 所用单体和添加剂符合相关法律法规及标准要求。

6 检验

6.1 抽样

6.1.1 抽样方案

在同一检验批中，按照 SN/T 2273—2009 6.2.3c)中规定的抽样方案随机抽取包装完整、件号不相邻的外包装或大包装；感官检验和安全卫生检验的样品从已抽取的外包装和大包装中随机抽取。

6.1.2 抽样数量

具体抽样数量见附录 A。

6.1.3 样品送检

见 SN/T 2273—2009 6.2.4。

6.1.4 样品保留

见 SN/T 2273—2009 6.2.5。

6.2 检验内容

6.2.1 感官检验

感官检验项目及要求见附录 B。

6.2.2 安全卫生检验

6.2.2.1 进口安全、卫生检验项目及限量要求见附录 C。

6.2.2.2 出口欧盟安全、卫生检验项目及限量要求见附录 D，其中第 D.1 章为欧盟安全卫生检验项目及限量要求，第 D.2 章为欧盟允许使用的单体和其他起始物限量要求，第 D.3 章为欧盟允许使用添加剂不完全清单及限量要求。

6.2.2.3 出口美国安全、卫生检验项目及限量要求见附录 E。

6.2.2.4 出口日本安全、卫生检验项目及限量要求见附录 F。

6.3 检验方法

按照相应的高分子材料类食品接触材料检测方法标准进行检验。

7 符合性判定

见 SN/T 2273—2009 第 7 章要求。

8 不合格处置

见 SN/T 2273—2009 第 8 章要求。

附 录 A
（规范性附录）
抽样数量

表 A.1 抽样数量

接触材料形式及用途		样品要求	样品规格	抽样数量
可测接触表面积或容积的制品	膜、碟、盘、片、圈等扁平型制品	完整样品	≥0.5 m^2	≥10 件
			5 cm^2≤表面积<0.5 m^2	≥20 件
			≤5 cm^2	≥500 g
	袋	完整样品	<250 mL	≥20 件
			250 mL≤容积≤5 L	≥10 件
			>5 L	≥5 件
	瓶、杯、罐等	完整样品	<250 mL	≥20 件
			250 mL≤容积≤5 L	≥10 件
			>5 L	≥5 件
	桶	完整样品	<1 L	≥20 件
			1 L≤容积≤10 L	≥10 件
			>10 L	≥5 件
	箱、盒	完整样品	<1 L	≥20 件
			1 L≤容积≤10 L	≥10 件
			>10 L	≥5 件
	管	完整样品	截取容积≥250 毫升段	≥10 件
无法估算接触表面积或容积的制品（刀、叉等）		完整样品	<500 g	≥20 件
			500 g≤质量≤2 kg	≥10 件
			>2 kg	≥5 件

附 录 B
（规范性附录）
感官检验项目及要求

表 B.1 感官检验项目及要求

检验项目	具体要求	检验方法
色泽	正常	样品及浸泡液在室内自然光下用感觉器官检查
气味	无异臭	
完好度	无缺口、孔隙、裂纹，无复合层分离	
印刷	图案、文字、标记正确清晰，印刷油墨牢固、不脱落、不退色	
浸泡液	不混浊、无脱色、无异色、异味	

附　录　C
（规范性附录）
进口安全、卫生检验项目及限量要求

表 C.1　进口安全、卫生检验项目及限量要求

分　类	检验项目	限量要求
聚氯乙烯制品	蒸发残渣	4%乙酸(体积分数)浸泡液≤30 mg/L
		20%乙醇(体积分数)浸泡液≤30 mg/L
		正己烷浸泡液≤150 mg/L
	高锰酸钾消耗量	水浸泡液≤10 mg/L
	重金属(Pb)	4%乙酸浸泡液≤1 mg/L
	氯乙烯单体	≤1 mg/L
	脱色试验	浸泡液:阴性
		冷餐油或无色油脂:阴性
聚乙烯制品	蒸发残渣	4%乙酸浸泡液≤30 mg/L
		65%乙醇(体积分数)浸泡液≤30 mg/L
		正己烷浸泡液≤60 mg/L
	重金属(Pb)	4%乙酸浸泡液≤1 mg/L
	脱色试验	浸泡液:阴性
		冷餐油或无色油脂:阴性
		乙醇:阴性
	高锰酸钾消耗量	水浸泡液≤10 mg/L
聚丙烯制品	蒸发残渣	4%乙酸浸泡液≤30 mg/L
		正己烷浸泡液≤30 mg/L
	高锰酸钾消耗量	水浸泡液≤10 mg/L
	重金属(Pb)	4%乙酸浸泡液≤1 mg/L
	脱色试验	浸泡液:阴性
		冷餐油或无色油脂:阴性
		乙醇:阴性
聚苯乙烯制品	蒸发残渣	4%乙酸浸泡液≤30 mg/L
		65%乙醇浸泡液≤30 mg/L
	重金属(Pb)	4%乙酸浸泡液≤1 mg/L
	脱色试验	浸泡液:阴性
		冷餐油或无色油脂:阴性
		乙醇:阴性
	高锰酸钾消耗量	水浸泡液≤10 mg/L

表 C.1（续）

分　类	检验项目	限量要求
三聚氰胺制品	蒸发残渣	水浸泡液≤10 mg/L
	高锰酸钾消耗量	水浸泡液≤10 mg/L
	甲醛	4%乙酸浸泡液≤30 mg/L
	重金属(Pb)	4%乙酸浸泡液≤1 mg/L
	脱色试验	浸泡液:阴性
		冷餐油或无色油脂:阴性
		65%乙醇:阴性
聚对苯二甲酸乙二醇酯制品	蒸发残渣	水浸泡液≤30 mg/L
		4%乙酸浸泡液≤30 mg/L
		65%乙醇浸泡液≤30 mg/L
		正己烷浸泡液≤30 mg/L
	高锰酸钾消耗量	水浸泡液≤10 mg/L
	重金属(Pb)	4%乙酸浸泡液≤1.0 mg/L
	锑(Sb)	4%乙酸浸泡液≤0.05 mg/L
	脱色试验	浸泡液:阴性
		冷餐油或无色油脂:阴性
		乙醇:阴性
聚碳酸酯制品	蒸发残渣	水浸泡液≤30 mg/L
		20%乙酸浸泡液≤30 mg/L
		4%乙醇浸泡液≤30 mg/L
		正己烷浸泡液≤30 mg/L
	高锰酸钾消耗量	水浸泡液≤10 mg/L
	重金属(Pb)	4%乙酸浸泡液≤1.0 mg/L
	酚	≤0.05 mg/L
	脱色试验	浸泡液:阴性
		冷餐油或无色油脂:阴性
		乙醇:阴性
聚氯乙烯瓶盖垫片及粒料	蒸发残渣	水浸泡液≤30 mg/L(仅对垫片)
		20%乙醇浸泡液≤30 mg/L(仅对垫片)
		4%乙酸浸泡液(垫片)≤30 mg/L
		4%乙酸浸泡液(粒料)≤0.10 mg/L
		65%乙醇浸泡液≤30 mg/L(仅对垫片)
	高锰酸钾消耗量	水浸泡液≤10 mg/L
	重金属(Pb)	4%乙酸浸泡液≤1.0 mg/L(仅对垫片)
	氯乙烯单体残留量	≤1.0 mg/L

表 C.1（续）

<table>
<tr><th colspan="2">分　　类</th><th>检验项目</th><th>限量要求</th></tr>
<tr><td colspan="2" rowspan="10">尼龙制品</td><td>己内酰胺</td><td>≤15 mg/L</td></tr>
<tr><td rowspan="4">蒸发残渣</td><td>水浸泡液≤30 mg/L</td></tr>
<tr><td>20%乙醇浸泡液≤30 mg/L</td></tr>
<tr><td>4%乙酸浸泡液≤30 mg/L</td></tr>
<tr><td>正己烷浸泡液≤30 mg/L</td></tr>
<tr><td>高锰酸钾消耗量</td><td>水浸泡液≤10 mg/L</td></tr>
<tr><td>重金属(Pb)</td><td>4%乙酸浸泡液≤1.0 mg/L</td></tr>
<tr><td rowspan="3">脱色试验</td><td>浸泡液:阴性</td></tr>
<tr><td>冷餐油或无色油脂:阴性</td></tr>
<tr><td>乙醇:阴性</td></tr>
<tr><td colspan="2" rowspan="7">橡胶改性的丙烯腈-丁二烯-苯乙烯制品</td><td rowspan="4">蒸发残渣</td><td>水浸泡液≤15 mg/L</td></tr>
<tr><td>20%乙醇浸泡液≤15 mg/L</td></tr>
<tr><td>4%乙酸浸泡液≤15 mg/L</td></tr>
<tr><td>正己烷浸泡液≤15 mg/L</td></tr>
<tr><td>高锰酸钾消耗量</td><td>水浸泡液≤10 mg/L</td></tr>
<tr><td>重金属(Pb)</td><td>4%乙酸浸泡液≤1.0 mg/L</td></tr>
<tr><td>丙烯腈单体</td><td>≤11 mg/L</td></tr>
<tr><td colspan="2" rowspan="7">丙烯腈-苯乙烯制品</td><td rowspan="4">蒸发残渣</td><td>水浸泡液≤15 mg/L</td></tr>
<tr><td>20%乙醇浸泡液≤15 mg/L</td></tr>
<tr><td>4%乙酸浸泡液≤15 mg/L</td></tr>
<tr><td>正己烷浸泡液≤15 mg/L</td></tr>
<tr><td>高锰酸钾消耗量</td><td>水浸泡液≤10 mg/L</td></tr>
<tr><td>重金属(Pb)</td><td>4%乙酸浸泡液≤1.0 mg/L</td></tr>
<tr><td>丙烯腈单体</td><td>≤50 mg/L</td></tr>
<tr><td colspan="2" rowspan="6">复合食品包装袋</td><td rowspan="3">蒸发残渣</td><td>4%乙酸浸泡液≤30 mg/L</td></tr>
<tr><td>65%乙醇浸泡液≤30 mg/L</td></tr>
<tr><td>正己烷浸泡液≤30 mg/L</td></tr>
<tr><td>高锰酸钾消耗量</td><td>水浸泡液≤10 mg/L</td></tr>
<tr><td>重金属(Pb)</td><td>4%乙酸浸泡液≤1 mg/L</td></tr>
<tr><td>甲苯二胺</td><td>4%乙酸浸泡液≤0.004 mg/L</td></tr>
<tr><td rowspan="5">橡胶制品</td><td rowspan="5">橡胶奶嘴</td><td rowspan="2">蒸发残渣</td><td>水浸泡液≤30 mg/L</td></tr>
<tr><td>4%乙酸浸泡液≤120 mg/L</td></tr>
<tr><td>高锰酸钾消耗量</td><td>水浸泡液≤30 mg/L</td></tr>
<tr><td>Zn</td><td>4%乙酸浸泡液≤30 mg/L</td></tr>
<tr><td>重金属(以铅计)</td><td>4%乙酸浸泡液≤1.0 mg/L</td></tr>
</table>

表 C.1(续)

<table>
<tr><th colspan="2">分　类</th><th>检验项目</th><th>限量要求</th></tr>
<tr><td rowspan="16">橡胶制品</td><td rowspan="8">高压锅密封圈</td><td rowspan="4">蒸发残渣</td><td>4%乙酸浸泡液≤2 000 mg/L</td></tr>
<tr><td>65%乙醇浸泡液≤40 mg/L</td></tr>
<tr><td>水浸泡液≤50 mg/L</td></tr>
<tr><td>正己烷浸泡液≤500 mg/L</td></tr>
<tr><td>高锰酸钾消耗量</td><td>水浸泡液≤40 mg/L</td></tr>
<tr><td>Zn</td><td>4%乙酸浸泡液≤100 mg/L</td></tr>
<tr><td>重金属(以铅计)</td><td>4%乙酸浸泡液≤1.0 mg/L</td></tr>
<tr><td>残留丙烯腈</td><td>≤11 mg/kg</td></tr>
<tr><td rowspan="8">其他</td><td rowspan="4">蒸发残渣</td><td>4%乙酸浸泡液≤2 000 mg/L</td></tr>
<tr><td>65%乙醇浸泡液≤40 mg/L</td></tr>
<tr><td>水浸泡液≤30 mg/L</td></tr>
<tr><td>正己烷浸泡液≤2 000 mg/L</td></tr>
<tr><td>高锰酸钾消耗量</td><td>水浸泡液≤40 mg/L</td></tr>
<tr><td>Zn</td><td>4%乙酸浸泡液≤20 mg/L</td></tr>
<tr><td>重金属(以铅计)</td><td>4%乙酸浸泡液≤1.0 mg/L</td></tr>
<tr><td>残留丙烯腈</td><td>≤11 mg/kg</td></tr>
</table>

附 录 D
（规范性附录）
出口欧盟安全、卫生检验项目及欧盟允许使用相关物质限量要求

表 D.1 出口欧盟安全、卫生检验项目及限量要求

分类	检验项目	限量要求
所有塑料制品	总迁移量(模拟物 A:蒸馏水或同质水)	1. ≤10 mg/dm^2 食品接触表面 2. ≤60 mg/kg:针对于容器体积大于 500 mL 且不大于 10 L,或封盖装置如瓶盖,瓶垫或无法估算与食品接触表面及且可填充的制品。
	总迁移量(模拟物 B:3%(质量浓度)乙酸水溶液)	
	总迁移量(模拟物 C:15%(体积分数)乙醇水溶液)	
	总迁移量(模拟物 D:精制橄榄油)	
深颜色塑料制品、黑色聚酰胺（尼龙）制品、复合包装袋	芳香族伯胺	≤0.02 mg/kg
聚氯乙烯塑料制品,盖子垫片、垫圈	氯乙烯单体	≤1 mg/kg(最终产品)
	氯乙烯迁移量	≤0.1 mg/kg(向食品释放)
丙烯腈-丁二烯-苯乙烯塑料制品	丁二烯迁移量	不得检出(检测低限:0.02 mg/kg)
	丙烯腈迁移量	不得检出(检测低限:0.02 mg/kg)
三聚氰胺制品	三聚氰胺(2,4,6-三氨基-1,3,5-三嗪)迁移量	≤30 mg/kg
	甲醛迁移量	≤15 mg/kg
聚碳酸酯塑料制品	双酚 A 迁移量	≤0.6 mg/kg
聚酰胺制品(尼龙)	己内酰胺	≤0.6 mg/kg
人造橡胶和橡胶奶嘴	*N*-亚硝胺	≤0.01 mg/kg
	N-亚硝胺生成物	≤0.1 mg/kg

表 D.2 欧盟允许使用的单体和其他起始物限量要求

中文名称	限制和(或)规范
松香酸	
乙醛	SML(T)=6 mg/kg(2)
乙酸	
乙酸乙烯酯	SML=12 mg/kg
乙酸酐	
乙炔	
经蒸馏的不饱和脂肪酸(C_{18})二聚物	QMA(T)=0.05 mg/6 dm^2(27)
未蒸馏的不饱和脂肪酸(C_{18})二聚物	QMA(T)=0.05 mg/6 dm^2(27)
经蒸馏的氢化的不饱和脂肪酸(C_{18})二聚物	QMA(T)=0.05 mg/6 dm^2(27)
未蒸馏的氢化的不饱和脂肪酸(C_{18})二聚物	QMA(T)=0.05 mg/6 dm^2(27)

表 D.2(续)

中 文 名 称	限制和(或)规范
丙烯酰胺	SML=ND(DL=0.01 mg/kg)
2-丙烯酰胺基-2-甲基丙磺酸	SML=0.05 mg/kg
丙烯酸	
丙烯酸苯甲酯	
丙烯酸正丁酯	
丙烯酸仲丁酯	
丙烯酸叔丁酯	
丙烯酸联环戊二烯酯	QMA=0.05 mg/6 dm^2
丙烯酸十二酯	SML=0.05 mg/kg(1)
丙烯酸乙酯	
丙烯酸羟乙酯	参见“丙烯酸己二醇单酯”
丙烯酸-2-羟基丙酯	QMA=0.05 mg/6 dm^2,丙烯酸-2-羟基丙酯与丙烯酸-2-羟基异丙酯之和,且符合相应规定。
丙烯酸异丁酯	
丙烯酸异丙酯	
丙烯酸甲酯	
丙烯酸己二醇单酯	
丙烯酸正辛酯	
丙烯酸丙酯	
丙烯腈	SML=ND(DL=0.020 mg/kg,包括分析公差)
己二酸	
己二酸二乙烯酯	FP中QM=5 mg/kg,或仅用作共聚单体
己二酸酐	
白蛋白	
经甲醛凝固的白蛋白	
线性饱和单羟基脂肪醇(C4-C12)	
1-氨基-3-氨甲基-3,5,-三甲基己烷	SML=6 mg/kg
12-氨基十二酸	SML=0.05 mg/kg
2-氨基乙醇	SML=0.05 mg/kg,不用于与欧盟指令85/572/EEC中规定了模拟物D的食品接触的共聚物,并且仅用于在PET层后与食品间接接触。
N-(2-氨乙基)-β-丙氨酸钠盐	SML=0.05 mg/kg
11-氨基十一烷酸	SML=5 mg/kg
氨	
壬二酸	
壬二酸酐	

表 D.2（续）

中 文 名 称	限制和(或)规范
1,3-苯二甲氨	SML=0.05 mg/kg
三氯化-1,3,5-苯三甲酸	QMA=0.05 mg/6 dm^2(以 1,3,5-苯三甲酸计)
苯代三聚氰胺	参见“2,4-二氨基-6-苯基-1,3,5-三嗪”
苯甲酸	
苯甲醇	
二环[2,2,1]庚-2-烯	SML=0.05 mg/kg
二(4-氨基环己基)甲烷	SML=0.05 mg/kg
1,3-二(2-羟基乙氧基)苯	SML=0.05 mg/kg
二(2-羟乙基)醚	参见“二甘醇”
2,2-二羟甲基-1-丁醇	参见“1,1,1-三羟甲基丙烷”
1,4-二羟甲基环己烷	
2,2-二羟甲基丙酸	QMA=0.05 mg/6 dm^2
2,2-二(4-羟本基)丙烷	SML=0.6 mg/kg(28)
2,2-二(4-羟本基)丙基二(2,3-环氧丙基)醚(=BADGE)	遵照委员会指令 2002/16/EC 关于在可能与食品接触的材料和制品中使用某些环氧衍生物的指令规定。
2,2-二(4-羟本基)丙基二(邻苯二甲酸酐)	SML=0.05 mg/kg
二(羟丙基)醚	参见“一缩二丙二醇”
双(4-异氰酸根络环己基)甲烷	参见“二环己基甲基-4,4’-二异氰酸酯”
3,3-二(3-甲基-4-羟苯基)2-吲哚酮	SML=1.8 mg/kg
双酚 A	参见“2,2-二(4-羟苯基)丙烷”
双酚 A 二(2,3-环氧丙基)醚	参见“2,2-二(4-羟苯基)丙基二(2,3-环氧丙基)醚”
双酚 A(邻苯二甲酸酐)	参见“2,2-二(4-羟苯基)丙基二(邻苯二甲酸酐)”
双酚 S	参见“4,4’-二羟基二苯砜”
硼酸	SML(T)=6 mg/kg(23)(以硼计)不影响指令 98/83/EC 关于人类消费用水之规定。
丁二烯	QM=1 mg/kg 或 SML=ND(DL=0.020 mg/kg,包括分析公差)
1,3-丁二醇	
1,4-丁二醇	SML(T)=0.05 mg/kg(24)
1,4-丁二醇二(2,3-环氧丙基)醚	FP 中 QM=1 mg/kg(以环氧基计,Mw=43)
1,4-丁二醇缩甲醛	QMA=0.05 mg/6 dm^2
1-丁醇	
1-丁烯	
2-丁烯	
3-丁烯-2-醇	QMA=ND(DL=0.02 mg/6 dm^2),仅作为制备聚合物添加剂的共聚单体。

表 D.2（续）

中 文 名 称	限制和(或)规范
4-叔丁基苯酚	SML=0.05 mg/kg
丁醛	
丁酸	
丁酸酐	
己内酰胺	SML(T)=15 mg/kg(5)
己内酰胺钠盐	SML(T)=15 mg/kg(5),(以己内酰胺计)
辛酸	
一氧化碳	
碳酰氯	FP 中 QMA=1 mg/kg
蓖麻油	
纤维素	
氯	
1-氯-2,3-环氧丙烷	参见“表氯醇”
三氟氯乙烯	QMA=0.5 mg/6 dm^2
柠檬酸	
间甲苯酚	
邻甲苯酚	
对甲苯酚	
丁烯酸	QMA(T)=0.05 mg/6 dm^2(33)
4-异丙基酚	SML=0.05 mg/kg
1,4-环己烷二甲醇	参见“1,4-二(羟甲基)环己烷”
异氰酸环基酯	QM(T)=1 mg/kg,(以 NCO 计)(26)
环辛烯	SML=0.05 mg/kg,仅用于与在指令 85/572/EEC 中规定了模拟物 A 的食品接触的共聚物
1,9-癸二烯	SML=0.05 mg/kg
癸酸	
1-癸醇	
1-癸烯	SML=0.05 mg/kg
1,4-二氨基丁烷	
1,2-二氨基乙烷	参见“乙二胺”
1,6-二氨基己烷	参见“六亚己基二胺”
2,4-二氨基-6-苯基-1,3,5-三嗪	QMA=5 mg/6 dm^2
1,4-二氯苯	SML=12 mg/kg
4,4’-二氯二本砜	SML=0.05 mg/kg
二环己基甲基-4,4’-二异氰酸酯	QM(T)=1 mg/kg,(以 NCO 计)(26)

表 D.2（续）

中 文 名 称	限制和(或)规范
二甘醇	SML(T)=30 mg/kg(3)
二亚乙基三胺	SML=5 mg/kg
4,4'-二氟苯甲酮	SML=0.05 mg/kg
1,2-二羟基苯	SML=6 mg/kg
1,3-二羟基苯	SML=2.4 mg/kg
1,4-二羟基苯	SML=0.6 mg/kg
4,4'-二羟基苯酮	SML(T)=6 mg/kg(15)
4,4'-二羟基联苯	SML=6 mg/kg
4,4'-二羟基二苯砜	SML=0.05 mg/kg
二甲基氨基乙醇	SML=18 mg/kg
3,3'-二甲基-4,4'-二氨基二环己基甲烷	SML=0.05 mg/kg(32),仅用于聚酰胺
3,3'-二甲基-4,4'-二异氰酸联苯	QM(T)=1 mg/kg,(以 NCO 计)(26)
2,6-二甲基苯酚	SML=0.05 mg/kg
2,2-二甲基-1,3-丙二醇	SML=0.05 mg/kg
1,3-二氧戊环	SML=0.05 mg/kg
一缩二季戊四醇	
碳酸二苯酯	SML=0.05 mg/kg
二苯醚-4,4'-二异氰酸盐	QM(T)=1 mg/kg,(以 NCO 计)(26)
二苯甲基-2,4'-二异氰酸盐	QM(T)=1 mg/kg,(以 NCO 计)(26)
二苯甲基-4,4'-二异氰酸酯	QM(T)=1 mg/kg,(以 NCO 计)(26)
二苯砜	SML(T)=3 mg/kg(25)
一缩二丙二醇	
二乙烯基苯	QMA=0.01 mg/6 dm^2 或 SML=ND(DL=0.02 mg/kg,包括分析公差),二乙烯基苯与乙基乙烯基苯之和
N,*N*'-二乙基-2-咪唑啉酮	QM=5 mg/kg
正十二烷二酸	
1-十二烯	SML=0.05 mg/kg
表氯醇	FP 中 QM=1 mg/kg
乙醇	
乙烯	
乙二胺	SML=12 mg/kg
乙二醇	SML(T)=30 mg/kg(3)
吖丙啶	SML=ND(DL=0.01 mg/kg)
环氧乙烷	QM=1 mg/kg
2-乙基-1-己醇	SML=30 mg/kg

表 D.2（续）

中 文 名 称	限制和(或)规范
5-亚乙基二环[2,2,1]庚-2-烯	QMA＝0.05 mg/6 dm^2，表面积与食品数量的比值应低于 2 dm^2/kg
丁香酚	SML＝ND(DL＝0.02 mg/kg，包括分析公差)
椰子脂肪酸	
大豆脂肪酸	
妥尔油脂肪酸	
甲醛	SML(T)＝15 mg/kg(22)
反丁烯二酸	
葡萄糖	
戊二酸	
戊二酸酐	
丙三醇	
N-庚基氨基十一烷酸	SML＝0.05 mg/kg
氯菌酸	SML＝ND(DL＝0.01 mg/kg)
氯菌酸酐	SML＝ND(DL＝0.01 mg/kg)
1-十六醇	
六氟丙烯	SML＝ND(DL＝0.01 mg/kg)
六亚甲基二胺	SML＝2.4 mg/kg
六亚甲基二异氰酸酯	QM(T)＝1 mg/kg，(以 NCO 计)(26)
六亚甲基四胺	SML(T)＝15 mg/kg(22)(以甲醛计)
1,6-己二醇	SML＝0.05 mg/kg
1-己烯	SML＝3 mg/kg
对苯二酚	参见“1,4-二羟基苯”
对羟基苯甲酸	
4-(羟甲基)-1-环己烷	SML＝0.05 mg/kg
6-羟基-2-萘甲酸	SML＝0.05 mg/kg
N-(4-羟苯基)乙酰胺	SML＝0.05 mg/kgM2
异丁烯	
异丁基乙烯基醚	QM＝5 mg/kg
1-异氰酸基-3-异氰酸甲基-3,5,5-三甲基环己烷	QM(T)＝1 mg/kg，(以 NCO 计)(26)
间苯二甲酸	SML＝5 mg/kg
间苯二甲酸二甲酯	SML＝0.05 mg/kg
异戊二烯	参加“2-甲基-1,3-丁二烯”
衣康酸	
乳酸	

表 D.2（续）

中 文 名 称	限制和(或)规范
月桂酸	
月桂酸乙烯酯	
月桂内酰胺	SML=0.05 mg/kg
木质纤维素	
顺丁烯二酸	SML(T)=30 mg/kg(4)
顺丁烯二酸酐	SML(T)=30 mg/kg(4),(以顺丁烯二酸计)
三聚氰胺	参见"2,4,6-三氨基-1,3-5-三嗪"
甲基丙烯酰胺	SML=ND(DL=0.02 mg/kg,包括分析公差)
甲基丙烯酸	
甲基丙烯酸烯丙酯	SML=0.05 mg/kg
甲基丙烯酸苯甲酯	
甲基丙烯酸丁酯	
甲基丙烯酸仲丁酯	
甲基丙烯酸叔丁酯	
甲基丙烯酸环已酯	SML=0.05 mg/kg
甲基丙烯酸-1,4-丁二醇二酯	SML=0.05 mg/kg
甲基丙烯酸乙二醇二酯	SML=0.05 mg/kg
甲基丙烯酸-2-(二甲基氨基)乙酯	SML=ND(DL=0.02 mg/kg,包括分析公差)
甲基丙烯酸-2,3-环氧丙基酯	QMA=0.02 mg/6 dm^2
甲基丙烯酸乙酯	
甲基丙烯酸异丁酯	
甲基丙烯酸异丙酯	
甲基丙烯酸甲酯	
甲基丙烯酸乙二醇单酯	
甲基丙烯酸苯酯	
甲基丙烯酸丙酯	
甲基丙烯酸磺基丙基酯	QMA=0.05 mg/6 dm^2
甲基丙烯酸酐	
甲基丙烯腈	SML=ND(DL=0.02 mg/kg,包括分析公差)
甲代烯丙基磺酸钠	SML=5 mg/kg
甲醇	
2-甲基-1,3-丁二烯	QM=1 mg/kg 或 SML=ND(DL=0.02 mg/kg,包括分析公差)
3-甲基-1-丁烯	QMA=0.006 mg/6 dm^2 仅用于聚丙烯
4,4'-亚甲基二(3-氯-2,6-二乙苯胺)	QMA=0.05 mg/6 dm^2

表 D.2(续)

中 文 名 称	限制和(或)规范
1,4-(亚甲二氧基)丁烷	参见“1,4-丁二醇缩甲醛”
N-羟甲基丙烯酰胺	SML=ND(DL=0.01 mg/kg)
4-甲基-1-戊烯	SML=5 mg/kg
(35%~45%,质量分数)1,6-二氨基-2,2,4-三甲基己烷和(55%~65%,质量分数)1,6-二氨基-2,2,4-三甲基己烷的混合物	QMA=5 mg/6 dm^2
(40%,质量分数)2,2,4-三甲基己烷-1,6-二异氰酸盐和(60%,质量分数)2,4,4-三甲基己烷-1,6-二异氰酸盐的混合物	QM(T)=1 mg/kg,(以 NCO 计)(26)
十四烷酸	
2,6-萘二羟酸	SML=5 mg/kg
2,6-萘二羟酸二甲酯	SML=0.05 mg/kg
1,5-萘二异氰酸酯	QM(T)=1 mg/kg,(以 NCO 计)(26)
新戊二醇	参见“2,2-二甲基-1,3-丙二醇”
硝化纤维	
1-壬醇	
降冰片烯	参见“二环[2,21]庚-2-烯”
十八烷基异氰酸酯	QM(T)=1 mg/kg,(以 NCO 计)(26)
1-辛醇	
1-辛烯	SML=15 mg/kg
油酸	
草酸	SML(T)=6 mg/kg(29)
4,4'-氧化(苯磺酰叠花物)	QMA=0.05 mg/6 dm^2
棕榈酸	
季戊四醇	
1-戊醇	
1-戊烯	SML=5 mg/kg
全氟丙基全氟乙烯基醚	SML=0.05 mg/kg
苯酚	
1,3-苯二胺	SML=ND(DL=0.02 mg/kg,包括分析公差)
(1,3-亚苯二氧)乙酰乙酸	QMA=0.05 mg/6 dm^2
光气	参见“碳酰氯”
磷酸	
亚磷酸三乙酯	QM=ND(FP 中 DL=1 mg/kg)
苯二甲酸	参见“对苯二酸”
邻苯二甲酸	
苯二甲酸二烯丙酯	SML=ND(DL=0.01 mg/kg)

表 D.2（续）

中 文 名 称	限制和(或)规范
邻苯二甲酸酐	
α-蒎烯	
β-蒎烯	
聚二甲基硅氧烷(Mw>6 800)	25 ℃时最小黏度为 100×10^{-6} m^2/s
聚乙二醇	
聚丙二醇	
1,2-丙二醇	
1,3-丙二醇	SML=0.05 mg/kg
1-丙醇	
2-丙醇	
丙醛	
丙酸	
丙酸乙烯酯	SML(T)=6 mg/kg(2)(以乙醛计)
丙酸酐	
丙烯	
环氧丙烷	QM=1 mg/kg
邻苯二酚	参见“1,2-二羟基苯”
1,2,4,5-苯四酸酐	SML=0.05 mg/kg(以1,2,4,5-苯四酸计)
树脂酸和松香酸	
间苯二酚	参见“1,3-二羟基苯”
间苯二酚二环氧甘油醚	QMA=0.005 mg/6 dm^2,不用于与指令85/572/EEC中规定了模拟物D的食品接触的共聚物,并且仅用于在PET层厚与食品间接接触
松香	
松香胶	
妥尔油松香	
木松香	
天然橡胶	
水杨酸	
癸二酸	
癸二酸酐	
硫化钠	
山梨醇	
大豆油	
食用淀粉	
硬脂酸	

表 D.2(续)

中 文 名 称	限制和(或)规范
苯乙烯	
苯乙烯磺酸	
丁二酸	SML=0.05 mg/kg
丁二酸酐	
蔗糖	
5-磺基间苯二酸-钠盐	SML=5 mg/kg
5-磺基间苯二酸二甲基酯-钠盐	SML=0.05 mg/kg
对苯二酸	SML=7.5 mg/kg
对苯二甲酰氯	SML(T)=7.5 mg/kg(以对苯二酸计)
对苯二甲酸二甲酯	
1-十四烯	SML=0.05 mg/kg
四甘醇	
四氟乙烯	SML=0.05 mg/kg
四氰呋喃	SML=0.6 mg/kg
N-*N*-*N*'-*N*'-四(2-羟丙基)乙二胺	
2,4-甲苯二异氰酸酯	QM(T)=1 mg/kg,(以 NCO 计)(26)
2,6-甲苯二异氰酸酯	QM(T)=1 mg/kg,(以 NCO 计)(26)
2,4-甲苯二异氰酸二聚物	QM(T)=1 mg/kg,(以 NCO 计)(26)
三烷基(C5-C15)乙酸-2,3-环氧丙酯	QM=1 mg/kg(以环氧基计,Mw=43)
三烷基乙酸(C7-C17)乙烯酸	QMA=0.05 mg/6 dm^2
三烯丙基胺	仅用于不与食品直接接触的水凝胶中
2,4,6-三氨基-1,3,5-三嗪	SML=30 mg/kg
三环癸烷二甲醇	SML=0.05 mg/kg
三甘醇	
1,1,1-三释甲基丙烷	SML=6 mg/kg
1,1,1-三羟甲基丙烷三甲基丙烯酸酯	SML=0.05 mg/kg
三口恶烷	SML=0.05 mg/kg
三丙二醇	
1,1,1-三(4-羟苯基)乙烷	QM=0.5 mg/kg,仅用于聚碳酸酯。
脲	
氯乙烷	参见指令 78/142/EEC
亚乙烯基二氯	QM=5 mg/kg 或 SML=ND(DL=0.05 mg/kg)
偏二氟乙烯	SML=5 mg/kg
1-乙烯基咪唑	FP 中 QM=5 mg/kg
N-乙烯基-*N*-甲基乙酰胺	FP 中 QM=2 mg/kg
乙烯基三甲氧硅烷	FP 中 QM=5 mg/kg

表 D.3 欧盟允许使用添加剂不完全清单及限量要求

中文名称	限制和(或)规范
乙酸	
乙酸丁酯	
乙酸铜盐	SML(T)=30 mg/kg(7)(以铜计)
乙酸乙酯	
以酸酐	
丙酮	
乙酰基乙酸盐	
乙酰化甘油酯	
源于天然油、脂及其单、双、三甘油酯(包括天然存在的支链脂肪酸)的线性脂肪族(C_2-C_{24})一元羧酸	
合成线性脂肪族一元羧酸(C_2-C_{24}),及其单、双、三甘油酯	
脂肪族一元羧酸(C_2-C_{24})聚甘油酯	
源于动植物油脂的脂肪酸	
丙烯酸-2,4-二叔戊基-6[1-(3,5-二叔戊基-2-羟苯基)乙基]苯酯	SML=5 mg/kg
己二酸	
饱和线性一羟基脂肪醇(C_4-C_{24})	
海藻酸	
正烷基(C_{10}-C_{13})苯磺酸	SML=30 mg/kg
主链为偶数个碳原子的线性烷基(C_2-C_{22})硫酸	
水合羟基磷酸钙铝	
氢氧化铝	
枪击碳酸镁铝	
氧化铝	
二(氢化牛脂烷基)氧化胺	QM=仅用于:a)聚烯烃中为0.1%,但当它与指令85/575/EEC规定的换算系数小于3的食品接触时,不能在LDPE中使用;b)与食品(在指令85/572/EEC中规定了模拟物D的食品除外)接触的PET中为0.25%
2-氨基苯酰胺	SML=0.05 mg/kg,仅用于水和饮料的PET。
3-氨基巴豆酸硫代二(2-羟乙基)醚二酯	
6-氨基-1,3-二甲基尿嘧啶	SML=5 mg/kg
2-氨基乙醇	SML=0.05 mg/kg,不用于与指令85/572/EEC中规定了模拟物D的食品接触的共聚物,并且仅用于在PET层厚与食品间接接触
N-(2-氨基乙基)乙醇胺	SML=0.05 mg/kg,不用于与指令85/572/EEC中规定了模拟物D的食品接触的共聚物,并且仅用于在PET层厚与食品间接接触

表 D.3（续）

中 文 名 称	限制和(或)规范
氨	
溴化铵	
氢氧化铵	
花生酸	
花生四烯酸	
抗坏血酸	
抗坏血酸棕榈酸酯	
抗坏血酸硬脂酸酯	
四硼酸钡	SML(T)＝1 mg/kg(12)(以钡计)并且 SML(T)＝6 mg/kg(23)(以硼计)，不影响指令 98/83/EC 关于人类消费用水之规定
蜂蜡	
山嵛酸酰胺	
山嵛酸	
膨润土	
苯甲醛	在与食品接触中，物质的迁移有可能严重影响食品的感官特性
苯甲酸	
苯甲酸丁酯	
苯甲酸乙酯	
苯甲酸甲酯	
苯甲酸丙酯	
4-(2-苯并嗯唑基)-4-(5-甲基-2-苯并嗯唑基)均二苯代乙烯	不大于 0.05％
1,2-二(3-氨丙基)乙烯基二胺，与 *N*-丁基-2,2,6,-四甲基-4-哌啶胺和 2,4,6-三氯-1,3,5-三嗪的聚合物	SML＝5 mg/kg
4,4’-双(2-苯并恶唑)均二苯代乙烯	SML＝0.05 mg/kg(1)
二(2,6-二叔丁基-4-甲基苯)季戊四醇二亚磷酸酯	SML＝5 mg/kg(亚磷酸盐和磷酸盐之和)
二(2,4-二枯基苯基)季戊四醇二亚磷酸酯	SML＝5 mg/kg[以该物质总和计，其氧化形式二(2,4-二枯基苯基)季戊四醇二亚磷酸酯及其水解产物(2,4-二枯基苯酚)]
二(3,4-二甲基亚苄基)山梨酸	
二(4-乙基亚苄基)山梨酸	
二(2-羟乙基)-2-羟丙基-3-(十二烷氧基)氧化甲基铵	SML＝1.8 mg/kg
2,2-二(羟基苯基)丙烷	SML(T)＝0.6 mg/kg(28)
9,9-二(甲氧苯基)芴	QMA＝0.05 mg/6 dm^2

表 D.3(续)

中文名称	限制和(或)规范
二(甲级亚苄基)山梨酸	
3,3-二(甲氧基甲基)-2,5-二甲基己烷	SML=0.05 mg/kg
二(聚乙二醇)羟甲基膦酸酯	SML=0.6 mg/kg
硼酸	SML(T)=6 mg/kg(23)(以硼计),不影响指令 98/83/EC 关于人类消费用水之规定。
氮化硼	
1,4-丁二醇	
丁酸钙	SML(T)=0.05 mg/kg(24)
氯化钙	
氯氧化钙	
氧化钙	
硫代铝酸钙	
樟脑	在与食品接触中,物质的迁移有可能严重影响食品的感官特性。
小烛树脂	
己内酰胺	SML(T)=15 mg/kg(5)
辛酸	
二氧化碳	
碳酸铜盐	SML(T)=30 mg/kg(7)(以铜计)
碳酸盐	
羟甲基纤维素	
巴西棕榈蜡	
酪蛋白	
蓖麻油	
脱水蓖麻油	
蓖麻油单、双甘油酯	
纤维素	
乙酸丁酸纤维素	
再生纤维素	
地蜡	
椰子油脂肪酸氯化胆碱酯	QMA=0.9 mg/6 dm^2
柠檬酸	
柠檬酸三乙酯	
溴化铜	SML(T)=30 mg/kg(7)(以铜计)
碘化铜	SML(T)=30 mg/kg(7)(以铜计)并且 SML=1 mg/kg(11)(以碘计)
棉纤维	

表 D.3(续)

中 文 名 称	限制和(或)规范
对-甲酚-二环戊二烯-异丁烯共聚物	SML=5 mg/kg[M2]
方石英	
丁烯酸	QMA(T)=0.05 mg/6 dm^2(33)
2-氰基-3,3-二苯基丙烯酸乙酯	SML=0.05 mg/kg
环己胺	
达玛树脂	
正癸酸	
α-环糊精	
β-环糊精	
硅藻土	
经纯碱热处理的硅藻土	
二亚苄基山梨醇	
5,7-二叔丁基-3-(3,4,2,3-二甲基苯基)-3氢-苯并呋喃-2-酮 含有:a)5,7-二叔丁基-3-(3,4-二甲基苯基)-3氢-苯并呋喃-2-酮(80%~100%);b)5,7-二叔丁基-3-(2,3-二甲基苯基)-3氢-苯并呋喃-2-酮(0%~20%)	SML=5 mg/kg
2,6-二叔丁基-4-乙基苯酚	QMA=0.05 mg/6 dm^2
3,5-二叔丁基-4-羟基苯甲酸 2,4-二叔丁基苯酯	
3,5-二叔丁基-4-羟基苯甲酸 十六烷基酯	
3,5-二叔丁基-4-羟基苯甲基膦酸 双十八烷基酯	
3,5-二叔丁基-4-羟基苯甲基膦酸单乙基酯钙盐	SML=6 mg/kg
二丁基硫代锡酸聚合物[一硫代二(丁基硫化锡)聚合物]	
二氰基肼	
二叔十二烷基二硫化物	SML=0.05 mg/kg
二甘醇	SML(T)=30 mg/kg(3)
1,1-二氟乙烷	
1,4-二羟基苯	SML=0.6 mg/kg
4,4'-二羟基二苯甲酮	SML(T)=6 mg/kg(15)
2,4-二甲基-6-(1-甲基十五烷基)苯酚	SML=1 mg/kg
二甲基亚砜	
二聚季戊四醇	
2-(4,6-二苯基-1,3,5-三嗪-2基)-5-(己氧基)酚酯	SML=0.05 mg/kg
一缩二丙二醇	
白云石	
顺-11-二十碳烯酰胺	
芥酸酰胺	

表 D.3(续)

中 文 名 称	限制和(或)规范
芥子酸	
乙醇	
乙基羟甲基纤维素	
乙基纤维素	
N,*N*'-亚乙基二油酰胺	
N,*N*'-亚乙基二棕榈酸酰胺	
N,*N*'-亚乙基二硬脂酰胺	
乙二胺四乙酸	
乙二胺四乙酸铜盐	SML(T)=30 mg/kg(7)(以铜计)
乙二醇	SML(T)=30 mg/kg(3)
乙烯基-*N*-棕榈酸酰胺-*N*'-硬脂酰胺	
乙基羟乙基纤维素	
乙基羟甲基纤维素	
乙基羟丙基纤维素	
2,2'-亚乙基二(4,6-二叔丁基苯基)氟亚膦酸酯	SML=6 mg/kg
源于动植物食品的脂肪和油	
源于动植物食品的氢化的脂肪和氢化油	
甲醛-1-萘酚共聚物[一聚(1-羟基萘基甲烷)]	SML=0.05 mg/kg
甲酸	
反丁烯二酸	
顺 9-二十碳烯酸	
白明胶	
玻璃纤维	
玻璃微球	
戊二酸	
甘油	
二山嵛酸甘油脂	
乙酸甘油酯	
含偶数个碳原子的直链饱和脂肪酸甘油酯(C_{14}-C_{18}),以及含偶数个碳原子的直链不饱和脂肪酸甘油酯(C_{16}-C_{18})	
丁酸甘油酯	
芥油甘油酯	
12-羟基硬脂肪酸甘油酯	
月桂酸甘油酯	
亚油酸甘油酯	
任酸甘油酯	

表 D.3（续）

中 文 名 称	限制和(或)规范
油酸甘油酯	
棕榈酸甘油酯	
丙酸甘油酯	
蓖麻油甘油酯	
硬脂肪甘油酯	
甘油单山嵛酸酯	
甘油单己酸酯	
甘油单月桂酸双乙酸酯	
甘油单辛酸酯	
抗坏血酸甘油单有酸酯	
柠檬酸甘油单油酸酯	
抗坏血酸甘油单棕榈酸酯	
柠檬酸甘油单棕榈酸酯	
抗坏血酸甘油单硬脂肪酯	
柠檬酸甘油单硬脂肪酯	
三山嵛酸甘油酯	
三庚酸甘油酯	
氨基乙酸盐	
石墨	
瓜耳树胶	
阿拉伯树胶	
庚酸	
六亚甲基四胺	SML(T)＝15 mg/kg(22)(以甲醛计)
己酸	
碳酸钙镁石	
盐酸	
水菱镁矿	
水滑石	
4-羟基苯甲酸乙酯	
4-羟基苯甲酸异丙酯	
4-羟基苯甲酸甲酯	
4-羟基苯甲酸丙酯	
2-(2'-羟基-3,5'-二叔丁苯基)-5-氯苯并三唑	SML(T)＝30 mg/kg(19)
羟乙基纤维素	
羟乙基甲基纤维素	
羟乙基淀粉	

表 D.3(续)

中 文 名 称	限制和(或)规范
羟甲基纤维素	
羟丙基纤维素	
羟丙基淀粉	
12-羟基硬脂酸	
次磷酸	
氧化铁	
异戊烷	
日本蜡	
高岭土	
煅烧高岭土	
乳酸	
乳酸丁酯	
月桂酸	
卵磷脂	
乙酰丙酸	
二十四烷酸	
亚油酸	
亚麻酸	
赖氨酸盐	
氢氧化镁	
氧化镁	
顺丁烯二酸	SML(T)30 mg/kg(4)
苹果酸	
丙二酸	
甘露醇	
氯代 *N*-异丁烯酰氧乙基-*N*,*N*-二甲基-*N*-羧甲基铵,十八烷基异丁烯酸-乙基异丁酸-环己基异丁烯酸-*N*-乙烯基-2-吡咯烷酮钠盐共聚物	
甲基羧甲基纤维素	
甲基纤维素	
2,2'-亚甲基双(4-甲基-6-环己基苯酚)	SML(T)=3 mg/kg(6)
2,2'-亚甲基双[4-甲基-6-(1-甲基环己基)苯酚]	SML(T)=3 mg/kg(6)
甲基乙基纤维素	
甲基羟甲基纤维素	
甲基羟丙基纤维素	
2-甲基-4-异噻唑啉-3-酮	SML=ND(DL=0.02 mg/kg,包括分析公差)
云母	

表 D.3（续）

中文名称	限制和(或)规范
(50%)邻苯二甲酸正癸基正辛酯,(25%)邻苯二甲酸二正癸酯,和(25%)邻苯二甲酸二正辛酯的混和物	SML=5 mg/kg(1)
二硫化钼	
褐煤酸及其乙二醇酯、1,3-丁二醇酯、甘油酯	
褐煤蜡	
肉豆蔻酸	
7-[2-氢萘甲-2-(1,2-D 三唑-2-基)-3-苯基香豆素]	
新癸酸钴盐	SML(T)=0.05 mg/kg[以十(癸)酸计]和 SML(T)=0.05 mg/kg(14)(以钴计),不用于与指令 85/572/EEC 中规定了模拟物 D 的食品接触的聚合物
霞石正长岩	
2,2',2"-次氮基[三乙基三(3,3',5,5'-四叔丁基-1,1'-联苯基-2,2'-二基亚磷酸盐)	SML=5 mg/kg(亚磷酸盐和磷酸盐之和)
油酰胺	
油酸	
油醇	
草酸	SML(T)=6 mg/kg(29)
2,2'-草酰氨基二[乙基-3-(3,5-二叔丁基-4-羟苯基)-丙酸盐]	
地蜡	
棕榈酸	
棕榈油酸	
果胶	
季戊四醇	
季戊四醇二油酸酯	SML=0.05 mg/kg,不用于与在指令 85/572/EEC 中规定了模拟物 D 的食品接触的共聚物
季戊四醇四(2-氰-3,3'-二苯基丙烯酸酯)	SML=0.05 mg/kg
季戊四醇四[3-(3,5-二叔丁基-4-羟苯基)-丙酸酯	
戊烷	
磷酸	
磷酸单和双-正烷基(C_{16} 和 C_{18})酯	SML=0.05 mg/kg
磷酸三氯乙基酯	SML=ND(DL=0.02 mg/kg,包括分析公差)
亚磷酸双(2,4-二叔丁基-6-甲苯基)乙酯	SML=5 mg/kg(亚磷酸盐和磷酸盐之和)
亚磷酸三(2,4-二叔丁苯基)酯	
邻苯二甲酸	
邻苯二甲酸酐	
聚二甲基硅氧烷(M_w>6 800)	25 ℃时最小黏度为 100×10^{-6} m^2/s
γ-羟基丙氧化聚二甲基硅氧烷	SML=6 mg/kg

表 D.3(续)

中文名称	限制和(或)规范
1,2-丙二醇,1,3 或 1,4-丁二醇,或聚丙二醇与末端为乙酸、C_{12}-C_{18}脂肪酸、正辛酸或正癸醇的脂肪酸的聚酯	SML=30 mg/kg
聚乙二醇	
聚乙二醇氢化蓖麻油酯	
聚乙二醇一元脂肪酸(C_6-C_{22})酯及其硫酸铵和硫酸钠	
聚乙二醇(EO=2-6)单烷基(C_{15}-C_{18})醚	SML=0.05 mg/k
聚乙二醇山梨醇酐单月桂酸酯	
聚乙二醇山梨醇酐单油酸酯	
聚乙二醇山梨醇酐单棕榈酸酯	
聚乙二醇山梨醇酐单硬脂酸酯	
聚乙二醇山梨醇酐三油酸酐	
聚乙二醇山梨醇酐三硬脂酸酐	
聚丙三醇蓖麻醇酸酯	
聚氧烷基(C_2-C_4)二甲基聚硅氧烷	
多磷酸	
聚丙二醇	
聚-{{6-[*N*-(2,2,6,6-四甲基-4-哌啶基)-正丁基氨基]-1,3,5-三嗪-2,4-二基}[(2,2,6,6-四甲基-4-哌啶基)亚氨基]-1,6-己二基-[(2,2,6,6-四甲基-4-哌啶基)亚氨基]}-α-[*N*,*N*,*N'*,*N'*-四丁基-*N"*-(2,2,6,-四甲基-4-哌啶基氨基)-己基]-[1,3,5-三嗪-2,4,6-三胺]-ω-*N*,*N*,*N'*,*N'*-四丁基-1,3,5-三嗪-2,4-二胺}	SML=5 mg/kg
聚丙三醇锌	
溴化钾	
氢氧化钾	
黄铜、青铜、铜、不锈钢、锡以及铜、锡好铁的合金的粉末、薄片好纤维	SML(T)=30 mg/kg(7)(以铜计);SML=48 mg/kg(以铁计)
1,2-丙二醇	
2-丙醇	
丙酸	
1,2-丙二醇藻酸酯	
1,2-丙二醇双月桂酸酯	
1,2-丙二醇双油酸酯	
1,2-丙二醇双棕榈酸酯	
1,2-丙二醇双硬脂酸酯	
1,2-丙二醇单月桂酸酯	
1,2-丙二醇单油酸酯	
1,2-丙二醇单棕榈酸酯	

表 D.3（续）

中文名称	限制和(或)规范
1,2-丙二醇单硬脂酸酯	
丙羟基乙基纤维素	
丙基羟甲基纤维素	
丙基羟丙基纤维素	
焦磷酸	
焦亚磷酸	
叶腊石	
石英	
油酸2-巯基乙酯与二氯二甲基锡、硫化钠和三氯甲基锡的反应产物	SML(T)=0.18 mg/kg(16)(以锡计)
树脂酸好松香酸	
松香	
松香甘油酯	
松香季戊四醇酯	
氢化松香	
氢化松香甘油酯	
氢化松香甲酯	
氢化松香季戊四醇酯	
天然橡胶	
水杨酸	
癸二酸二丁酯	
天然硅酸盐(石棉除外)	
天然硅化硅酸盐(石棉除外)	
硅酸	
硅酸锂镁钠盐	SML(T)=0.6 mg/kg(8)(以锂计)
甲硅烷基化硅酸	
碳化硅	
二氧化硅	
硅化二氧化硅	
溴化钠	
氢氧化钠	
四硼酸钠	SML(T)=6 mg/kg(23)(以硼计),不影响指令98/83/EC关于人类消费用水之规定
山梨酸	
山梨醇酐二油酸酯	
山梨醇酐单山嵛酸酯	
山梨醇酐单月桂酸酯	

表 D.3（续）

中文名称	限制和（或）规范
山梨醇酐单油酸酯	
山梨醇酐单棕榈酸酯	
山梨醇酐单硬脂酸酯	
山梨醇酐四硬脂酸酯	
山梨醇酐三油酸酯	
山梨醇酐三棕榈酸酯	
山梨醇酐三硬脂酸酯	
山梨醇	
山梨醇单硬脂酸酯	
环氧化大豆油	环氧乙烷<8%，碘值<6
可食淀粉	
水解淀粉	
硬脂酰胺	
硬脂酸	
硬脂酸铜盐	SML(T)＝30mg/kg(7)(以铜计)
硬脂酸乙二醇酯	SML(T)＝30mg/kg(3)
硬脂酰苯酰甲基	
硬脂酰-2-乳酸钙盐	
丁二酸	
乙酸异丁酸蔗糖酯	
八乙酸蔗糖酯	
硫磺	
硫酸	
硫酸铜盐	SML(T)＝30 mg/kg(7)(以铜计)
滑石	
单宁酸	遵照 JECFA 的规定
酒石酸	
牛磺酸眼	
对苯二酸-2,2'-亚甲基二(4-甲基-6-叔丁基苯酚)二酯	
四甘醇	
N,*N*,*N'*,*N'*-四(2-羟丙基)乙二胺	
2,2,4,4-四甲基-20-(2,3-环氧丙基)-7-氧杂-3,20-二氮二螺-[5,1,11,2]二十一烷-21-酮聚合物	SML＝5 mg/kg
硫代二乙醇二(5-甲氧基碳酰基-2,6-二甲基-1,4-二氢嘧啶-3-羧酸酯)	SML＝6 mg/kg
二氧化钛	

表 D.3（续）

中 文 名 称	限制和(或)规范
α-生育酚	
黄芪胶	
2,4,6-三氨基-1,3,5-三嗪	SML=30 mg/kg
三甘醇	
1,1,1-三羟甲基丙烷	SML=6 mg/kg
三羟甲基丙烷三甲基丙烯酸酯-甲基丙烯酸甲酯共聚物	
1,3,5-三甲基-2,4,6-三(3,5-二叔丁基-4-羟苄基)苯	
2,4,6-三(叔丁基)-苯基-2-丁基-2-乙基-1,3-丙二醇亚磷酸酯	SML=2 mg/kg(亚磷酸盐,磷酸盐乙基水解产物之和=TTBP)
蛭石与柠檬酸锂盐反应产物	SML(T)=0.6 mg/kg(8)(以锂计)
水	遵照指令 98/83/EEC 之规定
源自石油基或是合成碳氢化合物原料的精制蜡	碳原子数低于 25 的石油基碳氢化合物含量不超过 5%;平均分子量不小于 500;100 ℃时黏度不小于 11 厘斯。
源自石油基碳氢化合物原料的石蜡油,基础油料	碳原子数低于 25 的石油基碳氢化合物含量不超过 5%;平均分子量不小于 480;100 ℃时黏度不小于 8.5 厘斯
硅灰石	
未加工的木粉合木质纤维	
黄原胶	
氢氧化锌	
氧化锌	
硫化锌	

注:SML:特定迁移量;

QM:最终材料和制品中,物质的最大允许量;

QMA:最终材料和制品中,与食品接触的表面上物质的最大允许量,以 mg/6 dm^2;

DL:分析方法的检出限;

FP:最终材料或制品;

NCO:异氰酸基团;

ND:不得检出

QM^{M2}:材料或制品中,“残留”物质的最大允许量;

QM(T):材料或制品中,以总的基团或物质表示的“残留”物质的最大允许量,T 为相同数字的物质,迁移量之和不得超过表中所列限制;

QMA:最终材料或制品中,每 6 dm^2 与食品接触的表面上,“残留”物质的最大允许量(以 mg 计);

QMA(T):最终材料或制品中,每 6 dm^2 与食品接触的表面上,以总的基团或物质表示的“残留”物质的最大允许量(以 mg 计),T 为相同数字的物质,迁移量之和不得超过表中所列限制;

SML:食品或食品模拟物中,物质的特定迁移限量;

SML(T):食品或食品模拟物中,以总的基团或物质表示的特定迁移限量,T 为相同数字的物质,迁移量之和不得超过表中所列限制。

附 录 E
（规范性附录）
出口美国安全、卫生检验项目及限量要求

表 E.1 出口美国安全、卫生检验项目及限量要求

类 别	检验项目	限量要求
聚苯乙烯、橡胶改性聚苯乙烯塑料制品	苯乙烯	聚苯乙烯制品：≤1 mg/kg 橡胶改性聚苯乙烯制品：≤0.5 mg/kg
丙烯腈-苯乙烯塑料制品	丙烯腈	≤80/50 mg/kg
	非挥发性提取物（蒸馏水，66 ℃，10 d）	≤0.01 mg/in^2
	非挥发性提取物（3%乙酸，66 ℃，10 d）	≤0.01 mg/in^2
	总提取物（正庚烷，回流温度，2 h）	≤2.0 mg/kg
	总提取物（蒸馏水，66 ℃，10 d）	≤0.01 mg/in^2
	总提取物（3%乙酸，66 ℃，10 d）	≤0.01 mg/in^2
丙烯腈-丁二烯-苯乙烯塑料制品	丙烯腈单体含量	≤11 mg/kg
	丙烯腈单体迁移含量（蒸馏水）	≤0.001 5mg/in^2
	丙烯腈单体迁移含量（3%乙酸）	≤0.001 5 mg/in^2
	非挥发性提取物（蒸馏水）	≤0.000 5mg/in^2
	非挥发性提取物（3%乙酸）	≤0.000 5mg/in^2
聚丙烯制品	正己烷提取物（回流温度）	≤6.4 mg/kg
	二甲苯提物（25 ℃）	≤9.8 mg/kg pct
聚乙烯制品（非烹调过程中包装和支撑通途）	正己烷提取物（50 ℃）	≤5.5 mg/kg
	二甲苯提物（25 ℃）	≤11.3 mg/kg
聚乙烯制品（烹调过程中包装）	正己烷提取物（50 ℃）	≤2.6 mg/kg
聚碳酸酯塑料制品	提取物（蒸馏水回流 6 h）	≤0.15 mg/kg
	提取物（50%乙醇回流 6 h）	≤0.15 mg/kg
	提取物（正庚烷回流 6 h）	≤0.15 mg/kg
三聚氰胺-甲醛树脂制品	氯仿提取物	蒸馏水、8%乙醇、正庚烷≤0.5 mg/in^2
	正己烷提取物中氯仿可溶物	
	乙醇提取物中氯仿可溶物	
包装物	铅＋汞＋镉＋六价铬总含量	≤100 mg/kg
橡胶制品（接触水性食品）	总提取物（蒸馏水回流 7 h）	≤20 mg/in^2
	总提取物（初回流 7 h 后蒸馏水再回流 2 h）	≤1 mg/in^2
橡胶制品（接触脂类食品）	总提取物（正己烷回流 7 h）	≤175 mg/in^2
	总提取物（初回流 7 h 后正己烷再回流 2 h）	≤4 mg/in^2

附 录 F
（规范性附录）
出口日本安全、卫生检验项目及限量要求

表 F.1 出口日本安全、卫生检验项目及限量要求

<table>
<tr><th>分 类</th><th>检验项目</th><th>限 量 要 求</th></tr>
<tr><td rowspan="10">酚树脂、三聚氰胺制品</td><td>铅</td><td>≤5 μg/mL 样液，或≤100 μg/g 样品</td></tr>
<tr><td>镉</td><td>≤5 μg/mL 样液，或≤100 μg/g 样品</td></tr>
<tr><td>甲醛</td><td>水，60 ℃，30 min：阴性</td></tr>
<tr><td>酚</td><td>水，60 ℃，30 min：≤5 μg/mL</td></tr>
<tr><td rowspan="4">蒸发残渣</td><td>正庚烷，25 ℃，1 h：≤30 μg/mL</td></tr>
<tr><td>20％乙醇，60 ℃，30 min：≤30 μg/mL</td></tr>
<tr><td>4％乙酸，60 ℃，30 min：≤30 μg/mL</td></tr>
<tr><td>水，60 ℃，30 min：≤30 μg/mL</td></tr>
<tr><td>重金属（以 Pb 计）</td><td>4％乙酸，60 ℃，30 min：≤1 μg/mL</td></tr>
<tr><td>高锰酸钾消耗量</td><td>水，60 ℃，30 min：≤10 μg/mL</td></tr>
<tr><td rowspan="11">聚氯乙烯制品</td><td>铅</td><td>5 μg/mL 样液，或 100 μg/g 样品</td></tr>
<tr><td>镉</td><td>5 μg/mL 样液，或 100 μg/g 样品</td></tr>
<tr><td rowspan="4">蒸发残渣</td><td>正庚烷，25 ℃，1 h：≤150 μg/mL</td></tr>
<tr><td>20％乙醇，60 ℃，30 min：≤30 μg/mL</td></tr>
<tr><td>4％乙酸，60 ℃，30 min：≤30 μg/mL</td></tr>
<tr><td>水，60 ℃，30 min：≤30 μg/mL</td></tr>
<tr><td>重金属（以 Pb 计）</td><td>4％乙酸，60 ℃，30 min：≤1 μg/mL</td></tr>
<tr><td>高锰酸钾消耗量</td><td>水，60 ℃，30 min：≤10 μg/mL</td></tr>
<tr><td>氯乙烯单体</td><td>≤0.1 μg/g</td></tr>
<tr><td>二丁锡（以二丁基锡氯计）</td><td>≤50 μg/g</td></tr>
<tr><td>磷酸甲苯酯类</td><td>≤1 mg/g</td></tr>
<tr><td rowspan="11">聚苯乙烯制品</td><td>铅</td><td>≤5 μg/mL 样液，或≤100 μg/g 样品</td></tr>
<tr><td>镉</td><td>≤5 μg/mL 样液，或≤100 μg/g 样品</td></tr>
<tr><td rowspan="4">蒸发残渣</td><td>正庚烷，25 ℃，1 h：≤240 μg/mL</td></tr>
<tr><td>20％乙醇，60 ℃，30 min：≤30 μg/mL</td></tr>
<tr><td>4％乙酸，60 ℃，30 min：≤30 μg/mL</td></tr>
<tr><td>水，60 ℃，30 min：≤30 μg/mL</td></tr>
<tr><td>重金属（以 Pb 计）</td><td>4％乙酸，60 ℃，30 min：≤1 μg/mL</td></tr>
<tr><td>高锰酸钾消耗量</td><td>水，60 ℃，30 min：≤10 μg/mL</td></tr>
<tr><td>苯乙烯</td><td>≤1 mg/g</td></tr>
<tr><td>乙苯</td><td>≤1 mg/g</td></tr>
<tr><td>总挥发性物质</td><td>≤5 mg/g</td></tr>
</table>

表 F.1（续）

分类	检验项目	限量要求
聚丙烯、聚乙烯制品	铅	≤5 μg/mL 样液，或≤100 μg/g 样品
	镉	≤5 μg/mL 样液，或≤100 μg/g 样品
	蒸发残渣	正庚烷，25 ℃，1 h：≤30 μg/mL（使用条件 100 ℃时≤150 μg/mL）
		20%乙醇，60 ℃，30 min：≤30 μg/mL
		4%乙酸，60 ℃，30 min：≤30 μg/mL
		水，60 ℃，30 min：≤30 μg/mL
	重金属（以 Pb 计）	4%乙酸，60 ℃，30 min：≤1 μg/mL
	高锰酸钾消耗量	水，60 ℃，30 min：≤10 μg/mL
聚偏氯乙烯制品	铅	≤5 μg/mL 样液，或≤100 μg/g 样品
	镉	≤5 μg/mL 样液，或≤100 μg/g 样品
	蒸发残渣	正庚烷，25 ℃，1 h：≤30 μg/mL
		20%乙醇，60 ℃，30 min：≤30 μg/mL
		4%乙酸，60 ℃，30 min：≤30 μg/mL
		水，60 ℃，30 min：≤30 μg/mL
	重金属（以 Pb 计）	4%乙酸，60 ℃，30 min：≤1 μg/mL
	高锰酸钾消耗量	水，60 ℃，30 min：≤10 μg/mL
	钡	≤100 μg/g
	偏氯乙烯单体	≤6 μg/g
聚对苯二甲酸乙二醇酯制品	铅	≤5 μg/mL 样液，或≤100 μg/g 样品
	镉	≤5 μg/mL 样液，或≤100 μg/g 样品
	蒸发残渣	正庚烷，25 ℃，1 h：≤30 μg/mL
		20%乙醇，60 ℃，30 min：≤30 μg/mL
		4%乙酸，60 ℃，30 min：≤30 μg/mL
		水，60 ℃，30 min：≤30 μg/mL
	重金属（以 Pb 计）	4%乙酸，60 ℃，30 min：≤1 μg/mL
	高锰酸钾消耗量	水，60 ℃，30 min：≤10 μg/mL
	锑	4%乙酸，60 ℃，30 min：≤0.05 μg/mL
	锗	4%乙酸，60 ℃，30 min：≤0.1 μg/mL
聚甲基丙烯酸甲酯制品	铅	≤5 μg/mL 样液，或≤100 μg/g 样品
	镉	≤5 μg/mL 样液，或≤100 μg/g 样品
	蒸发残渣	正庚烷，25 ℃，1 h：≤30 μg/mL
		20%乙醇，60 ℃，30 min：≤30 μg/mL
		4%乙酸，60 ℃，30 min：≤30 μg/mL
		水，60 ℃，30 min：≤30 μg/mL

表 F.1（续）

分　类	检验项目	限量要求
聚甲基丙烯酸甲酯制品	重金属(以 Pb 计)	4%乙酸,60 ℃,30 min:≤1 μg/mL
	高锰酸钾消耗量	水,60 ℃,30 min:≤10 μg/mL
	甲基丙烯酸甲酯	20%乙醇,60 ℃,30 min:≤15 μg/mL
尼龙制品	铅	≤5 μg/mL 样液,或≤100 μg/g 样品
	镉	≤5 μg/mL 样液,或≤100 μg/g 样品
	蒸发残渣	正庚烷,25 ℃,1 h:≤30 μg/mL
		20%乙醇,60 ℃,30 min:≤30 μg/mL
		4%乙酸,60 ℃,30 min:≤30 μg/mL
		水,60 ℃,30 min:≤30 μg/mL
	重金属(以 Pb 计)	4%乙酸,60 ℃,30 min:≤1 μg/mL
	高锰酸钾消耗量	水,60 ℃,30 min:≤10 μg/mL
	己内酰胺	20%乙醇,60 ℃,30 min:≤15 μg/mL
聚甲基戊烯制品	铅	≤5 μg/mL 样液,或≤100 μg/g 样品
	镉	≤5 μg/mL 样液,或≤100 μg/g 样品
	蒸发残渣	正庚烷,25 ℃,1 h:≤120 μg/mL
		20%乙醇,60 ℃,30 min:≤30 μg/mL
		4%乙酸,60 ℃,30 min:≤30 μg/mL
		水,60 ℃,30 min:≤30 μg/mL
	重金属(以 Pb 计)	4%乙酸,60 ℃,30 min:≤1 μg/mL
	高锰酸钾消耗量	水,60 ℃,30 min:≤10 μg/mL
聚碳酸酯制品	铅	≤5 μg/mL 样液,或≤100 μg/g 样品
	镉	≤5 μg/mL 样液,或≤100 μg/g 样品
	蒸发残渣	正庚烷,25 ℃,1 h:≤120 μg/mL
		20%乙醇,60 ℃,30 min:≤30 μg/mL
		4%乙酸,60 ℃,30 min:≤30 μg/mL
		水,60 ℃,30 min:≤30 μg/mL
	重金属(以 Pb 计)	4%乙酸,60 ℃,30 min:≤1 μg/mL
	高锰酸钾消耗量	水,60 ℃,30 min:≤10 μg/mL
	双酚 A 迁移量	正庚烷,25 ℃,1 h:≤25 μg/mL
		20%乙醇,60 ℃,30 min:≤25 μg/mL
		4%乙酸,60 ℃,30 min:≤25 μg/mL
		水,60 ℃,30 min:≤25 μg/mL
	双酚 A 含量	≤500 μg/g
	二酚基碳酸酯	≤500 μg/g
	胺类	≤1 μg/g

表 F.1(续)

分类	检验项目	限量要求
聚乙烯醇制品	铅	≤5 μg/mL 样液,或≤100 μg/g 样品
	镉	≤5 μg/mL 样液,或≤100 μg/g 样品
	蒸发残渣	正庚烷,25 ℃,1 h:≤120 μg/mL
		20%乙醇,60 ℃,30 min:≤30 μg/mL
		4%乙酸,60 ℃,30 min:≤30 μg/mL
		水,60 ℃,30 min:≤30 μg/mL
	重金属(以 Pb 计)	4%乙酸,60 ℃,30 min:≤1 μg/mL
	高锰酸钾消耗量	水,60 ℃,30 min:≤10 μg/mL
非奶嘴橡胶制品	蒸发残渣	水,60 ℃,30 min:≤60 μg/mL
		20%乙醇,60 ℃,30 min:≤60 μg/mL
		4%乙酸,60 ℃,30 min:≤60 μg/mL
	重金属(以 Pb 计)	4%乙酸,60 ℃,30 min:≤1 μg/mL
	甲醛	水,60 ℃,30 min:阴性
	酚	水,60 ℃,30 min:≤5 μg/mL
	锌	4%乙酸,60 ℃,30 min:≤15 μg/mL
	镉	≤100 μg/g
	铅	≤100 μg/g
	2-巯基咪唑	阴性
橡胶奶嘴	蒸发残渣	水,60 ℃,30 min:≤60 μg/mL
	重金属(以 Pb 计)	4%乙酸,60 ℃,30 min:≤1 μg/mL
	甲醛	水,60 ℃,30 min:阴性
	酚	水,60 ℃,30 min:≤5 μg/mL
	锌	4%乙酸,60 ℃,30 min:≤15 μg/mL
	镉	≤100 μg/g
	铅	≤100 μg/g

SN

中华人民共和国出入境检验检疫行业标准

SN/T 2277—2009

食品接触材料 复合包装袋中二氨基甲苯的测定 气相色谱-质谱法

Food contact materials—Determination of diaminomethylbezen for packaging material—Gas chromatography/mass spectrometry

2009-02-20 发布　　　　2009-09-01 实施

中华人民共和国
国家质量监督检验检疫总局 发布

前 言

本标准附录 A 为资料性附录。

本标准由国家认证认可监督管理委员会提出并归口。

本标准起草单位：中华人民共和国山东出入境检验检疫局。

本标准主要起草人：孙忠松、李杰、王境堂、王建华、高永刚。

本标准系首次发布的出入境检验检疫行业标准。

食品接触材料
复合包装袋中二氨基甲苯的测定
气相色谱-质谱法

1 范围

本标准规定了复合包装袋中二氨基甲苯的气相色谱质谱测定方法。

本标准适用于复合包装袋中二氨基甲苯的测定。

2 原理

试样中二氨基甲苯用沸水浸出，将浸出液冷却后过聚苯乙烯/二乙烯苯固相萃取柱，被填料吸附的二氨基甲苯与七氟丁酸酐进行柱上衍生化反应，用叔丁基甲醚洗脱，供GC-MS进行测定。

3 试剂和材料

除有特殊说明以外，所用试剂均为分析纯，水为去离子水。

3.1 叔丁基甲醚。

3.2 七氟丁酸酐：$C_8F_{14}O_3$，纯度≥98%。

3.3 乙酸乙酯。

3.4 丙酮。

3.5 甲醇。

3.6 磷酸氢二钾水溶液：0.5 mol/L。取86克磷酸氢二钾，用水溶解后，定容至1 000 mL。

3.7 二氨基甲苯标准物质(2,4-diaminotoluene)：CAS号为：95-80-7；纯度≥99%。

3.8 二氨基甲苯标准储备溶液：准确称取二氨基甲苯25.0 mg(4.7)于25 mL容量瓶中，加入少量甲醇(4.5)溶解后，用水定容至刻度，4 ℃保存备用。

3.9 二氨基甲苯标准中间溶液：准确移取1 mL储备溶液(4.8)于100 mL容量瓶中，用水定容到刻度，4 ℃保存备用。

3.10 二氨基甲苯标准工作溶液：吸取适量标准中间溶液(4.9)于100 mL容量瓶中，用水配制成不同浓度的标准工作液。

3.11 聚苯乙烯/二乙烯苯固相萃取柱：100 mg，6 mL，或相当者。

4 仪器与设备

4.1 气相色谱-质谱联用仪：配电子轰击电离(EI)源。

4.2 固相萃取装置。

4.3 烘箱。

5 分析步骤

5.1 迁移试验

5.1.1 未装过食品的包装袋：用蒸馏水洗三次，淋干，按2 mL/cm² 计算装入蒸馏水，热封口。

5.1.2 装过食品的包装袋：剪口，将食品全部移出，用清水冲至无污物，再用蒸馏水冲洗三次，淋干按2 mL/cm² 计算装入蒸馏水，热封口。

5.1.3 将上述5.1.1或5.1.2热封口后的包装袋,置于预先调至100 ℃±5 ℃烘箱内,恒温60 min,取出自然放冷至室温,剪开封口,将水移入干燥的烧杯中,以磷酸氢二钾水溶液调节pH值至12备用。

5.2 衍生过程

依次以乙酸乙酯、丙酮与甲醇各5 mL活化固相萃取柱,取50 mL水样以10 mL/min~15 mL/min的流速过柱,再将固相萃取小柱除水5 min。取200 μL七氟丁酸酐加在固相萃取柱上,进行柱上衍生化30 min,用10 mL叔丁基甲醚(4.1)洗脱,控制流速小于等于2 mL/min。收集全部洗脱液于50 mL浓缩瓶中,于40 ℃水浴中浓缩至近干。用叔丁基甲醚(4.1)溶解并定容至2.0 mL,再加入2 mL的磷酸氢二钾水溶液洗两次,取叔丁基甲醚层,以供气相色谱-质谱仪测定。

5.3 气相色谱-质谱条件

5.3.1 气相色谱条件

a) 色谱柱:HP-5MS,30.0 m×0.25 mm(内径)×0.25 μm,或相当者;

b) 载气:He,纯度为≥99.999%;

c) 载气流速:0.6 mL/min;

d) 进样口温度:180 ℃;

e) 进样量:1 μL;

f) 进样方式:不分流进样,1.0 min后开阀;

g) 柱温:初始温度为60 ℃保持2 min,以15 ℃/min程序升温至240 ℃保持10 min。

5.3.2 质谱条件

a) EI源温度:250 ℃;

b) 四极杆温度:150 ℃;

c) 传输线温度:280 ℃;

d) 离子化方式:EI;

e) 离子化电压:70 eV;

f) 溶剂延迟:4.0 min;

g) 选择特征监测离子(m/z):见表1。

表1 二氨基甲苯衍生产物选择特征监测离子

中文名称	定量离子		定性离子1		定性离子2		定性离子3	
	质荷比	相对丰度	质荷比	相对丰度	质荷比	相对丰度	质荷比	相对丰度
二氨基甲苯衍生产物	514	100	345	57.80	495	29.39	317	15.40

5.4 气相色谱-质谱检测及确证

根据样品中被测物含量情况,选定浓度相近的标准工作溶液,进行柱上衍生化,并对其与样品浸提液的衍生化产物提取液进行等体积进样测定,标准工作溶液和待测样液中二氨基甲苯的衍生化产物响应值均应在仪器检测的线性范围内。

在样液与标准工作溶液的衍生化产物选择离子色谱图中,如果有相同保留时间的色谱峰出现,在扣除背景后的样品质谱图中,所选离子均出现,并且选择离子的丰度比与标准工作溶液的衍生化产物对应离子的丰度比值在允许范围内(允许范围见表2)。在6.3条件下,七氟丁酰化二氨基甲苯保留时间为12.24 min,其气相色谱-质谱总离子流色谱图和全扫描质谱图参见附录A中图A.1和图A.2。

表2 使用定性气相色谱-质谱时相对离子丰度最大容许误差

相对丰度(基峰)/%	>50	>20~50	>10~20	≤10
GC-MS相对离子丰度最大允许误差/%	±10	±15	±20	±50

5.5 结果计算

试样中二氨基甲苯含量按式(1)计算。

$$X = \frac{c \times A \times V_s}{A_s \times V} \qquad \cdots\cdots (1)$$

式中：

X——试样中二氨基甲苯含量，单位为毫克每升(mg/L)；

c——标准溶液的浓度，单位为毫克每升(mg/L)；

A——样液中二氨基甲苯衍生产物的峰面积；

V_s——标准溶液的过柱体积，单位为毫升(mL)；

A_s——标准溶液中二氨基甲苯衍生产物的峰面积；

V——样液的过柱体积，单位为毫升(mL)。

5.6 方法测定低限与精密度

5.6.1 测定低限

本方法的测定低限为 0.000 5 mg/L($S/N \geqslant 10$)。

5.6.2 精密度

在重复性条件下，获得两次独立测试结果绝对值的相对标准偏差≤10%。

5.7 回收率

回收率为 80%～99%。

附　录　A
（资料性附录）
七氟丁酰化二氨基甲苯的气相色谱-质谱总离子流色谱图和全扫描质谱图

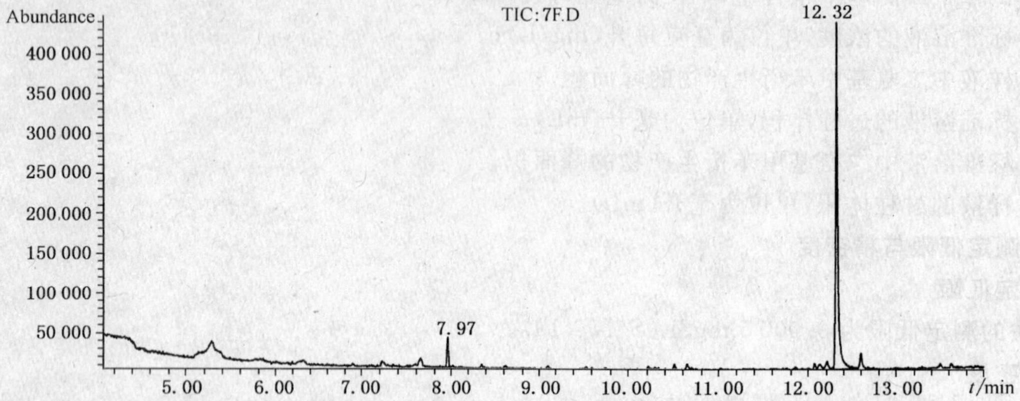

图 A.1　七氟丁酰化二氨基甲苯的气相色谱-质谱总离子流色谱图

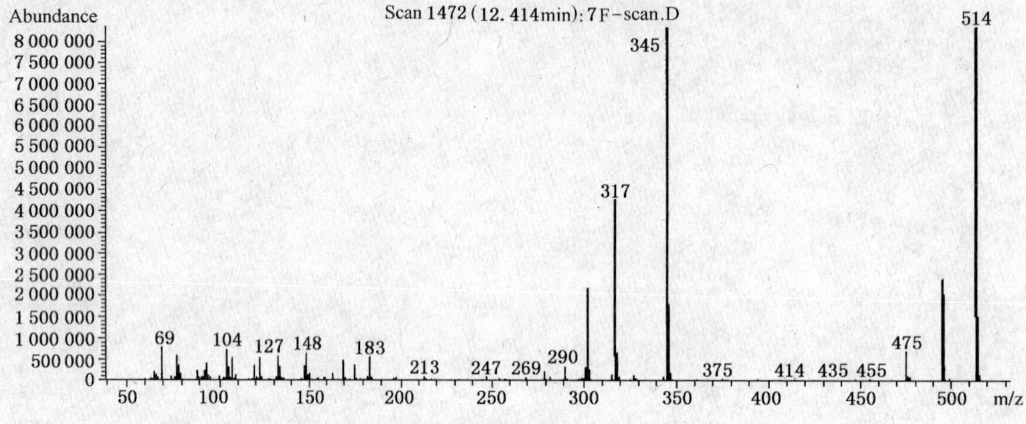

图 A.2　七氟丁酰化二氨基甲苯气相色谱-质谱全扫描质谱图

SN

中华人民共和国出入境检验检疫行业标准

SN/T 2279—2009

食品接触材料　塑料
食品模拟物中多环芳烃的测定
高效液相色谱法

Food contact materials and articles—Determination of PAHs in plastics and plastics items—HPLC method

2009-02-20 发布　　　　2009-09-01 实施

中华人民共和国国家质量监督检验检疫总局　发布

前　言

本标准的附录 A 为规范性附录，附录 B 为资料性附录。

本标准由国家认证认可监督管理委员会提出并归口。

本标准由中华人民共和国山东出入境检验检疫局起草。

本标准主要起草人：汤志旭、牛增元、庞士平、罗忻、徐琴、王凤美。

本标准系首次发布的出入境检验检疫行业标准。

食品接触材料　塑料
食品模拟物中多环芳烃的测定
高效液相色谱法

1　范围

本标准规定了食品接触材料　塑料　食品模拟物中多环芳烃的高效液相色谱测定方法。

本标准适用于食品接触材料　塑料　食品模拟物中多环芳烃的测定。

2　规范性引用文件

下列文件中的条款通过本标准的引用而成为本标准的条款。凡是注日期的引用文件，其随后所有的修改单(不包括勘误的内容)或修订版均不适用于本标准，然而，鼓励根据本标准达成协议的各方研究是否可使用这些文件的最新版本。凡是不注日期的引用文件，其最新版本适用于本标准。

GB/T 6682　分析实验室用水规格和试验方法(GB/T 6682—2008，ISO 3696:1987，MOD)

SN/T 2280　食品接触材料　塑料中受限物质向食品及食品模拟物特定迁移试验方法和含量测定以及食品模拟物暴露条件选择的指南

3　术语和定义

下列术语和定义适用于本标准。

3.1

多环芳烃　polycuclic aromatic hydrocarbons

简称 PAHs，是指含有两个或两个以上苯环的芳香烃。环上也可由短的烷基或环烷基取代基。本标准中的多环芳烃特指美国 EPA 方法指定的优先监测的 16 种多环芳烃，见附录 A。

4　原理

对试样进行食品模拟溶液浸泡，水性食品模拟浸泡液过 0.22 μm 滤膜，用配有二极管阵列检测器(DAD)的高效液相色谱仪器测定；异辛烷浸泡液经旋转蒸发浓缩后，氮气吹干，乙腈定容后，过 0.22 μm 滤膜，使用配有二极管阵列检测器(DAD)的高效液相色谱仪器测定，外标法定量。

5　试剂和材料

除有特殊说明以外，水为 GB/T 6682 规定的一级水。

5.1　甲醇：液相色谱纯。

5.2　乙腈：液相色谱纯。

5.3　无水乙醇：液相色谱纯。

5.4　乙酸：液相色谱纯。

5.5　异辛烷：液相色谱纯。

5.6　模拟物种类：

——模拟物 A：蒸馏水或同质水；

——模拟物 B：乙醇水溶液(10%，体积分数)：量取 50 mL 无水乙醇于 500 mL 容量瓶中，用水定容至刻度；

——模拟物 C：乙酸水溶液（3%，体积分数）：量取 15 mL 乙酸于 500 mL 容量瓶中，用水定容至刻度；

——模拟物 D：异辛烷。

5.7 多环芳烃标准物质：

——萘（naphthalene）纯度≥99.4%菲（phenanthrene）纯度≥99%；

——苊烯（acenphthylene）纯度≥99.9%芴（fliorene）纯度≥99.6%；

——苊（aceaphthene）纯度≥99.9%；

——芴（fliorene）纯度≥99.6%；

——菲（phenanthrene）纯度≥99%；

——蒽（anthracene）纯度≥99.9%；

——荧蒽（fluoranthene）纯度≥98.2%；

——芘（pyrene）纯度≥96.6%苊（aceaphthene）纯度≥99.9%；

——苯并[*a*]蒽（benzo [*a*] pyrene）纯度≥98.3%；

——䓛（chrysene）纯度≥98.2%；

——苯并[*b*]荧蒽（benzo [*b*] fluoranthene）纯度≥99.9%；

——苯并[*k*]荧蒽（benzo [*k*] fluoranthene）纯度≥99.5%；

——苯并[*a*]芘（benzo [*a*] fluoranthene）纯度≥99.1%；

——二苯并[*a*,*h*]蒽（dibenzo [*a*,*h*] anthracene）纯度≥99.5%；

——苯并[*g*,*h*,*i*]苝（benzo [*g*,*h*,*i*] perylene）纯度≥99.6%；

——茚并[1,2,3-*cd*]芘（indeno [1,2,3-*cd*] pyrene）纯度≥98.7%。

5.8 多环芳烃标准储备溶液：准确称量多环芳烃 10.0 mg，用乙腈定容于 10 mL 容量瓶中，0 ℃～4 ℃避光保存。

5.9 水性模拟液：吸取适量多环芳烃标准储备溶液（5.8），用不含待侧物的水、3%乙酸水溶液、10%乙醇水溶液配制成不同浓度的标准工作液，用于绘制标准曲线。

5.10 异辛烷模拟液：吸取适量的多环芳烃标准储备溶液（5.8），用不含待测物的异辛烷，配制成不同浓度的标准工作液，用于绘制标准曲线。

6 仪器及设备

6.1 高效液相色谱仪：配有二极管阵列检测（DAD）。

6.2 旋转蒸发仪。

6.3 氮吹仪。

6.4 滤膜：PTFE，0.22 μm。

7 分析步骤

7.1 迁移试验

根据待测样品的预期用途和使用条件，按 SN/T 2280 规定的迁移试验方法和试验条件，用适当的模拟物（5.6）进行多环芳烃的迁移试验。

a) 水性模拟浸泡液

迁移试验水、3%乙酸、15%乙醇浸泡液，通过 0.22 μm 滤膜过滤，待液相色谱分析。

b) 异辛烷模拟浸泡液

准确移取 100 mL 异辛烷，旋转蒸发仪恒温 50 ℃蒸发至近干，氮气吹干，准确加入 1 mL 乙腈溶解残余物，通过 0.22 μm 过滤，待液相色谱分析。

7.2 液相色谱条件

a) 色谱柱：LC-PAHS，5 μm，150 mm×4.6 mm(内径)或相当者；

b) 检测波长：226 nm；

c) 流动相：水-乙腈(30+70，体积比)；

d) 流速：1.0 mL/min；

e) 进样量：20 μL。

7.3 液相色谱测定

根据样液中被测多环芳烃的含量情况，选定峰面积相近的标准工作溶液(4.9)。标准工作溶液和样液中多环芳烃的响应值均应在仪器的检测线性范围内。对标准工作溶液和样液等体积参差进样测定。在上述色谱条件下，多环芳烃的参考保留时间参考附录 B 中的表 B.1。

8 空白试验

将未进行迁移试验的食品模拟物按上述步骤进行空白试验。

9 结果计算

结果用色谱数据处理软件或按式(1)计算，计算结果需扣除空白值：

$$X = \frac{A \times c \times V_1}{A_s \times V} \qquad (1)$$

式中：

X——试样中多环芳烃的含量，单位为毫克每升(mg/L)；

A——样液中多环芳烃的峰面积；

A_s——标准工作液中多环芳烃的峰面积；

c——标准工作液中多环芳烃的浓度，单位为纳克每毫升(ng/mL)；

V_1——样液最终定容体积，单位为毫升(mL)；

V——试样的体积，单位为毫升(mL)。

10 测定低限

本方法的在不同食品模拟物中的测定低限：蒽、荧蒽、菲、苯并蒽为 0.01 mg/L，其余为 0.05 mg/L。

11 精密度

在重复性条件下获得的两次独立测定结果的绝对差值不超过算术平均值的 10%。

附 录 A
（规范性附录）
16种多环芳烃

表A.1 16种多环芳烃

序号	中文名称	英文名称	CAS编号
1	萘	naphthalene	91-20-3
2	苊烯	acenphthylene	208-96-8
3	苊	aceaphthene	83-32-9
4	芴	fluorene	86-73-7
5	菲	phenanthrene	85-01-8
6	蒽	anthracene	120-12-7
7	荧蒽	fluoranthene	206-44-0
8	芘	pyrene	129-00-0
9	苯并[*a*]蒽	benzo [*a*] anthracene	56-55-3
10	䓛	chrysene	218-01-9
11	苯并[*b*]荧蒽	benzo [*b*] fluoranthene	205-99-2
12	苯并[*k*]荧蒽	benzo [*k*] fluoranthene	207-08-9
13	苯并[*a*]芘	benzo [*a*] pyrene	50-32-8
14	二苯并[*a*,*h*]蒽	dibenzo [*a*,*h*] anthracene	53-70-3
15	苯并[*g*,*h*,*i*]苝(二萘嵌苯)	benzo [*g*,*h*,*i*] perylene	191-24-2
16	茚并[1,2,3-*cd*]芘	indeno [1,2,3-*cd*] pyrene	193-39-5

附 录 B
（资料性附录）
多环芳烃标准物质的典型液相色谱图及相关信息

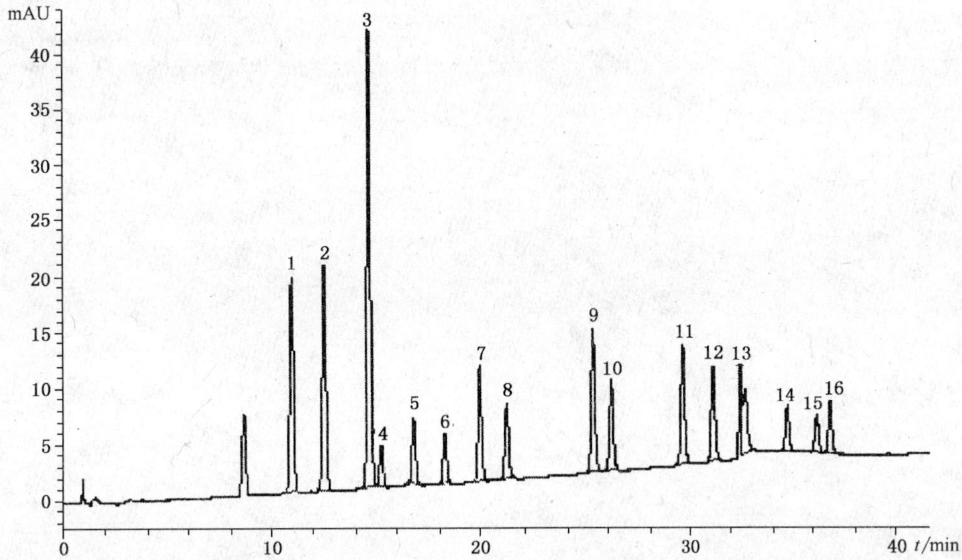

图 B.1 多环芳烃标准物质的典型液相色谱图(波长 226 nm)

表 B.1 各色谱峰代表的多环芳烃的参考保留时间和中英文名称

序号	保留进间/min	中文名称	英文名称
1	10.885	萘	naphthalene
2	12.425	苊烯	acenphthylene
3	14.571	苊	aceaphthene
4	15.152	芴	fluorene
5	16.709	菲	phenanthrene
6	18.189	蒽	anthracene
7	19.871	荧蒽	fluoranthene
8	21.153	芘	pyrene
9	25.294	苯并[*a*]蒽	benzo [*a*] anthracene
10	26.175	䓛	chrysene
11	29.608	苯并[*b*]荧蒽	benzo [*b*] fluoranthene
12	31.091	苯并[*k*]荧蒽	benzo [*k*] fluoranthene
13	32.602	苯并[*a*]芘	benzo [*a*] pyrene
14	34.642	二苯并[*a*,*h*]蒽	pibenzo [*a*,*h*] anthracene
15	36.117	苯并[*g*,*h*,*i*]苝	benzo [*g*,*h*,*i*] perylene
16	36.767	茚并[1,2,3-*cd*]芘	indeno [1,2,3-*cd*] pyrene

SN

中华人民共和国出入境检验检疫行业标准

SN/T 2280—2009

食品接触材料　塑料中受限物质 塑料中物质向食品及食品模拟物特定迁移试验方法和含量测定以及食品模拟物暴露条件选择的指南

Materials and articles in contact with foodstuffs—Plastics substances subject to limitation—Guide to test methods for the specific migration of substances from plastics to foods and food simulants and the determination of substances in plastics and the selection of conditions of exposure to food simulants

2009-02-20 发布　　2009-09-01 实施

中华人民共和国国家质量监督检验检疫总局　发布

前　言

本标准等同采用欧洲标准 EN 13130-1:2004《食品接触材料及制品　塑料中受限物质　第1部分:塑料中物质向食品及食品模拟物特定迁移试验方法和含量测定以及食品模拟物暴露条件选择的指南》(英文版)。

为便于使用,本标准按 GB/T 1.1—2000 及 GB/T 20001.4—2001 的规定对 EN 13130-1:2004 做了下列编辑性修改:

——为了与现有的系列标准一致而改变标准名称;

——用"本标准"代替"本部分标准";

——用"物质特定迁移量测试方法系列标准"代替"本标准的其他部分";

——"Qm"和"QM"(组分限量)均统一为"QM",以避免混淆;

——删去了 EN 13130-1:2004 的参考文献部分;

——删去了欧洲标准的前言,并将其中与本标准相关的内容安排在本标准中。

本标准的附录 A、附录 B、附录 C 为规范性附录,附录 D 为资料性附录。

本标准由国家认证认可监督管理委员会提出并归口。

本标准起草单位:中华人民共和国上海出入境检验检疫局、中华人民共和国广东出入境检验检疫局、中华人民共和国宁波出入境检验检疫局。

本标准主要起草人:周宇艳、杨勇、马明、钟怀宁、刘卉、朱晓燕、陈少鸿。

本标准系首次发布的出入境检验检疫行业标准。

食品接触材料　塑料中受限物质 塑料中物质向食品及食品模拟物特定迁移试验方法和含量测定以及食品模拟物暴露条件选择的指南

1　范围

本标准规定了与食品接触的塑料材料及制品中物质向食品和食品模拟物特定迁移的试验方法，给出了迁移试验条件选择的指南。

本标准适用于与食品接触的塑料材料及制品。

2　规范性引用文件

下列文件中的条款通过本标准的引用而成为本标准的条款。凡是注日期的引用文件，其随后所有的修改单（不包括勘误的内容）或修订版均不适用于本标准，然而，鼓励根据本标准达与成协议的各方研究是否可使用这些文件的最新版本。凡是不注日期的引用文件，其最新版本适用于标准。

CB/T 6379（所有部分）　测量方法与结果的准确度（正确度与精密度）

ISO 648　实验室玻璃器皿　单列刻度移液管

ISO 4788　实验室玻璃器皿　刻度量筒

EN 10088-1　不锈钢　第1部分：不锈钢列表

EN ISO 8442-2：1997　与食品接触材料及制品　刀叉餐具及餐桌凹型餐具　第2部分：不锈钢及镀银餐具要求

EN 14233　食品接触材料及制品　塑料　微波炉及常规烘箱加热以选择合适温度过程中塑料材料及制品与食品接触界面温度的测定

3　术语和定义

下列术语和定义适用于本标准。

3.1

塑料　plastics

以高聚物为主要成分，并在加工为成品的某阶段可流动成型的材料。弹性材料也可流动成型，但不认为是塑料。

3.2

最终材料　final material

制品　article

处于待用或待售状态的材料或制品。

3.3

样品　sample

处于待测状态的材料或制品。

3.4

试样　test specimen

被实施测定的样品。

3.5

试件 test piece

部分试样。

3.6

烘箱 conventional oven

在烘箱中，箱中空气被加热，且热量由塑料传递给食品。

3.7

食品模拟物 food simulant

用于模拟食品的介质。

3.8

特定迁移量 specific migration

由试验方法测得的迁移到模拟物中物质的量。

3.9

残留量 residual content

物质在最终材料或制品中存在的量。

3.10

特定迁移限量 specific migration limit，SML

从最终材料或制品中迁移到食品或食品模拟物中的特定物质的最大允许量。

3.11

总特定迁移限量 total specific migration limit，SML(T)

从最终材料或其制品中迁移到食品或食品模拟物的特定物质的最大允许量，以部分或特定物质的总量表示。

3.12

组分限量 compositional limit，QM

材料或制品中"残留"单体、添加剂或物质的最大允许量。

3.13

总组分限量 total compositional limit，QM(T)

材料或制品中"残留"单体、添加剂或物质的最大允许量，以部分或特定物质的总量表示。

3.14

单位表面积组分限量 compositional limit per surface area，QMA

材料或制品中残留单体、添加剂或物质的最大允许量，以单位表面积含量 mg/6 dm^2 表示。

3.15

缩减换算系数 reduction factor

缩减换算系数的数值范围为 2～5，应用于特定类型脂类食品的迁移测定结果的换算。缩减换算系数的采用通常是由于考虑到食品模拟物相对于含脂食品具有更强的提取能力。

3.16

迁移试验 migrant test

常规试验条件下，使用食品模拟物测定物质特定迁移量的试验。

3.17

替代脂类试验 substitute fat test

当使用脂类模拟物进行迁移试验不可行时，在常规试验条件下使用试验介质来替代完成的相应迁移试验。

3.18

试验介质　test media

用于“替代试验”的物质，如异辛烷、95%的乙醇水溶液及改性聚苯醚。

3.19

备选脂类试验　alternative fat test

采用合适的，通常是挥发性介质的试验，可用于替代脂类食品模拟物进行的迁移试验。

3.20

“挥发性”试验介质　“volatile” test media

备选脂类试验中使用的挥发性物质。

3.21

提取试验　extraction tests

在非常严厉试验条件下，使用具有强提取能力的介质进行的试验。

3.22

溶解试验　dissolution test

将样品溶解以从塑料试样中释放出相关物质的试验。

3.23

袋子　pouch

由待测塑料膜或塑料片制成的已知尺寸的容器，当灌注食品模拟物或试验介质时，该容器与食品接触的一侧暴露于食品模拟物或试验介质。

3.24

反转袋　reverse pouch

一种将塑料表面与食品接触一侧制成外表面的袋子。试验期间，将其所有边缘密封以防止袋内侧与食品模拟物或试验介质接触。这种反转袋可完全浸入食品模拟物或试验介质中。

3.25

测试池　cell

可将待测塑料薄膜安装在其中的设备，当安装好且注入食品模拟物或试验介质时，膜与食品接触一侧将暴露于食品模拟物或试验介质中。

3.26

重复性值“*r*”　repeatability value “*r*”

一个数值，在重复性条件下，两个测试结果的绝对差小于或等于此数的概率为95%。

3.27

再现性值“*R*”　reproducibility value “*R*”

一个数值，在再现性条件下，两个测试结果的绝对差小于或等于此数的概率为95%。

3.28

重复性条件　repeatability conditions

在同一实验室，由同一操作员使用相同的设备，按相同的测试方法，在短的时间内对同一被测对象相互独立进行的测试条件。

3.29

再现性条件　reproducibility conditions

在不同的实验室，由不同的操作员使用不同设备，按相同的测试方法，对同一被测对象相互独立进行的测试条件。

4 通则

4.1 概要

当测定塑料中物质向食品、食品模拟物或试验介质特定迁移的量时，测定过程分为两个阶段：第一阶段，在实际使用条件或模拟使用条件下，将塑料材料或制品暴露于食品、食品模拟物或试验介质中；第二阶段，测定食品、食品模拟物或试验介质中的迁移量。本标准提供了测定过程中应遵循的建议及导则，例如，制备用于暴露的塑料样品时食品模拟物或试验介质暴露条件的选择，以及完成迁移物质分析后的迁移水平计算。

此外，本标准还提供了制备用于单个物质或一组物质残留量测定的塑料试样的指南。

待分析塑料材料和制品以及食品的取样程序见第11章。

食品、食品模拟物和试验介质中的，以及塑料材料及制品中残留的单个物质或一组物质的化学分析方法在其他标准中给出。

4.2 操作及试验注意事项

许多待测目标物是会从塑料中自发迁移出来的挥发性物质。当测试一种含挥发性物质的塑料材料或制品时，应考虑到取样后及测定过程中，因挥发引起的物质损失。通过低温保存或真空密封保存，可以将从取样后到测定前挥发性物质的损失降至最低(见第11章)。

在塑料材料及制品的实际使用过程中，挥发性物质可能不仅会迁移至食品中，还会损失至周围环境的空气中。

基于挥发性的物质分类见附录A。

对样品进行切割或任何机械处理以制备用于食品、食品模拟物或试验介质试验的试样或试件，都可能对样品切口的成分和(或)形态产生不可逆的影响。因此，对于将试件完全浸入食品或食品模拟物中的迁移试验，获得的迁移数据可能不能真实反映实际使用条件下的迁移值。对这一现象敏感的塑料有：丙烯腈-丁二烯-苯乙烯三聚物(ABS)、聚苯乙烯及其他苯乙烯共聚物。对于这几类塑料，在测试中应尽量不使其切口接触到食品、食品模拟物或试验介质，还应注意避免塑料表面的机械性损伤。

4.3 食品模拟物中物质的分析——迁移试验

当塑料材料或制品预期与多种类型的食品接触时，使用所有可能接触到的食品进行迁移试验并不实际。食品中干扰物的存在经常也排除了使用简单分析方法的可能性。基于上述原因，使用常规的食品模拟物进行迁移试验是可行的。

当试验是在按惯例被选择来模拟食品的液体中进行时，本标准旨在为确定用途的塑料材料或制品选择最合适的试验条件及试验方法提供建议，试验前应通篇阅读本标准。

4.4 食品中物质的分析

某些情况下，特别当主管当局无法获得尚未与食品接触的塑料材料或制品时，应在实际的食品中进行迁移量测试。当测试在常规条件下于食品模拟物中进行，且考虑缩减换算系数也无法获得有效结果时，适宜在实际食品中进行测试。

某些分析方法，例如挥发性物质的顶空气相色谱分析，可在多种类型的食品中进行。对实际食品进行分析时，应特别注意确保测定结果的合理性，因为该方法的操作特性并非针对某类食品而建立。

4.5 试验介质中物质的分析——替代脂类试验

当与分析方法有关的技术原因导致在脂类食品模拟物中测定某一特定物质不可行时，则可采用使用试验介质(异辛烷、95%乙醇或改性聚苯醚)的替代脂类试验。适用于该介质的测定方法的操作特性可能还未建立，因此需对试验结果的有效性进行验证。

4.6 “挥发性”试验介质中物质的分析——备选脂类试验

采用“挥发性”试验介质的备选脂类试验可用以说明结果是否符合相关的特定迁移限量。因为进入“挥发性”试验介质的迁移量应等于或高于进入脂类食品模拟物的迁移量，所以应仔细选择备选脂类试验条件及"挥发性"试验介质。由于该方法的操作特性并非针对挥发性试验介质而建立，因此需验证试验结果的有效性。

4.7 塑料材料或制品中物质的分析

对于塑料中受限于组分限量[QM 是以每千克塑料中含有该物质的最大毫克数表示(mg/kg)；QMA 是以每6平方分米塑料表面积中含有该物质的最大毫克数表示(mg/6 dm^2)]的物质，应在塑料材料及制品接触食品前对其进行分析。

4.8 多组分分析

有些塑料材料及制品中含有多种受限于特定迁移限量和(或)组分限量的物质。当测定一种以上物质的迁移量时，可取经塑料单次暴露的试验模拟物、试验介质或食品样本以供分析。应将试验模拟物、试验介质或食品样本分成几份，以使用适当的分析方法独立测定每种物质。若这些物质中的一种是挥发性物质，则食品模拟物、试验介质的暴露过程以及抽样程序都应适用于挥发性物质。当分析塑料材料或制品中的多种物质时，也应将样品适当分成几份以独立分析单个物质。

4.9 多层材料及制品

许多食品接触塑料制品与食品接触的表面在化学成分上与其他层不同。对于某种存在组分限量(QM,mg/kg)的物质，该限量仅适用于含该物质的层。若多层材料中特定层的厚度及密度是已知的或可测量的，则该层中物质的浓度可通过对多层材料中该物质的分析测定结果进行计算获得。

对存在特定迁移限量(SML)的物质，测试时应确保食品模拟物仅与食品接触面接触以复制实际使用时与食品接触的条件。在暴露过程中，某一源自非食品接触层的物质能渗透至食品接触层并迁移到模拟物中。对食品模拟物中物质的分析将确定是否发生此种渗透或迁移。

5 试验类型

5.1 迁移试验

使用"食品模拟物"及"常规迁移试验条件"对塑料中物质的特定迁移量进行"迁移试验"，见6.1、6.2和表1。

表1 用于特定情况下食品接触材料试验的可选择食品模拟物

接触食品	模拟物
仅为水性食品	模拟物 A
仅为酸性食品	模拟物 B
仅为酒精类食品	模拟物 C
仅为脂类食品	模拟物 D
所有水性及酸性食品	模拟物 B
所有酒精类及水性食品	模拟物 C
所有酒精类及酸性食品	模拟物 B、C
所有脂类及水性食品	模拟物 D、A
所有脂类及酸性食品	模拟物 D、B
所有脂类、酒精类及水性食品	模拟物 D、C
所有脂类、酒精类及酸性食品	模拟物 D、C、B

5.2 替代试验

当与分析方法有关的技术原因导致使用脂类食品模拟物的迁移试验不可行时，适宜在常规替代试验条件下使用试验介质进行"替代试验"。替代试验包含三种替代试验介质：95%乙醇水溶液、异辛烷以及改性聚苯醚，测试条件对应模拟物D的测试条件(见表2)。每一次测试使用一个新的试样。上述替代试验的结果计算需使用缩减换算系数(数字 2～5)(见第 6 章)。应选取上述三种介质试验结果的最高值来确定试验结果是否符合迁移限量。

表 2　替代试验常规条件

采用模拟物 D 试验条件	采用异辛烷试验条件	采用 95%乙醇水溶液试验条件	采用 MPPO[a] 试验条件
5 ℃,240 h	5 ℃,12 h	5 ℃,240 h	—
20 ℃,240 h	20 ℃,24 h	20 ℃,240 h	—
40 ℃,240 h	20 ℃,48 h	40 ℃,240 h	—
70 ℃,2 h	40 ℃,0.5 h	60 ℃,2 h	—
100 ℃,0.5 h	60 ℃,0.5 h	60 ℃,2.5 h	100 ℃,0.5 h
100 ℃,1 h	60 ℃,1 h	60 ℃,3.0 h[b]	100 ℃,1 h
100 ℃,2 h	60 ℃,1.5 h	60 ℃,3.5 h[b]	100 ℃,2 h
121 ℃,0.5 h	60 ℃,1.5 h	60 ℃,3.5 h[b]	121 ℃,0.5 h
121 ℃,1 h	60 ℃,2 h	60 ℃,4.0 h[b]	121 ℃,1 h
121 ℃,2 h	60 ℃,2.5 h	60 ℃,4.5 h[b]	121 ℃,2 h
130 ℃,0.5 h	60 ℃,2 h	60 ℃,4.0 h[b]	130 ℃,0.5 h
130 ℃,1 h	60 ℃,2.5 h	60 ℃,4.5 h[b]	130 ℃,1 h
150 ℃,2 h	60 ℃,3 h	60 ℃,5.0 h[b]	150 ℃,2 h
175 ℃,2 h	60 ℃,4 h	60 ℃,6.0 h[b]	175 ℃,2 h

[a] MPPO:改性聚苯醚。

[b] 挥发性试验介质在低于 60 ℃的条件下使用。替代试验的一个先决条件为,材料或制品能够承受在该条件下使用模拟物 D。若物理性质发生改变,例如熔化或变形,则该材料被认为不适合在该条件下使用。若物理性质未发生改变,则使用新的样品进行替代试验。

当与分析方法有关的技术原因(如:干扰、检测限、与脂类模拟物发生反应等)导致选取四种"D"类脂类食品模拟物(精炼橄榄油、甘油酸三酯合成油脂、向日葵油、玉米油见 6.2)中的任何一种进行迁移试验不可行时,已证明适宜采用替代试验。

5.3　备选脂类试验

5.3.1　通则

备选脂类试验可采用挥发性介质进行,或作为提取试验进行。

5.3.2　采用挥发性介质进行的备选试验

备选试验采用挥发性试验介质,如异辛烷、95%乙醇溶液或其他挥发性溶剂、混合溶剂。可用备选试验来说明结果是否符合特定迁移限量(SML),当:

a)　"备选试验"结果等于或大于相应的脂类食品模拟物(模拟物 D)迁移试验结果;

b)　在应用适当的的缩减换算系数后,"备选试验"结果未超过特定迁移限量。

上述条件中若有一项不满足或两项均不满足,则应进行迁移试验(见 5.1)。

5.3.3　提取试验

提取试验是使用具有强提取能力的"其他试验介质"在严厉的实验条件下进行的试验。若数据证明提取试验结果等于或高于脂类食品模拟物(模拟物 D)试验结果,则可将提取试验用于测试是否符合特定迁移限量(SML)要求。

5.4 残留量测定

5.4.1 "QM"试验

"QM"试验测定塑料材料或制品中待测物质的总量,试验中通常使用合适的溶剂溶解塑料试样。在聚合物沉降后,使用合适的分析方法定量测定溶剂中物质的量。另一备选程序是使用一种可渗透塑料基体、且对待测物质是强溶剂的溶液来对待测塑料样品进行完全的提取,然后使用合适的分析方法定量测定溶剂中物质的量。测定结果以每千克塑料中含有该物质的毫克数(mg/kg)表示。

5.4.2 "QMA"试验

"QMA"试验与"QM"试验类似,同样是测定塑料材料或制品中待测物质的总量。"QMA"试验结果以每6平方分米食品接触塑料表面中含有的物质毫克数(mg/6 dm^2)来表示。"QMA"试验与"QM"试验步骤相似,对已知面积的均一材质塑料进行溶解或在严厉的试验条件下提取,并使用合适的分析方法测定溶剂中物质的量。

5.4.2.1 厚样品的"QMA"试验

一般认为进入实际食品的迁移物主要来自塑料最表层0.25 mm厚度,来自内层厚度大于等于0.25 mm部分的迁移量相对较小,可忽略不计。因此,当进行提取试验时,仅考虑将塑料最表层0.25 mm厚度所释放的物质的量用于计算"QMA"值。

对于厚度大于0.25 mm的样品,若塑料是均一的,则该样品全部可用于提取试验,但得到物质总量应除以D/0.25。例如,若样品厚度为1 mm,则释放出的物质总量应除以4。

5.4.2.2 多层材料及制品的"QMA"试验

对于多层塑料材料及制品(层压型),可对已知面积的样品进行提取以测定"QMA"值。当测定多层样品中某物质"QMA"值时,只有与食品接触最表层0.25 mm厚度才可用于分析和(或)计算。

5.4.2.3 可塑化材料及制品的"QMA"试验

对于可塑化材料、泡沫塑料(如:泡沫或多孔聚苯乙烯)和其他通过机械加工生产出具有开放式结构的塑料,最大测试厚度0.25 mm的规则并不适用,因为在这种材料中来自于厚度大于0.25 mm部分的迁移可能发生。

6 食品模拟物、试验介质及试剂

6.1 水性食品模拟物

水性食品模拟物应包括以下规格:

——蒸馏水或同等纯度的水,模拟物A;

——3%乙酸水溶液(质量浓度),模拟物B。根据本标准的要求,溶液的制备是将30 g乙酸用蒸馏水稀释至1 L;

——10%乙醇水溶液(体积分数),模拟物C。根据本标准的要求,溶液的制备是将100 mL 100%乙醇用蒸馏水稀释至1 L。对于乙醇含量超过10%(体积分数)的液体或饮料,试验中应使用相当强度的乙醇水溶液。

6.2 脂类食品模拟物

脂类食品模拟物如下所示:

——精馏橄榄油,"基准模拟物D"。

"基准模拟物D"可用具有标准规格(特性)的合成的甘油酸三酯混合物、向日葵油或玉米油代替。此即"其他脂类食品模拟物",又称"模拟物D"。

橄榄油、合成的甘油酸三酯混合物、向日葵油和玉米油的特性指标见附录B。模拟物D应符合附录B所列规格,且使用前应预先对其进行检测以确保其在特定迁移试验中对测定物质特定迁移量的分析方法不造成严重干扰。

注1:经验显示"轻质的"、"温和的"的橄榄油通常符合上述规格且易获得。这种"轻质"橄榄油中未皂化的部分要比标准橄榄油中少。

注2:当这些脂类食品模拟物用以模拟某些类别的食品时,可使用缩减换算系数,见7.2和表3。

6.3 试验介质

6.3.1 替代试验用试验介质

替代试验中使用的介质包括异辛烷,95%乙醇水溶液及改性聚苯醚(MPPO)。MPPO的特性见附录B。

本标准中,95%乙醇溶液是指将950 mL 100%乙醇用蒸馏水稀释至1 L配制而成的溶液。

6.3.2 备选试验用试验介质

通常这些试验介质都是挥发性介质,例如异辛烷、95%乙醇水溶液或其他挥发性溶剂或混合溶剂。虽然不常使用固体介质,但其在某些特殊情况是适用的,因此不能排除使用固体介质的可能。

注:除非另有说明,食品模拟物、替代和备选试验介质以及提取或溶解用溶剂均应为分析纯。模拟物、试验介质或溶剂不应含有可能干扰特定迁移测定或残留量测定的组分。

6.4 试剂

除非另有说明,分析中仅使用确认为分析纯的试剂及蒸馏水或同等纯度的水。

所有化学品对健康都存在或多或少的危害。对所有化学品的安全处理给予指导使其完全符合国家有关法律规定,不在本标准的范围之内。因此,本标准未给出特别警告,本标准使用者应确保其满足所有的安全要求。

7 食品模拟物的选择

7.1 模拟接触所有类型食品

当一塑料材料或制品预期在使用中接触所有类型食品时,试验中应使用3%(质量浓度)乙酸水溶液(模拟物B)、10%(体积分数)乙醇水溶液(模拟物C)及脂类食品模拟物(模拟物D,无需使用缩减换算系数)。若使用任何其他脂类食品模拟物(见6.2)结果超过迁移限量时,若技术上可行,应使用橄榄油来确证不符合迁移限量的判断。若此种确认方法在技术上不可行且迁移测定结果超出限量,则应视其结果不符合迁移限量要求。

7.2 模拟接触特定类型食品

在下列情况下对预期与特定类型食品接触塑料材料及制品作出规定:

a) 材料或制品已经与已知食品接触;

b) 材料或制品附特别标识,注明其可用于或不可用于接触某食品类型,例如"仅用于水性食品";

c) 材料或制品附特别标识,注明其可用于或不可用于接触某类食品或某组食品。标识应说明:

1) 在市场销售阶段而非零售阶段,使用"编号"或"食品描述";

2) 在零售阶段,使用标识(应仅指某些食品或几组食品),最好附范例以便于理解。

表1说明了在b)情况下,迁移试验中使用的模拟物。

在a)与c)情况下,使用表3中提及的食品模拟物进行试验。

表3 某种或某类食品迁移试验使用的模拟物列表

编号	食品描述	选用的模拟物			
		A	B	C	D
01	饮料类				
01.01	非酒精饮料或酒精度低于5%(体积分数)的酒精饮料:水,苹果酒,普通浓度或浓缩的果汁或蔬菜汁,葡萄汁,水果饮料,柠檬水,矿泉水,果酱,苦啤酒,冲剂,咖啡,茶,液体巧克力,啤酒及其他饮料	X(a)	X(a)		
01.02	酒精度不低于5%(体积分数)的含酒精饮料:葡萄酒,烈酒或利口酒		X[a]	X[b]	
01.03	其他:未变性酒精		X[a]	X[b]	
02	谷物类,谷物产品,馅饼,饼干,蛋糕及其他烘焙产品				

表 3（续）

编号	食品描述	选用的模拟物			
		A	B	C	D
02.01	淀粉质食品				
02.02	谷物(未经加工过的片状成品，如爆米花，玉米片等)				
02.03	谷类面粉及食品				
02.04	通心面，意大利面条及类似产品				
02.05	馅饼，饼干，蛋糕及其他烘焙食品，烘干产品：				
	A 表面涂有脂类物质				X/5
	B 其他				
02.06	馅饼，蛋糕，其他烘焙食品，新鲜制品：				
	A 表面涂有脂类物质				X/5
	B 其他	X			
03	巧克力，糖类及糖果产品				
03.01	巧克力，覆有巧克力的产品，替代品及覆有巧克力替代品的产品				X/5
03.02	糖果产品				
	A 固体形式				
	Ⅰ 表面为脂类物质				X/5
	Ⅱ 其他				
	B 糊状物质				
	Ⅰ 表面有脂类物质				X/3
	Ⅱ 含水物质	X			
03.03	糖及糖类产品				
	A 固体				
	B 蜂蜜及类似产品	X			
	C 糖蜜及果酱	X			
04	水果，蔬菜及其加工品				
04.01	整果，新鲜的或冷冻的				
04.02	加工水果：				
	A 干的或脱水的水果，整果或粉末状				
	B 块状，浓汤状或糊状水果	X(a)	X(a)		
	C 水果蜜饯				
	Ⅰ 以水为介质	X(a)	X(a)		
	Ⅱ 以油为介质	X(a)	X(a)		X
	Ⅲ 以酒精为介质(大于或等于 5% vol)		X[c]	X	
04.03	坚果(花生，栗子，杏仁，榛实，胡桃，松子，硬壳果仁及其他)				

表 3（续）

编号	食品描述	选用的模拟物			
		A	B	C	D
04.03	A 带壳的，干的				
	B 带壳的，烘干的				X/5[d]
	C 糊状或乳脂状	X			X/3[d]
04.04	整蔬菜，新鲜或冷冻的				
04.05	加工过的蔬菜：				
	A 干的或脱水蔬菜或粉末状蔬菜				
	B 切片蔬菜，浓汤状蔬菜	X(a)	X(a)		
	C 腌制的蔬菜				
	Ⅰ 水溶液介质	X(a)	X(a)		
	Ⅱ 油状介质	X(a)	X(a)		X
	Ⅲ 以酒精为介质（大于或等于 5% vol）		X[c]	X	
05	脂肪及油类				
05.01	动植物油脂（天然的或经过加工的，包括可可脂，猪油或精炼黄油）				X
	从油中的水乳状液中提取的人造黄油，黄油及其他脂类				X/2
06	动物产品及蛋类				
06.01	鱼类				
	A 新鲜的，冷冻的，腌制的，烟熏的	X			X/3[e]
	B 糊状的	X			X/3[e]
06.02	甲壳动物及没有天然外壳保护的软体动物（包括牡蛎，蚌类，蜗牛等）	X			
06.03	所有动物肉（包括家禽及野味）				
	A 新鲜的，冷冻的，腌制的，烟熏的	X			X/4
	B 糊状及乳脂状的	X			X/4
06.04	经过加工肉类产品（火腿，腊肠及烤肉）	X			X/4
06.05	腌制的或部分腌制的肉类及鱼类				
	A 以水为介质	X(a)	X(a)		
	B 以油为介质	X(a)	X(a)		X
06.06	无壳蛋类				
	A 磨成粉末或烘干的				
	B 其他	X			
06.07	蛋黄				
	A 液态	X			
	B 磨成粉末或冰冻的				

表 3（续）

编号	食品描述	选用的模拟物			
		A	B	C	D
06.08	干蛋白				
07	乳制品				
07.01	牛奶				
	A　全乳	X			
	B　部分干的	X			
	C　完全脱脂或部分脱脂的	X			
	D　干的				
07.02	发酵牛奶如酸奶，酪乳及与水果结合产品		X		
07.03	乳酪及酸乳酪	X(a)	X(a)		
07.04	干酪				
	A　完整，保留外皮				
	B　加工干酪	X(a)	X(a)		
	C　其他	X(a)	X(a)		X/3[e]
07.05	凝乳块				
	A　液体或胶质的	X(a)	X(a)		
	B　粉末状的或干的				
08	其他产品				
08.01	醋		X		
08.02	油炸或烘烤食品				X/5
	A　炸薯条，煎饼之类				X/4
	B　动物类食品				X/4
08.03	用以制备汤、羹的调制食品，液态、固态或粉状（提取物、浓缩物）；均质调制品	X			
	A　磨成粉末或干的				X/5
	Ⅰ　表面有脂类物质				
	Ⅱ　其他				
	B　液体或糊状				X/3
	Ⅰ　表面有脂类物质	X(a)	X(a)		
	Ⅱ　其他	X(a)	X(a)		
08.04	酵母或膨化剂				
	A　糊状	X(a)	X(a)		
	B　干的				
08.05	盐				

表 3（续）

编号	食品描述	选用的模拟物			
		A	B	C	D
08.06	沙司：				
	A 表面无脂类物质	X(a)	X(a)		
	B 蛋黄酱及由蛋黄酱、色拉酱及其他油性物质与水混合而产生的沙司	X(a)	X(a)		X/3
	C 含有水油两层的沙司	X(a)	X(a)		X
08.07	芥末(编号 08.17 下的芥末粉除外)	X(a)	X(a)		X/3[f]
08.08	三明治，烤面包片及类似的食品				
	A 表面含有脂类物质				X/5
	B 其他				
08.09	冰淇淋	X			
08.10	干性食品				
	A 表面有油性物质				
	B 其他				X/5
08.11	冷冻或深度冷冻的食品				
08.12	酒精强度大于等于体积浓度 5%的浓缩提取物		X[h]	X	
08.13	可可				
	A 可可粉				X/5[g]
	B 可可浆				X/3[g]
08.14	咖啡，包括烘烤及未烘烤的，去除或未去除咖啡因的或可溶的，咖啡替代物，粒状或粉末状				
08.15	液态咖啡提取物	X			
08.16	芳香型草药及他草药 甘菊、锦葵、薄荷、茶叶、莱姆花(菩提花)				
08.17	天然香料及调料				
	肉桂，丁香，粉末芥末，胡椒粉，香草，藏红花				

[a] 该试验仅在 pH 值小于或等于 4.5 时进行。
[b] 该试验可在酒精体积浓度超过 10%的液体或饮料的情况下用相当浓度的酒精水溶液进行。
[c] 该试验仅在 pH 值小于或等于 4.5 时进行。
[d] 若通过一个适当的试验可以证明塑料无“脂类接触”，则使用模拟物 D 的试验可以被豁免。
[e] 若通过一个适当的试验可以证明塑料无“脂类接触”，则使用模拟物 D 的试验可以被豁免。
[f] 若通过一个适当的试验可以证明塑料无“脂类接触”，则使用模拟物 D 的试验可以被豁免。
[g] 若通过一个适当的试验可以证明塑料无“脂类接触”，则使用模拟物 D 的试验可以被豁免。
[h] 该试验仅在 pH 值小于或等于 4.5 时进行。

表 3 中的每种或每组食品，只使用以“X”标识的模拟物，对于每种模拟物都应使用新的塑料材料或制品的样品。若无“X”标识，该标题或副标题下的食品类别不要求使用任何模拟物进行迁移试验，涉及

干性及冷冻食品见7.4。

当"X"后有一道斜杠和一个数字,则该迁移试验结果应除以此数字。对于确定类型的脂类食品,此数字称为"缩减换算系数",该系数的引入是考虑到食品模拟物相对此类食品具有更强的提取能力。

若在"X"后的括号中标有字母"a",则应仅使用给定的两种模拟物中的一种:

——若pH值大于4.5,应使用模拟物A;

——若pH值等于或小于4.5,应使用模拟物B。

若一种食品既列在具体标题下也列在大标题下,则只使用具体标题下指定的模拟物。

若某种食品或某类食品未列在表3中,则应从用于测试特殊情况下食品接触材料的食品模拟物列表中选择,使之与待测的某种或某类食品情况最为接近。

7.3 模拟接触干性及冷冻食品

接触谷类、鸡蛋等干性食品或冷冻食品的塑料不必使用第5章中列出的模拟物A、B、C及D进行迁移试验,因为这些液体食品模拟物不适合模拟干性及冷冻食品。然而,挥发物能迁移入干性及冷冻食品,尤其当此种食品与塑料长时间接触时。因此,应测定此类食品接触材料的挥发物释放量,能在相关食品或替代食品模拟物中进行测定。就此而言,在8.1.3.2表4和表5规定的测定条件下能使用作为挥发性物质吸收剂的改性聚苯醚(MPPO)。另外一种用于吸收非极性有机物的模拟物是炭粉。第三种用于测定干性及冷冻食品接触塑料的模拟物是用水部分饱和的硅胶,适用于检测极性挥发物的释放量。这三种模拟物用于测试干性及冷冻食品接触塑料还未完全被认证和标准化。

表4 采用食品模拟物进行迁移试验的时间条件

可预见最严厉使用条件下的接触时间	试验时间
$t \leqslant 5$ min	见8.1.7条件
5 min $\leqslant t \leqslant$ 0.5 h	0.5 h
0.5 h $\leqslant t \leqslant$ 1 h	1 h
1 h $\leqslant t \leqslant$ 2 h	2 h
2 h $\leqslant t \leqslant$ 4 h	4 h
4 h $\leqslant t \leqslant$ 24 h	24 h
$t >$ 24 h	240 h

表5 采用食品模拟物进行迁移试验的温度条件

可预见最严厉使用条件下的接触温度	试验温度
$T \leqslant$ 5 ℃	5℃
5 ℃ $< T \leqslant$ 20 ℃	20 ℃
20 ℃ $< T \leqslant$ 40 ℃	40 ℃
40 ℃ $< T \leqslant$ 70 ℃	70 ℃
70 ℃ $< T \leqslant$ 100 ℃	100 ℃或回流温度
100 ℃ $< T \leqslant$ 121 ℃	121 ℃[a]
121 ℃ $< T \leqslant$ 130 ℃	130 ℃[a]
130 ℃ $< T \leqslant$ 150 ℃	150 ℃[a]
$T >$ 150 ℃	175 ℃[a]

[a] 此温度应仅适用于模拟物D。对于模拟物A、B或C,本试验的条件可以替代为:在100 ℃或回流温度下,试验时间为根据8.1.2段一般要求所选择时间的四倍。

7.4 脂类接触试验

应根据塑料在实际或可预见使用下接触的食品类型指定食品模拟物。脂类食品模拟物(模拟物 D)可用于测定脂类食品接触塑料。对于特定的食品类型,若能通过适当的试验证明塑料及食品间不存在"脂类接触",则模拟物 D 的测试可豁免。

8 迁移试验、替代试验、备选试验条件及残留量测定条件

8.1 迁移试验条件

8.1.1 通则

测定时间及温度根据实际使用中接触条件进行选择。迁移试验中接触温度及接触时间的允许公差详见附录 C 中表 C.1 及表 C.2。

8.1.2 引言

根据表 4、表 5 选择迁移试验时间和温度条件,该条件对应于塑料材料或制品可预见最严厉接触条件及任何标签信息注明的最高使用温度。因此,若塑料材料或制品预期与食品的接触覆盖了表中的两种或两种以上温度和时间段,则应使用等量的食品模拟物,将试样依次在所有这些可预见最严厉条件下进行迁移试验。

8.1.3 通常被认为"更加严厉"的接触条件

8.1.3.1 通则

在应用通用标准时,迁移量的测定应限于具有科学依据的最严厉的试验条件下。以下是测定条件的具体例子。

8.1.3.2 在任何时间及任何温度下与食品接触

许多制品能在多种温度下使用且使用时间各不相同,或使用条件可能不明。在实际使用中,若塑料材料或制品能在任何接触时间条件下应用,且没有标签或指示标识实际使用接触温度和时间,则依据食品类型,应在 100 ℃或回流温度下使用模拟物 A 和(或)B 和(或)C 试验 4 h,或在 175 ℃下使用模拟物 D 试验 2 h。

8.1.3.3 在室温或低于室温条件下与食品无时间限制的接触

有些材料及制品标明只能在室温或低于室温条件下使用,或有些材料本身的性质清楚地表明其只能在室温或低于室温下使用,此时试验应该在 40 ℃下进行 240 h。一般认为这些时间和温度条件是"更严厉"的条件。

8.1.4 温度在 70 ℃～100 ℃之间且时间少于 15 min 的接触

若实际中塑料材料或制品在 70 ℃～100 ℃间使用且使用时间少于 15 min,例如热灌装,且有适当的标签或指引予以说明,则试验应在 70 ℃下进行 2 h。但是若该材料或制品预期在室温下继续储藏食品,则试验条件应由 70 ℃下 2 h 替换为 40 ℃下 240 h,一般认为后者是更为严厉的试验条件。

8.1.5 在微波炉中的接触

对于将在微波炉中使用的材料和制品,迁移试验能根据所选择的合适时间及温度条件在普通烘箱或微波炉中进行。

在微波加热及普通烘箱中加热时食品和包装材料间接触面温度的测定,见 EN 14233。

原则上在加热过程中使用荧光温度计记录温度,温度探针置于食品与塑料材料或制品的接触面上。取所记录的最高温度作为常规的迁移试验的合适测试温度。

8.1.6 引起物理特性或其他特性改变的接触条件

若发现在选定接触条件下进行测试会引起试样物理或其他特性的变化,而在可预见最严厉使用条件下使用待测塑料材料或制品时不会发生这些变化,则迁移试验应在不发生物理特性或其他特性改变的可预见最严厉使用条件下进行。

一般而言,除了通过充分降低温度以满足要求外,还能要求减少接触时间。新的测定条件不一定要

符合表 4 和表 5 中的温度或时间条件，允许选择中间条件，只是应重新评估新设定的暴露条件是否仍然可以代表实际使用条件。

8.1.7　未被常规迁移试验条件涵盖的接触

在某些情况下，当常规的迁移试验条件不能完全涵盖实际使用条件时，例如接触温度超过 175 ℃或接触时间少于 5 min 的接触条件，则能使用其他更适宜此种情况的接触条件，只要能证明选定的条件代表了可预见最严厉接触条件。

8.1.8　低温下的试验

当在 5 ℃下使用脂类模拟物进行测定时，模拟物可能部分或完全固化。由于许多脂类食品在此温度下部分或完全是固态，该模拟物的状态可以复制食品在低温下(例如冷冻储存温度)与塑料材料或制品接触的状态。然而，模拟物的固化或部分固化会导致测试结果可变、不可靠。针对这一问题，可能的解决方法如下：

——可以使用葵花籽油，其中不含有 5 ℃测试温度下会固化的成分，即“脱蜡”油；

——加热脂类模拟物至其刚还变为液态，模拟物与试件接触后，立刻将其冷却到预定的温度；

——对于膜状或是片状样品，可将一固态脂类模拟物切片，一种合成甘油三酸酯混合物夹在两片试件中间。

全浸入试验、在测试池中试验或灌注法试验在低温下均可行。若使用某个测试池难以目测模拟物是否固化，则应使用脱蜡模拟物。

使用橄榄油和向日葵油在 10 ℃试验通常不存在这种问题。然而，这是一个“条件更为严厉”的试验，若 10 ℃下的迁移值并未超过特定迁移限量，则在 5 ℃下也不会超过迁移限量。

8.1.9　高温下试验

全迁移试验的经验显示，当模拟短时间且使用温度高于 100 ℃的暴露时，很难在测试实验室间获得一致的、具可比性的和可靠的数据。造成这些不一致的主要原因是要求橄榄油及其他脂类模拟物达到测定温度所需时间的差异。现正在研究可能解决这一问题的其他方法，例如将样品管置于电加热器或电加热控制的迁移测定池中。

8.1.10　盖子、垫圈、塞子或类似的密封装置

在许多情况下，盖子和密封件也预期会接触到食品，因此可在与容器其余部分类似的条件下对其进行测试。但在某些高温应用中，盖子可能只暴露于水蒸气，且经冷凝的水蒸气回流至食品中。在这种情况下，宜使用模拟 A 采用回流方式对盖子和密封件进行测试。

8.1.11　管道、活栓、阀门、过滤器

由于接触的是流动的食品，因此很难确定管子、活栓、阀门及过滤器等制品与食品的接触时间，然而为了进行迁移试验，可将此类接触方式认定为重复的短暂接触。因此对此类制品的测试可采取重复地全浸入或重复地灌液方式来进行，管子可用惰性的塞子塞紧。对于管子这类容器暴露时间的选择，应考虑到食品的保留时间，该保留时间受食品流速及管子长度和直径这些因素的影响。同样，停止食品流动的时间也会影响最终的接触时间。

8.2　替代脂类试验条件

已认可替代试验对应的常规测试条件。常规迁移试验条件见表 2。

在实验室中难以控制 12 h 的测试时间，因此可延长测试时间，如延长至 16 h。若在更为严厉的测试条件结果未超过迁移限量，则可接受测定时间的延长。

也可使用温度和时间的其他组合，应参考上述例子及待测塑料种类现存的经验。

8.3　备选脂类试验条件

8.3.1　使用挥发性介质的备选脂类试验

选择使用挥发性试验介质(如：异辛烷、95％乙醇水溶液、其他挥发性溶剂或混合溶剂)进行备选脂类测定，则：

a) “备选试验”结果应大于或等于使用脂类模拟物 D 的迁移试验结果；

b) 使用合适的缩减换算系数进行换算后，“备选试验”结果未超过特定迁移限量。

若不能满足上述一项或两项条件，则应采用脂类食品模拟物进行迁移试验。

8.3.2 提取试验

选择试验条件使得采用提取试验获得的结果等于或高于使用模拟物 D 获得的结果。

在为评价 QM 或 QMA 限量符合性所进行的残留量测试中，对塑料进行处理时应使所有的待测物质能够从试件中被抽提出来。

9 仪器设备

9.1 试件支架

在通过全浸入方式进行的迁移测试中，指定使用十字形试样支架（参见附录 D，图 D.1）。但也能使用其他支架，只要其能支撑试件并保持试件间相互分离，同时能保证试件与模拟物完全接触。图 D.2 为一种已成功使用的支架，尤其适用于特别厚或特别薄的样品，样品可被缠绕在支架上。当载有试样时，这种支架可暴露于 100 mL 烧杯中的模拟物。然后在烧杯上盖上表面皿。

9.2 试管、玻璃棒和玻璃珠

在采用全浸入的方式进行迁移试验的几种方法中，试样的表面积与食品模拟物体积之比为一固定值。为保证试样的所有部分均与食品模拟物接触，可使用合适直径的玻璃管（在个别方法中规定了玻璃管的尺寸）。然而，也可通过加入玻璃棒或足量的玻璃珠来微调管中模拟物的水平，以确保试样表面完全浸入模拟物（在个别方法中规定了玻璃棒和玻璃珠的尺寸）。

9.3 测试池

本部分试验步骤说明了图 D.3 中 A 类型、2 号测试池的有效性。然而，附录 D 中的备选测试池获得的试验误差范围内的结果是相类似的。备选测试池的设计应具备令人满意的性能，尤其应无渗漏，适用于四种食品模拟物，且试样未直接接触食品模拟物的面积达到最小。同时，池的设计及材质都应无任何污染食品模拟物的物质迁移，尤其应无影响待测物分析的物质。其他可用测试池包括 A 类（图 D.4）、B 类（图 D.5）、C 类（图 D.6）、D 类（图 D.7）、E 类（图 D.8）、F 类（图 D.9）。各类测试池在测试挥发性物质迁移中的适用性取决于测试池的设计、食品模拟物和目标物质的物理性质。可通过灌注等体积的迁移试验模拟物来确定池的适用性，将待测物质与模拟物固定在一起以达到会发生迁移的程度。在相应试验条件下储存并进行物质测定后，回收率可说明该种测试池应用于挥发性物质测定的适用性。不带气密装置且具有较大顶空体积的测试池并不适用于挥发性物质的测定。

9.4 恒温炉或恒温箱

经验表明，精确的温度控制可获得重复性良好的试验结果。因此，应仔细选择恒温炉或恒温箱以确保通过样品管、测试池或样品袋中的压缩空气进行温控以达到表 C.2 的规定。需特别指出的是，家庭储存用冰箱及烘焙食品用烘箱通常不具备足够的温控能力，因此不适用于迁移试验。

10 样品及样品几何形态

10.1 样品

进行符合性测试所选取的样品应是处于待使用状态的最终产品。某些情况下这种样品的获取是不可行的，则可从材料、制品中抽取试件进行测试，或取能够代表材料或制品的部件进行测试。也可对最终产品的组分及初始物进行测试，例如，准备用于压层的膜或未经印刷的膜，进行这种测试可为评价成品生产用材料的适用性提供指南。例如，那些在成型同时就被食品填充的制品。在这种情况下，这类测试可在一专门为测试目的而制作的制品上进行。再例如，对非均一结构样品的测试，这些样品一方面太大而无法通过灌液进行测试，另一方面不具有平的表面能供切割后置于测试池中进行测试。在这种情况下，这类试验可在一专门为测试目的而制作的制品上进行，且此制品应尽可能代表实际使用中的制品。

若样品是从生产批中随机抽取获得的，则相关情况应在报告中予以描述，试样应能代表正常生产材料。同样地，若样品并非随机抽取，而是根据其他一些参数来选择，例如厚度的差异，则这种情况也应予以报告。

样品可能是非均一性的，如不同的晶度、不同分子排列取向，或不规则的形状、不同的厚度，例如从瓶子、盘子、器具表面及餐具等切割下的部件；或样品太小而需多件样品组合成为一份试样。选择尽可能相似且按比例代表待测制品的样品进行测试，取样详情应体现在最终报告中。

样品应清洁且避免表面污染，可使用不起绒的布擦拭或使用软质刷子除去样品表面尘污。若制品附有指引说明在使用前应被清洁，则应在测试前按此指引进行相关处理。

10.2 表面积-体积比

若制品接触食品时的表面积-体积比为已知，则应在迁移试验中采用这一比例。例如，某个瓶子或容器预期盛放一定体积的食品，即使未能完全装满。在这个例子中，该制品应使用规定体积的模拟物进行测试。若实际使用中容器与食品接触的表面积-体积比为未知，则应使用常规暴露条件，例如，与100 g 食品或 100 mL 食品模拟物接触的塑料表面积为 0.6 dm^2。特定迁移限量是基于 6 dm^2 塑料表面积与 1 kg 食品接触这样一个假设而设定的，根据迁移试验规则，所有食品模拟物的密度一般可假定为1 kg/L，因此 1 kg 食品模拟物的体积为 1 L。

在某些迁移试验中，适用于待测物质的分析方法难以达到足够的检测限，通过调整表面积-体积比可能在用以分析的模拟物中获得更为理想的物质浓度。然而，只有在标准的和调整过的表面-体积比试验中获得一致的迁移测定值（单位是 mg/cm^2），才能认为是有效的结果。若存在溶解度的限制，则不能获得有效结果。经验表明，对于许多物质，在使用脂类模拟物进行的迁移试验中，表面积-体积比能被缩减至最大比率 1 dm^2/20 mL，而使用水性模拟物时，该比例能被缩减至最大比率 1 dm^2/50 mL。

在采用不同的表面积-体积比进行迁移试验前，应在测定温度及室温下同时测定物质在用于迁移试验的模拟物中的溶解度。有些物质在测定温度下为可溶而在室温下却不能完全溶解，这将导致不可靠的分析结果。

使用试验介质进行的替代性试验中，若检测限同样难以达到，也可采用调整的表面积-体积比。

10.3 单面和双面试验（全浸入方式）

特定迁移试验中，只有在实际使用中与食品接触的样品部分才应与食品或食品模拟物接触进行试验。然而，允许进行更为严厉的试验来说明其是否符合特定迁移限量。在全浸入试验中，制品与食品接触的面及外表面均会接触到食品模拟物。由于只有与食品接触的一侧面积用于计算单位面积迁移量，不允许来自于外表面的任何物质迁移，因此上述试验比在袋中、测试池中或通过灌液进行的迁移试验更严厉。

但是只有对于对称、均匀的样品，同时计算两个表面才可能是合理的，在这种情况下，在全浸入试验中计算双面所获得的特定迁移值与单面测定获得的迁移值是一致的（允许存在分析误差）。

一般而言，若厚度超过 0.5 mm，则测定迁移值时需考虑两侧面的面积。带有切口的试样的迁移试验结果可能会高于没有切口的试样。在实际使用中，与食品接触塑料一般不具有切口。通常情况下，以单位为毫克每平方厘米（mg/cm^2）计算迁移结果时，仅当厚度超过 2 mm 时，切口边缘面积才能被考虑在内。采用塑料的切割部分作为试样并将其完全浸入食品模拟物中，是一种更为严厉的试验。若由于切割造成迁移值上升且超出迁移限量，则应在避免接触切口的情况下重复进行迁移试验，例如采取灌液试验或单面试验。在全浸入试验中，表面积-体积比一般为 6 dm^2 食品接触面积比 1 000 mL 食品模拟物。采用全浸入方式进行的测试程序见第 15 章。

10.4 使用 A 类型 2 号测试池进行的单面试验

对于将单面试验作为首选方法的测试，可在 A 类型 2 号测试池或同类型测试池中进行，这对于多层材料及制品尤为重要。对于能获得平面形状的样品，例如薄膜、箔或薄片，在测试池中进行测试具有样品几何形状可重复的优势。此种测试池参见附录 D。其他使用测试池参见 9.3 和附录 D。A 类型 2 号测试池中表面积-体积比一般为 6 dm^2 食品接触面积比 1 000 mL 食品模拟物。

当使用测试池时，应特别注意降低挥发物的损失，可使用添加已知浓度分析物的模拟物来检验。

A 类型 2 号测试池中的暴露程序见第 17 章。

10.5 使用袋装方式进行的单面试验

对于可制成牢固小袋且小袋具有足够强度的密封性来保持在特定模拟物迁移试验中样品完整性的平面材料和制品，则应优先考虑采用袋装方式进行测试，因为此试验仅需使用密封设备，且能更有效地利用恒温炉空间。

袋装试验的表面积-体积比一般为 2 dm^2 食品接触面积比 100 mL 食品模拟物。若分析物测定结果以毫克每毫升(mg/mL)表示，则通过乘以 300 这个系数，结果可换算为表面积-体积比 6 dm^2/1 kg 食品或食品模拟物，结果以 mg/kg 表示。

注：对测试温度高于 40 ℃的试验，允许先在室温下往袋子中灌入食品模拟物，并在微波炉中将袋子预热至测试温度。宜将一光导纤维探针插入袋内模拟物中，或在加热后通过温度计检测温度。将经过灌注的袋子置于微波炉内加热至模拟物达到测试温度，然后将袋子转移至一个已预热至测试温度的恒温炉或恒温箱中。该部分操作应在最短时间内完成以避免过度的热量损失。袋子在恒温炉中放置一段预先选定的测试时间。

以袋装方式进行的测试步骤见第 18 章。

10.6 使用反转袋进行的单面试验

宜使用反转袋作为一种备选方法。在这种情况下，需将与食品接触的面制作为袋子的外表面，然后采用全浸入的方式将该面暴露于食品模拟物中。

较之于上述注入食品模拟物的袋子，使用反转袋具有许多优点。当一个"正常"袋子灌满食品模拟物时，封口处应能承受模拟物质量并在测定中保持其完整性，若密封口破损，则食品模拟物将从袋子中泄漏。而反转袋的密封口则不需承受来自模拟物的压力，且发生破损及泄漏的可能性更低。此外能减小密封口面积以更准确测量暴露于食品模拟物的面积。但是，模拟物可能会渗漏到反转袋中，因此导致暴露于食品模拟物的面积增大。一种检验透明或半透明膜制成的袋是否漏液的方法是将一片与袋尺寸相似的滤纸封入每个反转袋中，若袋发生漏液，则将观察到滤纸吸收了食品模拟物。任何发生漏液的袋均应丢弃，且重新进行测试。

反转袋的又一优点为：若需要，可调节表面积-体积比至与塑料材料或制品接触食品时的表面积-体积比一致。当用以接触食品的表面积-体积比不明确时，则应使用常规暴露条件，例如 6 dm^2 表面积接触 1 000 mL 食品。

10.7 采用灌注方式进行的单面试验

对于容器状的制品，例如瓶和盆，往其中灌注食品模拟物常是测试其最方便的方法。这种灌注的方法不宜用以测试大容器，可制作代表待测容器的小件的试样。任何为促进测试而特别采用的制作应在报告中予以秒素。

通过制品灌注方式进行的试验步骤见第 19 章。

10.8 预期重复使用的制品

若某制品将重复接触食品，则对于该类制品的同一样品应进行三次测试，且每次使用新的食品模拟物。检测值是否符合迁移限量应以第三次测试迁移值为依据。然而，若试验结果表明第二次、第三次的迁移值未增加且若第一次测定值并未超过迁移限量，则无需进行进一步测试。若第三次测定结果平均值并未超过第二次测定结果平均值，则可认为迁移量不会增加。除非前期试验证明待测类型的塑料在第二、第三次暴露中测定量不会增加，否则所有类型的可重复使用的制品均需进行重复使用试验。

10.9 盖子、密封件及其他密封装置

盖子、密封垫圈及其他密封装置应尽可能在模拟实际使用的条件下进行测试。对于密封件的测试应在它们实际使用的状态及形式下进行。

将模拟物置于已知具有低迁移量的广口瓶/容器中，并且用待测密封件将容器封口。然后将广口瓶/容器倒置在接近其实际使用的条件下进行测试。若使用的是高温的水性食品模拟物，有必要将瓶子/容器直立放置。若瓶子/容器将在室温下储存，则应继续在室温下将广口瓶/容器倒置。

对于替代试验，试验介质可能通过扩散穿过密封件，这将导致试验介质的损失及迁移量的降低，而当试验介质从广口瓶/容器外部区域萃取出物质时，也可能使迁移量增加。在这种情况下，应测定实际接触面积以及整个密封件的迁移量，测定所采用的表面积-体积比应该与实际使用中一致。对于需以毫克每千克(mg/kg)表示迁移值的容器，当需评估特定迁移值是否符合限量时，将来自密封件的迁移量加入到容器的迁移量中。由于密封件与食品接触面积难以确定且通常相对较小，以毫克每平方分米(mg/dm^2)表示密封件迁移量无意义。因此迁移量应以密封件中的毫克数表示，并且迁移量与广口瓶、容器或瓶容量相关。例如，一个与 350 mL 广口瓶配套的盖子，若 X=迁移量(每个盖子中的毫克数)，且若 X 值×1 000/350＜SML，则此盖子的迁移值符合迁移限量，其适合接触食品。

10.10 大容器

对于大容器的检测，可通过将容器切割获取试样，并采用全浸入法或测试池测定法进行测试。另一备选方法是往容器中灌注食品模拟物，经充分混合后，取部分模拟物用于分析测试。第三种备选方法是制作可代表大容器的小型测试池样本，并通过灌液的方法进行测试。

10.11 管子、活栓、阀门及过滤器

诸如管子、活栓及阀门等制品可接触流动性食品，对其进行迁移试验时可认为其与食品的接触是重复性的短暂接触。这类制品可采用重复性全浸入或重复性灌液方式进行测定。测试时可用惰性塞子塞住管子。

10.12 纤维及布料

聚合纤维及布料可用于制备麻布袋、过滤器以及饮料灌装用传送带和袋等制品。对于这些制品，无需计算纤维的总表面积。例如，一个 10 cm×10 cm 的正方形试样的单侧接触面积为 1 dm^2，但用于迁移值计算的接触面积并不包含该正方形试样中所有纤维的总面积。

10.13 形状不规则制品

许多待测制品具有不规则的形状或尺寸(如:厚度)。例如水槽和工作台面、餐具及烹调器具、成型瓶及容器。当从这些制品中取出部分采用全浸入方式或测试池方式进行测试时，应注意确保所选试样能代表待测制品与食品接触的整个部分。同时也应注意确保试件间彼此尺寸相近以获得有效的的重复性好的结果。

11 取样

11.1 测试制品的取样

当待测物质需符合特定迁移限量(SML)要求或符合组分限量(QM 或 QMA)要求时，对尚未接触食品的塑料材料和制品取样时应保证用于测试的部分能代表整个食品接触面。

对于含有待测挥发性物质的塑料材料或制品，应注意确保塑料样品所处的状态代表了其与食品接触的状态。若有必要，应在试验前将样品在低温下或密封状态下贮存，以将塑料样品中挥发性物质的损失降至最低。

在单体物质特定量迁移试验中，通过切割塑料获取试样可能会引入误差，因为在切割过程中产生的热量会导致某些塑料中单体重组。例如由源自丙烯腈聚合物/共聚物和丁二烯聚合物/共聚物的单体丙烯腈和丁二烯生产的塑料。对这些类型塑料进行迁移试验时，应尽可能避免模拟物接触到切口。如确需进行这样的试验，建议切割工作应在低温条件下进行。

切割样品也能引起塑料形态的变化，这种变化反之能影响物质的迁移量和试验结果的正确性。同样对某些塑料样品，会导致样品表面和内部间的形态有所不同。

采用全浸入方法对带有切口的试样进行迁移试验，通常可认为是“更为严厉”的试验。

在针对 QM 或 QMA 限量符合性的测试中，切割塑料样品形成的单体会导致迁移测试结果比无切割的测试结果更不可靠。若塑料样品尺寸相对较小，则应将整个样品置于溶剂溶解/提取或采用其他步骤分离单体，然后取出部分溶剂进行分析测试。若应切割或研磨塑料来制备试样，则应将切割或研磨操作过程中产生的热量降至最低，若可能，操作应在低温条件下进行。

在非重要情况下，塑料制品与食品的整个接触面应被切成小件，混匀后随机抽取部分件用作分析。

11.2 食品的取样

若塑料材料或制品已经接触到食品，此时使用食品模拟物对其进行测试并不可行，因此只能通过对食品进行测试来进行符合性评估。对食品取样时应注意避免挥发性物质的损失且确保用于分析的部分能代表整个食品。应尽可能在冷却条件下将制品的全部成分均一化，并取均一化的制品部分进行后续分析。

12 精密度

精密度数据能对采用标准方法测试获得的测试结果显著性进行评估，且能对不同实验室中不同实验人员所得结果进行比对的结果显著性进行评估。

每个测试方法中要求的基本精密度数据包括：

r——重复性值；

R——再现性值。

r 及 R 值的计算，可参考 GB/T 6379。

13 结果数据的表示

13.1 概要——特定迁移试验结果

13.1.1 引言

对容积小于 500 mL 和大于 10 L 的制品，特定迁移试验结果应以毫克每平方分米(mg/dm^2)表示。这种情况下以毫克每千克(mg/kg)表示的特定迁移限量要除以常规换算系数 6 以使结果最终以毫克每平方分米(mg/dm^2)表示。不同情况下的描述见 13.1.3、13.1.4 及 13.1.5。

13.1.2 表面积-体积比未知

当实际使用中的表面积-体积比未知时，测试结果应以毫克每平方分米(mg/dm^2)表示。

13.1.3 表面积-体积比已知且在此条件下进行的试验

当实际使用中的表面积-体积比已知，且测试在此条件下进行，且塑料制品为容器类制品或可灌液制品且容积小于 500 mL 或大于 10 L，测试结果应以毫克每平方分米(mg/dm^2)表示。

当实际使用中的表面积-体积比已知，且测试在此条件下进行，且塑料制品不为容器类制品或可灌液制品，容积小于 500 mL 或大于 10 L，测试结果应以毫克每千克(mg/kg)表示。

13.1.4 表面积-体积比已知但未在此条件下进行的试验

当实际使用中的表面积-体积比已知，但测试并未在此条件下进行，且塑料制品为容器类制品或类似制品或可灌液制品，容积小于 500 mL 或大于 10 L，测试结果应根据实际使用条件重新计算，并以毫克每平方分米(mg/dm^2)表示。

当实际使用中的表面积-体积比已知，但测试并未在此条件下进行，且塑料制品不为容器类制品、或类似制品或可灌液制品，容积小于 500 mL 或大于 10 L，则测试结果应根据实际使用条件重新计算，最终以 mg/kg 表示。

以毫克每平方分米(mg/dm^2)表示的结果应与重新计算后以毫克每平方分米(mg/dm^2)表示的限量[将物质限量(mg/kg)除以常规换算系数 6 获得]进行比较。

13.1.5 重新计算的换算

将 mg/kg 换算为 mg/dm^2，按式(1)计算：

$$M = \frac{c_1 \times V_1}{A_1 \times 1\,000} \quad \cdots\cdots(1)$$

式中：

M——迁移量，单位为毫克每平方分米(mg/dm^2)；

c_1——对样品进行迁移试验时释放至食品模拟物的物质浓度，单位为毫克每千克(mg/kg)；

V_1——迁移试验中使用的食品模拟物体积，单位为毫升(mL)；

A_1——迁移测定中样品与食品或食品模拟物接触的表面面积，单位为平方分米(dm^2)。

此处假设迁移量(以 mg/dm^2 表示)是独立于表面积-体积比的。

13.2 脂类模拟物试验中的缩减换算系数

表 3 中当“X”后是一个斜杠及一个数字时，迁移试验结果应除以此标识的数字。在某些类别的脂类食品中常使用此“换算系数”是因为考虑到脂类食品模拟物相对于这类食品具有更强的提取能力。

当使用脂类食品模拟物进行测试且待测制品预期与各种脂类食品接触时，应采用所有可能的系数计算迁移值并予以报告。

当缩减换算系数被允许用于某类食品时，计算迁移值的程序将根据此类物质的法定限量而有所不同。某些限量以单个物质的数值表示，某些限量以一组物质的总数值表示。其他一些限量以物质在使用注明检测限的分析方法检测下在分析公差范围内不得被检出表示。

在第一种情况下，即限量以某物质的数值表示时，相应程序如下：

若塑料材料或制品预期与各种脂类食品接触时，迁移量计算应不采用换算系数(并在报告中表述“不采用换算系数”)；采用换算系数 2；采用系数 3；采用系数 4；采用系数 5。然而，若塑料材料或制品接触的食品已知，则迁移量的计算及报告中应仅采用适用于该已知食品的系数。

在所有其他情况下采用缩减换算系数计算迁移量的过程都会在其他相关特定物质测定方法标准中给出。

13.3 计算单位面积塑料材料或制品中含有的物质量(QA)是否符合 QMA 限量

当过程中使用某一特定面积的区域时，按式(2)计算 QA：

$$QA = \frac{c_2 \times V_2}{A_2} \quad \cdots\cdots(2)$$

式中：

QA——单位面积塑料材料或制品中含有的物质量，单位为毫克每平方分米(mg/dm^2)；

c_2——释放至样品萃取剂的物质浓度，单位为毫克每毫升(mg/mL)；

V_2——样品萃取剂的最终体积，单位为毫升(mL)；

A_2——待测样品的面积，单位为平方分米(dm^2)。

若制品厚度超过 0.25 mm，则 QA 值应根据最大厚度 0.25 mm 原则，按式(3)进行修正：

$$QA = \frac{c_2 \times V_2}{A_2} \times \frac{0.25}{d} \quad \cdots\cdots(3)$$

式中：

d——待测样品的厚度，单位为毫米(mm)。

当需将一聚合物的具体质量放入过程中，则 QA 按式(4)计算：

$$QA = c_2 \times V_2 \times 100 \times \rho \times \frac{d}{10 \times m} \quad \cdots\cdots(4)$$

式中：

QA——单位面积塑料材料或制品中含有的物质量，单何为毫克每平方分米(mg/dm^2)；

c_2——释放至样品萃取剂的物质浓度，单位为毫克每毫升(mg/mL)；

V_2——样品萃取剂的最终体积，单位为毫升(mL)；

ρ——聚合物的密度，单位为克每立方厘米(g/cm^3)；

d——待测样品的厚度，单位为毫米(mm)，最大为 0.25 mm；

m——待测样品的重量，单位为克(g)。

13.4 结果的有效性

已知纯度的物质样品，或已知浓度的物质溶液，若具有足够的稳定性，则可用于校正的目的及用于确立标准检测方法。

已确定了大部分用于测定食品模拟物中特定物质或某类物质方法的性能特性。每个进行物质迁移量测试的实验室都需证明所采用的程序是完整的，例如，使用已知物质浓度的溶液获得的结果来证明。

注：当测试在实际食品中进行时，上述性能特性可能对食品分析不适用。进行测试的实验室应确保其能对食品进行有效测试且不会产生负面影响，如干扰物会与食品反应导致方法无效。

13.5 结果确证

一旦从塑料材料或制品中迁移至食品或食品模拟物中的物质量或塑料材料或制品本身所含有的该物质量超过了限量，此时应采取特定的确证程序进行确证。如适用，这些程序应包括定量分析。报告测试结果时，应使用通过标准方法测试得到的物质水平。

13.6 组限量

对于某些物质组，因其分子结构中含有相似的化学基团或官能团，其毒理性质相似且具有加和性，这些物质组已有给定的总迁移限量，SML(T)，或总组分限量，QM(T)。对于每组物质的总迁移值或单类物质成分含量总和不能超过这组物质的 SML(T)或 QM(T)。例如：二醇类物质-乙二醇、二乙二醇以及乙二醇硬脂酸酯。当只有一种二醇类物质出现在塑料样品中时，SML(T)值应用于每一个单独物质的迁移值；当三种二醇类物质全都出现在塑料样品中时，SML(T)值应用于三种二醇类物质迁移值的总和。另一个例子是异氰酸盐(或酯)类物质，其 QM(T)以最终产物中 NCO 浓度表示，对成对单体物己内酰胺和己内酰胺钠盐具有 SML(T)。

对于已内酰胺及其钠盐，以及二醇类物质，可用同样的分析方法检测组中所有物质，且每种物质能在远低于组总量的水平下被可靠检测。

当加和所有水分的量时，一般可忽略低于 10%组限量及低于检测限的部分。相关标准中给出了关于如何计算及报告这几类物质测定结果的细节。

14 实验报告

实验报告应该包括以下内容：

a) 样品完整辨识所需的全部信息，如：化学类型、商标、等级、批号、厚度等；

b) 塑料形状，如：膜状、瓶状、罐状等；

c) 样品预期接触的食品种类及用途，可能的食品分类编号见表 3；

d) 预期使用的条件，例如温度/时间；

e) 测试条件：

  1) 使用本标准的哪(些)部分；

  2) 使用的食品或食品模拟物；

  3) 持续时间及温度，联系表 4、表 5 中规定的“可预见最严厉接触条件”；

  4) 试件的面积和几何形状；

  5) 如适用，使用的食品或食品模拟物体积；

f) 对标准方法的偏离及偏离的原因；

g) 本标准部分的特定要求；

h) 对测定结果的相关评价；

i) 任何确证程序的详情；

j) 独立进行的三次或四次平行实验结果，以及这些结果的平均值[对于 SMLs，以 mg/kg 食品或食品模拟物表示，或以毫克每平方分米（mg/dm^2）表面积表示；对于 QMs，以毫克每千克（mg/kg）最终产品表示；对于 QMAs，以毫克每平方分米（mg/dm^2）表面积表示]。

15 恒温炉、恒温箱或冰箱中的全浸入暴露

15.1 引言

本方法适用于薄膜状或薄片状的塑料，但也适用于可切割成合适尺寸试件的制品或容器。本方法描述了将预期接触食品的塑料全浸入食品模拟物或试验介质中进行后续物质分析的暴露方式。该方法适用于：温度低于（但不包括）100 ℃时暴露于水性食品模拟物的情况；回流温度时暴露于水性食品模拟物的情况；温度低于 175 ℃时暴露于脂类模拟物的情况；及温度低于（且包括）60 ℃时暴露于替代试验介质，异辛烷及 95%乙醇水溶液（体积分数）的情况。

15.2 原理

测试条件的选择取决于实际使用条件，见第 8 章。

试件于设定温度下浸入食品模拟物或试验介质中暴露一段规定的时间后，使用合适方法分析食品模拟物或试验介质。在物质特定迁移量测试方法系列标准中说明了物质的具体测试方法。

15.3 试剂

15.3.1 蒸馏水或同等纯度的水（模拟物 A）。

15.3.2 3%（质量浓度）乙酸水溶液（模拟物 B）。

15.3.3 10%（体积分数）乙醇水溶液（模拟物 C）。

15.3.4 酒精模拟物，模拟酒精浓度超过 10%（体积分数）的液体或饮料。

注：对于预期与酒精度超过 10%（体积分数）的液体或饮料接触的材料及制品，试验可采用相当浓度的乙醇水溶液。

15.3.5 橄榄油，第 8 章中规定的模拟物 D。

15.3.6 低温测试用脱蜡向日葵油。

15.3.7 替代试验用试验介质。

15.4 仪器设备

15.4.1 切割板：尺寸适当、清洁、表面平整的玻璃、金属或塑料板，用以制备试样。250 mm×250mm 为合适的尺寸。

15.4.2 不锈钢制钝头镊子。

15.4.3 切割工具：切割刀、剪刀、锋利的刀或其他合适的工具。

15.4.4 制备试件和试样用金属模板。

a) 100 mm±0.2 mm×60 mm±0.2 mm（长方形）；

b) 20 mm±1 mm×100 mm±1 mm（长方形）。

15.4.5 尺，刻度为毫米，精度为 0.1 mm。

15.4.6 样品支架，见图 D.1，由不锈钢制成，交叉臂通过焊接或银焊连接其上。不锈钢 X4 CrNi 18 10 根据 EN 10088-1 制作，或其组分也可为铬 17%，镍 9%，碳 0.04%。这些制品应是低热容的。初次使用前，支架应先用脱脂溶剂再用稀硝酸彻底清洁。对于酸性食品模拟物，推荐使用玻璃质支架，因为酸可能腐蚀不锈钢支架，尤其当接合处由金属银焊接。

注：图 D.1 的支架适用于固定薄膜及薄片。然而，若其他类型的支架也可用于固定试件且保证试件分开，同时能确保试件与模拟物或试验介质完全接触，则也可使用其他支架。对于刚性样品，可使用带单交叉臂的支架。

15.4.7 25 mm×100 mm 不锈钢纱网，或长约 100 mm 直径为 2 mm～3 mm 玻璃棒，使用酸性食品模拟物时插入两片试件之间。初次使用前，纱网应先用脱脂溶剂再用稀硝酸彻底清洁。

15.4.8 带磨砂口和塞子的玻璃试管，用于保留食品模拟物、试验介质或试样。试管内径应为约 35 mm，长度在 120 mm～200 mm 之间（不包括磨砂口），且配有带气体旋塞的 B34/35 塞子。除去塞子部分，玻璃管应有 125 mL 容量，但应具最小的顶空。当测试非挥发性物质时，可使用不带气体旋塞的

塞子。

15.4.9 玻璃珠，直径 2 mm～3 mm；或玻璃棒，直径 2 mm～3 mm，长约 100 mm。

15.4.10 恒温炉，恒温箱或冰箱，在表 C.2 规定的允许误差范围内能保持设定温度。

15.4.11 量筒，100 mL 容积，符合 ISO 4788 最低要求。

15.5 试样的制备

样品不应用水或溶剂清洗。但若在使用说明中规定在使用前应洗涤或清洁，见 10.1。

15.5.1 试样数量

薄膜状、薄片状、罐状样品、容器或类似制品需三件试样。对于迁移限量以毫克每平方分米（mg/dm^2）为单位表示的某些形状不规则制品，需五件试样且每件试样尺寸相似。

这些试样使用方法如下：

a) 三件试样用于迁移试验；

b) 若样品形状不规则，两件试样用于表面积测试。

15.5.2 薄膜及薄片材料

首先将样品置于切割板(15.4.1)上，使用 100 mm×60 mm 模板[15.4.4a)]将每件试样切割为面积 0.6 dm^2。使用尺(15.4.5)检查试样尺寸是否在允许误差范围内(±1 mm)。

使用合适模板[15.4.4b)]，将每件试样切割为三块 20 mm×100 mm 的试件。在试件上穿孔，并将一片试件固定于支架一横臂上，将另两片试件置于另一横臂上。对所有剩余试样重复此步骤。

15.5.3 容器及其他制品

从罐、容器及其他制品壁上切割部分作为试样，每件试样面积约为 0.6 dm^2。对于面积小于 0.6 dm^2 的单个制品，可用多个制品组成一份试样。使用尺测量每件试样尺寸，精确至 1 mm。只需测量样品预期与食品接触部分的表面积，即忽略不计切口及任何不与食品接触的表面。只有当切口厚度超过 2 mm 时(见 10.3)才将切口考虑在内。测量每件测样的面积并记录，精确至 0.01 dm^2。如必要，将试样切割成更小的片使其能装入玻璃管(15.4.8)。如合适，将试样或试件置于样品支架上，但若试样或试件足够刚性，测试时无需支撑物。

15.5.4 不规则形状制品

选取制品的代表性部分，对于小件制品应选取多个，以制成五件尺寸相似的试样，每件表面积约为 0.6 dm^2。使用 Schlegel 方法(见 EN ISO 8442-2:1997 中附录 B)或任何其他合适方法，测量这些试样中两件的表面积，精确至 0.05 dm^2。只需测量样品预期与食品接触部分的表面积，及忽略不计切口及任何不与食品接触的表面。记录每件试样的表面积。

15.5.5 小结

需确保试件间完全分离，且测试过程中试件表面能完全暴露于食品或食品模拟物或试验介质。对于薄膜：使用酸性模拟物时，需要在两片试件之间插入不锈钢纱网或玻璃珠。对于无需置于支架上的较厚样品：将其完全浸入食品模拟物或试验介质后，在试样间插入玻璃棒。如使用样品支架，则在支架上贴上带试样信息的标签。

15.6 操作步骤

取四支玻璃管(15.4.8)，用 100 mL 量筒量取 100 mL±1 mL 用于替代试验的水性食品模拟物或试验介质于每支试管中，并塞上塞子。对于橄榄油及模拟物 D，称取 100 g±1g 于试管中，并塞上塞子。将四支试管置于恒温炉、恒温箱或冰箱中，设置测试温度，待达到测试温度后取出。

将试样分别置于三支装有食品模拟物或试验介质的试管中，并塞上塞子，必要时应确保气体活栓关闭。标记试管以便识别。应确保试样完全暴露于模拟物或试验介质中；若未能完全暴露，则可加入预热的玻璃珠或玻璃棒(15.4.9)，以提升模拟物或试验介质液面，以达到完全浸入的效果。

将所有试管再次置于恒温炉、恒温箱或冰箱中，设置测试温度并观察温度，在选定的测试时段保持此状态(应考虑到表 C.1 中规定的允许误差)。将试管从恒温炉或冰箱中取出，若为橄榄油则待其冷却至 10 ℃，若为合成甘油三酸酯混合物则待其冷却至 25 ℃。

注 1：本标准方法考虑到应用于挥发性物质时的预防措施，对非挥发性物质，本方法可作适当修改。

注 2：本操作应在最短时间内进行，以避免不可预估的模拟物或试验介质的热量损失。

注 3：应尽快进行冷却，所需时间将取决于暴露温度。对于那些在模拟物或试验介质中溶解度较低的物质，当模拟物或试验介质冷却时，这些物质可能会发生沉淀而导致错误的低迁移值。保留食品模拟物或试验介质，适当取其中一部分用作分析。

16 回流温度下的全浸入暴露

16.1 引言

本方法描述了将预期接触食品的塑料全浸入食品模拟物或试验介质中进行后续非挥发性物质分析的暴露方式。本方法适用于在回流温度下暴露于水性模拟物的情况，不适用于测试挥发性物质特定迁移量而进行的样品暴露。

16.2 原理

测试条件的选择取决于实际使用条件，见第 8 章。

试件于设定温度下浸入水性食品模拟物中暴露一段规定的时间后取出，使用合适方法分析食品模拟物。在物质特定迁移量测试方法系列标准中说明了物质的具体测试方法。

16.3 试剂

试剂同 15.3。

16.4 仪器设备

除使用 15.4 中仪器外，另需：

a) 法兰口烧瓶，250 mL；

b) 与法兰口烧瓶配套的冷凝器；

c) 加热套管，使模拟物在暴露时保持回流。

16.5 试样的制备

试样制备同 15.5，但应将试样切成 20 mm×20 mm 大小的试件，且无需使用支架。

16.6 操作步骤

取四个法兰口烧瓶，用量筒量取 100 mL 水性食品模拟物于每个烧瓶中。将试样分别置于三个装有 100 mL 食品模拟物的烧瓶中。标记烧瓶以便识别。可使用玻璃棒以确保试样完全暴露于食品模拟物。

将四个烧瓶(16.4a)置于加热套中，并连上冷凝器。开启冷凝器的循环水系统。打开加热套并尽快加热至回流。达回流后，调整加热以保持温和回流。观察烧瓶中食品模拟物，在回流开始后保持一段选定的测试时间(需考虑表 C.1 中规定的误差)。关闭加热套、冷凝水并移走加热套。尽快将样品从烧瓶中取出。保留食品模拟物，取适当份量用于分析。

17 置于恒温炉、恒温箱或冰箱中的测试池中的单面暴露

17.1 引言

本方法描述了测定食品接触塑料膜或塑料片单面特定迁移量的暴露。本方法适用于最高测定温度低于但不包括 100 ℃时水性食品模拟物中的暴露，此时需采用回流；适用于低于但包括 60 ℃时替代性试验介质中的暴露；适用于低于 175 ℃时脂类模拟物中的暴露。

17.2 原理

测定条件的选择取决于实际使用条件，见第 8 章。

将制备好的试样置于测试池中，当使用 A 类型 2 号测试池时，暴露于食品模拟物或试验介质中的每件试样面积为 2.5 dm^2。使用适当的方法分析食品模拟物或试验介质。在物质特定迁移量测试方法

系列标准中说明了物质的具体测试方法。此处所描述的A类型2号测试池的程序尤其适用于挥发性物质。对于非挥发性物质,可以使用A型2号测试池,也可使用9.3中提到的任何一类测试池。

注:水性食品模拟物和替代性试验介质与试样面积比为100 mL:0.6 dm^2,对于橄榄油和模拟物D则为100 g:0.6 dm^2。

17.3 试剂

试剂同15.3。

17.4 仪器设备

17.4.1 切割板:尺寸适当、清洁、表面平整的玻璃、金属或塑料板,用以制备试样。250 mm×250 mm为合适的尺寸。

17.4.2 不锈钢制钝头镊子。

17.4.3 切割工具:切割刀、剪刀、锋利的刀或合适工具。

17.4.4 图D.3中的A类型2号测试池。从密封圈上密封条的中点起计算,O形密封圈直径应为178.4 mm±0.1 mm,以使试样完全暴露于食品模拟物或试验介质的面积为2.5 dm^2。等效测试池的详情见9.3。

17.4.5 炉子,恒温箱或冰箱,可在表C.2规定的误差范围内保持设定温度。

17.4.6 量筒,500 mL,符合ISO 4788中最低要求。

17.4.7 磨口具塞锥形瓶,500 mL,用于预热模拟物或试验介质。

17.4.8 温度测定仪

17.5 试样的制备

样品不应用水或溶剂清洗。但若在使用说明中规定在使用前应洗涤或清洁,参见10.1。

17.5.1 试样数量

需三件试样,样品为薄膜状、片状、或从容器或类似制品上切割下的扁平部分。

17.5.2 切割试样

将样品置于切割板(17.4.1)上,使其接触食品模拟物或试验介质的一面朝上。从测试池(17.4.4)中取出一个密封圈置于样品表面。使用切割工具(17.4.3)沿密封圈外环切下试样。若使用其他类型测试池,则切割试样的步骤可能有所不同。

17.6 操作步骤

本方法全面考虑到挥发性物质的预防措施,对于非挥发性物质可对方法作出适当修改。

取三个测试池(17.4.4),标记以便识别,拆开测试池并置于预先设定温度的恒温箱或冰箱(17.4.5)中。将热电偶探针连接到密封圈上直至测试池达到测定温度。

取三个500 mL锥形瓶(17.4.7),用量筒量取450 mL±5 mL水性模拟物或替代性试验介质于每个锥形瓶中。对于橄榄油及模拟物D,应称取450 g±5 g。将烧瓶置于已设定温度的恒温炉或冰箱中,直至烧瓶中模拟物或试验介质到达测试温度。将测试池从恒温炉、恒温箱或冰箱中取出。将试样置于每个测试池底部。重新装配测试池以确保每个固定螺丝拧紧。将装有模拟物或试验介质的锥形瓶从恒温炉、恒温箱或冰箱中取出,并将模拟物或试验介质从锥形瓶中转移至测试池中。将测试池放回预先设定温度的恒温炉或冰箱中。

注:将测试池从恒温炉、恒温箱或冰箱中取出,将试样装载入测试池,将模拟物或试验介质转移到测试池中,这一过程总的时间应尽可能短以最大程度降低测试池、模拟物或试验介质的热量损失。

用附在热电偶上的温度测定仪监测每个测试池温度,直至三个测试池均达到设定的测试温度(应考虑到表C.2中规定的允许误差),保持一段选定的测试时间(应考虑到表C.2中规定的允许误差)。

注:当暴露时间为24 h或更久时,应监测恒温炉、恒温箱、或冰箱中空气浴的温度,而不是模拟物或试验介质的温度。但是,由于样品与模拟物或试验介质的热容,流动空气的温度波动可能会大于样品温度波动(由于恒温器的运转)。若发现空气温度波动超出表C.2中规定的温度范围,建议监控样品温度,因为样品温度能处于误差值范围内。

保持一段测试时段，将测试池从恒温炉、恒温箱或冰箱中取出。若模拟物为橄榄油及向日葵油则冷却至 10 ℃，若模拟物为甘油三酸酯则冷却至 25 ℃。

注：应尽快冷却。所用时间取决于暴露温度。对于在模拟物中或试验介质中溶解度较低的物质，冷却时可能会发生物质沉淀现象，从而导致错误的低迁移值。

将注射器穿过瓶塞隔膜，从每个测试池中取出模拟物或试验介质样品，按待测物质测定方法进行分析。

18 恒温炉、恒温箱或冰箱中袋子的单面暴露

18.1 引言

本方法描述了预期与食品接触的塑料在小袋中与食品模拟物或试验介质单面接触并对模拟物进行后续分析的暴露。

本方法适用于温度低于但不包括 100 ℃，需回流或使用密封系统的水性食品模拟物中的暴露；使用于温度低于但包括 60 ℃，替代试验介质中的暴露；适用于所有温度低于 175 ℃，脂类食品模拟物中的暴露。

18.2 原理

试验条件的选择取决于实际使用条件，见第 8 章。袋状试样可灌入食品模拟物或试验介质，在设定温度下暴露一段规定的时间。使用合适的方法对食品模拟物或试验介质进行分析。本标准的以下部分将给出一些物质测定的方法。

18.3 试剂

试剂同 15.3。

18.4 仪器设备

18.4.1 切割板：尺寸适当、清洁、表面平整的玻璃、金属或塑料板，用以制备试样。250 mm×250 mm 为合适的尺寸。

18.4.2 不锈钢制钝头镊子

18.4.3 切割工具：切割刀、剪刀、锋利的刀或其他合适工具。

18.4.4 尺，刻度为毫米，精确至 0.1 mm。

18.4.5 金属模板，120 mm±1 mm×120 mm±1 mm。

18.4.6 分析天平，最小称样量为 0.1 mg。

18.4.7 袋固定器，图 D.7 中给出了例子，大小合适，材质为铝或其他合适材料，或同等的固定器，带夹子以固定袋子的四角。

18.4.8 移液管，50 mL 及 100 mL，符合 ISO 648 最低要求。

18.4.9 磨口具塞玻璃管，用于保留食品模拟物、试验介质及试样。内径约为 35 mm，长度在 120 mm～200 mm 范围(不包括磨口)的玻璃管最为合适。

18.4.10 恒温炉、恒温箱或冰箱，能在表 C.2 规定的误差范围内保持设定温度。

18.4.11 加热或压力密封装置，用于制备袋子。

18.4.12 量筒，100 mL，符合 ISO 4788 标准最低要求。

18.5 试样的制备

样品不应用水或溶剂清洗。但若在使用说明中规定在使用前应洗涤或清洁，参见 10.1。建议最小程度地处理样品，如必要应戴上棉手套。

18.5.1 试样数量

需要三件试样。

18.5.2 样品的切割及制备

将样品放置在切割板(18.4.1)上，使接触食品模拟物或试验介质的一面朝上。使用 120 mm×

120 mm金属模板(18.4.5)切割试样。

将两片试件放置在一起,使其与食品模拟物接触的一面接触在一起。使用加热或压力密封器,制成与四个边缘相平行的密封条以形成袋子,距离边缘 10 mm。测定密封条内侧边缘之间的距离,精确到 1 mm,并计算暴露于食品模拟物或试验介质的试样的总面积,精确至 0.01 dm^2。总面积应约为 2 dm^2。使用切割工具(18.4.3)切除密封区域的多余部分(为减小不直接暴露于食品模拟物或试验介质的薄膜面积,且同时保留足够的部分以确保能在不泄漏的情况下经受试验条件)。为每个袋子作好标记以便识别。切除袋子的一角,留下足够大的孔以便插入 100 mL 移液管。

18.6 操作步骤

取四个玻璃管(18.4.9),使用量筒量取 100 mL±1 mL 水性模拟物,或替代试验的试验介质于每个玻璃管内,塞上塞子。当模拟物为橄榄油及模拟物 D 时,应称取 100 g±1 g,置于每个管子内塞上塞子。将四个管子和袋固定器置于恒温炉、恒温箱或冰箱中,直至达到试验温度。

将袋固定器从恒温炉、恒温箱或冰箱中取出,并将试样袋置于定位条之间。

将三个装有食品模拟物或试验介质的试验管从恒温炉、恒温箱、或冰箱中取出,用吸液管向三个试样袋中移入足够的食品模拟物或试验介质以充满袋子,约为 100 mL 或 100 g,但对于硬质/半硬质材料,取样可少些,用夹子固定开口角。若袋子注满后仍有模拟物或试验介质剩余,则保留试管及其中的剩余部分,测量并记录剩余水性食品模拟物及替代试验介质的体积。若为橄榄油及模拟物 D,则记录其质量。测量并记录袋子与食品模拟物或试验介质的接触面积,此部分操作应在最短时间内完成以避免不必要的热量损失。

将放有试样袋的袋固定器重新放入恒温炉、恒温箱或冰箱中,设置测定温度,在选定测试时段保持此状态,需考虑表 C.1 中规定的误差。

将袋固定器及含有空白食品模拟物的试验管从恒温炉、恒温箱或冰箱中取出。若有多于一个袋子发生明显泄露,则试验为无效,需用新袋子重新操作。若至少有两个袋子未发生明显泄露,则将橄榄油冷却到 10 ℃,甘油三酸酯冷却到 25 ℃。

注:应尽快冷却,所用时间取决于暴露温度。对于在模拟物或试验介质中溶解度低的物质,当模拟物或试验介质冷却时这些物质可能会沉淀,从而导致错误且低于正常值的迁移值。保留食品模拟物或试验介质,以供分析。

19 恒温炉、恒温箱或冰箱中的制品灌注单面暴露

19.1 引言

本方法适用于以容器及可灌注制品形式存在的塑料。

19.2 原理

试样需灌入食品模拟物或试验介质,留下最小顶空,并使用合适的粘合剂,在适当的位置用一铝制盖将其密封。若无法加封盖子,则需将装满食品模拟物或试验介质的整个制品置于一个气体密封容器中。本方法适用于温度低于但不包括 100 ℃,水性食品模拟物中的暴露(此时需采用回流或密封系统);适用于温度低于但包括 60 ℃,替代实验的试验介质中的暴露;适用于温度低于 175 ℃的所有温度下脂类食品模拟物中的暴露。

19.3 试剂

试剂同 15.3。

19.4 仪器设备

19.4.1 烧杯,2 L。

19.4.2 恒温炉、恒温箱或冰箱,在表 C.2 中规定的误差范围内可保持设定温度。

19.4.3 玻璃广口瓶,螺纹口,具盖。

19.5 试样的制备

样品不应用水或溶剂清洗。但若在使用说明中规定在使用前应洗涤或清洁,参见 10.1。

19.5.1 试样数量

需要三件试样，测量并记录装满一件试件需要的水性食品模拟物或替代试验介质的体积。对于橄榄油及模拟物 D，测量并记录需灌入试件中的食品模拟物质量。对于小容量制品，可使用多个制品组成一件试件，合并的模拟物量才足以供后续分析。

19.5.2 容量小于 500 mL 或大于 10 L 的制品

应测量这些制品与食品模拟物或试验介质接触的表面积，因为迁移值需以毫克每平方分米（mg/dm^2）表面积表示。

19.6 操作步骤

在烧杯中放入足以灌满三件试样并提供一个空白样食品模拟物或试验介质，将烧杯放入恒温炉、恒温箱或冰箱中，设定测试温度，待其达到测试温度。若合适，在制品上加封一铝箔盖。

将装有食品模拟物或试验介质的烧杯从恒温炉、恒温箱或冰箱中取出。使用注射器穿过铝箔密封盖，在距离顶部 0.5 cm 内将模拟物或试验介质注射灌入试样中。若容器有具体的标称值，见 9.2。用粘合剂密封注射口。本标准操作应在尽量短时间内完成，以防止模拟物或试验介质发生不必要的热量损失。若密封盖子不合适，则在开口制品种进行试验，但应将制品置于合适的气密容器中(用于取样的盖子带有隔垫的广口玻璃罐)。将气体密封容器中的试样及食品模拟物或试验介质放入恒温炉、恒温箱或冰箱中，设定测试温度，放置一段选定的试验时间(需考虑表 C.1 中的规定的允许误差)。将其从炉子中取出，橄榄油冷却到 10 ℃，甘油三酸酯则冷却到 25 ℃。

注 1：本步骤考虑到挥发性物质的预防性措施，对非挥发性物质可适当修改本步骤。在组成试样的每个制品上标记识别码。

注 2：用于密封铝箔盖的粘合剂应经过检测以确保没有干扰。

注 3：应尽快冷却，所用时间取决于试样及模拟物或试验介质体积。对于在模拟物或试验介质中溶解低的物质，当模拟物或试验介质冷却时可能会沉淀，从而导致错误的且低于正常值的迁移值。保留食品模拟物或试验介质，以供分析。对挥发性物质，若使用广口玻璃瓶，则可用注射器穿过铝盖或隔垫进行取样。

附 录 A
（规范性附录）
非挥发性物质的分类标准

A.1 挥发性物质

许多因素会潜在地影响而导致挥发性物质的损失。有些因素是物质的内在性质，如物质的蒸汽压力及沸点。有些是物质/塑料共同作用的结果，如物质通过塑料的扩散速率或物质在塑料和液体或气体之间的分配系数。还有一些是暴露条件函数，如暴露时间、暴露温度及表面积-体积比。实际使用中，额外因素会影响到挥发性物质损失，如阀门、塞或密封条性能；当在消耗食品前将容器打开，挥发性物质也会发生损失。

在密封条件下测定是为了保证测定中挥发性物质的损失总是低于实际使用条件下挥发性物质的损失。根据本附录的标准对非挥发性物质进行分类，此类物质无需在密封条件下进行测定。物质特定迁移量测定标准提及的每种物质的测定方法，声明该物质一般情况下是挥发性还是非挥发性的。

A.2 非挥发性物质的一般分类标准

一个食品模拟物或试验介质中物质的溶液，其浓度为特定迁移限量值（SML）的十倍，若试验过程中其在在规定的温度下暴露规定的时间较之于在密封条件下同一样品，物质损失量不超过10%，该物质通常被归类为非挥发性。

附 录 B
（规范性附录）
脂类模拟物及试验介质特性

表 B.1 精制橄榄油特性(参考模拟物 D)

碘值(韦氏法)	80～88
折射率(25 ℃)	14 665～14 679
酸度(以油酸计)	≤0.5%
过氧化值,以每千克油中氧气毫克数表示	≤80
不可皂化物质	≤1%

表 B.2 油酸分布

项 目	6	8	10	12	14	16	18	其他
GLC-面积%	～1	6～9	8～11	45～52	12～15	8～10	8～12	≤1

表 B.3 纯度

甘油酯单体含量(酶的)	≤0.2%
甘油酯双体含量(酶的)	≤2.0%
非皂化物质	≤0.2%
碘值(韦氏法)	≤0.1%
酸值	≤0.1%
水含量(卡尔·费休法)	≤0.1%
熔点	28 ℃±2 ℃

表 B.4 典型吸收光谱(厚度,d=1 cm,参比:水,35 ℃)

波长/nm	290	310	330	350	370	390	430	470	510
透光度/%	～2	～15	～37	～64	～80	～95	～97	～95	～98
注:在 310 nm 波长下,至少透光度 10%(1 cm 比色皿,参比:水,35 ℃)。									

表 B.5 向日葵油特性(模拟物 D)

碘值(韦氏法)	120～145
折射率(25 ℃)	1 474～1 476
皂化数	188～193
相对密度(20 ℃)	0.918～0.925
不可皂化物质	≤0.5%
酸度(以油酸计)	≤0.5%

表 B.6 玉米油特性(模拟物 D)

碘值(韦氏法)	110～135
折射率(20 ℃)	1 471～1 473
酸度(以油酸计)	≤0.5%
过氧化值,以每千克油中氧气毫克数表示	≤10
不可皂化物质	≤0.5%

表 B.7 改性聚苯醚(MPPO)特性

相对分子质量	500 000～1 000 000
尺寸	60 目～80 目
最高温度(T_{max})	350 ℃
指定质量	0.23 g/mL

附　录　C
（规范性附录）
应用于本标准的接触时间及接触温度的允许误差

表 C.1　接触时间和允许误差

接触时间和允许误差
30^{+1}_{0} min
60^{+1}_{0} min
90^{+3}_{0} min
120^{+5}_{0} min
180^{+7}_{0} min
210^{+8}_{0} min
240^{+9}_{0} min
270^{+10}_{0} min
300^{+12}_{0} min
360^{+15}_{0} min
$24^{+0.5}_{0}$ h
$48^{+0.5}_{0}$ h
240^{+5}_{0} h

表 C.2　接触温度和允许误差

接触温度和允许误差
5 ℃±1 ℃
20 ℃±1 ℃
30 ℃±1 ℃
40 ℃±1 ℃
50 ℃±2 ℃
60 ℃±2 ℃
70 ℃±2 ℃
80 ℃±3 ℃
90 ℃±3 ℃
100 ℃±3 ℃
121 ℃±3 ℃
130 ℃±5 ℃
140 ℃±5 ℃
150 ℃±5 ℃
160 ℃±5 ℃
170 ℃±5 ℃
175 ℃±5 ℃

附　录　D
（资料性附录）
支撑物及测试池

单位为毫米

图 D.1　支撑架示例

单位为毫米

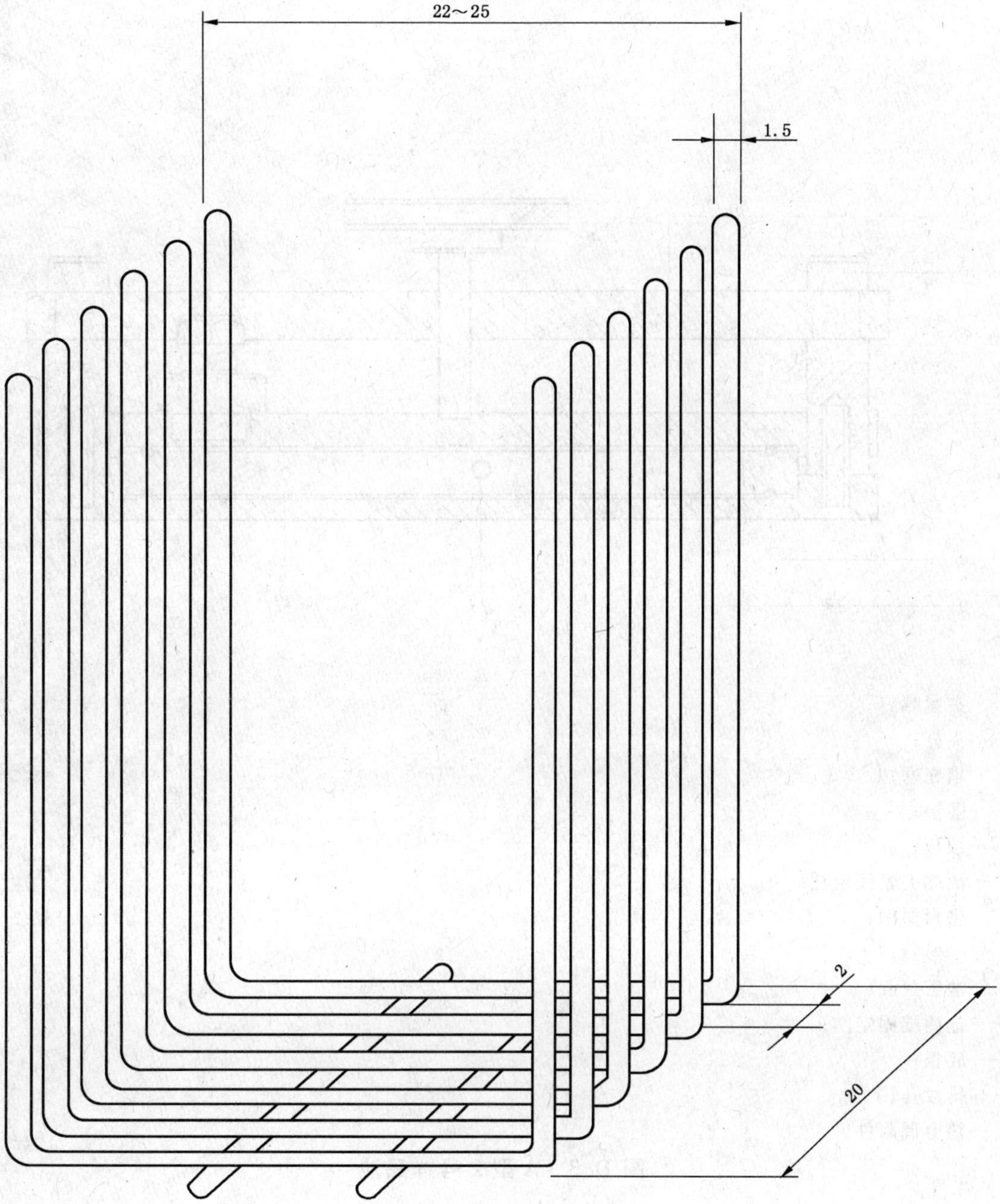

图 D.2 大型支撑架示例

单位为毫米

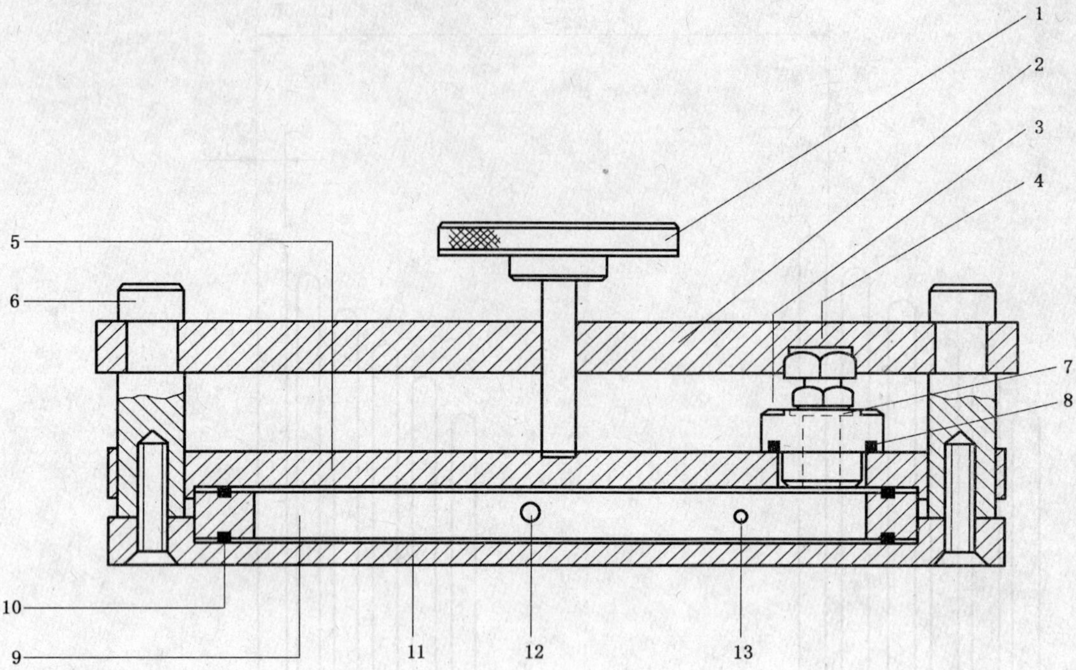

1——夹紧螺钉；

2——夹杆；

3——填充塞；

4——隔垫；

5——顶板；

6——两端夹紧固定柱；

7——密封垫圈；

8——O形圈；

9——池密封圈；

10——池两端固定圈；

11——底板；

12——排放孔；

13——热电偶附件。

图 D.3　A型2号样品池

单位为毫米

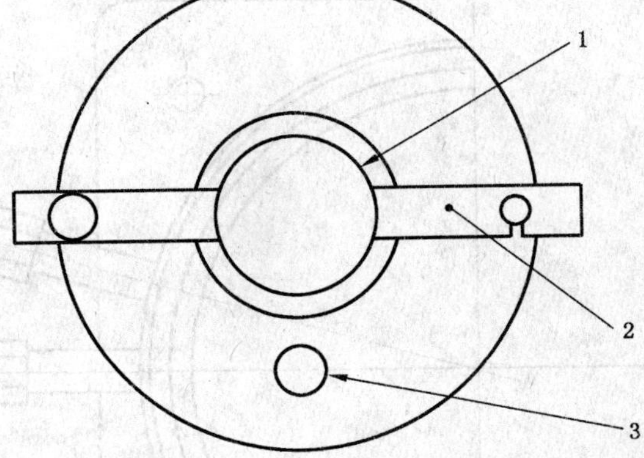

A 横断面

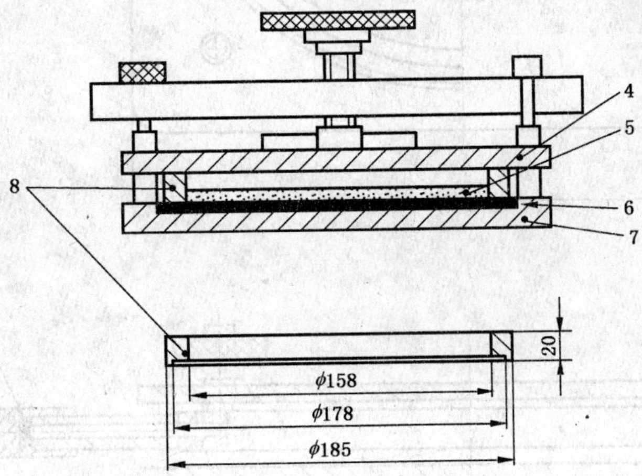

B 侧断面

1——夹紧螺钉；
2——夹杆；
3——填充塞；
4——盖；
5——食品模拟物；
6——橡胶垫；
7——底板；
8——密封圈。

图 D.4　A 型样品池

单位为毫米

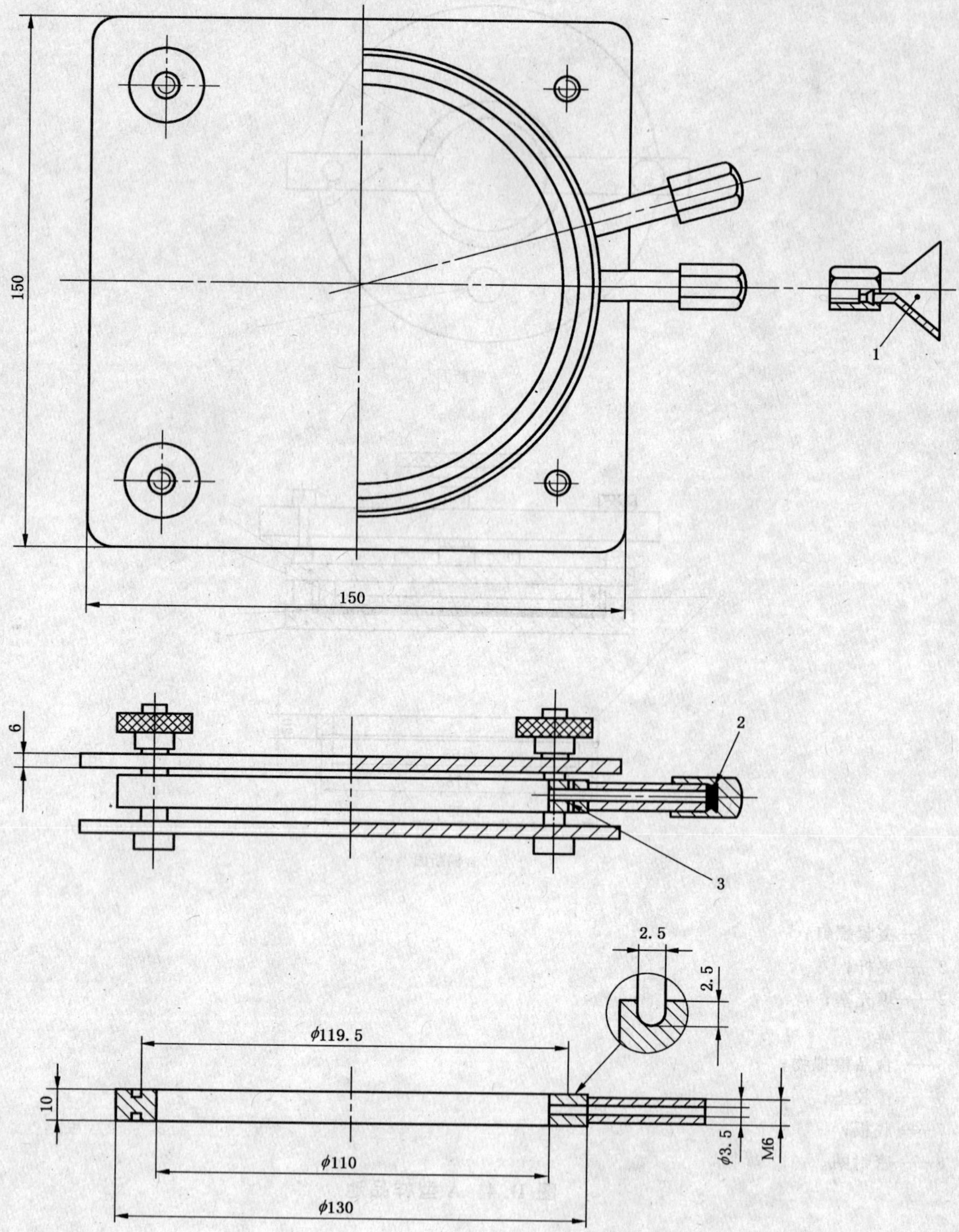

1——填充漏斗；

2——PTFE 盘；

3——PTFE“O”形圈。

图 D.5　B 型样品池

单位为毫米

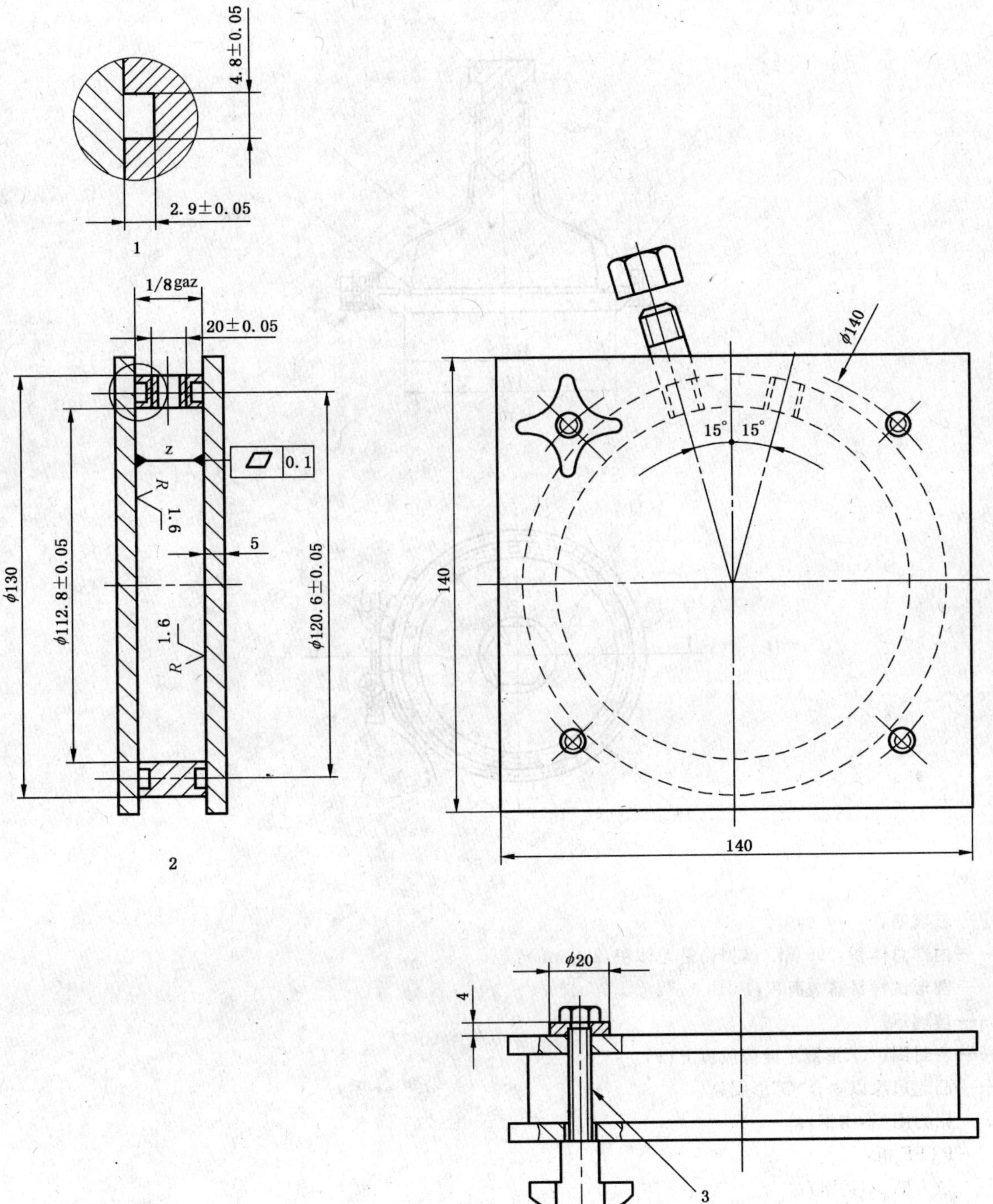

1——Z 详图；

2——“O”形圈；

3——螺丝 HM8—50。

图 D.6　C 型样品池

单位为毫米

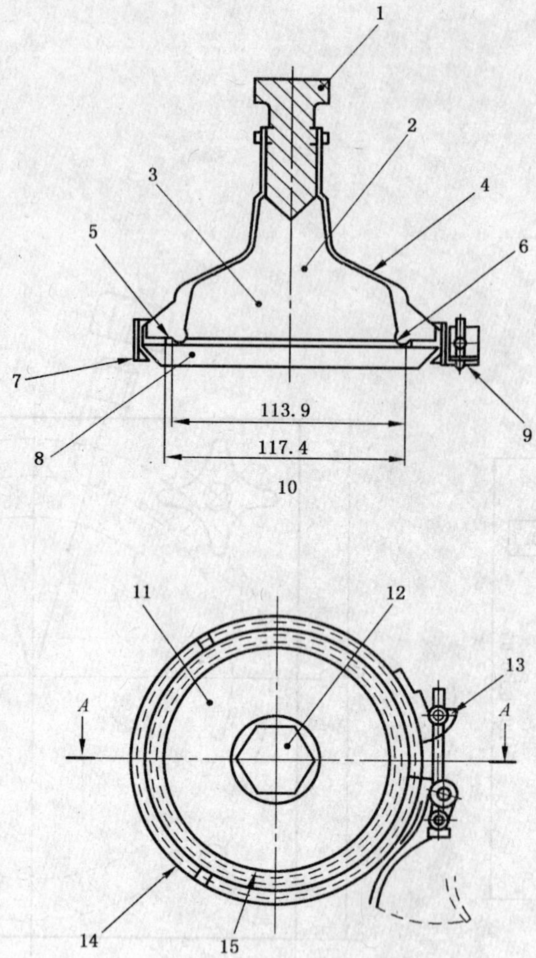

1——玻璃塞；

2——内部总体积：296 mL(模拟物最大体积：250 mL)；

3——圆形试样暴露表面积：1 019 dm^2；

4——玻璃罩；

5——密封圈("O"形圈)(硅橡胶覆 PTFE)；

6——凸起边缘以吻合"O"形圈；

7——张力圈(不锈钢)；

8——PTFE 板；

9——拉力圈(不锈钢)；

10——剖视图 A—A；

11——玻璃罩；

12——玻璃塞；

13——拉力密封圈(不锈钢)；

14——拉力圈(不锈钢)；

15——密封圈。

图 D.7　D型样品池

单位为毫米

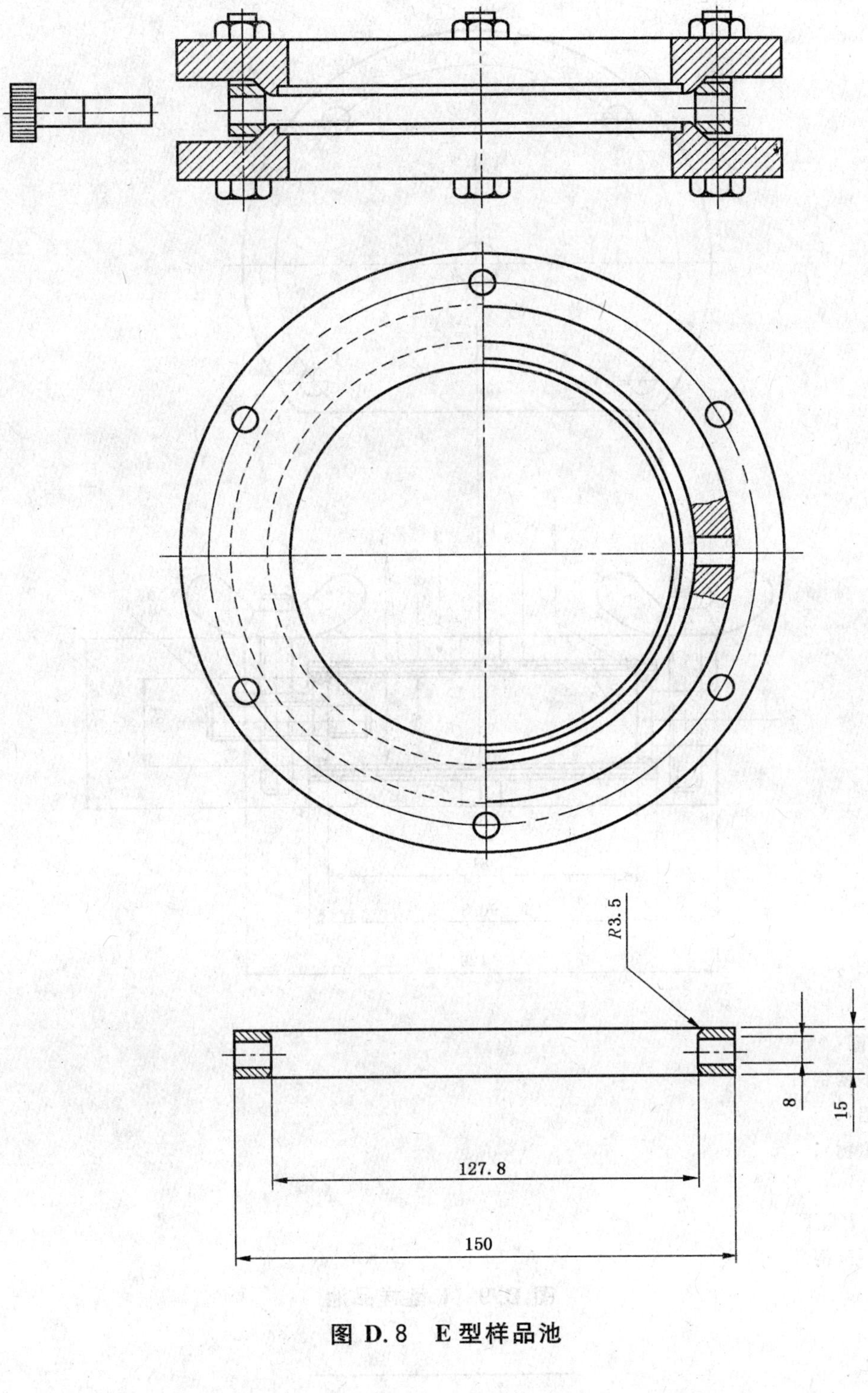

图 D.8　E 型样品池

单位为毫米

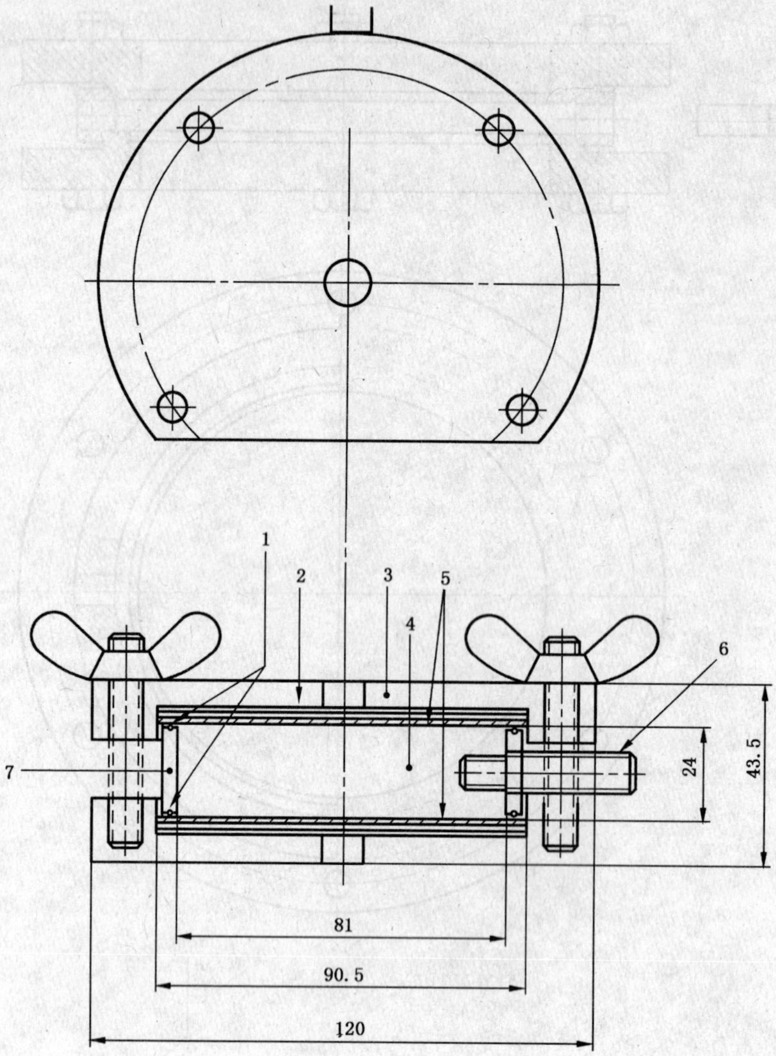

1——密封圈；
2——盖(不锈钢)；
3——身(铝)；
4——(模拟物)；
5——试样；
6——盖子(PTFE)；
9——圈(不锈钢)。

图 D.9 F型样品池

SN

中华人民共和国出入境检验检疫行业标准

SN/T 2281—2009

食品接触材料　高分子材料 食品模拟物中丙烯酰胺的测定 高效液相色谱法

Food contact materials—Polymer materials—Determination of acrylamide in food simulants—HPLC method

2009-02-20 发布　　2009-09-01 实施

中华人民共和国国家质量监督检验检疫总局　发布

前　言

本标准的附录 A 和附录 B 均为资料性附录。

本标准由国家认证认可监督管理委员会提出并归口。

本标准由中华人民共和国山东出入境检验检疫局、中华人民共和国江苏出入境检验检疫局、中华人民共和国安徽出入境检验检疫局和中华人民共和国辽宁出入境检验检疫局负责起草。

本标准主要起草人：黄红花、车礼东、庞士平、王凤美、商贵芹。

本标准系首次发布的出入境检验检疫行业标准。

食品接触材料　高分子材料
食品模拟物中丙烯酰胺的测定
高效液相色谱法

1 范围

本标准规定了食品模拟物中丙烯酰胺的测定方法。

本标准适用于食品模拟物水、3%乙酸溶液、10%乙醇溶液、橄榄油中丙烯酰胺的测定。

此方法也适用于其他脂肪模拟液。

2 规范性引用文件

下列文件中的条款通过本标准的引用而成为本标准的条款。凡是注日期的引用文件，其随后所有的修改单(不包括勘误的内容)或修订版均不适用于本标准，然而，鼓励根据本标准达成协议的各方研究是否可使用这些文件的最新版本。凡是不注日期的引用文件，其最新版本适用于本标准。

SN/T 2280　食品接触材料　塑料中受限物质向食品及食品模拟物特定迁移试验方法和含量测定以及食品模拟物暴露条件选择的指南

3 方法提要

水性食品模拟浸泡液直接用配有二极管阵列检测器的高效液相色谱仪器测定；橄榄油模拟浸泡液经萃取后用配有二极管阵列检测器的高效液相色谱仪器测定。

4 试剂和材料

除有特殊说明以外，所用试剂均为分析纯，所有实验用试剂需进行空白试验，确保不含有待测物和干扰物，水为超纯水(18.2 MΩ)。

4.1　甲醇：高效液相色谱纯。

4.2　冰乙酸。

4.3　乙酸水溶液(3%)：称取 15.0 g 冰乙酸(4.2)，用水稀释并转移至 500 mL 容量瓶中，用水定容至刻度。

4.4　无水乙醇。

4.5　乙醇水溶液(10%)：量取 75 mL 无水乙醇(4.4)于 500 mL 容量瓶中，用水定容至刻度。

4.6　橄榄油。

4.7　丙烯酰胺标准物质($CH_2CHCONH_2$，相对分子质量为 71.08)：纯度大于等于 99%。

4.8　丙烯酰胺标准储备液(500 mg/L)：准确称取 0.05 g 丙烯酰胺(4.7)(精确至 0.1 mg)于 100 mL 容量瓶中，用甲醇(4.1)溶解并稀释定容至刻度，充分混合。计算丙烯酰胺溶液的精确浓度，单位为 mg/L。

4.9　丙烯酰胺标准稀释储备液(50 mg/L)：移取 2.5 mL 丙烯酰胺标准储备液(4.8)于 25 mL 容量瓶中，用甲醇(4.1)稀释并定容至刻度，此溶液中丙烯酰胺的浓度为 50 mg/L。

4.10　中间标准液：移取 0 mL、0.1 mL、0.5 mL、2.0 mL、4.0 mL 和 8.0 mL 的 50 mg/L 的丙烯酰胺标准稀释储备液(4.9)至 10 mL 容量瓶中，用甲醇(4.1)稀释并定容至刻度并充分混合，这些丙烯酰胺溶液所对应的浓度分别为 0 mg/L、0.5 mg/L、2.5 mg/L、10.0 mg/L、20.0 mg/L 和 40.0 mg/L。

4.11　水性模拟液的标准系列配制：分别移取 1 mL 的(4.10)0 mg/L、0.500 mg/L、2.50 mg/L、10.0 mg/L、20.0 mg/L 和 40.0mg/L 的中间标准液于 10 mL 容量瓶中，分别用不含待测物的水、3%乙

酸水溶液、10%的乙醇水溶液定容至刻度，充分混合，以上溶液对应的浓度分别为 0 mg/L、0.050 mg/L、0.25 mg/L、1.0 mg/L、2.0 mg/L 和 4.0 mg/L。计算丙烯酰胺的浓度，单位为毫克每升(mg/L)。

4.12 橄榄油模拟液的标准系列配制：分别称取六份 50 g±0.5 g 不含待测物的橄榄油模拟液于 6 个 120 mL 的玻璃瓶中，分别移取 1 mL 的 0 mg/L、0.500 mg/L、2.50 mg/L、10.0 mg/L、20.0 mg/L 和 40.0 mg/L(4.10)的中间标准液于上述玻璃瓶中，混合均匀。分别量取 25 mL±0.5 mL 的水加入上述溶液中，摇匀，翻转玻璃瓶使溶液充分混合，用注射器吸取 4 mL 下层水溶液，用 0.22 μm 滤膜过滤，上述溶液的浓度分别为 0 mg/kg、0.01 mg/kg、0.05 mg/kg、0.2 mg/kg、0.4 mg/kg 和 0.8 mg/kg。计算上述溶液中丙烯酰胺的精确浓度，以毫克每千克(mg/kg)来计算。

5 试样的制备与保存

5.1 迁移试验

样品迁移试验模拟浸泡液依据 SN/T 2280 规定制备。

5.2 试样的保存

模拟食品浸泡液在 4 ℃条件下避光、密闭保存。

5.3 测试样品的制备

5.3.1 水性食品浸泡液

水性食品浸泡液通过 0.22 μm 滤膜过滤，待液相色谱分析。

5.3.2 橄榄油模拟浸泡液

称取 50 g±0.5 g 橄榄油浸泡液于 120 mL 的玻璃瓶中，移取 1.0 mL 的 0 μg/mL 的中间标准液(4.10)于上述玻璃瓶中，混合均匀，分别量取 25 mL±0.5 mL 的水加入上述溶液中，摇匀，翻转玻璃瓶进行充分提取，静置分层，用注射器吸取 4 mL 下层水溶液，用 0.22 μm 滤膜过滤，待液相色谱分析。

5.4 空白样品的制备

将未进行迁移试验的食品模拟物按 5.3.1 和 5.3.2 步骤进行。

6 测定步骤

6.1 液相色谱条件

a) 色谱柱：C_{18}，5 μm，150 mm×4.6 mm(内径)或相当者；

b) 柱温：30 ℃；

c) 检测波长：197 nm；

d) 流动相：甲醇：水(5：95，体积比)；

e) 流速：0.6 mL/min；

f) 进样量：20 μL。

6.2 液相色谱测定

根据样液中被测丙烯酰胺的含量情况，选定峰高相近的标准工作溶液和样品进行等体积进样。标准工作溶液和样液中丙烯酰胺的响应值均应在仪器的检测线性范围内。添加浓度为 4.0 mg/kg 的丙烯酰胺标准溶液色谱图参见附录 A。

6.3 标准曲线的绘制

将配置的标准溶液(4.11 和 4.12)按液相色谱条件(6.1)进行测定。以溶液浓度(mg/L)为横坐标，色谱峰的峰面积为纵坐标绘制标准曲线，并得出回归方程。

注：浓度单位的表述可通过计算将 mg/L 转换为 mg/kg。

6.4 平行试验

按照 SN/T 2280 要求进行。

6.5 空白试验

将未进行迁移试验的食品模拟物按上述步骤进行，空白试验中不得出现干扰峰。

7 结果计算

7.1 测试样中丙烯酰胺含量的计算

根据校正曲线上得到的样液中的含量进行换算，必要时按 SN/T 2280 中规定的进行换算。

7.2 与食品接触的高分子材料中丙烯酰胺的迁移量的计算

样品中丙烯酰胺的迁移量的计算按照 SN/T 2280 规定进行。

8 回收率、测定低限和精密度

8.1 回收率

食品模拟物中丙烯酰胺的添加回收率的实验数据（在不同添加浓度范围内）参见附录 B。

8.2 方法测定低限

本方法食品模拟物水、3% 乙酸溶液、10% 乙醇溶液中丙烯酰胺的测定低限为：0.05 mg/L（S/N≥10），橄榄油中丙烯酰胺的测定低限为 0.05 mg/kg。

8.3 精密度

在重复性条件下，获得的两次独立测定结果的绝对差值不得超过算术平均值的 10%。

附 录 A
（资料性附录）
丙烯酰胺标准物质液相色谱图

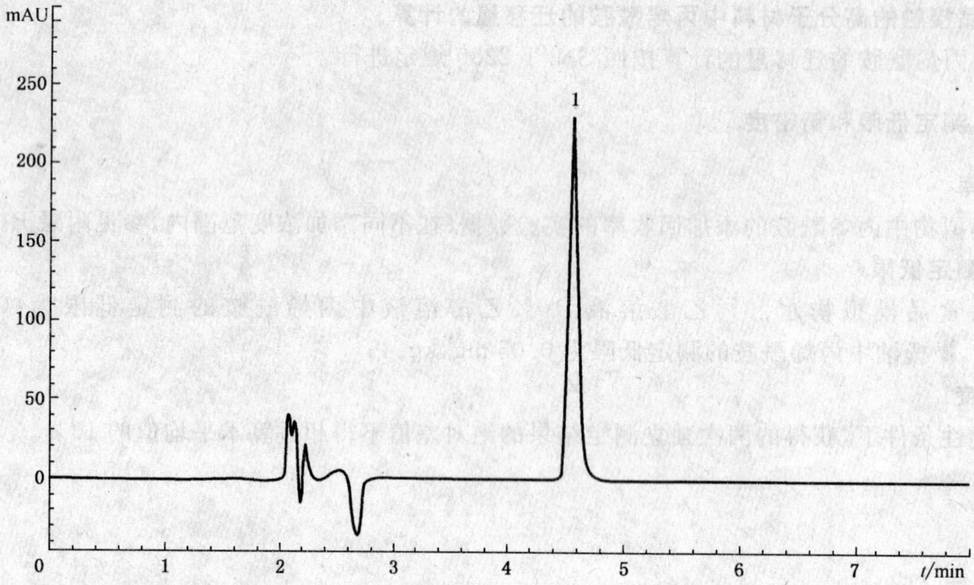

1——丙烯酰胺标准物质。

图 A.1　浓度为 4.0 mg/kg 丙烯酰胺标准物质液相色谱图

附 录 B
（资料性附录）
食品模拟物中丙烯酰胺的添加回收率的实验数据

表 B.1 食品模拟物中丙烯酰胺的添加回收率

食品模拟物名称	丙烯酰胺添加浓度/(mg/kg)	回收率范围/%
水	0.10	96.5～103.5
	0.50	97.8～102.0
	1.00	99.9～102.0
	2.00	94.9～101.2
3%乙酸	0.10	94.5～113.4
	0.50	98.3～101.4
	1.00	94.6～103.5
	2.00	97.3～105.6
10%乙醇	0.10	90.2～107.5
	0.50	98.1～101.3
	1.00	96.5～104.5
	2.00	96.3～105.0
橄榄油	0.10	93.5～103.3
	0.50	98.5～102.5
	1.00	92.0～103.2
	2.00	97.8～101.6

SN

中华人民共和国出入境检验检疫行业标准

SN/T 2282—2009

食品接触材料　高分子材料
食品模拟物中双酚 A 的测定
高效液相色谱法

Food contact materials—Polyer materials—Determination of 2,2-bis (4-hydroxyphenyl) propane (Bisphenol A) in food simulants—HPLC method

2009-02-20 发布　　　　2009-09-01 实施

中华人民共和国国家质量监督检验检疫总局　发布

前　言

本标准附录 A、附录 B 均为资料性附录。

本标准由国家认证认可监督管理委员会提出并归口。

本标准起草单位:中华人民共和国山东出入境检验检疫局。

本标准主要起草人:孙忠松、王境堂、李杰、王建华、王俊、蔡发。

本标准系首次发布的出入境检验检疫行业标准。

食品接触材料　高分子材料 食品模拟物中双酚A的测定 高效液相色谱法

1　范围

本标准规定了食品模拟物中双酚A的测定方法。

本标准适用于食品模拟物水、3%乙酸溶液、10%乙醇溶液、橄榄油中双酚A的测定。

2　规范性引用文件

下列文件中的条款通过本标准的引用而成为本标准的条款。凡是注日期的引用文件，其随后所有的修改单(不包括勘误的内容)或修订版均不适用于本标准，然而，鼓励根据本标准达成协议的各方研究是否可使用这些文件的最新版本。凡是不注日期的引用文件，其最新版本适用于本标准。

SN/T 2280　食品接触材料　塑料中受限物质　向食品及食品模拟物特定迁移试验方法和含量测定以及食品模拟物暴露条件选择的指南

3　方法原理

水性食品模拟浸泡液过滤膜后，进液相色谱仪测定；橄榄油模拟浸泡液用甲醇-水溶液萃取，萃取液经过滤，用液相色谱仪测定。

4　试剂和材料

除另有规定外，所用试剂均为分析纯，水为去离子水。

4.1　甲醇。

4.2　无水乙醇。

4.3　冰乙酸。

4.4　甲醇-水溶液(1+1)：量取200 mL甲醇(4.1)于1 000 mL烧杯中，加入200 mL水，混匀。

4.5　精炼橄榄油。

4.6　双酚A标准物质(Bisphenol A，CAS号：105-60-2)：纯度≥99%。

4.7　双酚A标准储备溶液：准确称取50.0 mg双酚A标准物质(4.6)于100 mL容量瓶中，加入少量甲醇(4.1)溶解后，用甲醇定容至刻度。

4.8　水性模拟液介质：吸取适量双酚A标准储备溶液(4.7)，用不含待测物的水、3%乙酸溶液、10%乙醇水溶液配制成不同浓度的标准工作液。

4.9　橄榄油提取液介质：按7.1.2处理不含待测物的橄榄油，用得到的提取液稀释适量的双酚A标准储备溶液(4.7)配制成不同浓度的标准工作液。

5　仪器与设备

5.1　液相色谱仪：配有紫外检测器。

5.2　离心机：5 000 r/min。

6 试样制备与保存

6.1 试样的制备

迁移试验浸泡液的类别、选用和迁移条件依据 SN/T 2280 执行。

6.2 试样的保存

模拟食品浸泡液在 4 ℃下避光、密闭保存。

7 测定步骤

7.1 试样的处理

7.1.1 水性模拟浸泡液

迁移试验得到的水、3%乙酸溶液、10%乙醇浸泡液通过 0.45 μm 滤膜过滤，待液相色谱分析。

7.1.2 橄榄油模拟浸泡液

准确称取 1.00 g 橄榄油浸泡液，加入 3.0 mL 正己烷，混匀后，再加入 2.0 mL 甲醇-水溶液(4.4)，振摇 10 min 然后 3 000 r/min 离心 10 min，取甲醇-水溶液层过 0.45 μm 滤膜过滤，待液相色谱分析。

7.2 测定

7.2.1 液相色谱条件

a) 色谱柱：ODS C_{18}(5 μm)250 mm×4.5 mm，或相当者；

b) 检测波长：280 nm；

c) 流动相：甲醇＋水(3＋1)；

d) 流速：0.8 mL/min；

e) 进样量：10 μL。

7.2.2 色谱测定

标准工作溶液和待测样液中双酚 A 的响应值均应在仪器检测的线性范围内，若待测液含量超出线性范围，应适当稀释后再测定。对标准工作溶液和样液等体积进样测定。双酚 A 标准溶液色谱图参见附录 A。回收率数据参见附录 B。

7.2.3 空白试验

将未进行迁移试验的食品模拟液按上述步骤进行。

7.3 结果计算

试样中双酚 A 含量按式(1)计算：

$$X = \frac{c \times A \times V}{A_s \times m} \quad \cdots\cdots\cdots\cdots (1)$$

式中：

X——试样中双酚 A 含量，单位为毫克每升(mg/L)；

c——双酚 A 标准工作溶液的浓度，单位为微克每毫升(μg/mL)；

A——双酚 A 样液的峰面积；

A_s——双酚 A 标准工作溶液的峰面积；

V——样液的最终定容体积，单位为毫升(mL)；

m——试样的体积，单位为克(g)。

注：当模拟物为橄榄油时双酚 A 含量单位为毫克每千克(mg/kg)。

8 确证

当上述结果超过特定迁移限量值 SML 时，可采用 HPLC-DAD 进行确证。

9 测定低限和精密度

9.1 精密度

在重复性条件下，获得两次独立测试结果的绝对差值不得超过算术平均值的10%。

9.2 测定低限

本方法对水性食品模拟浸泡液测定低限为0.1 mg/L，橄榄油模拟浸泡液测定低限为0.5 mg/kg。

附　录　A
（资料性附录）
双酚 A 标准溶液的液相色谱图及紫外吸收光谱图

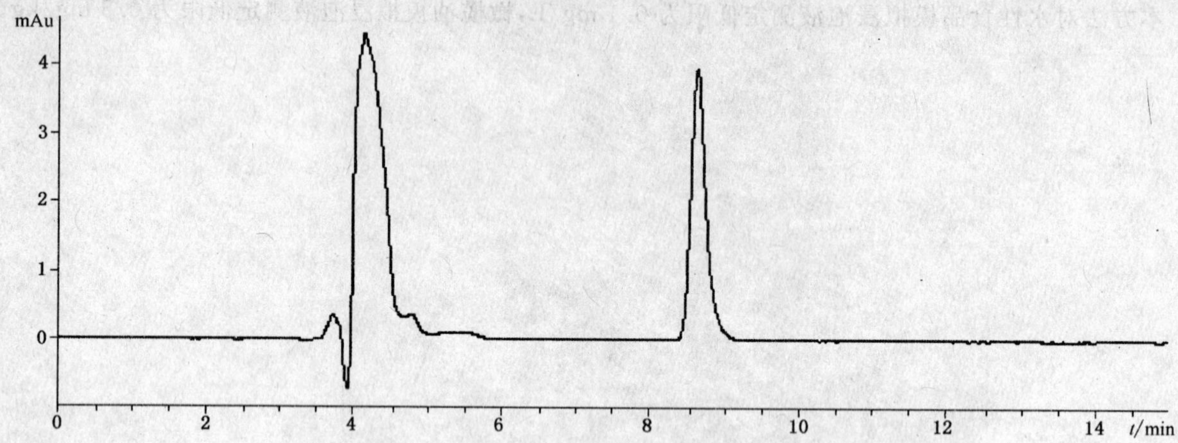

图 A.1　双酚 A 标准溶液的液相色谱图

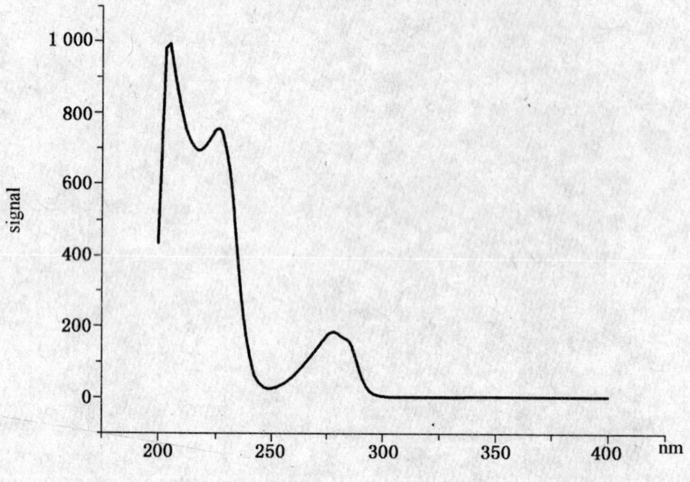

图 A.2　双酚 A 紫外吸收光谱谱图

附　录　B
（资料性附录）
添加浓度及回收率的实验数据

表 B.1　双酚 A 的添加浓度及回收率的实验数据

食品模拟物名称	双酚 A 添加浓度/(mg/kg)	回收率范围/%
水	0.1	84.8～95.5
	0.5	91.6～99.0
	5.0	98.4～102.7
3%乙酸	0.1	79.3～92.5
	0.5	89.4～98.4
	5.0	98.4～101.8
10%乙醇	0.1	81.8～92.7
	0.5	92.8～99.6
	5.0	97.8～99.9
橄榄油	0.5	81.2～91.6
	5.0	92.8～99.5
	15.0	98.3～102.3

SN

中华人民共和国出入境检验检疫行业标准

SN/T 2283—2009

食品接触材料　高分子材料
食品模拟物中己内酰胺和己内酰胺盐的
测定　气相色谱法

Food contact materials—Polymer materials—Determination of caprolactam and caprolactam in food simulants—Gas chromatography method

2009-02-20 发布　　　　2009-09-01 实施

中华人民共和国
国家质量监督检验检疫总局　发布

前 言

本标准附录 A 和附录 B 均为资料性附录。

本标准由国家认证认可监督管理委员会提出并归口。

本标准起草单位：中华人民共和国山东出入境检验检疫局。

本标准主要起草人：孙忠松、王境堂、高永刚、蔡发、柳先平。

本标准系首次发布的出入境检验检疫行业标准。

食品接触材料　高分子材料
食品模拟物中己内酰胺和己内酰胺盐的
测定　气相色谱法

1　范围

本标准规定了食品模拟物中己内酰胺和己内酰胺盐的测定方法。

本标准适用于食品模拟物水、3%乙酸溶液、10%乙醇溶液、橄榄油中己内酰胺和己内酰胺盐的测定。

2　规范性引用文件

下列文件中的条款通过本标准的引用而成为本标准的条款。凡是注日期的引用文件，其随后所有的修改单(不包括勘误的内容)或修订版均不适用于本标准，然而，鼓励根据本标准达成协议的各方研究是否可使用这些文件的最新版本。凡是不注日期的引用文件，其最新版本适用于本标准。

SN/T 2280　食品接触材料　塑料中受限物质向食品及食品模拟物特定迁移试验方法和含量测定以及食品模拟物暴露条件选择的指南

3　方法原理

水性食品模拟浸泡液直接用配有氢火焰检测器的气相色谱仪器测定；橄榄油模拟浸泡液经乙醇水溶液萃取，萃取液用配有氢火焰检测器的气相色谱仪测定。

4　试剂和材料

除另有规定外，所用试剂均为分析纯，水为去离子水。

4.1　甲醇。

4.2　无水乙醇。

4.3　正庚烷。

4.4　乙醇水溶液(1+2)：量取 200 mL 无水乙醇(4.2)于 1 000 mL 烧杯中，加入 400 mL 水，混匀。

4.5　磷酸氢二钾水溶液：0.5 mol/L。取 86 g 磷酸氢二钾，溶于水中，定容至 1 000 mL。

4.6　橄榄油。

4.7　己内酰胺标准物质(Caprolactam，CAS 105-60-2)：纯度大于等于 99%。

4.8　辛内酰胺标准物质(8-Caprylolactam，CAS 935-30-8)：纯度大于等于 99%。

4.9　己内酰胺标准储备溶液：准确称取己内酰胺 50.0 mg(4.7)于 100 mL 容量瓶中，加入少量甲醇(4.1)溶解后，用甲醇定容至刻度。

4.10　辛内酰胺内标储备溶液：准确称取辛内酰胺 35.0 mg(4.8)于 100 mL 容量瓶中，加入少量甲醇(4.1)溶解后，用甲醇定容至刻度。

4.11　辛内酰胺内标工作溶液：准确移取 10 mL 内标储备溶液(4.10)于 50 mL 容量瓶中，用甲醇定容到刻度。

4.12　水性模拟液介质：吸取适量己内酰胺标准储备溶液(4.9)和辛内酰胺内标工作溶液(4.11)，用不含待测物的水、3%乙酸溶液、10%乙醇水溶液配制成不同浓度的标准工作液。

4.13　橄榄油提取液介质：吸取适量己内酰胺标准储备溶液(4.9)和辛内酰胺内标工作溶液(4.11)，按

7.1.2 处理不含待测物的橄榄油，用得到的提取液配制成不同浓度的标准工作液。

5 仪器

5.1 气相色谱仪：配有FID检测器。

6 试样制备与保存

6.1 试样的制备

迁移试验浸泡液的类别、选用和迁移条件依据SN/T 2280执行。

6.2 试样的保存

模拟食品浸泡液在4 ℃下避光、密闭保存。

7 测定步骤

7.1 试样的处理

7.1.1 水性模拟浸泡液

准确移取4.0 mL迁移试验得到的水、3%乙酸、10%乙醇浸泡液于锥形瓶中，加入1.0 mL内标工作液(4.11)。对3%乙酸的食品模拟液用邻酸氢二钾水溶液(4.5)调至pH8左右，待气相色谱分析。

7.1.2 橄榄油模拟浸泡液

准确称取15.00 g迁移试验得到的橄榄油浸泡液于50 mL锥形瓶中，准确加入2.0 mL内标工作液(4.11)和15 mL正庚烷(4.3)，混匀后，再用量筒加入8 mL乙醇水溶液(4.4)，轻轻摇动10 min，然后静置分层30 min。取约5 mL下层水溶液，过放有脱脂棉的漏斗后，待气相色谱分析。

7.2 测定

7.2.1 气相色谱条件

a) 色谱柱：30 m×0.25 mm(内径)×0.25 μm(膜厚)，PEG20MCAM改行石英毛细管柱或相当者；
b) 色谱柱温度：90 ℃，保持2 min，以10 ℃/min程序升温至220 ℃，保持10 min；
c) 进样口温度：250 ℃；
d) 检测器温度：260 ℃；
e) 载气：N_2；
f) 载气流速：1 mL/min；
g) 空气流速：400 mL/min；
h) 氢气流速：40 mL/min；
i) 进样量：1 μL；
j) 进样方式：不分流进样，1.0 min后开阀。

7.2.2 色谱测定

根据样液中被测己内酰胺含量情况，加入浓度相近的标准工作溶液，内标法定量。标准工作溶液和待测样液中己内酰胺的响应值均应在仪器的检测线性范围内，若待测液含量超出线性范围，应适当稀释后再测定。对标准工作溶液和样液等体积进样测定。己内酰胺标准溶液色谱图参见附录A。回收率数据参见附录B。

7.2.3 空白试验

将未进行迁移试验的食品模拟物按上述步骤进行。

7.3 结果计算

按式(1)计算模拟液中己内酰胺的含量：

$$X = \frac{c \times A \times A_{is,s} \times V}{A_s \times A_{is} \times m} \quad \cdots\cdots (1)$$

式中：

X——模拟液中己内酰胺的含量，单位为毫克每升(mg/L)；

c——标准工作液中己内酰胺的浓度，单位为微克每毫升(μg/mL)；

A——样液中己内酰胺的色谱峰面积；

$A_{is,s}$——标准工作液中内标物的色谱峰面积；

V——样液最终定容体积，单位为毫升(mL)；

A_s——标准工作液中己内酰胺的色谱峰面积；

A_{is}——样液中内标物的色谱峰面积；

m——试样的质量，单位为克(g)。

注：当模拟物为橄榄油时己内酰胺含量单位为毫克每千克(mg/kg)。

8 确证

当上述结果超过特定迁移限量值 SML 时，用不同类型的气相色谱柱或气相色谱-质谱仪进行确证。

9 测定低限和精密度

9.1 精密度

在重复性条件下，获得两次独立测试结果的绝对差值不得超过算术平均值的 10%。

9.2 测定低限

本方法对食品模拟物水、3%乙酸溶液、10%乙醇溶液的测定低限为 1.0 mg/L。对橄榄油的测定低限为 1.0 mg/kg。

附　录　A
（资料性附录）
己内酰胺标准物质的气相色谱图

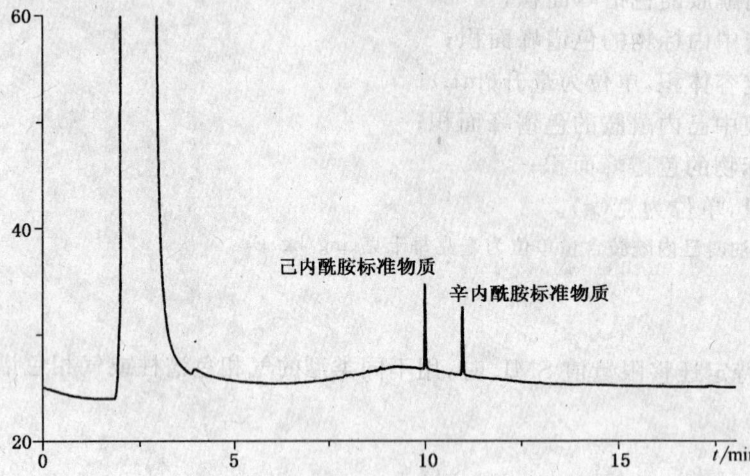

图 A.1　己内酰胺标准物的气相色谱图

附　录　B
（资料性附录）
添加浓度及回收率的实验数据

表 B.1　添加浓度及回收率

食品模拟物名称	己内酰胺添加浓度/(mg/kg)(mg/L)	回收率范围/%
水	1.0	90.8～98.2
	5.0	95.3～99.6
	15	99.3～101.2
3%乙酸	1.0	90.1～97.3
	5.0	94.2～99.7
	15	96.5～99.9
15%乙醇	1.0	90.1～98.1
	5.0	93.7～99.0
	15	98.0～99.7
橄榄油	1.0	90.2～97.7
	5.0	92.8～99.5
	15	98.1～102.9

SN

中华人民共和国出入境检验检疫行业标准

SN/T 2284—2009

食品接触材料　高分子材料 总迁移量的测定方法　替代试验：用试验介质异辛烷和95%乙醇测定与脂肪类食品接触的塑料中的总迁移量

Food contact materials—Polymer materials—Method for determination of overall migration—Substitute tests: Overall migration from plastics intended to come into contact with fatty foodstuffs using test media iso-octane and 95% ethanol

2009-02-20 发布　　　　2009-09-01 实施

中华人民共和国国家质量监督检验检疫总局　发布

前 言

本标准等同采用 BS EN 1186-14:2002《食品接触材料　塑料　总迁移量的测定　用替代介质异辛烷和 95％乙醇测定与脂肪类食品接触的塑料中的总迁移量》(英文版)。

本标准对 BS EN 1186-14:2002 做了编辑性修改,主要差异如下:

——删去了欧洲标准的前言,对本标准的使用没有影响;

——第 2 章根据 GB/T 1.1—2000 编写要求改为规范性引用文件;

——删去了欧洲标准的资料性附录,对本标准的使用没有影响;

——删去了欧洲标准的参考文献部分。

本标准的附录 A 为资料性附录。

本标准由国家认证认可监督管理委员会提出并归口。

本标准起草单位:中华人民共和国广东出入境检验检疫局。

本标准主要起草人:黄伟、杨雪娇、李宪华、邵仕萍、潘丙珍、刘淑君、杨丽。

本标准系首次发布的出入境检验检疫行业标准。

食品接触材料 高分子材料 总迁移量的测定方法 替代试验：用试验介质异辛烷和95%乙醇测定与脂肪类食品接触的塑料中的总迁移量

1 范围

本标准规定了用替代试验介质异辛烷和95%乙醇测定与脂肪类食品接触的塑料中的总迁移量的方法。

本标准适用于与脂肪类食品接触的各种形式的塑料制品。

2 规范性引用文件

下列文件中的条款通过本标准的引用而成为本标准的条款。凡是注日期的引用文件，其随后所有的修改单(不包括勘误的内容)或修订版均不适用于本标准，然而，鼓励根据本标准达成协议的各方研究是否可使用这些文件的最新版本。凡是不注日期的引用文件，其最新版本适用于本标准。

GB/T 12804 实验室玻璃器皿 量筒

GB/T 12808 实验室玻璃仪器 单标线吸量管

SN/T 2198 食品接触材料 塑料 水状食品模拟物总迁移量试验方法 袋装法

SN/T 2199 食品接触材料 塑料 水状食品模拟物总迁移量试验方法 填充法

SN/T 2335 食品接触材料 高分子材料 水性食品模拟物中总迁移量的试验方法 全浸没法

BS EN 1186-1:2002 食品接触材料 塑料 第1部分:总迁移量检测方法条件选择指南

BS EN 1186-5:2002 食品接触材料 塑料 第5部分:水性食品模拟物总迁移量试验方法 测试池法

EN 10088-1:1995 不锈钢 第一部分:不锈钢列表

3 整体浸泡法

3.1 原理

塑料样品的不挥发性物质的总迁移量，是指食品模拟物的蒸发残渣的质量。

实验条件的选择是由使用条件决定的，见EN 1186-1:2002中第6章和第7章。

将1 dm^2 的试样(见EN 1186-1:2002中第9章)，按照设定的时间和温度浸没于食品模拟物中。到达规定时间后将试样从模拟物中取出，将模拟物蒸发干燥，称量非挥发性残留物的重量，单位用毫克每平方分米(mg/dm^2)表示。

总体迁移量取三次平行试验的平均值。

3.2 试剂

3.2.1 异辛烷:纯度98.5%(体积分数)或以上。

3.2.2 乙醇:纯度96%或以上，95%(体积分数)乙醇水溶液。

3.3 仪器和设备

3.3.1 切板:干净、光滑的玻璃。

3.3.2 镊子:不锈钢，钝头。

3.3.3 切削工具:剪刀、小刀等。

3.3.4　金属模板,(100±0.2)mm×(100±0.2)mm。

3.3.5　尺子:精确到 0.1 mm。

3.3.6　尺子:毫米刻度,最小刻度 0.1 mm。

3.3.7　分析天平:精确到 0.1 mg。

3.3.8　样品支架:交叉臂焊接或银焊的不锈钢材质。根据 EN 10088-1:1995 规定的 X4CrNi1810 合成不锈钢,成分:17%铬,9%镍,0.04%碳。第一次使用前用去污剂和稀硝酸清洗。

3.3.9　不锈钢片:25 mm×100 mm 带有 1 mm 的网孔。或玻璃棒,直径 2 mm～3 mm,长度 100 mm～200 mm,用来插入测试片间。第一次使用前用去污剂和稀硝酸清洗。

3.3.10　玻璃管:广口带塞,直径 35 mm,长度 100 mm～200 mm(不包括磨口部分),见 EN 1186-1:2002 中 8.2。

3.3.11　玻璃珠:直径 2 mm～3 mm,或玻璃棒直径 2 mm～3 mm,长 100 mm。

3.3.12　烘箱、恒温箱或电冰箱:控温范围 5 ℃～60 ℃,见 EN 1186-1:2002 中附录 B 第 B.2 章。

3.3.13　蒸发皿:直径 50 mm～90 mm,质量≤100 g。用来蒸发模拟液和称量残留物。满足皿质量在蒸发后于干燥器中恒重后误差为:±0.5 mg。

3.3.14　水浴、加热板、蒸馏装置或旋转蒸发仪:在试验的最后阶段用来蒸发模拟物。

3.3.15　干燥器:带无水氯化钙或变色硅胶。

3.3.16　量筒:100 mL,满足 GB/T 12804 的要求。

3.3.17　温度计或带热电偶的温度测量装置:5 ℃～60 ℃,刻度 0.1 ℃。

3.4　试样制备

试样制备见 SN/T 2335 的相关规定。

3.5　分析步骤

3.5.1　接触食品模拟物

取五支干净带塞玻璃管,其中三支玻璃管用于样品试验,两支用于空白试验,分别量取 100 mL±2 mL模拟液于各玻璃管中,向其中一空白管放入温度计,塞上塞子,将其全部放入烘箱,设定试验温度,直至模拟液达到试验温度。

将试验样品分别放入三个装有 100 mL±2 mL 食品模拟液的玻璃管,塞上塞子。在玻璃管上液面处做上标记。

注:确保试验样品完全浸泡于食品模拟液中,否则,加入玻璃珠以提升液面直至完全浸泡。本步操作应尽可能快速以减少食品模拟液不必要的热量损失。

将所有玻璃管重新放入烘箱,设定试验温度。当达到设定的温度,开始计时,直至达到设定的试验时间。

从烘箱中取出玻璃管,检查每个管子中食品模拟液的液面,如果液面降低 10 mm 以上,或者试验样品露出液面,应当重新试验。

如果某个玻璃管的液面降低 10 mm 以下,将试验样品从管中取出,注意将粘附在试验样品上的食品模拟液留在玻璃管中。模拟液体积应恢复到原体积的 90%,否则重新试验。

3.5.2　迁移物质的测定

迁移物质的测定见 SN/T 2335 的相关规定。

3.6　结果表述

结果计算见 SN/T 2335 的相关规定。

3.7　试验报告

报告应包含以下信息,见 EN 1186-1:2002 中第 12 章:

a)　试验程序所用到的欧盟标准和部分标准;

b)　样品的完整信息,如:化学类型、供应商、商标、批号、浓度;

c) 接触试验介质的时间和温度条件；

d) 个别分析步骤的偏离及原因；

e) 单个样品试验结果和试验结果的平均值，用 mg/dm^2 所表示；

f) 试验结果的相关注释。

4 测试池法

4.1 原理

塑料样品的不挥发性物质的总迁移量，是指食品模拟物的蒸发残渣的质量。

实验条件的选择是由使用条件决定的，见 EN 1186-1:2002 中第 6 章和第 7 章。

在预先设定的温度和时间将试验样品的单面接触食品模拟液。试验结束后，从测试池中取出食品模拟液。将每个试验的食品模拟液蒸发至干，称量非挥发性残留物的质量并根据样品与食品模拟液接触的面积以 mg/dm^2 表达总体迁移量。

总体迁移量取三次平行试验的平均值。

4.2 试剂

4.2.1 异辛烷：纯度 98.5%（体积分数）或以上。

4.2.2 乙醇：纯度 96%或以上，95%（体积分数）乙醇水溶液。

4.3 仪器和设备

4.3.1 切板：干净、光滑的玻璃。

4.3.2 镊子：不锈钢，钝头。

4.3.3 切削工具：剪刀、小刀等。

4.3.4 尺子：精确到 0.1 mm。

4.3.5 分析天平：精确到 0.1 mg。

4.3.6 测试池 A：见 EN 1186-1:2002 中图 C.3，全铝制的或带不锈钢的盖子和环的测试池。密封环的内部直径应为：178.4 mm±0.1 mm，即试样接触试验介质的面积为 2.5 dm^2。其中一个测试池的密封塞可以调节使得温度探头可以插入试验介质，同时保证良好的密封以免试验过程中介质的损失。类似的测试池见 EN 1186-1:2002 中 8.3。

4.3.7 移液管：50 mL 和 100 mL，见 GB/T 12808 中要求。

4.3.8 玻璃管，广口带塞，直径 35 mm，长度 100 mm～200 mm（不包括磨口部分），见 EN 1186-1:2002 中 8.2。

4.3.9 烘箱、恒温箱或电冰箱：控温范围 5 ℃～60 ℃，见 EN 1186-1:2002 中附录 B 第 B.2 章。

4.3.10 蒸发皿：直径 50 mm～90 mm，质量≤100 g。用来蒸发模拟液和称量残留物。满足皿质量在蒸发后于干燥器中恒重后误差为：±0.5 mg。

4.3.11 水浴、加热板、蒸馏装置或旋转蒸发仪：在试验的最后阶段用来蒸发模拟物。

4.3.12 干燥器：带无水氯化钙或变色硅胶。

4.3.13 量筒：250 mL，满足 GB/T 12804 的要求。

4.3.14 温度计或带热电偶的温度测量装置：5 ℃～60 ℃，刻度 0.1 ℃。

4.4 试样制备

试样制备见 EN 1186-5:2002 中第 6 章。

4.5 分析步骤

4.5.1 接触食品模拟物

取三个测试池，做好标记。放入烘箱，设定试验温度，直至达到试验温度。

取五支玻璃管，其中两支作为空白，用量筒量取 125 mL±2 mL 食品模拟液分别装入每个玻璃管并塞上塞子，在玻璃管上液面处做上标记，同时写上区分标记。将温度计放入其中一个装有 125 mL 食品模拟液的玻璃管，塞上塞子。全部放入烘箱，设定试验温度，直至达到试验温度。

从烘箱中取出测试池，拆除测试池，每个测试池中放入一个试验样品，重新安装测试池，确保密封。

从烘箱中取出三个装有 125 mL 食品模拟液的玻璃管，并将每个玻璃管中的食品模拟液从测试池填充口灌入。

将测试池塞上塞子，并在其中一个测试池放入温度计，以代替塞子。

注：本步操作应以最短时间进行，避免食品模拟液的热损失。仔细检查每个测试池是否存在模拟物的泄漏。如果有任何的泄漏，该测试池就不需进行下一步试验了。

将测试池放回烘箱，设定试验温度，当达到设定的温度，开始计时，直至达到设定的试验时间。

从烘箱中取出三个测试池和装有空白食品模拟液的两个玻璃管。

将测试池中的样液转移到三个玻璃管，模拟液体积应恢复到原体积的 90%。

分别用 20 mL±2 mL 未使用过的食品模拟液冲洗每个测试池两次，并将冲洗液加入相应的玻璃管。同样加两次 20 mL±2 mL 未使用过的食品模拟液于两个空白玻璃管中。

4.5.2 迁移物质的测定

迁移物质的测定见 EN 1186-5:2002 的相关规定。

4.6 结果表述

结果计算见 EN 1186-5:2002 的相关规定。

4.7 试验报告

报告应包含以下信息，见 EN 1186-1:2002 中第 12 章：

a) 试验程序所用到的欧盟标准和部分标准；

b) 样品的完整信息，如：化学类型、供应商、商标、批号、浓度；

c) 接触试验介质的时间和温度条件；

d) 个别分析步骤的偏离及原因；

e) 单个样品试验结果和试验结果的平均值，用 mg/dm^2 所表示；

f) 试验结果的相关注释。

5 袋装法

5.1 原理

塑料样品的不挥发性物质的总迁移量，是指食品模拟物的蒸发残渣的质量。

实验条件的选择是由使用条件决定的，见 EN 1186-1:2002 中第 6 章和第 7 章。

将样品袋充满食品模拟液并于预先设定温度放置达设定的时间。试验结束后，从袋中取出食品模拟液。将每个试验的食品模拟液蒸发至干，称量非挥发性残留物的质量并根据接触食品模拟液的样品的面积以 mg/dm^2 表达总体迁移量。

总体迁移量取三次平行试验的平均值。

5.2 试剂

5.2.1 异辛烷：纯度 98.5%(体积分数)或以上。

5.2.2 乙醇：纯度 96%或以上，95%(体积分数)乙醇水溶液。

5.3 仪器和设备

5.3.1 切板：干净、光滑的玻璃。

5.3.2 镊子：不锈钢，钝头。

5.3.3 切削工具：剪刀、小刀等。

5.3.4 尺子：精确到 0.1 mm。

5.3.5 金属模板，(120 mm±1 mm)×(120 mm±1 mm)。

5.3.6 分析天平：精确到 0.1 mg。

5.3.7 样品架：参见附录A第A.1章，由铝或其他材质制成，或类似的支撑物。附夹子以保护袋子的角。

5.3.8 移液管：50 mL和100 mL，见GB/T 12808中要求。

5.3.9 玻璃管，广口带塞，直径35 mm，长度100 mm～200 mm(不包括磨口部分)，见EN 1186-1:2002中8.2。

5.3.10 烘箱、恒温箱或电冰箱：控温范围5 ℃～60 ℃，见EN 1186-1:2002中附录B第B.2章。

5.3.11 蒸发皿：直径50 mm～90 mm，质量≤100 g。用来蒸发模拟液和称量残留物。满足皿质量在蒸发后于干燥器中恒重后误差为：±0.5 mg。

5.3.12 水浴、加热板、蒸馏装置或旋转蒸发仪：在试验的最后阶段用来蒸发模拟物。

5.3.13 干燥器：带无水氯化钙或变色硅胶。

5.3.14 封口机：用于袋子的制造。

5.3.15 量筒：250 mL，满足GB/T 12804的要求。

5.3.16 温度计或带热电偶的温度测量装置：5 ℃～60 ℃，刻度0.1 ℃。

5.4 试样制备

试样制备见EN 1186-5:2002中第6章。

5.5 分析步骤

5.5.1 接触食品模拟物

见SN/T 2198的相关规定进行试样制备。取五支干净带塞玻璃管，其中三支玻璃管用于样品试验，两支用于空白试验，分别量取100 mL±2 mL食品模拟液于各玻璃管中，向其中一空白管放入温度计，塞上塞子，与袋子支架一起放入烘箱，设定试验温度，直至食品模拟液达到试验温度。

从烘箱中取出袋子支架，将试验样品放在支架的空隙上。

从烘箱中取出三个装有100 mL±2 mL食品模拟液的玻璃管，用移液管将食品模拟液转移至三个试验样品至恰好装满，把温度计从一个袋子的开口插入。全部封口。如果不是所有的食品模拟液都转移到袋子里，保留玻璃管和残留模拟液。测量并记录残留食品模拟液的体积。

测量并记录与模拟液接触的样品面积及其外表面积。

注：本步操作应尽可能快速，以减少食品模拟液不必要的热量损失。放入烘箱之前仔细检查袋子的密封情况。

将装有模拟液样品放上支架，重新放回烘箱，设定试验温度。当达到设定的温度，开始计时，直至达到设定的试验时间。

将装有空白食品模拟液的玻璃管和袋子支架从烘箱中取出。

如果某个袋子发生泄漏，应重新进行试验。

如果三个袋子皆无泄漏，则继续进行总迁移量的测定。

5.5.2 迁移物质的测定

迁移物质的测定见SN/T 2198的相关规定。

5.6 结果表述

结果计算见SN/T 2198的相关规定。

5.7 试验报告

报告应包含以下信息，见EN 1186-1:2002中第12章：

a) 试验程序所用到的欧盟标准和部分标准；

b) 样品的完整信息，如：化学类型、供应商、商标、批号、浓度；

c) 接触试验介质的时间和温度条件；

d) 个别分析步骤的偏离及原因；

e) 单个样品试验结果和试验结果的平均值，用mg/dm^{2}所表示；

f) 试验结果的相关注释。包括与试验介质接触的袋子的面积，修理完多余的物料的外部面积和残留试验介质的体积。

6 填充法

6.1 原理

塑料样品的不挥发性物质的总迁移量，是指食品模拟物的蒸发残渣的质量。

实验条件的选择是由使用条件决定的，见 EN 1186-1:2002 中第 6 章和第 7 章。

将试验样品灌装食品模拟液并于预先设定温度放置达设定时间。试验结束后，将样品从食品模拟液中取出。将每个试验的食品模拟液蒸发至干，称量非挥发性残留物的质量并根据样品与食品模拟液接触的面积以 mg/dm^2 或者 mg/kg 表达总体迁移量。

总体迁移量取三次平行试验的平均值。

6.2 试剂

6.2.1 异辛烷：纯度 98.5%(体积分数)或以上。

6.2.2 乙醇：纯度 96%或以上，95%(体积分数)乙醇水溶液。

6.3 仪器和设备

6.3.1 分析天平：精确到 0.1 mg。

6.3.2 无绒布。

6.3.3 具塞烧瓶：2 L。

6.3.4 玻璃珠：直径 2 mm～3 mm。

6.3.5 烘箱、恒温箱或电冰箱：控温范围 5 ℃～60 ℃，见 EN 1186-1:2002 中附录 B 第 B.2 章。

6.3.6 蒸发皿：直径 50 mm～90 mm，质量≤100 g。用来蒸发模拟液和称重残留物。满足皿质量在蒸发后于干燥器中恒重后误差为：±0.5 mg。

6.3.7 水浴、加热板、蒸馏装置或旋转蒸发仪：在试验的最后阶段用来蒸发模拟物。

6.3.8 干燥器：带无水氯化钙或变色硅胶。

6.3.9 烧杯：250 mL。

6.3.10 移液管：200 mL，见 GB/T 12808 中要求。

6.3.11 温度计或带热电偶的温度测量装置：5 ℃～60 ℃，刻度 0.1 ℃。

6.4 试样制备

试样制备见 EN 1186-5:2002 中第 6 章。

6.5 分析步骤

6.5.1 接触食品模拟物

见 EN 1186-5:2002 的相关规定进行试样制备。将样品编号，再将约三倍样品容积的具塞瓶灌满食品模拟液，塞上塞子，另做两个空白。将其放入烘箱，设定试验温度。将温度计放入食品模拟液，直至达到试验温度。

将装有食品模拟液的具塞瓶从烘箱中取出。向三个试验样品中装入食品模拟液至距上缘 0.5 cm 处。将温度计放入其中一个样品，用惰性材料密封。塞上具塞瓶。

注：本步操作应尽可能快速，以减少食品模拟液不必要的热量损失。

将试验样品和食品模拟液重新放入烘箱，设定试验温度，直至达到试验温度。当达到设定的温度，开始计时，直至达到设定的试验时间。

将试验样品和食品模拟液从烘箱中取出，继续进行总迁移量的测定。

6.5.2 迁移物质测定

迁移物质的测定见 SN/T 2199 的相关规定。

6.6 结果表述

结果计算见 SN/T 2199 的相关规定。

6.7 试验报告

报告应包含以下信息，见 EN 1186-1:2002 中第 12 章：

a) 试验程序所用到的欧盟标准和部分标准；

b) 样品的完整信息，如：化学类型、供应商、商标、批号、浓度；

c) 接触试验介质的时间和温度条件；

d) 个别分析步骤的偏离及原因；

e) 单个样品试验结果和试验结果的平均值，用 mg/dm^2 表示；

f) 试验结果的相关注释。

附 录 A
（资料性附录）
样 袋 架

单位为毫米

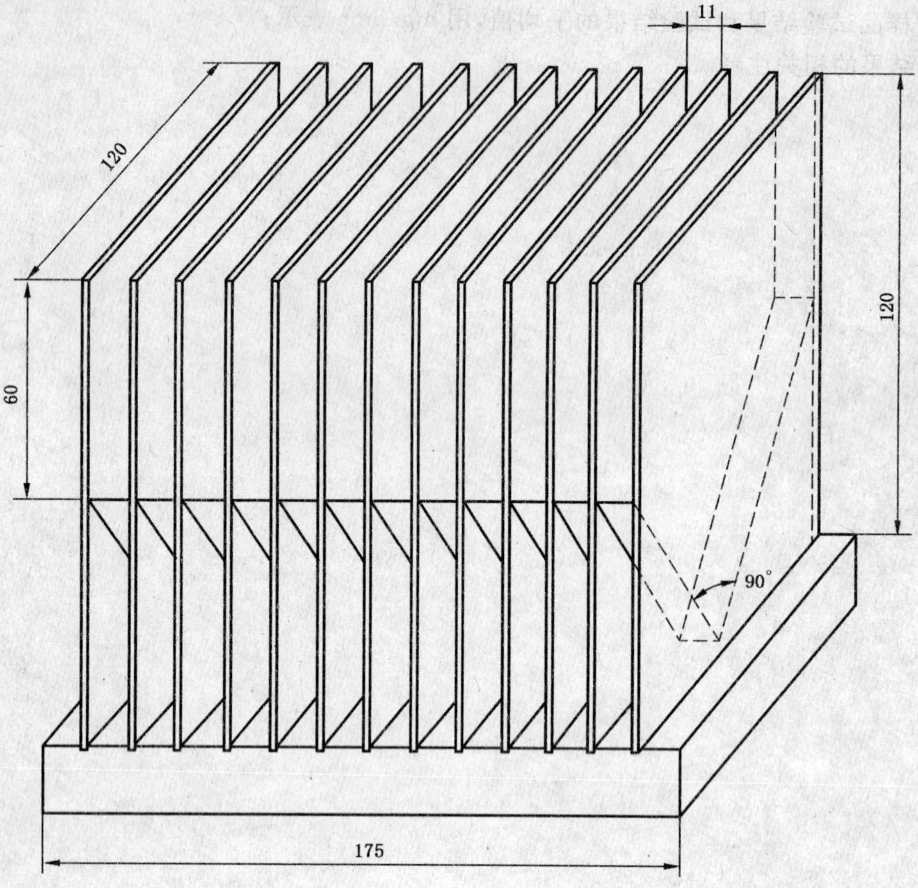

图 A.1 样袋架

SN

中华人民共和国出入境检验检疫行业标准

SN/T 2333—2009

食品接触材料　高分子材料
食品模拟物中乙酸乙烯酯的测定
气相色谱-质谱联用法

Food contact materials—Polymer materials—Determination of vinyl acetate in food stimulants by gas chromatography/mass spectrometry

2009-07-07 发布　　　　2010-01-16 实施

中华人民共和国国家质量监督检验检疫总局　发布

前言

本标准的附录A、附录B均为资料性附录。

本标准由国家认证认可监督管理委员会提出并归口。

本标准负责起草单位：中华人民共和国江苏出入境检验检疫局。

本标准参与起草单位：中华人民共和国山东出入境检验检疫局、中华人民共和国上海出入境检验检疫局。

本标准主要起草人：何坚刚、刘君峰、蒋一昕、黄红花、周宇艳、徐炎、江红星、王文烨。

本标准系首次发布的出入境检验检疫行业标准。

食品接触材料 高分子材料
食品模拟物中乙酸乙烯酯的测定
气相色谱-质谱联用法

1 范围

本标准规定了水、3%乙酸水溶液、10%乙醇水溶液和橄榄油四种食品模拟浸泡液中乙酸乙烯酯的测定方法。

本标准适用于与食品模拟物中乙酸乙烯酯的测定。

2 规范性引用文件

下列文件中的条款通过本标准的引用而成为本标准的条款。凡是注日期的引用文件，其随后所有的修改单(不包括勘误的内容)或修订版均不适用于本标准，然而，鼓励根据本标准达成协议的各方研究是否可使用这些文件的最新版本。凡是不注日期的引用文件，其最新版本适用于本标准。

SN/T 2280 食品接触材料 塑料中受限物质 塑料中物质向食品及食品模拟物特定迁移试验方法和含量测定以及食品模拟物暴露条件选择的指南

3 原理

试样中乙酸乙烯酯经食品模拟浸泡物浸出后，用丙酮定容再用GC测定乙酸乙烯酯。

4 试剂和材料

除另有规定外，所用试剂均为分析纯。

4.1 丙酮：分析纯，纯度应大于99%，不含乙酸乙烯酯。

4.2 乙酸乙烯酯：标准试剂，纯度应大于98%。

4.3 四氢呋喃：标准试剂，纯度应大于98%，用于测定校正因子。

4.4 氮气：纯度不小于99.9%(体积分数)，经硅胶及5A分子筛干燥、净化。

4.5 空气(压缩空气)：经硅胶及5A分子筛干燥、净化。

4.6 氢气：纯度不小于99.9%(体积分数)，经硅胶及5A分子筛干燥、净化。

5 仪器与设备

5.1 气相色谱仪：配有FID检测器。

5.2 超声振荡器。

5.3 微量注射器：10 μL。

5.4 容量瓶：25 mL。

6 试样制备与保存

6.1 试样制备

模拟食品浸泡物和迁移试验条件依据SN/T 2280。

6.2 试样保存

模拟食品浸泡液在4 ℃的条件下避光、密闭保存。

7 测定步骤

7.1 气相色谱条件

a) 色谱柱：DB-1 石英毛细管柱，30 m×0.32 mm(内径)×0.25 μm，或相当者；

b) 柱温：42 ℃ (10 min) $\xrightarrow{20\ ℃/min}$ 250 ℃ (10 min)

c) 气化温度：250 ℃；

d) 检测器温度：280 ℃；

e) 进样量：1 μL，不分流进样；

f) 载气流速：0.5 mL/min；

g) 氢气流速：35 mL/min；

h) 空气流速：400 mL/min。

7.2 相对质量校正因子的测定

7.2.1 准备 4 个 25 mL 容量瓶，各加入 1 g±0.01 g 的水、3%乙酸水溶液、10%乙醇水溶液和橄榄油四种食品模拟浸泡液，用微量注射器(5.3)分别加入适量乙酸乙烯酯标准试剂和内标物四氢呋喃(均精确至 0.002 g)，用丙酮定容至刻度，充分摇匀后备用。

7.2.2 用微量注射器(5.3)分别吸取一定量的上述试液注入气相色谱仪，色谱条件按照(7.1)，各重复测定三次，按照式(1)计算出四种模拟浸泡液条件下的乙酸乙烯酯的相对质量校正因子(f_i)。

$$f_i = \frac{A_s m_i}{A_i m_s} \quad \cdots\cdots\cdots\cdots (1)$$

式中：

m_i，m_s——分别为乙酸乙烯酯和内标物四氢呋喃的质量，单位为克(g)；

A_i，A_s——分别为乙酸乙烯酯和内标物四氢呋喃的峰面积(cm^2)或积分值；

相对质量校正因子(f_i)的三次测定结果的相对偏差应不大于 5%，取其平均值作为乙酸乙烯酯的相对质量校正因子 f_i，应精确至 0.01。

8 测定

8.1 试样测定

8.1.1 取干净、干燥的 25 mL 容量瓶，加入 1 g(称准至 0.000 2 g)经过迁移试验的模拟食品浸泡液，加入适量内标物四氢呋喃(精确至 0.000 2 g)，用丙酮定容至刻度，充分摇匀后备用。

8.1.2 用微量注射器(5.3)分别吸取一定量的上述试液注入气相色谱仪，色谱条件按照(7.1)，各重复测定两次，乙酸乙烯酯的气相色谱图参见附录 A。

8.2 空白试样

没有进行迁移试验的模拟食品浸泡液，按照(7.1)色谱条件进行测定。

8.3 确证试验

取 8.1.1 定容后试样，参照附录 B.1 中所述气相色谱-质谱条件进行内标法确证试验。参照附录 B 中图 B.1 和图 B.2 乙酸乙烯酯标准谱图，确证试样中乙酸乙烯酯质谱图中的各峰的相对丰度与标准谱图一致。

9 结果计算和表述

9.1 计算

模拟食品浸泡液中乙酸乙烯酯的含量按式(2)计算：

$$X = \frac{A_i f_i m_s}{A_s m} \times 100 \quad \cdots\cdots\cdots\cdots (2)$$

式中：

X——模拟食品浸泡液中乙酸乙烯酯的含量，单位为毫克每千克(mg/kg)；

A_i、A_s——分别为乙酸乙烯酯和内标物四氢呋喃的峰面积；

f_i——乙酸乙烯酯在四种模拟浸泡液条件下的相对质量校正因子；

m_s、m——分别为内标物四氢呋喃和试样的质量，单位为克(g)。

10 方法检出低限和精密度

10.1 方法检出低限

本标准的方法检出低限为 0.1 mg/kg。

10.2 精密度

在重复性条件下获得的两次独立测定结果的绝对差值不得超过算术平均值的 10%。

附　录　A
（资料性附录）
乙酸乙烯酯典型气相色谱图

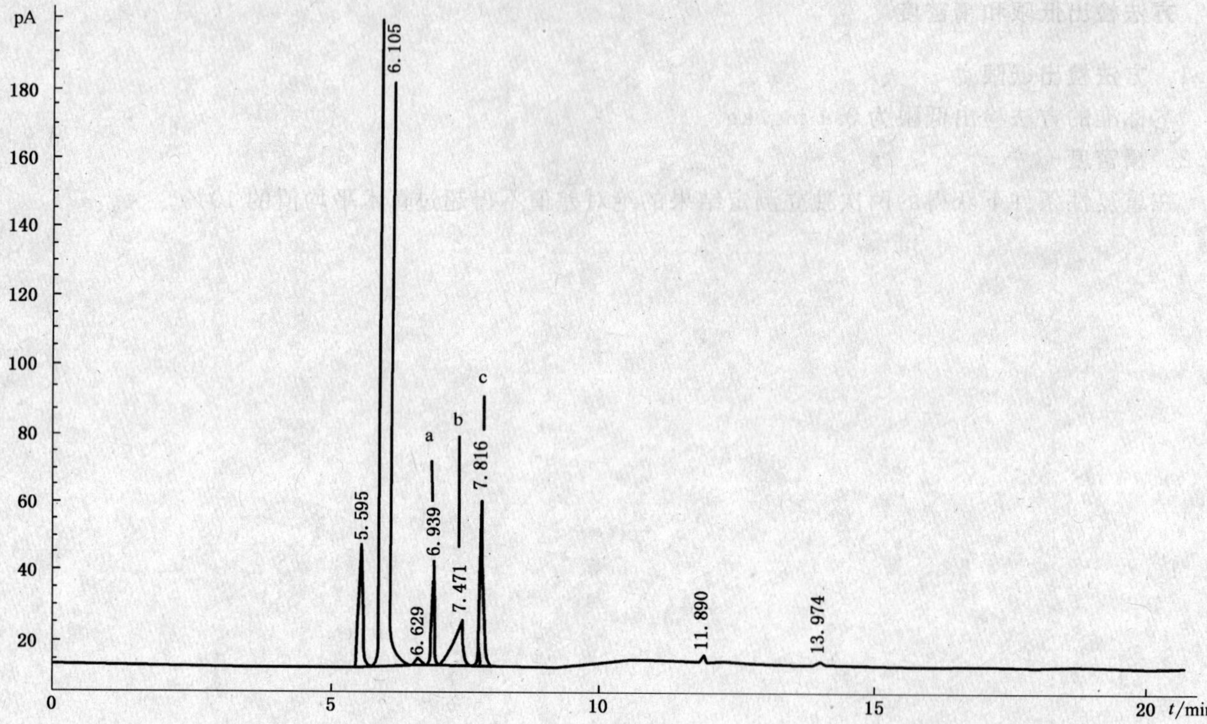

a——乙酸乙烯酯；

b——乙酸；

c——四氢呋喃。

图 A.1　乙酸乙烯酯典型气相色谱图

附 录 B
（资料性附录）
确证试验 GC-MS 仪器条件和乙酸乙烯酯的质谱图

B.1 气相色谱-质谱定性条件

a) 毛细管色谱柱：DB-5MS 30 m×0.25 mm×0.25 μm，或相当者；

b) 柱温：42 ℃，保留 10 min；

c) 进样口温度：250 ℃；

d) GC-MS 接口温度：280 ℃；

e) 离子源温度：160 ℃；

f) 四极杆温度：150 ℃；

g) 载气（He）：0.5 mL/min，恒流方式；

h) 进样方式：分流进样，分流比 20：1；

i) 离子源：EI 源，电离能量 70 ev；

j) 质量扫描：scan；

k) 倍增器电压：2 500 V。

a——溶剂丙酮；

b——乙酸乙烯酯。

图 B.1 乙酸乙烯酯定性 GC-MS 总离子图

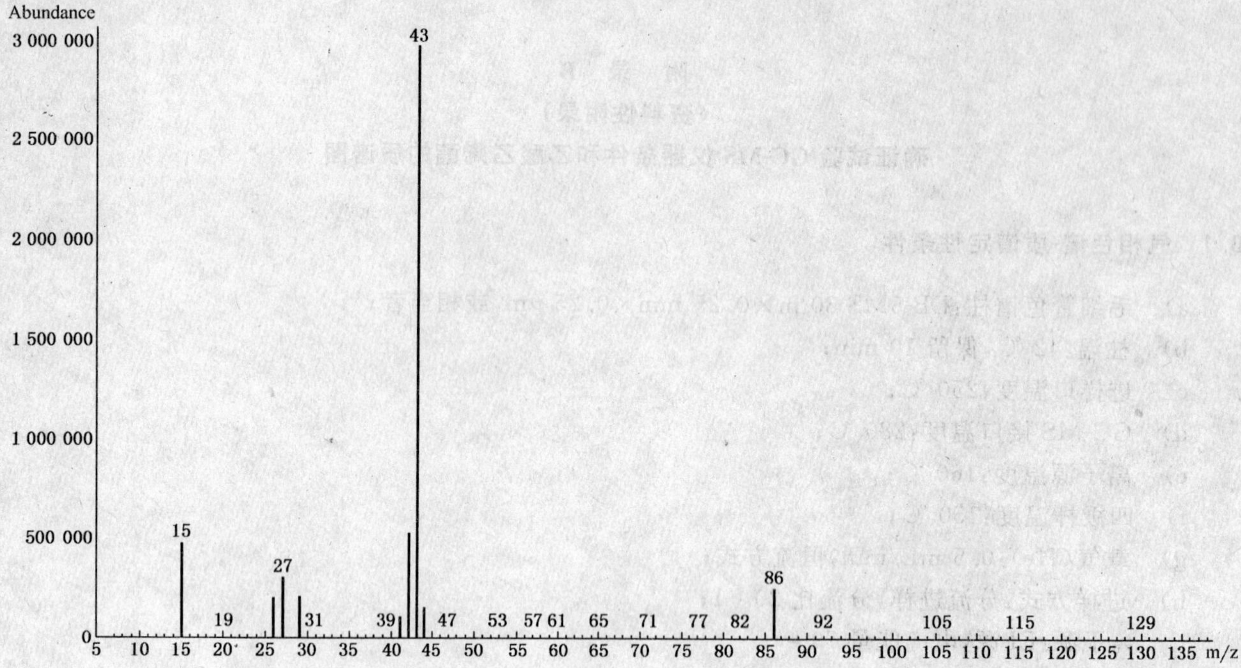

m/z	14.0	15.0	26.0	27.0	28.0	29.0	42.0	43.0	44.0	86.0
相对丰度	2.5	11.1	2.0	6.8	1.2	2.0	6.4	100.0	4.9	6.6

图 B.2 乙酸乙烯酯的质谱图

SN

中华人民共和国出入境检验检疫行业标准

SN/T 2334—2009

食品接触材料　高分子材料 橄榄油中总迁移量的试验方法　全浸没法

Food contact materials—Polymers materials—Test methods for overall migration into olive oil by total immersion

2009-07-07 发布　　　　2010-01-16 实施

中华人民共和国国家质量监督检验检疫总局　发布

前　言

本标准等同采用 EN 1186-2:2002《食品接触材料和制品　塑料　橄榄油中总迁移量的试验方法　全浸没法》(英文版)。

为适应我国国情和方便使用,本标准做了以下编辑性修改,主要差异如下:

a) 删除了 BS EN 1186-2:2002 中前页、目次、前言、绪论、附录 ZA、参考文献及后页;

b) 以“本标准”代替 EN 1186-2:2002 中的“本标准的本部分”;

c) 调整了第 4 章中部分试剂的编号及排列顺序,以适应我国国家标准编写要求;

d) 用小数点“.”代替作为小数点的逗号“,”;

e) “ml”改为以“mL”表示;

f) 第 3 章中的各条分别对应 BS EN 1186-2:2002 第 3 章中的各段;

g) 6.1、6.2、6.3、6.4、7.1、7.3、7.5 和 8.1 中的各条分别对应 BS EN 1186-2:2002 第 6.1、6.2、6.3、6.4、7.1、7.3、7.5 和 8.1 条中的各段;

h) 7.6.1 中的各条分别对应 BS EN 1186-2:2002 第 7.6.1 条中的各段;

i) 7.6.2.2 和 7.6.2.3 中的各条分别对应 BS EN 1186-2:2002 第 7.6.2.2 和 7.6.2.3 条中的各段;

j) 依据所引用的 EN 1186-1:2002 中条文内容对引用条文编号进行相应调整;

k) 条文的注编号按照我国国家标准编写要求进行调整。

本标准的附录 A、附录 B、附录 C、附录 D 为规范性附录,附录 E、附录 F 为资料性附录。

本标准由国家认证认可监督管理委员会提出并归口。

本标准负责起草单位:中华人民共和国江苏出入境检验检疫局。

本标准参与起草单位:中华人民共和国安徽出入境检验检疫局、中华人民共和国广东出入境检验检疫局。

本标准主要起草人:商贵芹、汪蓉、徐炎、卞学东、郑建国、周志荣、寇海娟、陈明。

本标准系首次发布的出入境检验检疫行业标准。

食品接触材料 高分子材料
橄榄油中总迁移量的试验方法 全浸没法

1 范围

本标准规定了在选定时间内于大于20 ℃且小于100 ℃的温度条件下食品接触材料——高分子材料或制品在脂肪类食品模拟物橄榄油中的总迁移量的全浸没测定方法。

本标准最适用于食品接触材料——高分子材料薄膜或薄片，也适用于大多数可切割成适当大小试件的容器或制品。

注：本标准为使用脂肪模拟物即橄榄油而编写，经适当改变后也可用于称之为食品模拟物D的其他脂肪食品模拟物诸如合成的甘油酸三酯混合物、葵花籽油和玉米油等。这些其他脂肪食品模拟物将产生与橄榄油甲基酯不同的模拟物的甲基酯类色谱图。选择合适的其他脂肪食品模拟物的甲基酯色谱峰对从试样中萃取出的模拟物进行定量测定。

本标准可适用于大多数类型的食品接触材料——高分子材料。

2 规范性引用文件

下列文件中的条款通过本标准的引用而成为本标准的条款。凡是注日期的引用文件，其随后所有的修改单(不包括勘误的内容)或修订版均不适用于本标准，然而，鼓励根据本标准达成协议的各方研究是否可使用这些文件的最新版本。凡是不注日期的引用文件，其最新版本适用于本标准。

EN 1186-1:2002 食品接触材料 塑料 第1部:总迁移量试验方法条件选择指南

EN 10088 不锈钢

EN ISO 8442-2:1997 食品接触材料 刀叉餐具和凹形餐具 第2部:不锈钢和镀银餐具要求

ISO 648 实验室玻璃器皿 单标线移液管

ISO 4788 实验室玻璃器皿 带刻度量筒

3 原理

3.1 测定拟与食品接触的食品接触材料——高分子材料样品单位面积的质量损失，得出食品接触材料——高分子材料样品的总迁移量。

3.2 根据使用条件确定所选择的试验条件，参见EN 1186-1:2002中第5、6章。

3.3 在大于20 ℃且小于100 ℃的温度范围内，将已知重量的试样在橄榄油中浸泡至暴露时间后，从橄榄油中取出，去除附着在表面的橄榄油，重新称量。

3.4 试样通常会留有吸附的橄榄油。萃取所吸附的橄榄油，并将其转化为甲基酯后用气相色谱定量测定。通过三氟化硼/甲醇混合物与脂肪酸(由氢氧化钾水解油产生)反应进行甲基化过程。在萃取被吸附的橄榄油之前，加入内标十七烷酸甘油三酯，以保证任何活性物质或可萃取的食品接触材料——高分子材料组分也能与萃取得到的橄榄油一样与内标反应。内标同样会发生水解和甲基化反应，这可以校正水解和甲基化过程中的无效反应。

3.5 从试样的初始质量中减去试样经橄榄油浸泡后的净质量，即得到总迁移量(试样经橄榄油浸泡后的净质量:试样从橄榄油中取出时的质量减去试样上吸附的橄榄油质量)。

3.6 总质量损失以毫克每平方分米试样表面积(mg/dm^2)表示，总迁移量以至少三份独立试样测定结果的平均值报告。

3.7 考虑到试验过程会产生误差且这种误差难以检测，例如样品处理阶段中油的损失或污染，估计到一份试样的结果被舍弃的情况，对同一样品进行四次检测。

3.8 本方法包含了一些变化以适用于某些食品接触材料——高分子材料。

注：在迁移试验开始前，应先考察试样是否存在干扰萃取所得橄榄油定量测定的成分，见 7.1。如果干扰大到不能接受，应用适当的“其他脂肪食品模拟物”之一进行测试，见附录 A 和 EN 1186-1:2002 的 10.3 和 10.5；如果存在对内标十七烷酸甘油三酯的干扰，则应更换内标物，见附录 A 和 EN 1186-1:2002 的 10.3。

4 试剂

除非另有规定，所用试剂均为分析纯。

4.1 橄榄油，基准模拟物 D，按 EN 1186-1:2002 第 5.2 条规定。

4.2 萃取溶剂(参见 EN 1186-1:2002 中 10.1)：

——对非极性食品接触材料——高分子材料，如聚乙烯和聚丙烯，萃取溶剂可以采用 98%的戊烷，沸点 36 ℃；

——对极性食品接触材料——高分子材料，如聚酰胺和聚缩醛，萃取溶剂可以采用 98%戊烷和 99%乙醇共沸混合物(体积比为 95：5)；

注 1：戊烷是强挥发性和高度易燃溶剂，应小心操作，防止接触火源。乙醇也是易燃溶剂。不推荐在无人看管的情况下用戊烷或戊烷/乙醇混合液萃取，尤其是放置过夜。

注 2：上述溶剂沸点较低，冷凝器出水可能需经冷却，以防止溶剂从冷凝器中挥发损失。

——其他适合的溶剂。

注 1：过去测定橄榄油中的总迁移量使用 1,1,2-三氯-三氟乙烷为萃取剂。由于环保的要求，应尽可能地避免使用这种溶剂，参见 EN 1186-1:2002 中 10.1。经验表明，虽然 1,1,2-三氯-三氟乙烷适用于大多数食品接触材料——高分子材料，但需要很长的萃取时间。

注 2：有些溶剂可能含有非挥发性物质，这些非挥发性物质经过水解和甲基化过程可能产生保留时间与橄榄油甲基酯和十七烷酸甲基酯(内标物衍生而来)相近的色谱峰。如果发现溶剂中含有这些物质，使用前应将溶剂重蒸馏。

4.3 正庚烷。

4.4 无水硫酸钠，Na_2SO_4。

4.5 乙醚。

4.6 氢氧化钾(KOH)溶液，11.0 g/L，甲醇介质。

4.7 三氟化硼甲醇混合液，约 150 g/L BF3。

4.8 硫酸钠饱和溶液。

4.9 市售卡尔费休试剂，甲醇和三氯甲烷为本底，水容量 5 mg/mL。

4.10 市售卡尔费休滴定剂(仅用于容量法仪器)，水容量 2 mg/mL。

4.11 内标：十七烷酸甘油三酯(CAS No. 2438-40-61)，经水解和甲基化后的产物不含有可检出的与橄榄油甲基酯保留时间相近的色谱峰的物质。制备含十七烷酸甘油三酯 2.0 mg/mL 的环己烷溶液。

5 仪器

5.1 剪切板，干净平滑的玻璃、金属或塑料平板，其面积足以供制备试样之用，250 mm×250 mm 为宜。

5.2 镊子，不锈钢，钝头。

5.3 剪切工具，解剖刀，剪刀，锋利的刀子或其他适合的工具。

5.4 金属模板(100 mm±0.2 mm)×(100 mm±0.2 mm)(正方形)。

5.5 平尺或模板，25 mm±1 mm 宽。

5.6 直尺，毫米刻度，精度 0.1 mm。

5.7 分析天平，最小感量 0.1 mg。

5.8 试样支架，不锈钢材质，带焊接或银焊的交叉臂。符合 EN 10088 规定的 X4CrNi1810 或成分为铬

17%、镍 9%、碳 0.04%的不锈钢为宜。首次使用前，宜先用脱脂剂然后用稀硝酸清洗。

注：本方法所述支架如 EN 1186-1：2002 中图 C.1 所示，已证明这种支架适于支撑薄膜和薄片试件。然而也可使用其他支架，只要其能支撑试件，并保证试件彼此分离且在相同的时间内与模拟物完全接触。对硬质样品，可使用单臂试样支架。

5.9 丝网，细不锈钢丝网，1 mm 网孔为宜，约 25 mm×100 mm，可插入支架上的试件之间。初次使用前，先用脱脂剂然后用稀硝酸将丝网彻底清洗干净。

5.10 调理容器，用于温度为 20 ℃±5 ℃，相对湿度为 50%±5%和 80%±5%时的试样调理。

注：对 50%相对湿度，43%(质量浓度)硫酸水溶液为宜；而对 80%相对湿度，7%(质量浓度)硫酸水溶液为宜。溶液应现用现配：称量一定质量的硫酸加入到适量的水中，冷却至室温，稀释到所需体积。建议试验期间保持温度和相对湿度恒定，因此调理容器应放在温度约为 20 ℃的控温室或恒温箱内，并设定温度变化不超过±1 ℃。

5.11 玻璃管，磨口具塞，用于容纳橄榄油和试样，管内径约 35 mm，不含磨口的长度约 100 mm～200 mm，见 EN 1186-1：2002 中 8.2。

5.12 恒温烘箱或培养箱，可保持设定温度，并符合 EN 1186-1：2002 中表 B.2 规定的温度波动范围。

5.13 滤纸，无绒。

5.14 防撞珠。

5.15 索氏萃取器，能用于支撑试样的支架，并配有 250 mL 或 500 mL 圆底烧瓶。

注：也可使用其他能够符合萃取试样吸附的橄榄油要求的萃取器。

5.16 水浴，能够夹持索氏萃取器的烧瓶。

5.17 旋转蒸发仪或蒸馏仪，用于蒸发和收集萃取溶剂。

注：为有效地冷凝低沸点溶剂，可能需要对冷凝水进行人工冷却。

5.18 蒸汽浴或水浴。

5.19 烧瓶，50 mL，长颈并配有冷凝器，用于甲基酯的制备。

5.20 量筒，500 mL、250 mL、100 mL、25 mL 和 10 mL，符合 ISO 4788 要求。也可用 10 mL 注射器代替 10 mL 量筒。

5.21 移液管，5 mL 和 10 mL，符合 ISO 648 要求。

5.22 玻璃珠，直径 2 mm～3 mm；或玻璃棒，直径 2 mm～3 mm，长约 100 mm(见 EN 1186-1：2002 中 8.2)。

5.23 气相色谱仪，配有火焰离子检测器和适合的柱子。当使用极性色谱柱时，橄榄油中的主要色谱峰诸如 $C_{16:0}$，十六酸甲基酯(棕榈酸甲酯)；$C_{16:1}$，9-十六碳烯甲基酯(棕榈油酸甲酯)；$C_{18:0}$，十八碳酸甲基酯(硬脂酸甲酯)；$C_{18:1}$，9-十八烯酸甲基酯(油酸甲酯)；$C_{18:2}$，9，12-十八碳二烯酸甲基酯(亚油酸甲酯)以及内标 $C_{17:0}$，十七烷酸甲基酯(十七酸甲酯)应显示出与基线分离。也可选择能使 16 和 18 碳数的甲酯及 17 碳数的内标与基线分离的非极性柱。

注：宜使用以下色谱柱：

——柱 1：极性柱，WCOT(涂壁空心)熔合硅胶柱，长 50 m，内径 0.25 mm，覆有 0.21 μm 的氰丙基硅氧烷；

——柱 2：非极性柱，BP1 型，长 25 m，内径 0.32 mm，膜厚 1 μm；

——柱 3：极性柱，不锈钢柱，内径 2 mm～3 mm，长 2 m～3 m，在 80 到 100 目的硅藻土固定项上填充质量分数为 10%～20%的聚酯琥珀酸酯。

5.24 玻璃管，磨口具塞，容量约 10 mL，需要时用于储存正庚烷层。

5.25 真空烘箱或真空干燥器，能够保持温度在 60 ℃±2 ℃。真空烘箱或真空干燥器应配备或连接一能达到 1.3 kPa 或以下真空度的真空泵。真空泵应配有时间控制器，可以保证每小时开泵 15 min。

注：如果没有合适的真空烘箱，可将真空干燥器放在 60 ℃烘箱中使用。

5.26 干燥器，装有自动指示硅胶或无水氯化钙。

5.27 天平，最小感量 10 mg。

5.28 一次性塑料注射器，带鲁尔接头，1 mL 或 10 mL。

5.29　宽量程的鲁尔针(80 mm×1.2 mm)。

5.30　卡尔费休仪，自动容量滴定或自动库仑滴定，测量精度应达到 10 mg/kg 或更小。应使用自动容量或库仑仪，手动滴定不能达到所需的准确度或精密度要求。

6　试样制备

6.1　概述

6.1.1　试样应是干净的，表面无污染(一些食品接触材料——高分子材料制品很容易因带有静电而吸附灰尘)。在准备试样之前用无绒布或柔软的刷子轻轻除去样品表面污物。决不用水或溶剂清洗样品。如果制品使用说明书上规定使用前应该清洗的，见 EN 1186-1:2002 中 9.1。操作时尽量不用手接触样品，必要时带棉手套。

6.1.2　为保证试验过程中试样之间完全分隔且其表面与橄榄油自由接触，对薄膜，在试件之间插入一层不锈钢丝网；对不放在试样支架上的厚样品，当试件浸入橄榄油中后，在试件之间插入玻璃棒。当使用试样支架时，给试样支架贴上带有试样标识的标签。

6.1.3　制备试样时按 EN 1186-1:2002 中 9.3 测量试样表面积。

6.2　试样数量

6.2.1　从容器或类似的制品，切取部分制备 7 份薄膜或薄片状试样。对不规则形状的制品样品，制备 9 份尺寸相近的试样。

6.2.2　这些试样用途如下：

a)　四份试样用于迁移试验；

b)　两份试样用于检测可能的挥发物损失；

c)　一份试样用于确定橄榄油作为脂肪性模拟物以及十七烷酸甘油三酯作为内标物的适宜性(见附录 A)；

d)　当样品形状不规则时，两份试样用于测定表面积(见 6.5)。

6.2.3　如果采用了附录 C 的调理测试，则需要另加一份试样。

注：6.2.2 中 b)项的两份试样用于检测在试验过程中样品是否有挥发组分(如：试样中的溶剂)的质量损失，如果采用了附录 C 中的真空干燥程序，则这两份样品不需制备，因为在真空干燥过程中挥发物会从样品中去除。

6.2.4　如果先前的试验证实干扰气相色谱检测的可能性不大，则略去附录 A，同时可少制备一份试样。

6.2.5　至少需要三个有效的测试结果计算平均值。允许进行三个平行测试，但在这种情况下，如果有一个检测结果无效，则需重复整个过程。

6.3　薄膜和薄片

6.3.1　将样品放在剪切板(5.1)上用 100 mm×100 mm 的金属模板(5.4)将样品裁成 1 dm^2 大小的试样，参见 EN 1186-1:2002 中 9.3。用直尺(5.6)检查，试样的尺寸的规定偏差在±1 mm 以内。

6.3.2　用平尺(5.5)将每份试样裁成四片 25 mm×100 mm 的试件。在试件上穿合适的孔，将一份试样装在支架上，另两份分别放在支架两侧的交叉臂上。对所有剩余的试样重复本步骤。

6.4　容器和其他制品

6.4.1　截取容器或制品的器壁部分制备试样，每份面积约 1 dm^2。如单个制品面积小于 1 dm^2，每份试样可由多个制品制备。

6.4.2　用尺子测量每份试样的尺寸，精确到 1 mm，见 EN 1186-1:2002 中 9.3。

6.4.3　计算每份试样的面积，精确到 0.01 dm^2 并记录。如果必要，可将试样截成小块以便于放进玻璃管(5.11)。如果合适，将试样或试件放在试样支架上；如果试样或试件有足够的刚性，可不用试样支架测试。

注：将试样截成小片，可能增加截面积，致使截面面积超过试样表面积的 10%。这种情况下见 EN 1186-1:2002 中 9.3。

6.5 不规则形状制品

选择制品上有代表性的部分或多个小制品，制成九份尺寸相近的试样，每份试样的已知总表面积至少 1 dm^2。采用 EN ISO 8442-2 附录 B 中所述的 Schlegel 法或其他适当的方法对其中两份试样进行测量，仅测量其与食品接触的表面积，精确到 0.05 dm^2。记录每份试样的表面积。

7 测定步骤

7.1 概述

7.1.1 用附录 A 所述的步骤确定方法的适用性，如果先前的测试已证实方法适用，则可略去附录 A。

7.1.2 称量前，用防静电枪或其他合适的方法去除任何聚积的静电。

7.2 试样初始质量称量

7.2.1 施行附录 B 或附录 C 所述步骤确定试样是否需要进行调理。如果以前的测试已证实不需调理，则略去附录 B 或附录 C。如果以前的测试证实附录 D 所述步骤适用于该样品，则附录 B 或附录 C 可以省略。

7.2.2 如果附录 B 或附录 C 所述的试验显示无需调理，则称量每份试样的质量并记录。

7.2.3 如果附录 B 或附录 C 所述的试验显示调理是必要的，则按照相关附录的说明测定每份试样的初始质量。

7.2.4 如果附录 B 所述的试验显示调理是必要的，但不能在 5 d 内达到恒重，则进行 C.3.1 或附录 D 所述的调理程序。

注 1：因为橄榄油在长时间的调理过程中会发生氧化，调理时间不宜过长。

注 2：如果已经证明附录 C 和附录 D 所述的调理过程更合适待测的聚合物类型，则可采用所述程序进行调理。

7.3 食品模拟物的暴露

7.3.1 取六支玻璃管(5.11)，做好标记以示区分。用量筒量取 100 mL±5 mL 橄榄油(4.1)，倒入每支玻璃管，盖好塞子。

注：如果采用了附录 D 所述的程序，则可能需要对所有用于迁移测试的橄榄油进行干燥，见 D.3.2。

7.3.2 另一种可选的方法是在玻璃管 100 mL 容量处标上刻度，加入橄榄油至刻度。其中一支放进温度计或热电偶，盖好。如果采用了附录 D 所述程序，则另外取两个玻璃管并加入至少 50 mL 橄榄油作为空白模拟物。将六或八支玻璃管以及两支空管放入设定好测试温度的恒温控制烘箱或培养箱(5.12)中。用温度计监测橄榄油的温度，直至橄榄油达到设定温度，将玻璃管全部取出，向其中四支盛有橄榄油的试管加入按第 6 章制备并在必要时做过调理的已称量的样品，盖上管塞。确保试样完全浸没在橄榄油中。如未完全浸没，加入玻璃珠或玻璃棒(5.22)以抬高橄榄油液面直到全部试样浸没。

注：第五支玻璃管中的橄榄油用于建立校准曲线(7.6.2.2)的基准，且当采用附录 D 的程序时，作为卡尔费休滴定的第三个空白样。第六支管中的橄榄油被用来监测油温。如果玻璃珠或玻璃棒被用于抬高橄榄油液面，则第六支玻璃管中也应同样加入玻璃珠或玻璃棒。

7.3.3 将剩余的两份试样加入到空的玻璃管并盖上管塞。

注：这两份试样用于检测样品在测试期间是否因水、溶剂和低聚物等挥发性物质的蒸发而造成质量损失。如果适用附录 C 中的真空干燥过程，则不需这两份试样，因为在真空干燥过程中挥发物已经从试样中除去。

7.3.4 将所有八支或十支玻璃管重新放进设定好测试温度的恒温控制烘箱或培养箱中。这部分操作应尽可能缩短时间以防止不适当的热量损失。观察恒温控制烘箱或培养箱或第六支玻璃管中橄榄油(参见注 2)的温度。当第六支玻璃管中橄榄油的温度达到测试温度且温度波动在 EN 1186-1:2002 中表 B.2 规定的允许范围内后，将这些玻璃管在箱中保留到选定的测试时间，并计及 EN 1186-1:2002 中表 B.1 规定的允差。

注 1：EN 1186-1:2002 的附录 B 中包含了各种接触时间和接触温度的允差，本标准并不需要使用到所有这些接触时间和接触温度。

注 2：当暴露时间为 24 h 或以上时，可以监控恒温控制烘箱或培养箱中的空气温度而不是模拟物的温度。

7.3.5 从烘箱或培养箱中取出玻璃管,并立即将试样从玻璃管中取出。使浸过橄榄油的试样上的油流尽。将试样放在滤纸(5.13)之间,轻轻按压滤纸,除去附着的橄榄油。重复按压步骤,直到滤纸上不出现油斑。对于放在试样支架上的试样,分别将试件从支架上取下并进行这一操作。用萃取溶剂清洗浸过油的支架以便重新装上试样。

注:如果随后进行附录D的程序,玻璃管中的油应保留。玻璃管应盖好盖子以防橄榄油中的水分进一步变化,并尽快用卡尔费休仪测定水分。

7.4 试样的最终质量称量

7.4.1 对那些无需调理就可得到初始质量的试样(见7.2.2),称量所有六份试样,即四份在橄榄油中浸泡过的试样和两份空管中的试样,并记录每份试样的质量。

7.4.2 如果采用附录B中的程序对试样进行调理(见7.2.3),则重复该程序。

7.4.3 如果在初始称量前采用附录C所述的程序进行调理(见7.2.4),则进行C.4所述的步骤。

7.4.4 如果确认附录D所述的程序适用于待测样品,则进行该程序。

7.4.5 如果空管中的每份试样的最终质量低于初始质量2.0 mg以上,则挥发性物质已经损失,可按EN 1186-1:2002中10.4对每份试样最终质量进行校正,以使测得值仅为非挥发性物质的迁移量。

7.5 被吸附橄榄油的萃取

7.5.1 取四份与萃取所用的索氏萃取器(5.15)匹配的250 mL或500 mL烧瓶,用移液管向每只烧瓶中加入10 mL内标十七烷酸甘油三酯(4.11)的环己烷溶液。如果橄榄油多于100 mL,改用更多的内标。

注:如果试样吸附的橄榄油超过100 mg,则10 mL内标不能满足萃取后气相色谱测定的最佳精密度要求。在进行本步操作前应对试样的初始质量和最终质量进行比较,以估算试样吸收的橄榄油的质量。虽然每份试样应使用同量的内标溶液,但如果需要,内标溶液也可增为10 mL以上,且将同量的内标溶液加入用于校准曲线的橄榄油标准液中(见7.6.2.2)。作为指导性意见,每毫克萃取出的橄榄油约需加0.5 mg内标。

7.5.2 向索氏萃取器加入足以供循环用的萃取溶剂(4.2)(根据烧瓶的大小约为200 mL或400 mL),并加入防撞珠(5.14)以防止暴沸。

7.5.3 将四份在橄榄油浸过的试样分别放入四个索氏萃取器中。每个萃取器分别与一个盛有按上述准备的内标的烧瓶匹配。以水浴或蒸汽浴(5.16)萃取7 h~8 h,每小时至少循环六次,确保每一次萃取循环中试件是完全浸没在溶剂中且保持相互分离。

7.5.4 抽干索氏萃取器中的所有溶剂,并将烧瓶移开,用旋转蒸发仪或简单的蒸馏装置(5.17)将溶剂蒸发至10 mL左右。将含有萃取出的橄榄油和内标的溶液转移进另外的50 mL烧瓶(5.19)中,用5 mL溶剂分三次洗涤每个烧瓶,并将三次洗涤液加入到各自对应的50 mL烧瓶中,在水浴或旋转蒸发仪(5.16或5.17)上蒸干。

注1:为避免橄榄油可能产生的氧化,应在较温和的温度条件下将溶剂蒸干。

注2:已知某些类型的食品接触材料——高分子材料会保留吸附的橄榄油,这种情况下橄榄油萃取不完全,需用极性更强的溶剂再次萃取,见EN 1186-1:2002中10.2。

7.5.5 再加入一定量的内标溶液,用乙醚(4.5)对试样再次进行7 h~8 h的萃取。

注:内标溶液用量与第一次7 h萃取相同。如果第一次7 h萃取所得的橄榄油量较大,这一内标用量可能不是最佳。第二次7 h萃取测定并不要求良好的精密度,因为它主要是用于检查第一次7 h萃取的效率,且用同量的内标就能够使用同一条校准曲线。

7.5.6 如果以前的试验已确定第一次7 h萃取能完全萃取出试样吸附的橄榄油,则第二次7 h萃取可省略。

7.5.7 通过上述步骤,分离出50 mL烧瓶中的残留物。

7.5.8 按7.6所述步骤测定第一和第二次7 h萃取得到的橄榄油,保留试样在索氏萃取器中直到第二次萃取得到的橄榄油被测定完毕。

7.6 萃取橄榄油的测定

7.6.1 脂肪酸甲酯的制备

7.6.1.1 用量筒(5.20)向含有第一次7 h萃取所得残留物的50 mL烧瓶中加入10 mL±0.2 mL正庚烷(4.3),通过摇动、加热或超声波处理确保橄榄油残留物和食品接触材料——高分子材料可萃取物溶解或完全分散。

注:除非残留物充分溶解或分散在正庚烷中,否则在所述条件下,尤其当残留物包含的食品接触材料——高分子材料可萃取物超过50 mg时,可能无法获得橄榄油和内标的定量水解和甲基化。内标与食品接触材料——高分子材料可萃取物可能不会发生与橄榄油同等程度的反应,因而可能得不到橄榄油的正确结果。

7.6.1.2 用量筒或带刻度注射器(5.20)加入10 mL±0.2 mL氢氧化钾溶液(4.6)和一些防撞珠(5.14)。将烧瓶连接冷凝器,在回流条件下煮沸混合物10 min±1 min。

7.6.1.3 通过冷凝器,用量筒或刻度注射器加入5.0 mL±0.2 mL三氟化硼的甲醇溶液,回流2 min±0.25 min。

7.6.1.4 冷却至室温,用量筒(5.20)加入15 mL到20 mL饱和硫酸钠溶液,充分振荡,再加入饱和硫酸钠溶液,直到液面达到烧瓶颈部,静置至两相分层。

注:用于随后的气相色谱测定的甲基酯在上层的正庚烷层。

7.6.1.5 如上所述,处理第二次7 h萃取得到的残留物。

7.6.1.6 如果对甲基酯溶液的气相色谱测定延后7 d以上,则将庚烷层转移到装有无水硫酸钠(4.4)的小具塞管(5.24)中冷藏。

7.6.2 脂肪酸甲酯的测定

7.6.2.1 仪器测定

用气相色谱仪(5.23)测定橄榄油脂肪酸甲酯。

注:对5.23注中所述的柱1,适合的操作条件如下:

a) 载气:氮气,2 mL/min;

b) 进样口:分流(分流比40:1);

c) 火焰离子化检测器;

d) 温度程序:$\underset{1\ \text{min}}{140\ ℃} \xrightarrow{5\ ℃/\text{min}} \underset{8\ \text{min}}{190\ ℃}$

e) 进样口温度:220 ℃;

f) 检测器温度:240 ℃。

对5.23注中所述的柱2,适合的操作条件如下:

a) 载气:氦气;

b) 炉温:250 ℃等温;

c) 进样口温度:320 ℃;

d) 检测器温度:320 ℃。

对5.23注中所述的柱3,适合的操作条件如下:

a) 载气:氮气,25 mL/min;

b) 炉温:185 ℃~195 ℃;

c) 进样口温度:190 ℃~200 ℃;

d) 检测器温度:190 ℃~200 ℃。

用一个积分仪测量内标峰和每个橄榄油峰的面积。也可以用图表记录仪记录谱线并测量各个色谱峰的峰高。在这种情况下,只能用内标峰高和橄榄油主峰(C_{18}或$C_{18:1}$)高来对橄榄油定量。

注:推荐使用积分仪和测量峰面积定量方法。

7.6.2.2 校准曲线

7.6.2.2.1 称量一系列经过与试样相同测试条件处理的空白基准橄榄油到50 mL烧瓶中(5.19)。所称橄榄油量的范围要覆盖第一次7 h萃取所得橄榄油的量,所取标准样数不少于四个。

7.6.2.2.2　用移液管(5.21)移取 10 mL(或为 7.5.1 中萃取烧瓶内所添加的量)内标十七烷酸甘油三酯的环己烷溶液(4.11)加入每一个烧瓶中。用旋转蒸发仪或水浴(5.16 或 5.17)驱除环己烷。使橄榄油连同所加内标一起经过 7.6.1 所述的甲酯制备步骤处理。

7.6.2.2.3　将甲基酯的正庚烷溶液注入气相色谱柱,每份进样不少于两次。

注:柱 1 和柱 2 产生的典型的色谱图如图 E.1 和 E.2 所示。

7.6.2.2.4　建立校准曲线,橄榄油甲基酯与内标峰的比值为 Y 轴,对应的橄榄油的量为 X 轴。

7.6.2.2.5　可以用不同方法建立校准曲线。方法的选择主要取决于所用的仪器和色谱柱。允许采用下列方法:

——方法 1　峰高法:使用极性柱时,测量内标峰高和油酸甲酯($C_{18:1}$)峰高。在使用非极性柱分离甲基酯的情况下,测量内标峰高和橄榄油的 C_{18} 峰高。计算 C_{18} 峰高与内标峰高的比,以此比值对橄榄油量作图;

——方法 2　峰面积法:测量内标峰面积和橄榄油产生的每个甲酯的峰面积。如果使用非极性柱,将 C_{16} 和 C_{18} 峰面积相加;如果使用极性柱,将产生于橄榄油的所有峰($C_{16:0}$,$C_{16:1}$,$C_{18:0}$,$C_{18:2}$)面积相加,计算所测峰的组合峰面积与内标峰面积的比值,以此比值对橄榄油量作图;

——方法 3　试样干扰时的峰面积法:如果空白试样分析(见附录 A)显示一个或多个橄榄油甲基酯的峰有干扰,但不是对所有峰都干扰,则在计算橄榄油甲基酯总面积时应去除这个或这些被干扰的峰。计算不受干扰的产生于橄榄油的甲基酯的总的峰面积与内标峰面积的比值,以此比值对橄榄油量作图。

注:典型的校准曲线如图 E.3 所示。

7.6.2.2.6　根据每一个标准样的色谱图计算:对极性柱计算 $C_{18:1}/C_{16:0}$ 之比,对非极性柱计算 C_{18}/C_{16} 之比。计算两次或多次进样的平均比值,与得自试样萃取物的同类比值进行比较,见 7.6.2.3。

7.6.2.3　试样吸附的橄榄油的测定

7.6.2.3.1　从每份甲基酯正庚烷溶液中抽取取适量注入色谱仪(5.23)。此溶液由含萃取所得橄榄油的残留物制得(见 7.6.1)。每份样至少进样两次。

7.6.2.3.2　按建立校准曲线所用的峰和方法(见 7.6.2.2),对每个色谱图测量相应的一种或几种橄榄油甲基酯和内标的峰面积或峰高。对每个色谱图计算相应的峰与内标峰的比值,并测定每份溶液两次或多次进样的平均比值。

7.6.2.3.3　从试样中萃取出的橄榄油量计算如下:

——曲线法:根据计算出的相应的某种或某几种橄榄油峰与内标峰的比,从 7.6.2.2 中的校准曲线中读出萃取得到的橄榄油的质量;

——回归系数计算法:回归线性方程见式(1)

$$y = ax + b \qquad \cdots\cdots(1)$$

则:

$$m_{\infty} = \frac{(y-b)}{a} \qquad \cdots\cdots(2)$$

式中:

m_{∞}——从样品萃取出的橄榄油质量,单位为毫克(mg);

a——校准曲线的斜率;

b——校准曲线的截距;

x——橄榄油标样的质量,单位为毫克(mg);

y——橄榄油甲基酯与内标的比值。

两种程序都可以直接得出试样萃取所得的橄榄油量,以毫克(mg)表示。

注：推荐使用回归系数计算法。

7.6.2.3.4 如果多份试样的第二次萃取所得的橄榄油量小于 10 mg，但仍可以检出，则将这个检出的量与第一次萃取所得的橄榄油的量相加，并记录每份试样萃取所得的橄榄油的总质量，以毫克计。

7.6.2.3.5 如果试样的第二次萃取所得的橄榄油量超过 10 mg 或 C_{18} 与 C_{16} 峰的比值发生了变化，则见 EN 1186-1:2002 中 10.2 和 10.6。

7.6.2.3.6 对每份得自第一次 7 h 萃取的色谱图，计算 C_{18} 对 C_{16} 的峰高或峰面积的比值。计算这些比值的平均值，并与按 7.6.2.2 测得的橄榄油校准色谱图中同类比值进行比较。确定这两个比值之间的差异是否可以接受，见 EN 1186-1:2002 中 10.6。

注：与用于校准曲线的橄榄油中同类比值相比较，样品萃取所得橄榄油中 C_{18}/C_{16} 比值的变化表明试验或试样萃取过程中橄榄油发生了一些反应或分馏。这种变化将对总迁移量的结果产生不利的影响。

8 结果表述

8.1 计算方法

8.1.1 总迁移量用毫克损失量每平方分米样品拟与食品接触部位的表面积来表示，每份试样按式(3)计算：

$$M = \frac{[m_a - (m_b - m_c)] \times 1\,000}{S} \qquad \cdots\cdots(3)$$

式中：

M——橄榄油中的总迁移量，单位为毫克每平方分米(mg/dm^2)；

m_a——试样接触橄榄油之前的初始质量(相应于 7.2.2 或 7.2.3 或 7.2.4)，单位为毫克(mg)；

m_b——试样接触过橄榄油以后的质量(7.4)，或当每份试样挥发损失大于 2 mg(见 7.4.5)时按式(4)计算的校正质量，单位为毫克(mg)；

m_c——被试样吸附的橄榄油质量(见 7.6.2.3)，单位为毫克(mg)；

S——试样拟与食品接触部位的表面积，单位为平方分米(dm^2)。(按照惯例，如果厚度超过 0.5 mm，则计算总迁移量时应计入全部表面积，见 EN 1186-1:2002 的 9.3)。

8.1.2 每份试样的计算结果精确到 0.1 mg/dm^2。对有效结果求平均值，精确到 1 mg/dm^2。

8.1.3 确定检测结果的有效性，见 EN 1186-1:2002 中 12.3。

8.1.4 校正质量按式(4)计算：

$$M_b = m_b{}^1 + m_d \qquad \cdots\cdots(4)$$

式中：

m_b——计及空玻璃管中挥发损失的试样校正质量，单位为毫克(mg)；

m_d——空玻璃管中试样的平均质量损失，单位为毫克(mg)；

$m_b{}^1$——试样接触橄榄油后的质量，单位为毫克(mg)。

注：这个校值考虑了试样在暴露过程中的挥发性物质损失，它假定从浸没在橄榄油中的试样损失的挥发性物质量等于空玻璃管中两份试样的挥发性物质平均损失量。

8.1.5 如果进行了附录 D 所述的过程，则总迁移量以毫克损失量每平方分米样品拟与食品接触部位的表面积表示，按式(5)对每份试样进行计算：

$$M_D = \frac{[m_a - (m_b - m_c + M_W)] \times 1\,000}{S} \qquad \cdots\cdots(5)$$

式中：

M_D——橄榄油中的总迁移量，单位为毫克每平方分米(mg/dm^2)，(由附录 D 中所述过程所得)；

m_a——试样接触橄榄油之前的初始质量(相应于 7.2.2 或 7.2.3 或 7.2.4)，单位为毫克(mg)；

m_b——试样接触橄榄油后的质量(7.4)，或当每份试样挥发量损失大于 2 mg(见 7.4.5)时的按式(4)计算的校正质量，单位为毫克(mg)；

m_c——被试样吸附的橄榄油质量(见 7.6.2.3),单位为毫克(mg);

M_W——迁移试验中试样损失或得到的水的质量,单位为毫克(mg);

S——试样拟与食品接触部位的表面积,单位为平方分米(dm^2)(按照惯例,如果厚度超过 0.5 mm,则计算总迁移量时应计入全部表面积,见 EN 1186-1:2002 的 9.3)。

8.2 精密度

参见附录 F。

9 测试报告

当食品接触材料——高分子材料与允许使用缩减系数的脂肪类食物接触时,报告结果时应将这些缩减系数考虑在内,具体见 EN 1186-1:2002 中 12.2。

检测报告应包括以下内容:

a) 对本标准及测试过程中采用的其他标准的引用;

b) 用于识别样品的所有必要信息,如化学类型、供应商、商标、等级、批号、厚度等;

c) 模拟物暴露的时间和温度条件;

d) 对指定过程的偏离及其原因;

e) 各个测定结果及其平均值,以毫克损失量每平方分米样品面积(mg/dm^2)表示;

f) 对测量水分敏感样品质量采用程序的引用及选择此程序的原因;

g) 对试样挥发性物质损失的任何调整;

h) 对测试结果的有关说明;

i) 对计算总迁移量时采用的任何缩减系数的引用。

附 录 A
（规范性附录）
橄榄油作为脂肪食物模拟物及十七烷酸甘油三酯作为内标物的适宜性判定

A.1 原理

本程序用于确认橄榄油作为脂肪食物模拟物以及十七烷酸甘油三酯作为气相色谱法测定甲基酯形式的橄榄油的内标物的适宜性。

A.2 步骤

A.2.1 称量 45 mg～55 mg 橄榄油(4.1)于 50 mL 烧瓶(5.19)中，用移液管(5.21)移入 10.0 mL 十七烷酸甘油三酯的环己烷溶液(4.11)。用旋转蒸发仪或水浴(5.16,5.17)除去环己烷，用量筒或带刻度注射器(5.20)加入 10 mL±0.2 mL 正庚烷(4.3)，振荡、加热或超声波处理以确保橄榄油残留物充分分散。

A.2.2 用量筒或带刻度注射器(5.20)加入 10 mL±0.2 mL 氢氧化钾溶液(4.6)和一些防撞珠(5.14)。连接冷凝器并煮沸，回流 10 min±0.5 min。

用量筒或带刻度注射器(5.20)通过冷凝器加入 5 mL±0.2 mL 三氟化硼的甲醇溶液(4.5)，连接冷凝器并煮沸，回流 2 min±0.25 min。

冷却至室温，用量筒(5.20)加入 15 mL 到 20 mL 饱和硫酸钠溶液(4.8)，充分振荡。加更多的饱和硫酸钠溶液，直到液面升至烧瓶颈部，静置至两相分层。

如果对甲基酯溶液的气相色谱测定延迟 7 d 以上，则将正庚烷层转移到装有无水硫酸钠(4.4)的小具塞管中冷藏。

注：随后用于气相色谱测定的甲基酯在上层的正庚烷层。

A.2.3 将甲基酯溶液注入气相色谱仪(5.23)。

注：对于 5.23 注中所述的柱子，1 μL～3 μL 的注入量是合适的。

保留色谱图用于比较。

A.2.4 取一份按第 6 章制备的试样放入索氏萃取器中(5.15)。取一个 250 mL 或 500 mL 烧瓶(5.15)，加入 10 mL 不含内标的环己烷和足以供索氏萃取循环用的溶剂(4.2)(依照烧瓶的大小约为 200 mL 或 400 mL)和一些防撞珠，防止暴沸。以水浴或蒸汽浴(5.16)萃取 7 h～8 h，每小时至少循环六次，并保证在每一次萃取循环中试件完全浸没在溶剂中且保持相互隔离。

A.2.5 将索氏萃取器中的所有溶剂抽进烧瓶，将烧瓶从索氏萃取器上取下，用旋转蒸发仪或简单的蒸馏装置(5.17)将溶剂蒸发至 10 mL 左右。将试样萃取溶液移入另一 50 mL 烧瓶(5.19)中，用 5 mL 溶剂分三次洗涤原烧瓶，将洗涤液加入 50 mL 烧瓶中。在水浴或旋转蒸发仪(5.17,5.18)上蒸干。

A.2.6 向 50 mL 烧瓶中加入 10 mL±0.2 mL 正庚烷(4.3)。振荡、加热或超声波处理以确保试样萃取物被充分分散。将烧瓶中的物质按照 A.2.2 中所述的过程制备甲基酯，向气相色谱仪(5.23)进样，进样量同 A.2.3 中一样。保留色谱图。

A.3 结论

A.3.1 将 A.2.3 中内标物和橄榄油产生的甲基酯色谱图与 A.2.6 中处理过的试样萃取物的色谱图进行比较。如果萃取物在色谱图中出现的峰与橄榄油甲基酯峰的保留时间相似，并且大于等于 2 mg 的橄榄油，则本方法不适于待测材料，另参见 EN 1186-1:2002 中 10.3。如果使用极性柱，并发现对 $C_{18:0}$ 和(或)$C_{18:2}$ 峰有干扰，而对其他橄榄油甲基酯色谱峰没有干扰，则可认为橄榄油适合作为脂肪类模拟物，按照 7.6.2.2.5 给出的方法 3 进行。

A.3.2 如果萃取物在色谱图中出现的峰的保留时间与十七烷酸甲酯峰(由内标物十七烷酸甘油三酯产生)相近，且大于其峰高或峰面积的 1%，则考虑更换内标。

注 1：一个适当的可供选择的内标是十九烷酸甘油三酯或苯基丙酸乙基酯，参见 EN 1186-1:2002 中 10.3 条。

注 2：使用柱 1 和柱 2 产生的橄榄油甲基酯和十七烷酸甘油三酯的典型色谱图分别如图 E.1 和图 E.2 所示。

附 录 B
(规范性附录)
确定样品是否需要调理

B.1 原理

进行 B.2 和 B.3 所述步骤,确定试样是否需要进行含水量调理。进行 B.4 和 B.5 所述步骤,测定已证明为水分敏感型试样的质量。

B.2 步骤

B.2.1 取一份按第 6 章制备的样品放入容器(5.10)中,24 h±4 h 保持相对湿度 80%。取出试样,在移出受控环境后尽快称量以减少水分损失和质量变化。

B.2.2 将同一试样放入容器(5.10)中,24 h±4 h 保持相对湿度 50%。取出试样,如 B.2.1 所述尽快称量。

B.3 结论

B.3.1 如果 B.2.1 和 B.2.2 测得的试样质量之差大于 2 mg/dm²,则在迁移试验程序中的每次称量操作之前必需对试样进行调理。

B.3.2 如果 B.2.1 和 B.2.2 中测得的试样质量之差小于 2 mg/dm²,则在迁移试验程序中的每次称量操作之前不需要对试样进行调理。

B.4 试样的初始称量

将试样放入保持相对湿度 50%的容器中,每隔约 24 h 取出称量,直到两次连续称量的结果之差小于 2 mg/dm²,记录每份试样最后一次称量的质量。

B.5 试样的最终质量

将试样重新放入保持相对湿度 50%的容器中,每隔约 24 h 取出称量,直到两次连续称量的结果之差小于 2 mg/dm²,记录每份试样最后一次称量的质量。

附 录 C
（规范性附录）
真空干燥法确定样品是否需要调理以及测定水分敏感型试样的质量

C.1 原理

进行 C.2 中所述步骤，确定试样是否需要进行含水量调理。进行 C.3 和 C.4 所述步骤，测定已证明为水分敏感型的试样质量。

C.2 确定试样是否需要调理

C.2.1 步骤

取一份按第 6 章制备的试样称量，精确到毫克。将试样放入 60 ℃±5 ℃的真空烘箱(5.25)内，降低箱内压力至到 1.3 kPa 或更低，保持 60 min±10 min。释放压力并将试样转移到装有自动指示硅胶或无水氯化钙的干燥器(5.26)中。试样冷却 60 min±10 min 后称量。计算试样在 1 h 真空干燥前后质量的差值。弃去试样。

C.2.2 结论

如果试样质量差值大于 2 mg/dm^2，则待测试样在测试程序的每次称量操作前必需进行调理(C.3)。如果试样质量差值小于 2 mg/dm^2，则待测试样在测试程序的每次称量操作前不需进行调理。

C.3 试样的初始质量

C.3.1 试样调理

称取四份按第六章制备的试样，放入 60 ℃±5 ℃的真空烘箱(5.25)内，用高真空泵减压至约 1.3 kPa。如压力能保持则可关闭真空泵。每小时开泵 10 min～15 min，抽去水分并恢复真空度。将试样在这个条件下于真空箱中保持 24 h±2 h。将试样转移到装有自动指示硅胶或无水氯化钙的干燥器中，冷却 60 min±10 min 后称量。重复调理步骤直到连续两次称量差值小于 2 mg/dm^2，记录每份试样最后一次称量的质量。

C.3.2 试样再调理

将试样放入保持相对湿度 80%的恒湿环境或容器(5.10)中，直到重新获得真空干燥时损失的质量的 70%以上，参见 EN 1186-1:2002 中 10.9。此时试样可以准备与橄榄油接触。

C.4 试样的最后质量

橄榄油接触后，将试样放入真空烘箱中，按上述调理 24 h，直到质量达到恒定。记录每份试样的最后质量。此时试样可进行萃取回收橄榄油。

附 录 D
（规范性附录）
以卡尔费休滴定法测量水对橄榄油内外的迁移量确定试样水分的变化

D.1 原理

水分分析之前，将迁移试验得到的模拟物贮存于隔绝空气水分的密闭容器中。卡尔费休滴定采用指定的专用于测水的容量法或库仑法仪器。测量新鲜的和用过的模拟物水分含量，根据两者之差计算试样流失或获得的水分含量。然后这个值用于补偿整个迁移过程中流失或获得的水分重量。

D.2 试剂

D.2.1 橄榄油模拟物样品（50 mL），从每个装有直接进行迁移试验的试样的四支（或三支）玻璃管中取出。

D.2.2 三个不含试样但同样经过迁移步骤的橄榄油模拟物空白样品。

D.2.3 拟用于迁移试验的橄榄油模拟物（4.1）。

D.3 步骤

D.3.1 模拟物评定

取5份同样的拟用于迁移试验的橄榄油模拟物（D.2.3），用卡尔费休仪（5.30）测定。为达到相当于最终结果所需的精密度 1 mg/dm²，卡尔费休法测定的精密度（标准偏差）应为 10 mg/kg 或更低。如果由于模拟物中背景水分过高而不能达到精密度要求，则按照 D.3.2 干燥模拟物。

注：如果精密度仍然不够，应选用另一种卡尔费休仪。

D.3.2 模拟物干燥

取足够用于迁移试验的模拟物和空白，在 150 ℃下用干燥氮气吹扫 4 h，氮气流量 15 mL/min～20 mL/min。按照 D.3.1 评定模拟物。保存干燥过的模拟物于密闭容器中。

注：经过本步骤后模拟物中水分应为典型的 50 mg/kg 或更低。

D.3.3 试样的制备

当使用此步骤时，通过质量差来测定所用模拟物的确切质量。在试样迁移试验的同时用三份空白模拟物（不含试样）进行浸没试验，以提供模拟物空白。

D.3.4 卡尔费休法滴定模拟物样品

D.3.4.1 用制造商推荐的方法校正卡尔费休仪。

D.3.4.2 从每四个与试样接触的模拟物和每三个空白模拟物中抽取一式三份副样，按照 D.3.4.3 进行水分测定。

D.3.4.3 将一份模拟物副样注入滴定仪。

注：少量的 1 g 样品足够库伦法仪器之用。容量法仪器一般约需 10 g 样品。

用一个校准过的注射器和针（5.28 和 5.29），通过回称空注射器的重量，确定注入样品的准确质量（M_O），精确到 10 mg。开始滴定前留一段时间使样品溶解（典型的时间约为 1 min～2 min）。

D.3.4.4 卡尔费休仪将直接给出测得的水分质量 Q_W。计算模拟物中的水分含量 W_C，以毫克每千克（mg/kg）计，$W_C = Q_W / M_O$。

D.3.5 水分测定的精密度

三份平行副样的结果 W_C 之差应在±10 mg/kg 范围内。如果每个模拟物样品都能满足此要求，对四份迁移试样的每份试样的三次平行结果计算平均值，得到 W_{s1}、W_{s2}、W_{s3}、W_{s4}，并对三个空白模拟物

计算得到 W_{b1}、W_{b2}、W_{b3}。如果发现偏差超过±10 mg/kg，则检查卡尔费休程序 D.3.4，排除偏差的来源。

D.3.6 模拟物空白试验的再现性

如果三个模拟物空白样品结果差值在±10 mg/kg 范围内，计算平均值得 W_b。如果偏差超过±10 mg/kg，则检查程序，排除偏差的来源。

D.4 结果表述

按式(1)计算每份经过迁移试验的试样流失或获得的水的质量 M_W：

$$M_W = (W_s - W_b) \times M_m \quad \cdots\cdots (D.1)$$

式中：

M_W——经过迁移试验的试样流失或获得的水的质量，单位为毫克(mg)。

W_s——迁移模拟物中水分的含量，单位为毫克每千克(mg/kg)。

W_b——空白模拟物的平均水分含量，单位为毫克每千克(mg/kg)。

M_m——用于迁移测试的模拟物质量，单位为千克(kg)。

附　录　E
（资料性附录）
典型色谱图和校准曲线

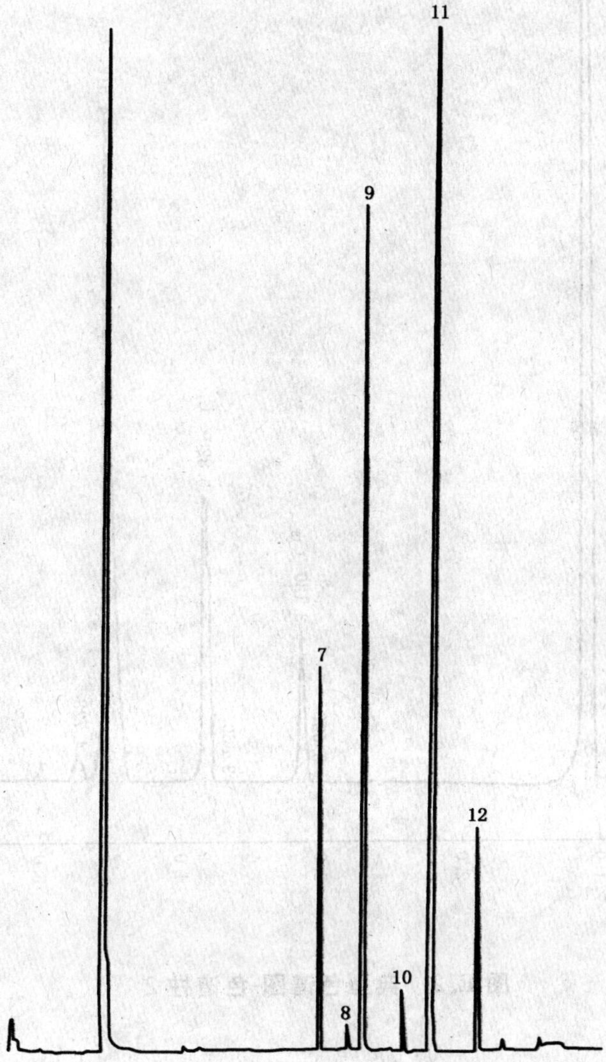

7——$C_{16:0}$；

8——$C_{16:1}$；

9——$C_{17:0}$；

10——$C_{18:0}$；

11——$C_{18:1}$；

12——$C_{18:2}$。

图 E.1　典型色谱图-色谱柱 1

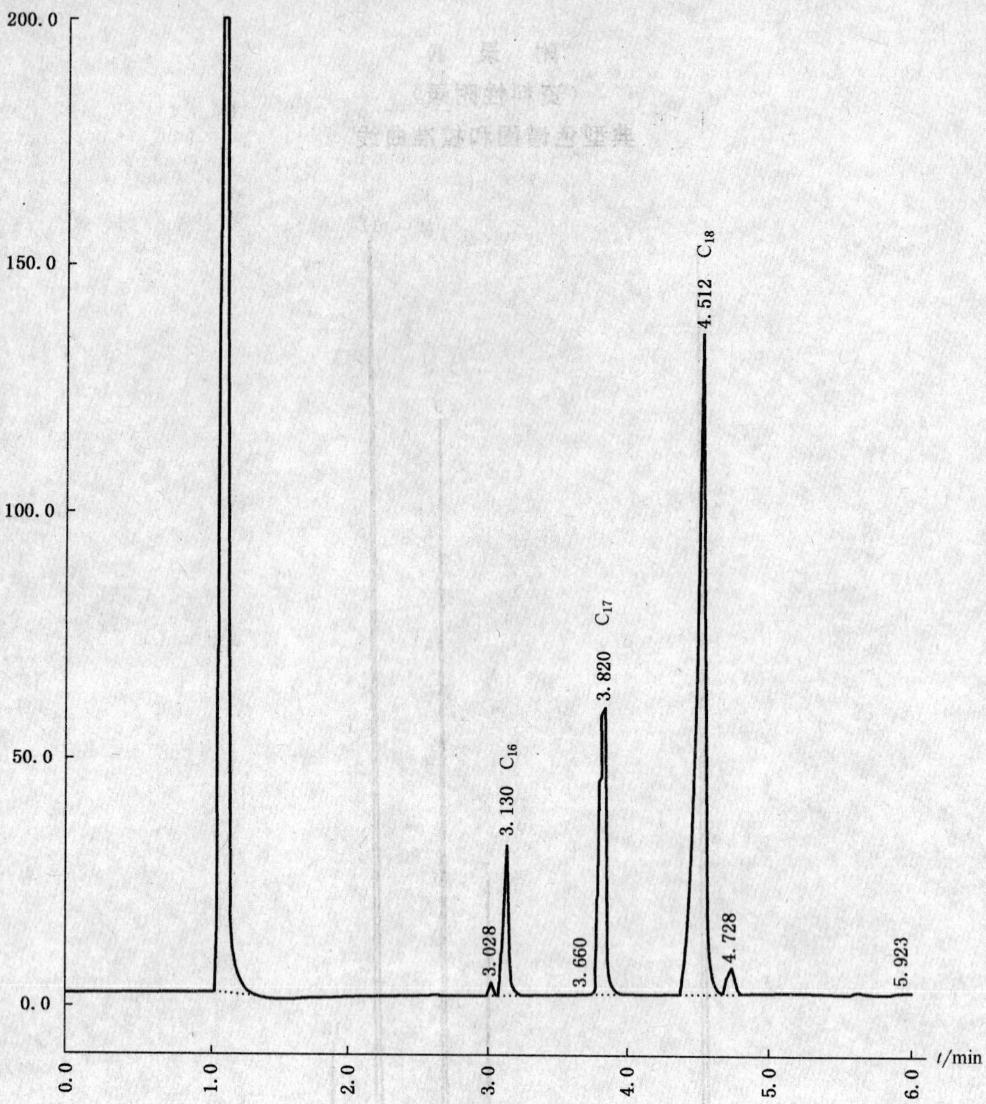

图 E.2　典型色谱图-色谱柱 2

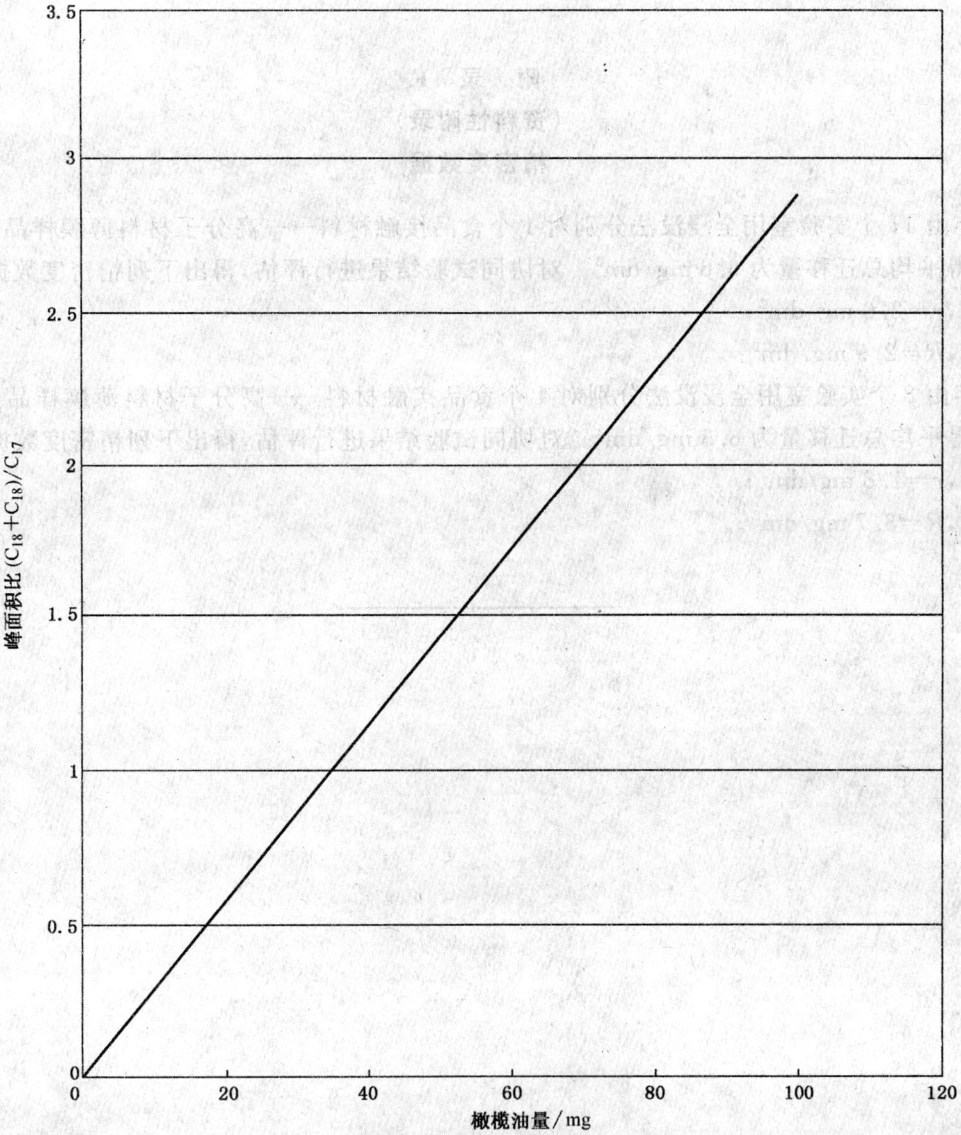

图 E.3　典型工作曲线

附 录 F
（资料性附录）
精密度数据

1996 年由 11 个实验室用全浸没法分别对 1 个食品接触材料——高分子材料薄膜样品进行 6 次重复试验，测得平均总迁移量为 6.6 mg/dm^2。对协同试验结果进行评估，得出下列精密度数据：

重复性，$r=2.0$ mg/dm^2；

再现性，$R=2.9$ mg/dm^2。

1997 年由 8 个实验室用全浸没法分别对 1 个食品接触材料——高分子材料薄膜样品进行 6 次重复试验，测得平均总迁移量为 8.3 mg/dm^2。对协同试验结果进行评估，得出下列精密度数据：

重复性，$r=1.8$ mg/dm^2；

再现性，$R=3.7$ mg/dm^2。

SN

中华人民共和国出入境检验检疫行业标准

SN/T 2335—2009

食品接触材料　高分子材料 水性食品模拟物中总迁移量的 试验方法　全浸没法

Food contact materials—Polymer materials—Test methods for overall migration into aqueous food stimulants by total immersion

2009-07-07 发布　　　　2010-01-16 实施

中华人民共和国国家质量监督检验检疫总局　发布

前　言

本标准等同采用 EN 1186-3:2002《食品接触材料及制品　塑料　水性模拟物中总迁移量的试验方法　全浸没法》(英文版)。

为适应我国国情和方便使用,本标准做了以下编辑性修改,主要差异如下:

a) 删除了 BS EN 1186-3:2002 中前页、目次、前言、绪论、附录 ZA、参考文献及后页;

b) 以"本标准"代替 EN 1186-3:2002 中的"本标准的本部分";

c) 用小数点"."代替作为小数点的逗号",";

d) "ml"改为以"mL"表示;

e) 3.1、3.4.1、3.5.1、3.5.2.2、4.1、4.4.1 和 4.5.1 中的各条分别对应 BS EN 1186-3:2002 第 3.1、3.4.1、3.5.1、3.5.2.2、4.1、4.4.1 和 4.5.1 条中的各段;

f) 依据所引用的 EN 1186-1:2002 中条文内容对引用条文编号进行相应调整;

g) 条文的注编号按照我国国家标准编写要求进行调整。

本标准的附录 A 为资料性附录。

本标准由国家认证认可监督管理委员会提出并归口。

本标准负责起草单位:中华人民共和国江苏出入境检验检疫局。

本标准参与起草单位:中华人民共和国广东出入境检验检疫局、中华人民共和国北京出入境检验检疫局。

本标准主要起草人:刘君峰、商贵芹、唐树田、刘莹峰、王红松、钱苏华、陈明、寇海娟。

本标准系首次发布的出入境检验检疫行业标准。

食品接触材料　高分子材料 水性食品模拟物中总迁移量的 试验方法　全浸没法

1　范围

本标准规定了测定拟与食品接触的食品接触材料——高分子材料在水性模拟物中的总迁移量的试验方法。试验通过将试件完全浸没于选定的食品模拟物中，在选定的时间内于最高至沸点的温度条件下进行。

本标准最适用于食品接触材料——高分子材料薄膜或薄片，也适用于大多数可切割成适当大小试件的容器或制品。

2　规范性引用文件

下列文件中的条款通过本标准的引用而成为本标准的条款。凡是注日期的引用文件，其随后所有的修改单(不包括勘误的内容)或修订版均不适用于本标准，然而，鼓励根据本标准达成协议的各方研究是否可使用这些文件的最新版本。凡是不注日期的引用文件，其最新版本适用于本标准。

EN 1186-1:2002　食品接触材料　塑料　第1部分:总迁移量试验方法和条件选择指南

EN 10088-1:1995　不锈钢　第1部分:不锈钢列表

EN ISO 8442-2:1997　食品接触材料　刀叉餐具和凹形餐具　第2部分:不锈钢和镀银餐具要求

ISO 4788　实验室玻璃器皿　带刻度量筒

3　方法A——在烘箱或培养箱或冰箱中全浸没法测定水性食品模拟物中总迁移量

3.1　原理

3.1.1　测定浸过试样的食品模拟物蒸发后的非挥发性残留物的质量，得出食品接触材料——高分子材料样品中非挥发性物质的总迁移量。

3.1.2　依据使用条件确定试验条件和食品模拟物的选择，参见EN 1186-1:2002中第4、5、6章。

3.1.3　将大约1 dm^2 的试样(参见EN 1186-1:2002中第9章)在小于等于回流温度条件下浸没于食品模拟物中至暴露时间。测试时间结束，将每份试样从食品模拟物中取出。将得自每一份试样的食品模拟物蒸干，以重量法测定非挥发性残留物的质量，并以毫克每平方分米试样表面积(mg/dm^2)表示。

3.1.4　总迁移量以三个独立试样测定结果的平均值报告。

3.2　试剂

注：以下试剂的品质及其制备详见EN 1186-1:2002中第5章。

3.2.1　蒸馏水或等同质量的水(模拟物A)。

3.2.2　3%乙酸(质量浓度)水溶液(模拟物B)。

3.2.3　10%(体积分数)乙醇水溶液(模拟物C)。

3.2.4　对于酒精度超过10%(体积分数)的液体或饮料的酒精模拟物。

注：当材料或制品拟与酒精度超过10%(体积分数)的液体或饮料接触时，以相当浓度的乙醇水溶液进行试验。

3.3　仪器设备

3.3.1　剪切板，干净平滑的玻璃、金属或塑料平板，其面积足以供制备试样之用，250 mm×250 mm为宜。

3.3.2 镊子，不锈钢，钝头。

3.3.3 剪切工具，解剖刀，剪刀，锋利的刀子或其他适合的工具。

3.3.4 金属模板(100 mm±0.2 mm)×(100 mm±0.2 mm)(正方形)。

3.3.5 平尺或模板，25 mm±1 mm 宽。

3.3.6 直尺，毫米刻度，精度 0.1 mm。

3.3.7 分析天平，最小感量 0.1 mg。

3.3.8 试样支架，不锈钢材质，带焊接或银焊的交叉臂。符合 EN 10088 规定的 X4CrNi1810 或成分为铬 17%、镍 9%、碳 0.04%的不锈钢为宜。不锈钢支架首次使用前，宜先用脱脂剂然后用稀硝酸彻底清洗。对乙酸水溶液模拟物，则使用玻璃制的试样支架，因为乙酸往往会腐蚀不锈钢试样支架，尤其是银焊接点。

注 1：当不锈钢试样支架被证明满足以下条件时也可用于乙酸模拟物：将不锈钢试样支架浸没在乙酸模拟物中，于测试温度条件下，放置至测试时间，将模拟物蒸干并于烘箱或培养箱或冰箱中在 105 ℃～110 ℃下干燥恒重，其残留物质量小于 5 mg/L，参见 EN 1186-1：2002 中 5.1。

注 2：本方法所述支架如 EN 1186-1：2002 中图 C.1 所示。已证明这种支架适于支撑薄膜和薄片试件。然而也可使用其他支架，只要其能支撑试件，并保证试件彼此分离且在相同的时间内与模拟物完全接触。对硬质样品，可使用单臂试样支架。

3.3.9 丝网，细不锈钢丝网，1 mm 网孔为宜，大约 25 mm×100 mm。玻璃棒，直径 2 mm～3 mm，长约 100 mm，用于乙酸模拟物，插在试件之间。初次使用前，先用脱脂剂然后用稀硝酸将丝网彻底清洗干净。

3.3.10 玻璃管，磨口具塞，用于容纳模拟物和试样，管内径约 35 mm，不含磨口的长度约 100 mm～200 mm 为宜(参见 EN 1186-1：2002 中 8.2)。

3.3.11 玻璃珠，直径 2 mm～3 mm；或玻璃棒，直径 2 mm～3 mm，长约 100 mm(参见 EN 1186-1：2002 中 8.2)。

3.3.12 恒温控制烘箱或培养箱或冰箱，可以保持设定温度在 EN 1186-1：2002 表 B.2 规定的波动范围内。

3.3.13 蒸发皿，材质不锈钢、镍、铂、铂合金或金，直径 50 mm～90 mm，最大重量 100 g，用于蒸发食品模拟物和称量残留物。也可使用玻璃，微晶玻璃或陶瓷蒸发皿，假如它们具有这样的表面特性：任何指定的食品模拟物蒸干后，再置于干燥器中调理，皿重达到±0.5 mg 的恒定值。不锈钢和镍蒸发皿只适用于蒸馏水和乙醇溶液。玻璃、微晶玻璃、釉面陶瓷、铂、铂合金或金蒸发皿适用于所有三种模拟物。

3.3.14 蒸汽浴，加热板，蒸馏器或旋转蒸发仪，用于试验时间结束时蒸发食品模拟物。

3.3.15 干燥器，带有自动指示硅胶或无水氯化钙。

3.3.16 量筒，100 mL，应满足 ISO 4788 的最低要求。

3.4 试样制备

3.4.1 概述

3.4.1.1 试样应是干净的，表面无污染(一些食品接触材料——高分子材料制品很容易因带有静电而吸附灰尘)。在准备试样之前用无绒布或柔软的刷子轻轻除去样品表面污物。决不用水或溶剂清洗样品。如果制品使用说明书上规定使用前应该清洗，参见 EN 1186-1：2002 中 9.1。操作时尽量不用手接触样品，必要时带棉手套。

3.4.1.2 为保证试验过程中试样之间完全分隔且其表面与食品模拟物自由接触，对薄膜，在试件之间插入一层不锈钢丝网或在用乙酸模拟物时插入玻璃棒。对不放在试样支架上的厚样品，当试件浸入食品模拟物中后，在试件之间插入玻璃棒。当使用试样支架时，给试样支架贴上带有试样标识的标签。

3.4.1.3 制备试样时按 EN 1186-1：2002 中 9.3 测量试样表面积。

3.4.2 试样数量

从容器或类似的制品上切取部分制备3份薄膜或薄片状试样。对不规则形状的制品样品，制备5份尺寸相近的试样，这些试样用途如下：

a) 三份试样用于迁移试验；

b) 当样品形状不规则时，两份试样用于测定表面积(见3.4.5)。

3.4.3 薄膜和薄片

将样品放在剪切板(3.3.1)上用100 mm×100 mm的模板(3.3.4)裁成1 dm^2 大小的试样，参见EN 1186-1:2002中9.3。用直尺(3.3.6)检查，试样的尺寸的规定偏差在±1 mm以内。

用平尺(3.3.5)将每份试样裁成四片25 mm×100 mm的试件。在试件上穿合适的孔，将一份试样装在支架(3.3.8)上，另两份分别放在支架两侧的交叉臂上。对所有剩余的试样重复本步骤。

3.4.4 容器和其他制品

截取容器或制品的器壁部分制备试样，每份面积约1 dm^2。如单个制品面积小于1 dm^2，每份试样可由多个制品制备。用尺子测量每个试样的尺寸，精确到1 mm。仅计入样品拟与食品接触部位的表面积，参见EN 1186-1中9.3。

计算每份试样的面积，精确到0.01 dm^2 并记录。如果必要，可将试样截成小块以便于放进玻璃管(3.3.10)。如果合适，将试样或试件放在试样支架上；如果试样或试件有足够的刚性，测试时可不用支撑。

3.4.5 不规则形状制品

选择制品上有代表性的部分或多个小制品，制成5份尺寸相近的试样，每份试样的已知总表面积至少1 dm^2。采用EN ISO 8442-2:1997的附录B中所述的Schlegel法或其他适当的方法对其中两份试样进行测量，仅测量其与食品接触的表面积，精确到0.05 dm^2，记录每份试样的表面积。

3.5 测定步骤

3.5.1 食品模拟物的暴露

3.5.1.1 取三支玻璃管用于盛装试样，另两支玻璃管准备空白，用量筒量取100 mL±2 mL食品模拟物，倒入每支玻璃管中，盖好塞子。其中一支试样管中插入一只温度计或一个热电偶(如果适用，参见3.5.1.6条的注)，盖好五支玻璃管的塞子。将五支玻璃管放入恒温控制烘箱或培养箱或冰箱中，设定测试温度，放置至食品模拟物达到测试温度。

3.5.1.2 向三支含100 mL模拟物的玻璃管中各加入一份试样，再插入温度计或热电偶，盖好塞子，在玻璃管上做好标记以示区分。确保试样完全浸没在模拟物中；如果没有，则加入玻璃珠或玻璃棒以抬高模拟物液面直到试样全部浸没。这部分操作应尽可能缩短时间以防止不适当的模拟物热量损失。

3.5.1.3 以适当的记号在每支玻璃管外壁标记液位。

3.5.1.4 将玻璃管重新放进恒温控制烘箱或培养箱或冰箱中，设定好测试温度。观察温度，当模拟物的温度达到测试温度且温度波动在允许范围内后，将这些玻璃管在箱中保留到选定的测试时间(见EN 1186-1:2002中表B.1和表B.2关于测试时间和温度的允差)。

注：EN 1186-1:2002的附录B包含了各种接触时间和接触温度的允差，本标准并不需要使用到所有这些接触时间和接触温度。

3.5.1.5 将玻璃管从恒温控制烘箱或培养箱或冰箱中取出，并检查每支玻璃管中模拟物的液位。如果模拟物液位低于标记10 mm以上，或试件任何部分露出液面，则用新的试样重新进行测试。

3.5.1.6 如果模拟物液位低于标记10 mm以内，将试样从玻璃管中移出，并让试样和试样支架上附着的模拟物流回至玻璃管中。回收的模拟物至少达初始体积的90%，否则重新试验。

注：当暴露时间为24 h或以上时，可以监控恒温控制烘箱或培养箱中的空气温度而不是模拟物的温度。

3.5.2 迁移物的检测

3.5.2.1 蒸发皿的准备

取五个蒸发皿(3.3.13)，并做好标记以示区分，放入保持105 ℃～110 ℃的烘箱中30 min±5 min，进行干燥。

将蒸发皿从烘箱中移出，放入干燥器(3.3.15)中冷却至室温，称量，记录每个蒸发皿的质量。

将蒸发皿重新放入烘箱，重复上述加热操作过程，冷却，称量，直到连续两次称量之差小于0.5 mg，记下最后称量的质量。

3.5.2.2 蒸发方法

3.5.2.2.1 取含模拟物的玻璃管，从每支玻璃管中倒40 mL～50 mL于各自对应的蒸发皿中。用蒸气浴，加热板或其他加热方式(3.3.14)蒸发到较少体积，小心避免损失，特别是由飞溅或过热引起的残留物损失。

注：乙酸和乙醇的蒸发应在通风橱内进行。

3.5.2.2.2 当大部分模拟物被蒸掉后，将每支玻璃管中剩余的模拟物倒入各自的蒸发皿中继续蒸发。用10 mL±1 mL未使用过的模拟物清洗玻璃管(包括空白玻璃管)两次，并将这些洗涤物倒入各自的蒸发皿中，继续蒸发。

注：可使用氮气流促进蒸发。

3.5.2.2.3 当模拟物几乎蒸干时，将蒸发皿放入控温105 ℃～110 ℃的烘箱中，放置30 min±5 min，使完全蒸发并干燥残留物。

3.5.2.2.4 将蒸发皿移出烘箱，放在干燥器(3.3.15)中冷却至室温。称量并记录每个蒸发皿和残留物的质量。

3.5.2.2.5 将蒸发皿重新放入烘箱，重复上述加热操作过程，冷却，称量，直到连续两次称量之差小于0.5 mg。

3.5.2.2.6 从蒸发皿和残留物稳定的总质量中减去最初蒸发皿的稳定质量(3.5.2.1)即得到残留物的质量。

3.5.2.3 蒸馏方法

将模拟物分别转移到各圆底烧瓶中(250 mL为宜)。以10 mL±1 mL未使用过的模拟物洗涤每支玻璃管(包括空白玻璃管)两次，并将洗液加入到各自对应的烧瓶中。将烧瓶放入电加热罩中并连接到一个侧臂蒸馏器或旋转蒸发仪。蒸去模拟物直到每只烧瓶中剩余大约30 mL～50 mL为止。将每只烧瓶中剩余的模拟物转移到单独的蒸发皿中(3.3.13)，以10 mL±1 mL新鲜的模拟物淋洗每只烧瓶两次，并将清洗液加入到对应的蒸发皿中。按3.5.2.2操作，继续以蒸气浴，加热板或其他加热方式蒸发。

注：乙酸和乙醇的蒸发应在通风橱内进行。

3.6 结果表述

3.6.1 计算方法

总迁移量以毫克残留物每平方分米拟与食品接触的样品表面积表示，每份试样按照式(1)计算：

$$M=(m_a-m_b)\times 1\,000/S \qquad \cdots\cdots(1)$$

式中：

M——模拟物中的总迁移量，单位为毫克每平方分米(mg/dm^2)；

m_a——浸过试样的模拟物蒸发后的试样残留物的质量，单位为毫克(mg)；

m_b——空白模拟物的残留物质量，单位为毫克(mg)；

S——拟与食品接触的试样的表面积，单位为平方分米(dm^2)(参见EN 1186-1:2002中第9章)。

计算每份试样的结果，精确到0.1 mg/dm^2，并计算各独立测试结果的平均值，精确到1 mg/dm^2。

按EN 1186-1:2002中12.3确定结果是否有效。

3.6.2 精密度

参见附录A。

3.7 测试报告

测试报告应包括以下内容(见EN 1186-1:2002中第12章)：

a) 对本标准及测试过程中采用的其他标准的引用；

b) 用于识别样品的所有必要信息，诸如化学类型、供应商、商标、等级、批号、厚度等；

c) 模拟物暴露的时间和温度条件；

d) 对指定过程的偏离及其原因；

e) 各个测定结果及其平均值，以毫克残留物每平方分米样品(mg/dm^2)表示；

f) 对测试结果的有关说明。

4 方法 B——回流全浸没法测定水性食品模拟物中总迁移量

4.1 原理

4.1.1 测定浸过试样的食品模拟物蒸发后的非挥发性残留物的质量，得出食品接触材料——高分子材料样品的非挥发性物质的总迁移量。

4.1.2 依据使用条件确定测试条件和食品模拟物的选择，参见 EN 1186-1:2002 中第 4、5、6 章。

4.1.3 将大约 1 dm^2 的试样(参见 EN 1186-1:2002 中第 8 章)浸没在食品模拟物中回流至暴露时间，然后将试样移出。将模拟物蒸干，测定非挥发性残留物的质量，以毫克每平方分米试样表面积(mg/dm^2)表示。

4.1.4 总迁移量以三个独立试样测定结果的平均值报告。

4.2 试剂

试剂与 3.2 一致。

4.3 仪器设备

除不包括试样支架(3.3.8)、不锈钢丝网和玻璃棒(3.3.9)和玻璃管(3.3.10)外，其余仪器设备与 3.3 一致，此外还包括以下设备：

a) 烧瓶，250 mL，适合连接回流冷凝器；

b) 冷凝器，与烧瓶匹配；

c) 加热罩，用于暴露过程中保持模拟物在回流温度；

d) 玻璃过滤器，孔隙率为 G1。

4.4 试样制备

4.4.1 概述

4.4.1.1 试样应是干净的，表面无污染(一些食品接触材料——高分子材料制品很容易因带有静电而吸附灰尘)。在准备试样之前用无绒布或柔软的刷子轻轻除去样品表面污物。决不用水或溶剂清洗样品。如果制品使用说明书上规定使用前应该清洗，参见 EN 1186-1:2002 中 9.1。操作时尽量不用手接触样品，必要时带棉手套。

4.4.1.2 制备试样时按 EN 1186-1:2002 中 9.3 测量试样表面积。

4.4.2 试样数量

从容器或类似的制品上切取部分制备三份薄膜或薄片状试样。对不规则形状的制品样品，制备五份尺寸相近的试样，这些试样用途如下：

a) 三份试样用于迁移试验；

b) 当样品形状不规则时，两份试样用于测定表面积(4.4.5)。

4.4.3 薄膜和薄片

将样品放在剪切板(3.3.1)上用 100 mm×100 mm 的模板(3.3.4)将样品裁成 1 dm^2 大小的试样，参见 EN 1186-1:2002 中 9.3。用直尺(3.3.6)检查，试样的尺寸的规定偏差在±1 mm 以内。用平尺将每份样品裁成 16 片 25 mm×25 mm 的试件。对所有剩余的试样重复本步骤。

4.4.4 容器和其他制品

截取容器或制品的器壁部分制备试样，每份面积约 1 dm^2。如单个制品面积小于 1 dm^2，每份试样可由多个制品制备。用尺子测量每个试样的尺寸，精确到 1 mm。仅计入每份试样拟与食品接触的表面积(参见 EN 1186-1:2002 中 9.3)，精确到 0.01 dm^2 并做记录。

将每份试样裁成 25 mm×25 mm 的试件。

4.4.5 不规则形状制品

选择制品上有代表性的部分或多个小制品，制成 5 份尺寸相近的试样，每份试样的已知总表面积至少 1 dm^2。采用 EN ISO 8442-2:1997 附录 B 中所述的 Schlegel 法或其他适当的方法对其中两份试样进行测量，仅测量其与食品接触的表面积，精确到 0.05 dm^2。

记录每份试样的表面积。

4.5 步骤

4.5.1 食品模拟物的暴露

4.5.1.1 取三只烧瓶装试样，另两只烧瓶作空白，用量筒量取 100 mL±2 mL 食品模拟物，倒入每只烧瓶。

4.5.1.2 将烧瓶放入加热罩中，连接冷凝器。

4.5.1.3 打开冷凝器的进水。

4.5.1.4 开启加热罩加热，使每一只烧瓶中的模拟物沸腾。停止加热，冷却 2 min～3 min。从含有 100 mL 模拟物的三只烧瓶上移去冷凝器，将试样放入烧瓶。确保试样全部浸没在食品模拟物中。

警告：移去盖子时，热蒸汽可能会从烧瓶中冒出。

4.5.1.5 重新连接冷凝器，开启加热罩加热，使 5 min 内达到回流。

4.5.1.6 观察烧瓶中的食品模拟物，保持其回流至测试时间，考虑 EN 1186-1:2002 表 B.1 的时间允差。关闭加热罩，关闭冷凝器进水，并从加热罩上移开烧瓶。

注：EN 1186-1:2002 的附录 B 包含了各种接触时间和接触温度的允差，本标准并不需要使用到所有这些接触时间和接触温度。

4.5.1.7 为将模拟物与试样分离，使热的模拟物经玻璃过滤器(4.3.d)流出，收集滤液于一个干净的容器中。用 10 mL±1 mL 未使用的模拟物清洗每个烧瓶和试样两次，并使洗涤液流经过滤器。

警告：当心热烧瓶及其内容物烫伤。

4.5.2 迁移物质的测定

除了将食品模拟物装于烧瓶中外，同 3.5 一样测定迁移物质。

4.6 结果表述

依照 3.6 表述结果。

4.7 测试报告

依照 3.7 报告测试结果。

附　录　A
（资料性附录）
精密度数据

精密度数据（见表 A.1）来自于对聚酰胺样品用模拟物 A，B，C 在 40 ℃进行 24 h 试验后的测定结果。

模拟物 A 的精密度数据由 13 个实验室在 1991 年对一个样品进行 BSI/DTI 验证试验产生。

模拟物 B 的精密度数据由 10 个实验室在 1991 年对一个样品进行 BSI/DTI 验证试验产生。

模拟物 C 的精密度数据由 13 个实验室在 1991 年对一个样品进行 BSI/DTI 验证试验产生。

表 A.1　精密度数据

结　　果	重复性限(r)	再现性限(R)
模拟物 A　6.9 mg/dm²	1.3 mg/dm²	2.6 mg/dm²
模拟物 B　10.7 mg/dm²	1.1 mg/dm²	2.3 mg/dm²
模拟物 C　11.9 mg/dm²	1.1 mg/dm²	2.9 mg/dm²

在通常正确的操作方法下，由同一个操作者使用同一设备，在最短的可行的时间段内，对同一个测试材料进行两次独立测试结果之差超过重复性限 r 的情况，平均 20 次中不会超过一次。

在通常正确的操作方法下，由两个实验室报告的对同一测试材料的测试结果之差超过再现性限 R 的情况，平均 20 次中不会超过一次。

SN

中华人民共和国出入境检验检疫行业标准

SN/T 2550—2010

食品接触材料　高分子材料
食品模拟物中1,3-苯二甲胺的测定
高效液相色谱法

Food contact materials—Polymer materials—Determination of 1,3-benzenedimethanamine in food simulants—HPLC method

2010-05-27 发布　　　　2010-12-01 实施

中华人民共和国国家质量监督检验检疫总局　发布

前　言

本标准按照 GB/T 1.1—2009 给出的规则起草。

本标准由国家认证认可监督管理委员会提出并归口。

本标准起草单位：中华人民共和国浙江出入境检验检疫局。

本标准主要起草人：于雪涛、吴刚、李青、陈扬、吴铮、黄颖。

食品接触材料　高分子材料
食品模拟物中1,3-苯二甲胺的测定
高效液相色谱法

1　范围

本标准规定了与食品接触的高分子材料中的1,3-苯二甲胺(又名:间苯二甲胺参见附录A)的高效液相色谱测定方法。

本标准适用于与食品接触的高分子材料中的1,3-苯二甲胺(又名:间苯二甲胺)迁移量的测定。

2　规范性引用文件

下列文件对于本文件的应用是必不可少的。凡是注日期的引用文件,仅注日期的版本适用于本文件。凡是不注日期的引用文件,其最新版本(包括所有的修改单)适用于本文件。

SN/T 2280　食品接触材料　塑料中受限物质　塑料中物质向食品及食品模拟物特定迁移的试验方法和含量测定以及食品模拟物暴露条件选择的指南

3　原理

1,3-苯二甲胺的水溶性模拟物试样,经过荧光胺二次衍生后,采用高效液相色谱仪荧光检测器测定。

1,3-苯二甲胺在橄榄油中的试样用3%(质量浓度)乙酸水溶液萃取后用同样方法测定。

由于减少荧光胺的用量可产生单衍生物在HPLC中出现第二个峰,利用该特性,可对1,3-苯二甲胺进行确认。

4　试剂和材料

除有特殊说明外,所用试剂均为分析纯。

4.1　分析物

1,3-苯二甲胺,纯度≥99%。

4.2　其他化学试剂

4.2.1　蒸馏水(HPLC级)。

4.2.2　甲醇(HPLC级)。

4.2.3　四氢呋喃(HPLC级)。

4.2.4　丙酮。

4.2.5　庚烷。

4.2.6　荧光胺,$C_{17}H_{10}O_4$,纯度≥98%。

4.2.7 十水合四硼酸二钠(硼砂)$Na_2B_4O_7 \cdot 10H_2O$。

4.2.8 氢氧化钠。

4.2.9 冰乙酸100%。

4.2.10 高纯氮99.999 9%。

4.3 溶液

4.3.1 3%(质量浓度)乙酸水溶液。

称取15.0 g冰乙酸(4.2.9),精确到0.1 g,置于500 mL容量瓶,用蒸馏水(4.2.1)稀释至刻度。

4.3.2 90%(体积分数)四氢呋喃

移取90 mL四氢呋喃(4.2.3)置于100 mL容量瓶,用蒸馏水(4.2.1)稀释至刻度。

4.3.3 荧光胺溶液,2 mg/mL

称取10 mg荧光胺(4.2.6)置于5 mL容量瓶,用丙酮(4.2.4)稀释至刻度。

该溶液在5 ℃避光环境中可以储存一周时间。

4.3.4 5 mol/L氢氧化钠溶液

称取20.0 g氢氧化钠(4.2.8)置于100 mL容量瓶,用蒸馏水(4.2.1)稀释至刻度。

4.3.5 0.15 mol/L硼酸盐缓冲溶液(pH=9.2)

称取14.3 g硼砂(4.2.7)置于250 mL容量瓶,用蒸馏水(4.2.1)稀释至刻度。溶液使用前任何由于温度降低而造成的沉淀物应该全部重新溶解。

4.3.6 0.02 mol/L硼酸盐缓冲溶液(pH=9.2)

移取133 mL的0.15 mol/L硼酸盐缓冲溶液(4.3.5)置于1 L容量瓶,用蒸馏水(4.2.1)稀释至刻度。

4.3.7 高效液相色谱流动相[硼酸盐缓冲溶液:蒸馏水:甲醇(18:37:45)]

180 mL的0.02 mol/L硼酸盐缓冲溶液(4.3.6)、370 mL蒸馏水(4.2.1)和450 mL甲醇(4.2.2)混合。

注:有必要利用一些高效液相色谱装置对流动相除气。

4.3.8 浓度约1 000 mg/L 1,3-苯二甲胺的标准储备液

在氮气氛中,称取100 mg±2 mg 1,3-苯二甲胺(4.1),精确到0.1 mg,置于100 mL容量瓶,用蒸馏水(4.2.1)稀释至刻度。塞住混合均匀。

计算1,3-苯二甲胺的准确浓度(mg/L)。

重复过程制备第二份标准储备液。

在5 ℃不透光条件下储存3个月。

4.3.9 浓度约2 mg/L 1,3-苯二甲胺标准储备液,用以制备水溶性食品模拟物标样

4.3.9.1 移取2 mL 1,3-苯二甲胺标准储备液(4.3.8),置于100 mL容量瓶,用适当的水溶性食品模拟物稀释至刻度,得到约20 mg/L的1,3-苯二甲胺中间标准溶液。

4.3.9.2 移取4.3.9.1制备的中间标准溶液10 mL,置于100 mL容量瓶,用4.3.9.1中的相同模拟物稀释至刻度。约2 mg/L 1,3-苯二甲胺标准溶液制备完成。

计算1,3-苯二甲胺的准确浓度(mg/L)。

用4.3.8制备出的第二份标准储备液重复上述过程,制备第二份标准溶液。

这些溶液在5 ℃避光条件下,用蒸馏水作为食品模拟物时可以储存1个月,而其他模拟物则可储存3个月。

4.3.10 浓度约2 mg/L 1,3-苯二甲胺标准储备液,用以制备橄榄油食品模拟物标样

4.3.10.1 移取2 mL 1,3-苯二甲胺标准储备液(4.3.8),置于100 mL容量瓶,用蒸馏水(4.2.1)稀释至刻度,得到约20 mg/L的1,3-苯二甲胺中间标准溶液。

4.3.10.2 移取 10 mL 4.3.10.1 制备的中间标准溶液，置于 100 mL 容量瓶，用四氢呋喃(4.2.3)稀释至刻度，约 2 mg/L 1,3-苯二甲胺标准溶液制备完成。

计算 1,3-苯二甲胺的准确浓度(mg/L)。

用 4.3.8 制备出的第二份标准储备液重复上述过程，制备第二份标准溶液。

注：这些溶液在 5 ℃避光条件下可以储存 3 个月。

5 仪器与设备

5.1 高效液相色谱仪

配有 50 μL 进样环和带有记录仪的荧光检测器。

5.2 微孔过滤器

聚四氟乙烯(PTFE)膜，直径 13 mm，孔大小 0.5 μm。

6 试验样液制备

6.1 试样模拟液的制备

6.1.1 概述

实验室用来分析的食品模拟物样品是迁移实验所得到的样品，可以在 4 ℃下封闭容器内避光保持 3 个月。

6.1.2 水溶性食品模拟物

如果需要可以通过微孔过滤器(5.2)过滤迁移实验得到的水溶液食品模拟物样品。

6.1.3 橄榄油

称取 20.0 g±0.01 g 迁移实验得到的橄榄油食品模拟物，置于 25 mL 烘干的玻璃烧杯。倒入 125 mL分液漏斗，用移液管移入 1 mL 90%(体积分数)四氢呋喃(4.3.2)。用 5 mL 庚烷润洗烧杯两次，移至分液漏斗。塞紧，混合均匀。打开后移入 20 mL 3%(质量浓度)乙酸水溶液(4.3.1)，塞紧，用力摇匀 5 min，然后静置 15 min，两相分离后收集水相液体。

重复上述步骤得到相同样品。

6.2 空白样品的制备

按照 6.1.2 和 6.1.3 的程序，用不含 1,3-苯二甲胺的食品模拟物配空白样。

6.3 标准工作液的制备

6.3.1 水溶性食品模拟液介质

移取 1 mL、2 mL、3 mL、4 mL 和 5 mL 浓度 2.0 mg/L(4.3.9)的 1,3-苯二甲胺标准溶液，分别移入 100 mL 容量瓶，用相同的水溶性食品模拟物稀释至刻度，制备成 0.02 mg/L、0.04 mg/L、0.06 mg/L、0.08 mg/L 和 0.1 mg/L 的 1,3-苯二甲胺溶液。

计算 1,3-苯二甲胺的准确浓度(mg/L)。

用 4.3.9 制备的第二份 2.0 mg/L 标准溶液重复以上过程。

6.3.2 橄榄油提取液介质

称取 20.0 g±0.01 g 空白橄榄油食品模拟物分别置于五个烘干的玻璃烧杯，然后分别倒入 125 mL 分液漏斗中，移液管移取 0.2 mL、0.4 mL、0.6 mL、0.8 mL 和 1 mL 浓度为 2.0 mL/L(4.3.10)1,3-苯二甲胺标准溶液和相对应的 0.8 mL、0.6 mL、0.4 mL、0.2 mL 和 0 mL 90%(体积分数)四氢呋喃(4.3.2)加入分液漏斗中。用 5 mL 庚烷润洗烧杯两次，移至分液漏斗，塞紧，混合均匀。打开后移液管移入 20 mL 3%(质量浓度)乙酸水溶液(4.3.1)塞住用力摇匀 5 min。静置 15 min。等相分离后收集水相液体。0.02 mg/L,0.04 mg/L,0.06 mg/L,0.08 mg/L,0.1 mg/L 标准溶液制备完成。

计算 1,3-苯二甲胺的准确浓度(mg/L)。

用 4.3.10 制备的第二份 2.0 mg/L 标准溶液重复以上过程。

7 测定步骤

7.1 高效液相色谱分析条件

7.1.1 色谱柱及色谱条件

下列色谱柱及色谱条件被认为比较合适：

a) 色谱柱：Hypersil GOLD,5 μm,4.6 mm×25 cm 或相当者；

b) 柱温箱温度：40 ℃；

c) 荧光检测器：激发波长：394 nm；发射波长：480 nm；

d) 进样量：20 μL；

e) 流动相条件：硼酸盐缓冲溶液(0.02 mol/L,pH9.2)：蒸馏水：甲醇＝18：37：45。

注：相对于其他品牌的反相色谱柱，流动相的组成需要调整到合适的保留时间和分离度。检测用的特定设备应建立恰当的操作条件。

7.1.2 常规

在 HPLC 分析前，按照 6.1～6.3 所述步骤准备的试样、空白样、校准样分别和荧光胺发生衍生反应。

当开始 HPLC 分析时，先检查仪器基线的稳定性和响应线性。HPLC 系统操作环境在所有第六章所述的试样和溶液分析整个过程中保持相同。每个试样/溶液要重复分析。

注：在 5.2 所指定的条件下，二次萃取的 1,3-苯二甲胺保留时间为 17.513 min。

7.1.3 试样衍生

7.1.3.1 蒸馏水和 15%(体积分数)乙醇食品模拟物水溶液

移取 2 mL 试样(6.1)或者空白样品(6.2)倒入 5 mL 玻璃试管，用移液管加入 0.4 mL 的 0.15 mol/L 硼酸盐缓冲溶液(4.3.5)，混合均匀。进样器注入 300 μL 荧光胺溶液(4.3.3)。搅拌 1 min，静置 10 min。

在 5.2 所述条件下，衍生溶液两次进样。

7.1.3.2 3%(质量浓度)乙酸水溶液和橄榄油提取液

移取 10 mL 试样(6.1)或者空白样品(6.2)，置于 25 mL 烧杯。用微量滴定管滴加 5 mol/L 的氢氧化钠溶液(<0.01 mL)，调节 pH 值到 9.2。

移取另外的 10 mL 试样，置于 25 mL 玻璃烧杯。加入已知体积的 0.01 mL 的氢氧化钠(<0.01 mL)，

混合均匀，使其 pH 值在 8.0～9.9 范围内。移取 2 mL 到 5 mL 试管内，用移液管加入 0.4 mL 的 0.15 mol/L 硼酸盐缓冲溶液(4.3.5)，混合均匀。注射入 300 μL 荧光胺溶液(4.3.3)，搅拌 1 min，静置 10 min。

在 5.2 所述条件下，衍生溶液两次进样。

7.2 校准

第一组经过 7.1 所述步骤处理得到的标准样品(6.3)，在 5.2 所述条件下两次进样。计算 1,3-苯二甲胺衍生峰的面积。通过描绘至少两个峰面积的平均值与对应的 1,3-苯二甲胺浓度建立校准曲线。

重复操作，用第二组校准样品得到校准曲线。

校准线和校准确认线应呈直线，并且相关系数应该达到 0.996 或更好。校准确认线上的点和校准线上的点误差不超过 5%。如果这些条件不满足，校准溶液和相对的标准溶液和储备液应被认为无效。

7.3 数据评估

如果空白样品(6.2)的 HPLC 色谱图在衍生 1,3-苯二甲胺领域出现干扰峰，那食品模拟物或者溶剂应被认为无效。

7.4 确证

取出与样品的 1,3-苯二甲胺浓度比较接近的校准试样(6.3)，用 20 μL 荧光胺(4.3.3)代替 300 μL 荧光胺，按 7.1 所述步骤操作和衍生。衍生试样在 HPLC 上会产生两个峰，一个在 7.764 min，另一个是在 17.513 min。

用试样代替校准样品重复以上步骤。

试样的保留时间和校准样品应该相差不大于 5%。(衍生物色谱图参见附录 B)

8 结果的计算

8.1 试样中 1,3-苯二甲胺浓度的测定

8.1.1 校准曲线法

计算出两个重复试样峰面积平均值，从校准曲线(7.2)读取 1,3-苯二甲胺的相对浓度(mg/kg)。

由于所有食品模拟物的密度按常例假定为 1，所以毫克每升(mg/L)可以直接转化为毫克每千克(mg/kg)。

8.1.2 回归参数法

如果回归线方程为式(1)：

$$y[PA]=(a\times x)+b \qquad \cdots\cdots(1)$$

式中：

$y[PA]$——1,3-苯二甲胺的峰面积；

a ——回归线的斜率，单位为毫克每千克(mg/kg)；

x ——食品模拟物中 1,3-苯二甲胺的浓度，单位为毫克每千克(mg/kg)；

b ——回归线的截距。

则 1,3-苯二甲胺在食品模拟物中的浓度计算为式(2)：

$$c_{1,3\text{-苯二甲胺fs}}=(y-b)/a \qquad \cdots\cdots(2)$$

式中：

$c_{1,3\text{-苯二甲胺fs}}$——1,3-苯二甲胺在食品模拟物中的浓度，单位为毫克每千克(mg/kg)。

由上述两种步骤即可直接得到1,3-苯二甲胺在食品模拟物中的浓度(mg/kg)，其中回归参数法是首选方法。

8.1.3 1,3-苯二甲胺特定迁移量的计算

根据SN/T 2280的规定，测试样品中1,3-苯二甲胺的浓度依据8.1.2方法可能需要数学转换来计算特定的迁移值与特定迁移限量(SML)进行比较。

8.2 测定低限和精密度

8.2.1 重现性

在重复条件下，获得两次独立测定结果的绝对差值不超过算术平均值的10%。

8.2.2 测定低限

基于校准线计算得到的实验室内部检测限(WDL)对于不同类型的食品模拟物在0.004 mg/kg～0.010 mg/kg范围内。在WDL范围内的加料样品对于大于5∶1的噪声率有信号。

检测器和泵的设计和进样环的大小，对数值影响很大。

如果1,3-苯二甲胺对食品模拟物的特定迁移按照8.1.3测定超过了规定的限值，即0.05 mg/kg，那测试结果应该按照7.4所述方法进行确证。

附 录 A
（资料性附录）
1,3-苯二甲胺基本信息列表

表 A.1 1,3-苯二甲胺基本信息列表

中文名称	结构式	分子式	相对分子质量	CAS 号	Ref 编号
1,3-苯二甲胺； 间苯二甲胺	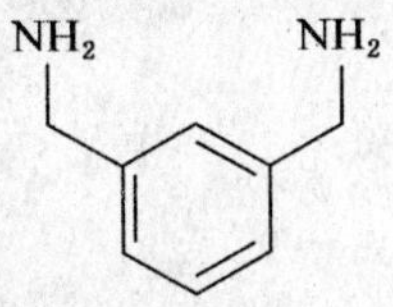	$C_8H_{12}N_2$	136.20	1477-55-0	13000
英文名称	沸点	熔点	闪点	密度	
1,3-benzenedimethanamine； 1,3-bis(aminomethyl)benzene； *m*-xylylenediamine	274 ℃	14.1 ℃	112.8 ℃	1.032	

附 录 B
（资料性附录）
1,3-苯二甲胺液相色谱图

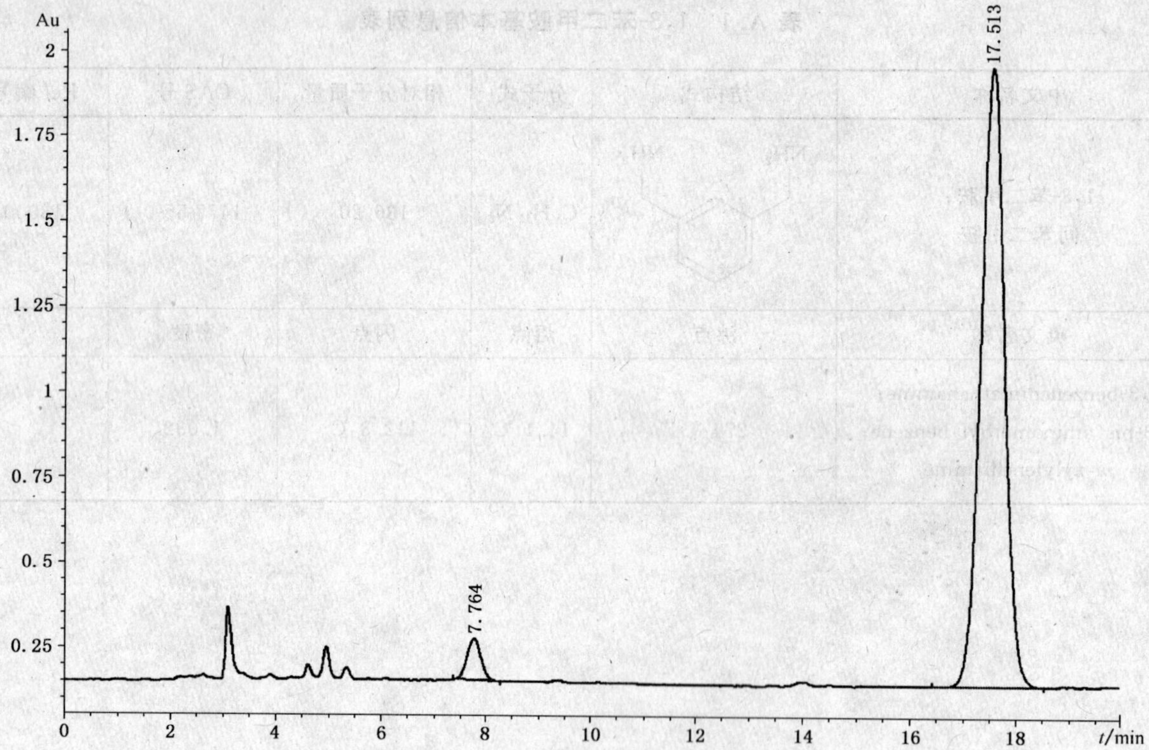

图 B.1 1,3-苯二甲胺标准物质液相色谱图

SN

中华人民共和国出入境检验检疫行业标准

SN/T 2551—2010

食品接触材料 高分子材料 食品模拟物中3,3-双(3-甲基-4-羟苯基)-2-吲哚酮的测定 高效液相色谱法

Food contact materials—Polymer materials—Determination of 3,3-bis(3-methyl-4-hydroxyphenyl)-2-indoline in food simulants—HPLC method

2010-05-27 发布　　2010-12-01 实施

中华人民共和国国家质量监督检验检疫总局 发布

前　言

本标准按照 GB/T 1.1—2009 给出的规则起草。

本标准由国家认证认可监督管理委员会提出并归口。

本标准起草单位：中华人民共和国浙江出入境检验检疫局。

本标准主要起草人：花晓泉、许杰、吴刚、王旭强、朱海浪、徐永平。

食品接触材料　高分子材料 食品模拟物中3,3-双(3-甲基-4-羟苯基)-2-吲哚酮的测定　高效液相色谱法

1　范围

本标准规定了与食品接触的高分子材料中3,3-双(3-甲基-4-羟苯基)-2-吲哚酮(参见附录A)高效液相色谱的测定方法。

本标准适用于与食品接触的高分子材料中3,3-双(3-甲基-4-羟苯基)-2-吲哚酮的迁移量的测定。

2　规范性引用文件

下列文件对于本文件的应用是必不可少的。凡是注日期的引用文件,仅注日期的版本适用于本文件。凡是不注日期的引用文件,其最新版本(包括所有的修改单)适用于本文件。

SN/T 2280　食品接触材料　塑料中受限物质　塑料中物质向食品及食品模拟物特定迁移的试验方法和含量测定以及食品模拟物暴露条件选择的指南

3　原理

液态食品模拟物中3,3-双(3-甲基-4-羟苯基)-2-吲哚酮水平的测定是用反相高效液相色谱仪通过紫外检测器在235 nm下完成的。

脂肪性模拟物在进行液相色谱分析之前先要用80%的乙腈水溶液进行萃取。

通过已知3,3-双(3-甲基-4-羟苯基)-2-吲哚酮含量的食品模拟物样品进行校准来获得定量,并用反相高效液相色谱用不同极性的色谱柱下通过紫外检测器在280 nm下确证。

4　试剂

除有特殊说明外,所用试剂均为分析纯。

4.1　分析物

3,3-双(3-甲基-4-羟苯基)-2-吲哚酮,纯度应大于98%(质量分数)。

4.2　其他化学试剂

4.2.1　无水乙醇。

4.2.2　乙腈(色谱级)。

4.2.3　蒸馏水(HPLC级)。

4.2.4　甲酸,96%(HPLC级)。

4.3 溶液

4.3.1 3,3-双(3-甲基-4-羟苯基)-2-吲哚酮的乙醇储备溶液(约 2 500 mg/L)

称取约 0.06 g 精确到 0.1 mg 的 3,3-双(3-甲基-4-羟苯基)-2-吲哚酮(4.1)加入到容量为 25 mL 的容量瓶中。先加乙醇(4.2.1)到刻度的一半摇匀,再用乙醇(4.2.1)加满到刻度处。

计算 3,3-双(3-甲基-4-羟苯基)-2-吲哚酮的准确浓度(mg/L)。

用同样的方法制备第二个储备溶液。

储备溶液可以在带塞玻璃容量瓶中在室温下避光放置 3 个月。

4.3.2 3,3-双(3-甲基-4-羟苯基)-2-吲哚酮的乙醇中间标准溶液的制备

分别向六个 25 mL 的容量瓶中滴加 0 mL,0.1 mL,0.5 mL,1.0 mL,2.0 mL 和 4.0 mL 的储备溶液(4.3.1)。用乙醇(4.2.1)稀释至刻度获得近似浓度为 0 mg/L,10 mg/L,50 mg/L,100 mg/L,200 mg/L 和 400 mg/L 的 3,3-双(3-甲基-4-羟苯基)-2-吲哚酮标准溶液,并计算出 3,3-双(3-甲基-4-羟苯基)-2-吲哚酮标准溶液的准确浓度(mg/L)。

重复上述操作步骤,用在 4.3.1 中制备的第二个储备液配制第二组 3,3-双(3-甲基-4-羟苯基)-2-吲哚酮的乙醇中间标准溶液。

在室温避光的条件下,将配制的 3,3-双(3-甲基-4-羟苯基)-2-吲哚酮标准溶液放在带塞玻璃容量瓶中 3 个月。

4.3.3 0.05%甲酸溶液

加入 96%的甲酸溶液 0.5 mL 于 1 000 mL 水(4.2.3)中充分摇匀,即为 0.05%甲酸溶液。

5 仪器

5.1 高效液相色谱仪:能够输送二元流动相组分,并配有紫外检测器和 10 μL 的进样环。

5.2 玻璃瓶:20 mL 带有螺纹聚四氟乙烯盖。

5.3 柱管:C_{18}固相萃取柱,包括至少 850 mg 的吸附剂。

5.4 注射器:100 μL 并带有可往复的调配接头。

5.5 玻璃样品瓶:1 mL 容量,带有聚四氟乙烯塞。

6 试验样液的制备

6.1 试样模拟液的制备

6.1.1 概要

实验室用来分析的食品模拟物样品是迁移实验所得到的样品,可以在 4 ℃下封闭玻璃容器内避光放置 10 d。

6.1.2 水溶性食品模拟物

移取 10.0 mL 从迁移试验中得到的水溶性食品模拟物于 20 mL 的玻璃瓶中(5.2)。用 100 μL 注射器再向其中加入不含 3,3-双(3-甲基-4-羟苯基)-2-吲哚酮的中间标准溶液(4.3.2)0.10 mL。用带螺纹的聚四氟乙烯盖子将其密封(5.3),并将其摇匀。

6.1.3 脂肪性模拟物

准确称取 10.0 g±0.1 g 从迁移试验中得到的脂肪性模拟物于 20 mL 的玻璃瓶中(5.2)。用 100 μL注射器再向其中加入不含 3,3-双(3-甲基-4-羟苯基)-2-吲哚酮的中间标准溶液(4.3.2) 0.10 mL。用葵花籽油将瓶中的溶液摇匀。用移液管移取 5.0 mL 80%的乙腈水溶液,用带螺纹的聚四氟乙烯盖子将其密封(5.3),充分摇晃 2 min。静置至少 1 h 使两相分离。移取约 1 mL 该溶液于 HPLC 注射瓶中。密封样品瓶,并尽快将样品注射进 HPLC 的色谱柱中。

如果用 80%的乙腈水溶液萃取时仍含有油性组分杂质时,应将其去除。例如:可以使乙腈水溶液通过 C_{18} 固定相萃取柱。用 5 mL 的玻璃注射器取出约 2 mL 的乙腈上层清液,使其通过 C_{18} 固定相萃取柱(5.3),然后再加到 1 mL HPLC 注射瓶中(5.5)。

应确保所有的 3,3-双(3-甲基-4-羟苯基)-2-吲哚酮均被洗脱下来。如果发现有残留,应用 100%乙腈来冲洗。为确保定量结果准确,应在用 100%乙腈冲洗之前,应先用 1.0 mL 葵花籽油对柱管进行萃取,然后用纯乙腈进行冲洗,直到最终体积为 2.0 mL。

6.2 空白样品的制备

根据 6.1.2 和 6.1.3 的要求,采用不含 3,3-双(3-甲基-4-羟苯基)-2-吲哚酮的食品模拟物进行配制。

6.3 标准工作液的制备

6.3.1 水溶性食品模拟液介质

移取 10.0 mL 不含 3,3-双(3-甲基-4-羟苯基)-2-吲哚酮的水溶性模拟物于一系列 20 mL 的玻璃瓶或容量瓶中,用 100 μL 注射器再向其中加入 0.10 mL 4.3.2 中制备的标准溶液。用带螺纹的聚四氟乙烯盖子将其密封,充分摇匀。如此制备得到 3,3-双(3-甲基-4-羟苯基)-2-吲哚酮近似浓度为 0 mg/L, 0.1 mg/L,0.5 mg/L,1.0 mg/L,2.0 mg/L,4.0 mg/L 的校准样品。

计算出校准样品中 3,3-双(3-甲基-4-羟苯基)-2-吲哚酮的准确浓度,以毫克每升(mg/L)表示。

由于所有食品模拟物的密度按常例假定为 1,所以毫克每升(mg/L)可以直接转化为毫克每千克(mg/kg)。

重复上述步骤,用第二组中间标准溶液(4.3.2)制备第二组校准样品。

6.3.2 脂肪性模拟液介质

准确称取 10.0 g±0.05 g 脂肪性食品模拟物于一系列 20 mL 玻璃瓶中。用 100 μL 注射器再向其中加入 0.10 mL 4.3.2 中制备的标准溶液,将标准溶液与脂肪性食品模拟物充分摇匀。如此制备得到 3,3-双(3-甲基-4-羟苯基)-2-吲哚酮近似浓度为 0 mg/kg,0.1 mg/kg,0.5 mg/kg,1.0 mg/kg,2.0 mg/kg, 4.0 mg/kg 的校准样品。

计算出校准样品中 3,3-双(3-甲基-4-羟苯基)-2-吲哚酮的准确浓度,以毫克每千克(mg/kg)表示。

重复上述步骤,用第二组中间标准溶液(4.3.2)制备第二组校准样品。

7 测定步骤

7.1 高效液相色谱分析条件

7.1.1 高效液相色谱分析柱

填充了完全经封端反应的交联 C_{18} 硅烷基键合相,型号 25 cm×4.6 mm(内径),硅胶颗粒大小为 5 μm,填充温度保持在恒定的 20 ℃±1 ℃。分析柱应在正常流速下保持 1 h 以便达到平衡。分析柱应能使3,3-双(3-甲基-4-羟苯基)-2-吲哚酮从模拟食品的任何干扰中分离出来。

注:3,3-双(3-甲基-4-羟苯基)-2-吲哚酮在分析柱上的保留值取决于流动相中乙腈的配比。流动相应仔细配制,乙腈在流动相中调整±5%(体积分数)即可获得较好的保留时间。

下面列出了适合的色谱柱及色谱条件:

a) 色谱柱:Sinochrom ODS-BP,C_{18},5 μm,4.6 mm×25 cm或相当者;

b) 柱温箱温度:40 ℃;

c) 检测波长:235 nm;

d) 进样量:20 μL;

e) 流动相条件(见表1):

表1 流动相条件

时间/min	0.05%甲酸/%	乙腈/%	流速/(mL/min)
0	60	40	1
8	40	60	1
10	60	40	1

f) 运行时间:15 min。

7.1.2 常规

当开始测定时,应检查检测器的基线稳定性和响应线性。

在6.1~6.3制备的所有试样的测定中,HPLC系统的操作条件应始终保持不变。每个样品应至少测定两次。

在上述给定的条件下,3,3-双(3-甲基-4-羟苯基)-2-吲哚酮的保留时间约为7.783 min。

7.2 样品试液的处理和测定

根据7.1中给定的条件,将6.1和6.2中制备的样品一式两份注射到HPLC色谱柱中,根据3,3-双(3-甲基-4-羟苯基)-2-吲哚酮的保留时间来进行确认,并计算峰的面积。

7.3 校准

根据7.1中给定的条件,将6.3.1和6.3.2中制备的样品各一式两份注射到HPLC色谱柱中,测量3,3-双(3-甲基-4-羟苯基)-2-吲哚酮的峰面积。通过描绘峰面积的平均值与对应的浓度(mg/kg)来建立校准曲线。

重复上述操作,用第二组校准样品获得第二组校准曲线。

校准曲线应呈直线,相关系数应为0.996或更好。

如果相关系数小于0.996,应用原有的储备溶液制备新的标准溶液重新检测。

如果两种独立的原始储备液测得的结果误差超过±5%,两种储备液,中介标准和工作标准溶液应被抛弃。3,3-双(3-甲基-4-羟苯基)-2-吲哚酮的储备液应重新制备,整个步骤应从头开始。

7.4 HPLC干扰

如果HPLC的空白样品在3,3-双(3-甲基-4-羟苯基)-2-吲哚酮的区域出现干扰峰,应选用不同的色谱条件和(或)可供替代的食品模拟物(如用合成甘油三酯来替代葵花籽油)。

注:用上述方法和(4.2)规定的HPLC色谱条件,来自水、3%(质量浓度)乙酸水溶液、15%(体积分数)乙醇水溶液

和葵花籽油食品模拟物样品在3,3-双(3-甲基-4-羟苯基)-2-吲哚酮的区域无干扰峰。一些不同批次的橄榄油在3,3-双(3-甲基-4-羟苯基)-2-吲哚酮的区域有不可接受的干扰,然而,用葵花籽油可以克服这个问题。

7.5 确证

7.5.1 高效液相色谱的分析条件

改用苯基(硅胶键合苯基)25 cm×4.6 mm(内径)5 μm分析柱,按照上述方法用同样的流动相来进行操作,紫外检测器的波长为280 nm。

在上述条件下3,3-双(3-甲基-4-羟苯基)-2-吲哚酮的保留时间为6.244 min。

7.5.2 水溶性和脂溶性食品模拟物的分析步骤

重复注入在6.1、6.2和6.3制备的用于HPLC分析的测试样品,空白样品和标准工作液。基于保留时间来确证3,3-双(3-甲基-4-羟苯基)-2-吲哚酮峰。通过测定峰面积来获得定量结果。

3,3-双(3-甲基-4-羟苯基)-2-吲哚酮的测定峰应与标准物峰相差不能超过一个半峰宽(在峰高度一半处测得)或其保留时间应与标准物绝对保留时间相差不超过2%,上述两条件均应符合(色谱图参见附录B)。

8 结果的计算

8.1 试样中3,3-双(3-甲基-4-羟苯基)-2-吲哚酮浓度的测定

下列计算均假定使用同样质量或体积的食品模拟物来进行准确的测定。

8.1.1 图谱测定

计算峰面积的平均值,峰面积,根据7.2每个测试样品注射一式两份取得平均值,并从校准曲线上读出3,3-双(3-甲基-4-羟苯基)-2-吲哚酮的浓度(7.3)。

8.1.2 从已知回归参数进行计算

如果回归线方程为式(1):

$$y[PA]=(a\times x)+b \qquad \cdots\cdots(1)$$

式中:

$y[PA]$——3,3-双(3-甲基-4-羟苯基)-2-吲哚酮的峰面积;

a——回归线的斜率,单位为毫克每千克(mg/kg);

x——食品模拟物中3,3-双(3-甲基-4-羟苯基)-2-吲哚酮的浓度,单位为毫克每千克(mg/kg);

b——回归曲线的截距。

则食品模拟物中3,3-双(3-甲基-4-羟苯基)-2-吲哚酮的浓度计算为式(2):

$$c_{\mathrm{indolinone}}=(y-b)/a \qquad \cdots\cdots(2)$$

式中:

$c_{\mathrm{indolinone}}$——食品模拟物中3,3-双(3-甲基-4-羟苯基)-2-吲哚酮的浓度,单位为毫克每千克(mg/kg)。

由上述两步即可得到3,3-双(3-甲基-4-羟苯基)-2-吲哚酮的浓度(mg/kg)。

回归参数法是首选方法。

8.1.3 3,3-双(3-甲基-4-羟苯基)-2-吲哚酮特定迁移量的计算

根据SN/T 2280的规定以及测试物质的填充体积和表面积与食品模拟物的比率,测试样品中3,3-

双(3-甲基-4-羟苯基)-2-吲哚酮的浓度依据 8.1.1 或 8.1.2 方法可能需要数学转换来计算特定的迁移值与特定迁移限量进行比较(SML)。

8.2 测定低限和精密度

8.2.1 重现性

在重复条件下,获得两次独立测定结果的绝对差值不超过算术平均值的 10%。

8.2.2 测定低限

基于校准曲线而得到的实验室检测限对于不同类型的食品模拟物在 0.05 mg～0.35 mg 之间。因此,该方法适合浓度大于 0.4 mg/kg 的 3,3-双(3-甲基-4-羟苯基)-2-吲哚酮的定量分析。

如果食品模拟物中 3,3-双(3-甲基-4-羟苯基)-2-吲哚酮特定迁移按照 8.1.3 进行测定超出了规定的限值,即 1.8 mg/kg,则应按照 7.5 所述方法进行确证。

附 录 A
（资料性附录）
3,3-双(3-甲基-4-羟苯基)-2-吲哚酮基本信息

表 A.1 3,3-双(3-甲基-4-羟苯基)-2-吲哚酮基本信息

中文名称	英文名称	分子式	Ref 编号	CAS 号
3,3-双(3-甲基-4-羟苯基)-2-吲哚酮	3,3-bis(3-methyl-4-hydroxyphenyl)-2-indoline	$C_{22}H_{19}NO_3$	13600	047465-97-4

附 录 B
（资料性附录）
3,3-双(3-甲基-4-羟苯基)-2-吲哚酮标准物质液相色谱图

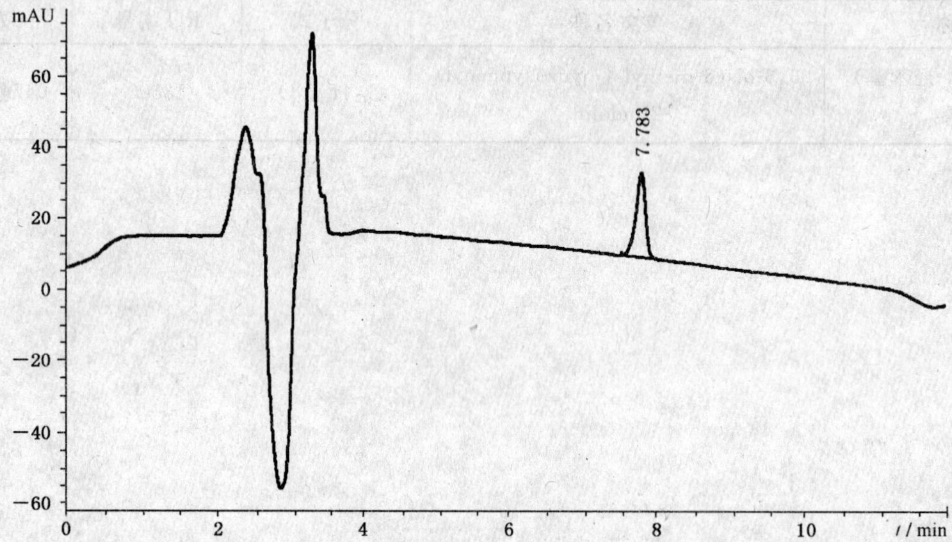

图 B.1　3,3-双(3-甲基-4-羟苯基)-2-吲哚酮标准物质 C_{18} 柱液相色谱图

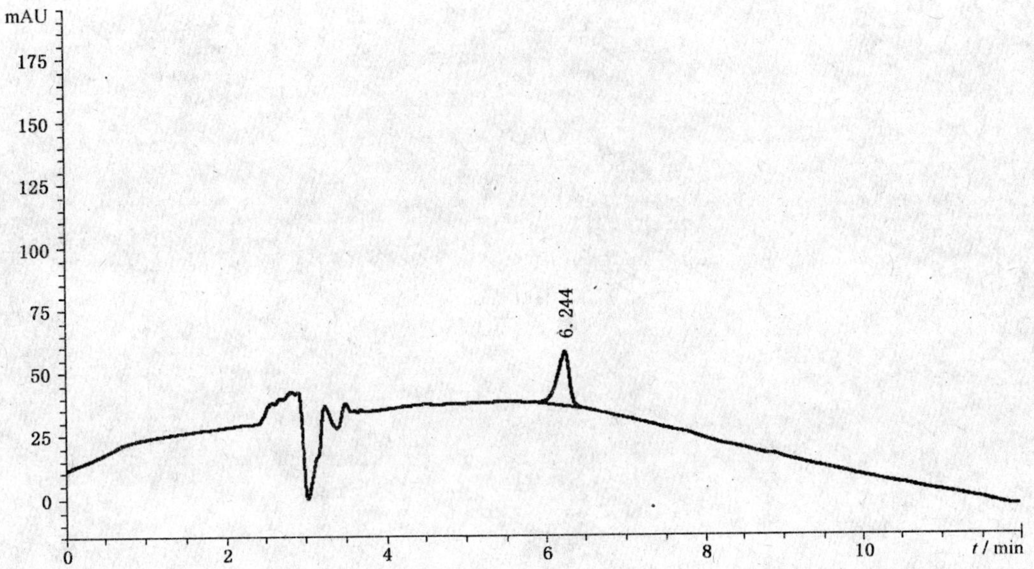

图 B.2　3,3-双(3-甲基-4-羟苯基)-2-吲哚酮标准物质苯基柱液相色谱图

SN

中华人民共和国出入境检验检疫行业标准

SN/T 2597—2010

食品接触材料　高分子材料
铅、镉、铬、砷、锑、锗迁移量的测定
电感耦合等离子体原子发射光谱法

Determination of lead, cadmium, chromium, arsenic, antimony, germanium migration quantity in polymer for food contact materials—Inductively coupled plasma atomic emission spectrometry method

2010-05-27 发布　　　　2010-12-01 实施

中华人民共和国国家质量监督检验检疫总局　发布

前　言

本标准按照 GB/T 1.1—2009 给出的规则起草。

本标准由国家认证认可监督管理委员会提出并归口。

本标准起草单位：中华人民共和国浙江出入境检验检疫局。

本标准主要起草人：鲁丹、赵珊红、鲍晓霞、章晓氡、朱晓雨、阮毅。

食品接触材料　高分子材料
铅、镉、铬、砷、锑、锗迁移量的测定
电感耦合等离子体原子发射光谱法

1　范围

本标准规定了食品接触材料中高分子材料铅、镉、铬、砷、锑、锗迁移量的电感耦合等离子体原子发射光谱测定方法。

本标准适用于食品接触材料中高分子材料铅、镉、铬、砷、锑、锗在水、3%(质量浓度)乙酸溶液、10%(体积分数)乙醇溶液和精制橄榄油四种食品模拟物中迁移量的测定。

2　规范性引用文件

下列文件对于本文件的应用是必不可少的。凡是注日期的引用文件，仅注日期的版本适用于本文件。凡是不注日期的引用文件，其最新版本(包括所有的修改单)适用于本文件。

GB/T 602　化学试剂　杂质测定用标准溶液的制备

GB/T 6682　分析实验室用水规格和试验方法

GB/T 23296.1　食品接触材料　塑料中受限物质　塑料中物质向食品及食品模拟物特定迁移试验和含量测定方法及食品模拟物暴露条件选择的指南

3　方法提要

食品模拟物试液经处理后，由载气带入等离子体，并以此作为激发光源，在等离子体光谱仪相应元素波长处测量其光谱强度，采用标准曲线法测定。

4　试剂和材料

除另有规定外，所用试剂均为优级纯，实验用水应符合 GB/T 6682 中规定的一级水。

4.1　冰乙酸(ρ=1.05 g/mL)。

4.2　无水乙醇。

4.3　精制橄榄油。

4.4　硝酸(ρ=1.4 g/mL)。

4.5　过氧化氢(30%)。

4.6　3%(质量浓度)乙酸溶液：称取 30 g(精确到 0.1 g)冰乙酸(4.1)于 1 L 容量瓶中，用水定容至刻度，混匀。

4.7　乙醇(1+9)：将 10 mL 无水乙醇(4.2)加入到 90 mL 水中并混匀。

4.8　硝酸(1+99)：取硝酸(4.4)1 mL 加入到 99 mL 的蒸馏水中并混匀。

4.9　单元素标准储备溶液：各元素标准溶液按 GB/T 602 方法配制，或直接使用标准物质，其质量浓度均为 1 000 μg/mL。

4.10　混合标准溶液：分别移取铅、镉、铬、砷、锑、锗的单元素标准储备溶液(4.9)1.00 mL 置于 100 mL 容量瓶中，用硝酸(4.8)稀释并定容至刻度，混匀后分别转移到洁净聚乙烯瓶中，上述溶液含 10 μg/mL 的铅、镉、铬、砷、锑、锗。

4.11　氩气：纯度≥99.99%。

5　仪器

5.1　电感耦合等离子体原子发射光谱仪。

5.2　干燥恒温箱。

5.3　电热板。

5.4　微波消解仪。

6　测定步骤

6.1　迁移试验

根据待测样品的预期用途和使用条件，按照 GB/T 23296.1 规定的迁移试验方法及试验条件，往待测容器中加入适当的食品模拟物至五分之四容积进行迁移试验。经充分混匀后，取部分食品模拟物试液用于分析。

6.2　食品模拟物试液的处理

6.2.1　水模拟物试液或乙酸模拟物试液可直接测定。

6.2.2　乙醇模拟物试液：移取 10.00 mL 乙醇模拟物试液于 250 mL 烧杯中，置于电热板上微沸蒸至约 1 mL(除去乙醇)，冷却后，将溶液转移至 10 mL 容量瓶中，用少量水冲洗烧杯 3 次以上，合并洗液并用硝酸(4.8)定容至刻度，混匀，待测。

6.2.3　精制橄榄油模拟物试液：移取 1.00 mL 精制橄榄油模拟物试液，置于 100 mL 微波消解罐中，加 5 mL 硝酸(4.4)和 2 mL 过氧化氢(4.5)。采用适当的消解程序或参照附录 A 条件进行消解。待消解罐冷却后，置电热板上赶酸至近干，将溶液转移至 2 mL 刻度离心管中，用硝酸(4.8)定容至刻度，混匀，待测。

6.3　空白试验

按照 6.2 方法处理没有与待测样品接触的食品模拟物试液。

6.4　仪器工作条件

选择适当的仪器工作条件或参照附录 B。

6.5　标准溶液

混合标准溶液系列由混合标准溶液(4.10)逐级稀释而成，用水或乙醇或精制橄榄油模拟物时，介质为硝酸(4.8)；用乙酸模拟物时，介质为乙酸(4.6)。标准溶液系列浓度见表 1。

表 1 标准溶液系列

单位为微克每毫升(μg/mL)

元素	标准溶液系列				
Pb	0.010	0.050	0.10	0.50	1.0
Cd	0.001 0	0.005 0	0.010	0.050	0.10
Cr	0.001 0	0.005 0	0.010	0.050	0.10
As	0.010	0.050	0.10	0.50	1.0
Sb	0.010	0.050	0.10	0.50	1.0
Ge	0.010	0.050	0.10	0.50	1.0
注：可根据仪器的灵敏度及样品中被测元素的实际含量确定标准溶液系列中元素的具体浓度。					

6.6 校准曲线

测定空白溶液的发射净强度后，按顺序由低到高分别测定混合标准溶液系列中各元素的发射净强度，根据发射净强度和对应的元素浓度绘制校准曲线。采用单点法的仪器，可视样品含量要求，合理选择高、低标准。

6.7 待测试液测定

分别测定待测试液中各被测元素的发射净强度，从校准曲线上计算出各被测元素的含量。若测定结果超出校准曲线范围，以硝酸(4.8)或乙酸(4.6)稀释后再进行测定。若灵敏度不足时，取食品模拟物试液经蒸发、浓缩、定容后再进行测定。

7 结果计算

7.1 水或乙酸或乙醇作食品模拟物

铅、镉、铬、砷、锑、锗的迁移量以 X_i 表示，按式(1)计算：

$$X_i = \frac{(c_i - c_{0i}) \times 1\,000}{1\,000} \qquad \cdots\cdots(1)$$

式中：

X_i——铅、镉、铬、砷、锑、锗的迁移量，单位为毫克每升(mg/L)；

c_i——待测试液中被测元素的含量，单位为微克每毫升(μg/mL)；

c_{0i}——空白溶液中被测元素的含量，单位为微克每毫升(μg/mL)。

7.2 精制橄榄油作食品模拟物

铅、镉、铬、砷、锑、锗的迁移量以 X_i 表示，按式(2)计算：

$$X_i = \frac{(c_i - c_{0i}) \times 2 \times 1\,000}{1\,000} \qquad \cdots\cdots(2)$$

式中：

X_i——铅、镉、铬、砷、锑、锗的迁移量，单位为毫克每升(mg/L)；

c_i——待测试液中被测元素的含量，单位为微克每毫升(μg/mL)；

c_{0i}——空白溶液中被测元素的含量，单位为微克每毫升(μg/mL)。

8 测定低限和回收率

8.1 测定低限

测定低限(LOQ)见表2。

表2 方法的测定低限(LOQ)

单位为毫克每升(mg/L)

元素	测定低限	
	水、3%乙酸、10%乙醇模拟物	精制橄榄油模拟物
铅	0.010	0.020
镉	0.001 0	0.002 0
铬	0.001 0	0.002 0
砷	0.010	0.020
锑	0.010	0.020
锗	0.010	0.020

8.2 回收率

各元素的添加浓度及其回收率的实验数据见表3。

表3 各元素的添加浓度及其回收率的实验数据

添加元素	添加浓度/(mg/L)	回收率/%
铅	0.010(水、3%乙酸、10%乙醇模拟物)	86.7～104
	0.10(水、3%乙酸、10%乙醇模拟物)	86.6～103
	0.20(水、3%乙酸、10%乙醇模拟物)	88.5～104
	0.020(精制橄榄油模拟物)	86.0～102
	0.10(精制橄榄油模拟物)	87.7～103
	0.20(精制橄榄油模拟物)	87.5～104
镉	0.001 0(水、3%乙酸、10%乙醇模拟物)	86.5～102
	0.050(水、3%乙酸、10%乙醇模拟物)	94.2～104
	0.10(水、3%乙酸、10%乙醇模拟物)	91.1～99.6
	0.002 0(精制橄榄油模拟物)	86.0～102
	0.050(精制橄榄油模拟物)	93.8～104
	0.10(精制橄榄油模拟物)	92.2～97.0
铬	0.001 0(水、3%乙酸、10%乙醇模拟物)	86.8～97.3
	0.10(水、3%乙酸、10%乙醇模拟物)	91.0～104
	0.20(水、3%乙酸、10%乙醇模拟物)	90.5～98.5
	0.002 0(精制橄榄油模拟物)	88.0～102
	0.10(精制橄榄油模拟物)	90.6～104
	0.20(精制橄榄油模拟物)	91.0～98.0

表 3 各元素的添加浓度及其回收率的实验数据（续）

添加元素	添加浓度/(mg/L)	回收率/%
砷	0.010(水、3%乙酸、10%乙醇模拟物)	85.8～106
	0.10(水、3%乙酸、10%乙醇模拟物)	86.1～104
	0.20(水、3%乙酸、10%乙醇模拟物)	87.0～103
	0.020(精制橄榄油模拟物)	85.5～104
	0.10(精制橄榄油模拟物)	87.7～103
	0.20(精制橄榄油模拟物)	88.0～102
锑	0.010(水、3%乙酸、10%乙醇模拟物)	85.5～105
	0.050(水、3%乙酸、10%乙醇模拟物)	84.2～105
	0.10(水、3%乙酸、10%乙醇模拟物)	89.5～102
	0.020(精制橄榄油模拟物)	84.5～107
	0.050(精制橄榄油模拟物)	85.6～105
	0.10(精制橄榄油模拟物)	88.5～102
锗	0.010(水、3%乙酸、10%乙醇模拟物)	88.0～105
	0.10(水、3%乙酸、10%乙醇模拟物)	87.6～105
	0.20(水、3%乙酸、10%乙醇模拟物)	90.5～101
	0.020(精制橄榄油模拟物)	84.5～103
	0.10(精制橄榄油模拟物)	86.1～105
	0.20(精制橄榄油模拟物)	90.5～101

附　录　A
（资料性附录）
微波消解参考程序[1)]

表 A.1　微波消解参考程序

步　　骤	Step1	Step2	Step3	Step4	Step5
功率/W	250	0	250	400	450
时间/min	1	2	5	6	6

1）　非商业性声明：附录 A 所列参数是在 MLS-1200MEGO 上完成，此处列出试验用仪器型号仅是为了提供参考，并不涉及商业目的，鼓励标准使用者尝试不同厂家和型号的仪器。

附 录 B
（资料性附录）
仪器参考工作条件[2)]

表 B.1 仪器参考工作条件

项 目	工作参数
检测器	Vista Chip CCD
发射功率/kW	1.20(乙酸 4.1.2),选 1.30)
工作频率/MHz	40
等离子气流量/(L/min)	15.0
辅助气流量/(L/min)	1.50
雾化气流量/(L/min)	0.70
积分时间/s	6
积分次数	3
扣除背景方式	Fitted 光谱拟合技术
待测元素分析波长/nm	Pb220.35,Cd226.50,Cr267.72,As188.98,Sb217.58,Ge265.12

2) 非商业性声明:附录 B 所列参数是在 VARIAN VISTA PRO ICP-AES 上完成,此处列出试验用仪器型号仅是为了提供参考,并不涉及商业目的,鼓励标准使用者尝试不同厂家和型号的仪器。

SN

中华人民共和国出入境检验检疫行业标准

SN/T 2738—2010

出口食品接触材料 高分子材料 聚甲基丙烯酸甲酯食品模拟物中紫外吸光度的测定

Food contact materials for export—Polymers—Determination of ultraviolet-absorbance in food simulants of PMMA

2010-11-01 发布　　　　2011-05-01 实施

中华人民共和国国家质量监督检验检疫总局 发布

前　言

本标准按照 GB/T 1.1—2009 给出的规则起草。

本标准参照美国 FDA《177.1010　半刚性和刚性的丙烯酸和改性丙烯酸塑料》(177.1010 Acrylic and modified acrylic plastics, semirigid and rigid. 2003 CFR Tilte21, volum 3)中“提取物紫外吸收度的测定方法”制定。

本标准由国家认证认可监督管理委员会提出并归口。

本标准主要起草单位:中华人民共和国海南出入境检验检疫局。

本标准主要起草人:卓海华、徐莉、刘明奇、陈文慧、庞书南、苏丽、黄海民。

出口食品接触材料　高分子材料
聚甲基丙烯酸甲酯食品模拟物中
紫外吸光度的测定

1　范围

本标准规定了食品接触材料聚甲基丙烯酸甲酯食品模拟物中紫外吸光度的测定方法。

本标准适用于聚甲基丙烯酸甲酯食品模拟物中紫外吸光度的测定。

2　规范性引用文件

下列文件对于本文件的应用是必不可少的。凡是注日期的引用文件，仅注日期的版本适用于本文件。凡是不注日期的引用文件，其最新版本(包括所有的修改单)适用于本文件。

GB/T 9721　化学试剂　分子吸收分光光度法通则

3　原理

根据待测样品的预期用途和使用条件，选择适合的食品模拟物(蒸馏水、8%乙醇溶液、50%乙醇溶液和 n-庚烷)和迁移条件，提取试样中的聚甲基丙烯酸甲酯，在波长 220 nm～360 nm 范围内选定最大吸收波长，用 5 cm 石英比色皿，测定溶液的吸光度值。

4　试剂与材料

4.1　对甲氧基苯酚：分析纯，熔点 54 ℃～56 ℃。

4.2　蒸馏水：一级水，用空气作参比，在波长范围 245 nm～310nm 内的任意波长，用 5 cm 石英比色皿测定，吸光度都不应超过 0.03。

4.3　8%乙醇溶液：量取 40 mL 无水乙醇于 500 mL 容量瓶中，用蒸馏水定容至刻度。用蒸馏水作参比，在波长范围 245 nm～310 nm 内的任意波长，用 5 cm 石英比色皿测定，吸光度都不应超过 0.01。

4.4　50%乙醇溶液：量取 250 mL 无水乙醇于 500 mL 容量瓶中，用蒸馏水定容至刻度。用蒸馏水作参比，在波长范围 245 nm～310 nm 内的任意波长，用 5 cm 石英比色皿测定，吸光度都不应超过 0.05。

4.5　n-庚烷：化学纯，使用前经 98 ℃沸腾蒸馏提纯。用蒸馏水作参比，用 5 cm 石英比色皿测定，波长为 245 nm 时，吸光度不应超过 0.15，波长为 260 nm 时，吸光度不应超过 0.09，波长为 270 nm 时，吸光度不应超过 0.04，波长范围为 280 nm～310 nm 内的任意波长，吸光度不应超过 0.02。

4.6　1.0 mg/kg 对甲氧基苯酚溶液：准确称取 0.01 g 对甲氧基苯酚(精确至 0.001 g)于 100 mL 容量瓶中，用蒸馏水溶解并定容至刻度，吸取 1 mL 该溶液至另一个 100 mL 容量瓶中，用蒸馏水定容至刻度。

5　仪器与设备

5.1　紫外-可见分光光度计：仪器的波长、分辨率以及吸光度的准确度应符合 GB/T 9721 的规定，配光程长为 5 cm 的石英比色皿。

5.2 干燥器。

5.3 烧杯:500 mL,带玻璃盖。

6 样品制备

从待测的材料中剪成约长 6.35 cm,宽 2.16 cm,厚 0.32 cm,总暴露表面积不超过 32.25 cm^2 ± 3.2 cm^2 大小的试样。先用热水(60 ℃以上)冲洗试样,刷净,再用蒸馏水冲洗,然后在无尘区域或干燥器中风干,待提取。

7 测定步骤

7.1 提取

将样品放至干净的烧杯(5.3)中,根据待测样品的预期用途和使用条件,选用一种或多种食品模拟物,按样品每平方厘米面积加入 1.5 mL 食品模拟物,加入总量应在 45 mL~55 mL 之间。所加入的食品模拟物应在提取测试温度下预先平衡,盖上玻璃盖,根据附录 A 表 A.2 中所规定选择合适的食品模拟物、温度和时间,浸泡提取,冷却至室温,待测。

7.2 测定

7.2.1 最大吸收波长

配制 1.0 mg/kg 的对甲氧基苯酚溶液(4.6),加入到 5 cm 石英比色皿中,以蒸馏水进行参比,在 220 nm~360 nm 内扫描,测定其最大吸收波长 λ_{max}。

7.2.2 校正因子

用 5 cm 石英比色皿,在最大吸收波长 λ_{max} 处,测量 1.0 mg/kg 对甲氧基苯酚溶液的吸光度,测得值应大于 0.08,低于 0.14,重复测量两次,按式(1)计算校正因子:

$$f=\frac{0.11}{\overline{A}} \qquad \cdots\cdots(1)$$

式中:

f ——校正因子;

$\overline{A}$ ——1.0 mg/kg 对甲基苯酚溶液最大波长处的吸光度值;

0.11——1.0 mg/kg 对甲基苯酚溶液在 280 nm 波长下用 5 cm 石英比色皿应测得的吸光度值。

7.2.3 空白试验

除不加入样品外,按 7.1 规定制备空白溶液,以相应模拟物作参比,用 5 cm 石英比色皿在最大波长 λ_{max} 下,测定空白溶液的紫外吸光度,作为空白值。

7.2.4 紫外吸收提取物的测定

按 7.1 规定制得的食品模拟物,加入到 5 cm 的石英比色皿中,同时以相应模拟物作参比。测定食品模拟物在最大波长 λ_{max} 下的吸光度值,按式(2)计算模拟物的吸光度:

$$A=(A_1-A_0)\times f \qquad \cdots\cdots(2)$$

式中：

A ——经校正后获得食品模拟物在最大波长 λ_{max} 处所测的吸光度值；

A_1——食品模拟物在最大波长 λ_{max} 处测得的吸光度值；

A_0——空白溶液在最大波长 λ_{max} 处测得的吸光度值；

f ——校正因子。

7.3 结果表示

结果表示到小数点后三位。

8 精密度

在重复性条件下得到的两次测定结果绝对差值不超过算术平均值的10%。

附 录 A
（规范性附录）
食物种类及模拟物测定条件

表 A.1 食物原料和成品的种类

种类	食物原料和成品	
Ⅰ	非酸性的，水性产品；可以含有糖、盐或两者(pH 值 5.0 以上)	
Ⅱ	酸性，水性产品；可能含有糖、盐或两者，包括低脂或高脂含量的油水型乳化液	
Ⅲ	水性，酸性或非酸性无油或无脂产品；可能含有盐，包括含有低或高脂肪含量包水油型乳化液	
Ⅳ	乳制品和改良乳制品	A 包水油型乳化液，高脂肪或低脂肪
		B 油水型乳化液，高脂肪或低脂肪
Ⅵ	低水分油脂和食油	
Ⅶ	饮料	A 含有 8%以下酒精
		B 非酒精性
		C 含 8%以上酒精
Ⅷ	除了本表第八或第九所列的烘焙食品以外的其他类型	A 表面含有游离脂肪或油的潮湿的烘焙食品
		B 表面不含有游离脂肪或油的潮湿的烘焙食品
Ⅸ	表面不含游离脂肪或油的干固体(很多的测试无要求)	
Ⅺ	表面含有游离脂肪或油的干固体	

表 A.2 使用食品模拟物测定的时间和温度条件

使用条件	食物种类(见表 A.1)	食品模拟溶剂			
		水	n-庚烷	8%酒精	50%酒精
		时间和温度	时间和温度	时间和温度	时间和温度
A 高温热灭菌(例如:超过 100 ℃)	Ⅰ,Ⅳ-B,Ⅶ-B	121 ℃,2 h	—	—	—
	Ⅲ,Ⅳ-A,Ⅶ-A	121 ℃,2 h	65.5 ℃,2 h	—	—
B 沸水消毒	Ⅱ,Ⅶ-B	37.7 ℃,30 min	—	—	—
	Ⅲ,Ⅶ-A	37.7 ℃,30 min	48.8 ℃,30 min	—	—
C 热用或 65.5 ℃以上巴氏杀菌	Ⅱ,Ⅳ-B,Ⅶ-B	沸腾冷却至 37.7 ℃	—	—	—
	Ⅲ,Ⅳ-A,Ⅶ-A		48.8 ℃,15 min	—	—
	Ⅴ,Ⅸ	—	48.8 ℃,15 min	—	—
D 热用或 65.5 ℃以下巴氏杀菌	Ⅱ,Ⅳ-B,Ⅵ-B,	—	—	—	—
	Ⅶ-B	65.5 ℃,2 h	—	—	—
	Ⅲ,Ⅳ-A,Ⅶ-A	65.5 ℃,2 h	37.7 ℃,30 min	—	—
	Ⅴ,Ⅸ.	—	37.7 ℃,30 min	—	—
	Ⅵ-A	—	—	65.5 ℃,2 h	—
	Ⅵ-C			—	65.5 ℃,2 h

表 A.2(续)

使用条件	食物种类 (见表 A.1)	食品模拟溶剂			
		水	*n*-庚烷	8%酒精	50%酒精
		时间和温度	时间和温度	时间和温度	时间和温度
E 室温使用和储存(在容器中无热处理)	Ⅰ,Ⅱ,Ⅳ-B,Ⅵ-B,	48.8 ℃,24 h	—	—	—
	Ⅶ-B	48.8 ℃,24 h	—	—	—
	Ⅲ,Ⅳ-A,Ⅶ-A	48.8 ℃,24 h	21.1 ℃,30 min	—	—
	Ⅴ.Ⅸ.	—	21.1 ℃,30 min	—	—
	Ⅵ-A	—	—	48.8℃,24 h	—
	Ⅵ-C	—	—	—	48,8 ℃,24 h
F 冷藏(在容器中无热处理)	Ⅲ,Ⅳ-A,Ⅶ-A	21.1 ℃,48 h	21.1 ℃,30 min	—	—
	Ⅰ,Ⅱ,Ⅳ-B,Ⅵ-B,	21.1 ℃,48 h	—	—	—
	Ⅶ-B	21.1 ℃,48 h	—	—	—
	Ⅵ-A	—	—	21.1℃,48 h	—
	Ⅵ-C	—	—	—	21.1 ℃,48 h
G 冷冻(在容器中无热处理)	Ⅰ,Ⅱ,Ⅳ-B,Ⅵ-B	21.1 ℃,24 h	—	—	—
	Ⅲ,Ⅶ-A	21.1 ℃,24 h	21.1 ℃,30 min	—	—
H 冷冻或冷藏:使用时,在容器中预加热的食品					
1. 水性,水行型或油水型乳化液,高或低脂肪	Ⅰ,Ⅱ,Ⅳ-B,Ⅵ-B	100 ℃,30 min	—	—	—
2. 水性,高脂肪低脂肪或无油无脂	Ⅲ,Ⅳ-A,Ⅶ-A,Ⅸ	100 ℃,30 min	48.8 ℃,30 min	—	—

SN

中华人民共和国出入境检验检疫行业标准

SN/T 2741—2010

出口食品接触材料检测方法 高分子材料 异氰酸酯含量的测定 高效液相色谱法

Food contact materials for export—Polymer materials—Determination of isocyanates by high performance liquid chromatography

2010-11-01 发布 2011-05-01 实施

中华人民共和国
国家质量监督检验检疫总局 发布

前　言

本标准按照GB/T 1.1—2009给出的规则起草。

本标准参照欧盟EN 13130-8:2005《食品接触材料及制品　塑料中受限制物质　第8部分:塑料中异氰酸酯含量的测定》(英文版)制定。

本标准由国家认证认可监督管理委员会提出并归口。

本标准起草单位:中华人民共和国山东出入境检验检疫局。

本标准主要起草人:陶强、黄红花、冯真真、万敏、庞士平。

出口食品接触材料检测方法　高分子材料
异氰酸酯含量的测定
高效液相色谱法

1　范围

本标准规定了食品接触材料用高分子材料中异氰酸酯含量的测定方法。

本标准适用于采用聚氨酯制作的食品接触材料中异氰酸酯含量的测定。

本标准规定聚氨酯高分子材料中 2,6-甲苯二异氰酸酯、2,4-甲苯二异氰酸酯、六亚甲基二异氰酸酯、环己基异氰酸酯、1,5-萘二异氰酸酯和苯基异氰酸酯的测定低限均为 0.1 mg/kg。

2　规范性引用文件

下列文件对于本标准的应用是必不可少的。凡是注日期的引用文件，仅注日期的版本适用于本文件。凡是不注日期的引用文件，其最新版本(包括所有的修改单)适用于本文件。

GB/T 6682　分析实验室用水规格和试验方法

SN/T 2280—2009　食品接触材料及制品　塑料中物质向食品和食品模拟物特定迁移试验方法和塑料中物质含量测定以及塑料暴露于食品模拟物中条件选择的指南测定以及塑料暴露于食品模拟物中条件选择的指南

3　试验原理

试样经二氯甲烷提取后，与 9-*N*-甲氨基甲基蒽进行衍生反应，衍生产物采用高效液相色谱柱分离，荧光检测器进行测定，外标法定量。

4　试剂和材料

除另有规定外，所有试剂均为分析纯，水为 GB/T 6682 规定的一级水。

4.1　分析物

4.1.1　2,6-甲苯二异氰酸酯 $CH_3C_6H_3(NCO)_2$。

4.1.2　2,4-甲苯二异氰酸酯 $CH_3C_6H_3(NCO)_2$。

4.1.3　六亚甲基二异氰酸酯 $OCNC_6H_{12}NCO$。

4.1.4　环己基异氰酸酯 $C_6H_{11}NCO$。

4.1.5　1,5-萘二异氰酸酯 $C_{10}H_6(NCO)_2$。

4.1.6　苯基异氰酸酯 C_6H_5NCO。

注：所有标准物质的纯度都应大于 99%。

4.2　试剂

4.2.1　二氯甲烷(DCM，CH_2Cl_2)，水含量＜30×10^{-6}，二氯甲烷在使用之前应当通过分子筛(5Å)干燥 24 h。

4.2.2　乙醚[$(C_2H_5)_2O$],纯度至少为99%。

4.2.3　9-*N*-甲氨基甲基蒽(MAMA,$CH_3NHCH_2C_{14}H_9$),纯度大于99%。

4.2.4　*N*,*N*-二甲基甲酰胺[$HCON(CH_3)_2$],纯度大于99%。

4.2.5　磷酸(H_3PO_4),分析纯。

4.2.6　衍生化试剂(0.26 mg/mL):准确称取0.013 g的MAMA(4.2.3),精确至0.1 mg,置于50 mL的容量瓶中,加入二氯甲烷(4.2.1)至刻度线,充分摇匀,避光保存。由于该衍生试剂遇光不稳定,每次使用前需重新配置。

4.2.7　衍生物溶剂:用量筒量取50 mL*N*,*N*-二甲基甲酰胺(4.2.4)加入到100 mL的容量瓶中,加入40 mL乙腈,用水定容。

4.2.8　单个异氰酸酯标准品储备液(1 000 μg/mL):准确称取0.01 g异氰酸酯标准物质(4.1),精确至0.1 mg,二氯甲烷(4.2.1)溶解后转移至10 mL的容量瓶中,二氯甲烷(4.2.1)定容,可以采用超声波加速溶解。储备液于-20 ℃温度下避光干燥保存。重复上述步骤制备第二份储备溶液。

4.2.9　单个异氰酸酯的标准中间溶液(100 μg/mL):准确量取5 mL的二氯甲烷(4.2.1)于10 mL的容量瓶中,用带有针头的玻璃注射器(5.3)移取1.0 mL标准储备液(4.2.8)置于容量瓶中,在储备液分散之前确保注射器针头完全浸没到二氯甲烷中。向容量瓶中加入二氯甲烷(4.2.1)稀释至刻度线,充分摇匀。标准中间液于-20 ℃温度下避光干燥保存。采用第二份标准品储备液重复上述步骤制备第二份标准中间溶液。

4.2.10　单个异氰酸酯的标准工作液(1 μg/mL):准确量取5 mL的二氯甲烷(4.2.1)置于10 mL的容量瓶中,用带有针头的玻璃注射器(5.3)移入100 μL异氰酸酯标准中间溶液(4.2.9)置于容量瓶中,在储备液分散之前确保注射器针头完全浸没到二氯甲烷中。向容量瓶中加入二氯甲烷(4.2.1)稀释至刻度线,充分摇匀。标准工作液于-20 ℃温度下避光干燥保存。

4.2.11　混合异氰酸酯标准工作液:分别量取5 mL二氯甲烷于6个10 mL容量瓶中,依次移入0.00 mL、0.01 mL、0.05 mL、0.10 mL、0.25 mL、0.50 mL各异氰酸酯标准中间溶液(4.2.9),二氯甲烷(4.2.1)定容,混匀,得到各异氰酸酯的浓度分别为0.0 mg/L、0.1 mg/L、0.5 mg/L、1.0 mg/L、2.5 mg/L、5.0 mg/L的混合标准工作液。该混合标准工作液-20 ℃避光干燥保存。对于每一种异氰酸酯,利用单一的稀释液,重复上述步骤。

注:衍生化试剂应当在环境温度条件下避光保存,在这一条件下能够稳定两个星期。

5　仪器和设备

5.1　高效液相色谱仪:带有荧光检测器。

5.2　玻璃瓶:20 mL,配聚四氟乙烯瓶盖,使用前应干燥,用乙醚淌洗,烘箱中干燥4 h(105 ℃),存放于干燥器中。

5.3　带有针头的玻璃注射器:10 μL、100 μL、500 μL、1 000 μL。

5.4　水相滤膜:0.45 μm。

5.5　pH计。

5.6　分析天平:感量0.000 1 g、0.01 g。

5.7　量筒:50 mL。

5.8　容量瓶:10 mL、50 mL、100 mL。

6　样品前处理

6.1　取样和保存

按照SN/T 2280中的规定进行取样和保存。待测的高分子材料样品应是有代表性的材料和物品。

6.2 试验样品的提取和衍生

选择有代表性的样品，准确称取1 g，精确到0.01 g，置于玻璃瓶(5.2)中，尽可能地切成小片。加入10 mL的二氯甲烷(4.2.1)和1 mL衍生化试剂(4.2.6)，将玻璃瓶密封，振荡12 h，将提取液转移到另一个玻璃瓶(5.2)中，氮气浓缩至体积为5 mL左右。将玻璃瓶密封，并在−20 ℃条件下保存。在提取过的试样中再加入10 mL的二氯甲烷(4.2.1)，将瓶口密封，振荡12 h。合并提取液，氮气浓缩蒸发至干。加入10 mL的衍生物溶剂(4.2.7)，超声溶解，将溶液通过0.45 μm的滤膜(5.4)过滤，待上机测定。平行制样两份。

注：衍生化试剂MAMA对光敏感，提取、衍生过程应在避光条件下进行。

6.3 基质标准工作液的配制

分别称取6个剪碎的空白试样1 g，精确至0.01 g，放入6个玻璃瓶(5.2)中，加入10 mL二氯甲烷(4.2.1)、1 mL衍生化试剂(4.2.6)和1 mL各浓度混合标准工作液(4.2.11)，试样中各异氰酸酯浓度分别为0.0 mg/kg、0.1 mg/kg、0.5 mg/kg、1.0 mg/kg、2.5 mg/kg、5.0 mg/kg，以下提取步骤按照6.2进行。

6.4 空白样品的制备

对不含有异氰酸酯的空白试样按6.2进行处理。

7 测定

7.1 液相色谱条件

液相色谱条件如下：

a) 色谱柱：C_{18}柱，长50 mm，内径4.6 mm，粒度5 μm或相当者；

b) 流动相A：制备0.1%(质量浓度)的磷酸(4.2.5)水溶液，流动相B：乙腈。洗脱梯度见表1：

表1 洗脱梯度表

时间 min	A %	B %
0	40	60
3	20	80
3.5	5	95
3.6	40	60

c) 流速：1.0 mL/min；

d) 激发波长：254 nm；

e) 发射波长：412 nm；

f) 柱温：30 ℃；

g) 进样量：5 μL。

7.2 衍生物色谱峰的确认

分别吸取100 μL各异氰酸酯标准中间液(4.2.9)于6个玻璃瓶(5.2)中，加入1 mL衍生化试剂

(4.2.6),密封,避光反应 30 min,氮气浓缩至干,再加入 10 mL 衍生物溶剂(4.2.7),混匀,按照 7.1 的色谱条件测定,确定各衍生物的保留时间。标准溶液衍生物色谱图参见附录 A。

7.3 基质标准曲线的绘制

按照 7.1 的色谱条件,对基质标准工作液进行测定,以试样中各异氰酸酯浓度为横坐标,单位以每千克材料中含有的异氰酸酯毫克数表示(mg/kg),以各异氰酸酯衍生物色谱峰峰面积为纵坐标,绘制标准工作曲线,得到线性方程。

7.4 试样测定

按照 7.1 的色谱条件,对 6.2 的待测液和 6.4 中的空白试样进行测定,根据各异氰酸酯衍生物保留时间,确定试样中异氰酸酯的种类,扣除空白值,得到各异氰酸酯衍生物色谱峰面积。

8 结果计算

8.1 异氰酸酯单体含量的计算

异氰酸酯单体含量按照式(1)进行计算。

$$c=\frac{A-b}{a} \qquad \cdots\cdots(1)$$

式中:

c——试样中异氰酸酯单体的浓度,单位为毫克每千克(mg/kg);

A——样液中异氰酸酯单体衍生物的峰面积;

b——基质标准工作曲线截距;

a——基质标准工作曲线斜率。

计算结果以平行测定值的算术平均值表示,保留两位有效数字。

8.2 异氰酸酯总量的计算

异氰酸酯总量以 NCO 计,各异氰酸酯单体含量乘以转化系数可转化为单体对应的 NCO 含量,各 NCO 含量加合后得到试样中异氰酸酯的总量,单位以每千克材料中含有 NCO 的毫克数(mg/kg)表示。各单体的转化系数见表 2。

表 2 异氰酸酯单体转化系数表

序号	异氰酸酯单体名称	转化因子
1	2,6-甲苯二异氰酸酯	0.483
2	2,4-甲苯二异氰酸酯	0.483
3	六亚甲基二异氰酸酯	0.500
4	环己基异氰酸酯	0.336
5	1,5-萘二异氰酸酯	0.400
6	苯基异氰酸酯	0.353

9 精密度和测定低限

9.1 精密度

在重复性条件下，获得的两次独立测定结果的绝对差值不得超过算术平均值的10%。

9.2 测定低限

实验室内测定各异氰酸酯的检测低限均为0.1 mg/kg。

附　录　A
（资料性附录）
标准溶液中异氰酸酯衍生物色谱图

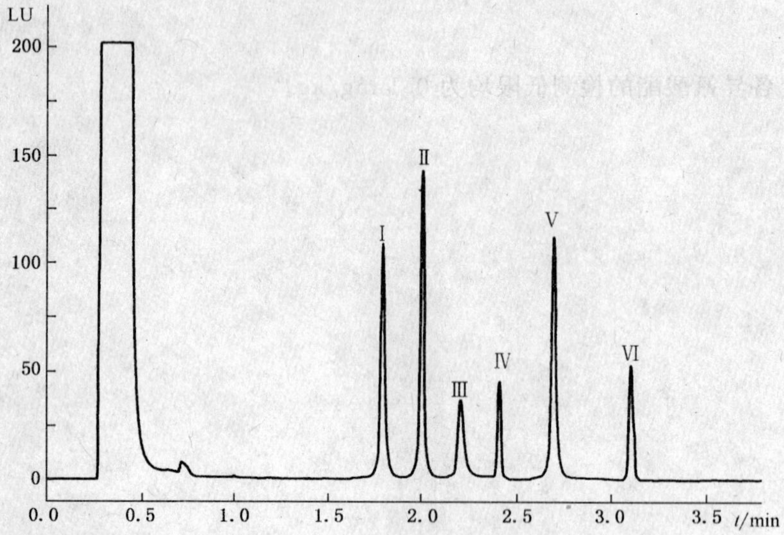

Ⅰ——苯基异氰酸酯；
Ⅱ——环己基异氰酸酯；
Ⅲ——2,4-甲苯二异氰酸酯；
Ⅳ——2,6-甲苯二异氰酸酯；
Ⅴ——1,5-萘二异氰酸酯；
Ⅵ——六亚甲基二异氰酸酯。

图 A.1　标准溶液中异氰酸酯衍生物色谱图

SN

中华人民共和国出入境检验检疫行业标准

SN/T 2808—2011

出口食品接触材料 高分子材料 食品模拟物中3-氯-1,2环氧丙烷的测定 气相色谱-质谱法

Food contact materials for export—Polymers—Determination of epichlorohydrin in food simulants—Gas chromatography-mass spectrometry method

2011-02-25 发布

2011-07-01 实施

中华人民共和国国家质量监督检验检疫总局 发布

前　言

本标准按照 GB/T 1.1—2009 给出的规则起草。

本标准由国家认证认可监督管理委员会提出并归口。

本标准起草单位：中华人民共和国山东出入境检验检疫局、中华人民共和国厦门出入境检验检疫局。

本标准主要起草人：王境堂、孙忠松、赵亮、张秀琍、宫萍、刘靖靖、张晓文、宋云峰。

出口食品接触材料 高分子材料
食品模拟物中 3-氯-1,2 环氧丙烷的测定
气相色谱-质谱法

1 范围

本标准规定了食品接触材料高分子材料食品模拟物中 3-氯-1,2 环氧丙烷的气相色谱-质谱测定方法。

本标准适用于食品接触材料高分子材料食品模拟物中 3-氯-1,2 环氧丙烷的测定。

2 规范性引用文件

下列文件对于本文件的应用是必不可少的。凡是注日期的引用文件,仅注日期的版本适用于本文件。凡是不注日期的引用文件,其最新版本(包括所有的修改单)适用于本文件。

GB/T 6682 分析实验室用水规格和试验方法

GB/T 23296.1 食品接触材料 塑料中受限物质 塑料中物质向食品及食品模拟物特定迁移试验和含量测定方法以及食品模拟物暴露条件选择的指南

3 原理

试样中 3-氯-1,2 环氧丙烷经食品模拟物浸出后,水基食品模拟物经二氯甲烷萃取,用气相色谱-质谱联用仪测定;精炼橄榄油模拟物经乙腈萃取,脱脂棉净化后,用气相色谱-质谱联用仪测定。外标法定量。

4 试剂和材料

除另有规定外,所用试剂均为分析纯,实验用水应符合 GB/T 6682 中规定的二级水。

4.1 乙酸。

4.2 无水乙醇。

4.3 精炼橄榄油。

4.4 乙腈。

4.5 正己烷:色谱纯。

4.6 氨水。

4.7 二氯甲烷:重蒸馏。

4.8 氯化钠。

4.9 食品模拟物(包括水基食品模拟物 A、B、C 和脂类食品模拟物 D):

4.9.1 模拟物 A:蒸馏水。

4.9.2 模拟物 B:30 g/L 乙酸溶液,将 30 g 乙酸稀释于蒸馏水中并定容至 1 000 mL。

4.9.3 模拟物 C:乙醇溶液(1+9),将 100 mL 无水乙醇稀释于蒸馏水中并定容至 1 000 mL。

4.9.4 模拟物 D：精炼橄榄油。

4.10 标准物质和标准溶液：

4.10.1 3-氯-1,2 环氧丙烷标准物质：纯度大于等于 99.9%。

4.10.2 标准溶液。

4.10.2.1 3-氯-1,2 环氧丙烷标准储备溶液(1 000.0 mg/L)：准确称取 3-氯-1,2 环氧丙烷标准物质 25.0 mg(精确至 0.1 mg)，用二氯甲烷定量转移至 25.0 mL 容量瓶中并稀释至刻度。其浓度为 1 000.0 mg/L,4 ℃下密封保存。

注：标准储备液配制溶剂要与模拟物萃取液相匹配。

4.10.2.2 3-氯-1,2 环氧丙烷标准中间溶液(50 mg/L)：准确移取 3-氯-1,2 环氧丙烷标准储备溶液 5.00 mL于 100.0 mL 容量瓶中，用二氯甲烷稀释至刻度。其浓度为 50.0 mg/L,4 ℃下密封保存。

4.10.2.3 3-氯-1,2 环氧丙烷标准工作溶液：根据需要，取适量的 3-氯-1,2 环氧丙烷标准中间溶液，水基食品模拟物标准工作液的浓度范围为 0.05、0.1、0.5、1、2 mg/L；精炼橄榄油模拟物标准工作液的浓度范围为 0.5、1、2、5、10 mg/L。4 ℃下密封保存。

注：若在检测样品过程中检出 3-氯-1,2-环氧丙烷的量超出上述标准溶液的浓度范围，则应按检测样品量确定标准溶液的浓度范围。

5 仪器和设备

5.1 气相色谱-质谱联用仪(GC-MS)。

5.2 振摇仪。

5.3 分析天平。

5.4 微量进样针：10 μL。

5.5 分液漏斗。

5.6 涡流混匀器。

6 测定步骤

6.1 迁移试验

根据 GB/T 23296.1 规定，按照待测样品的预期用途和使用条件，用适当的模拟物(4.9)进行待测样品的迁移试验，试验所得的模拟物按要求分别进行处理。

6.2 模拟物处理

6.2.1 水基食品模拟物

准确移取迁移试验得到的水基食品模拟物 50 mL，放入 125 mL 分液漏斗中，加入 1.5 g 氯化钠，振摇溶解，准确加入 5.0 mL 二氯甲烷，振摇 1 min。静置分层，滤纸卷成小条，擦干分液漏斗茎管内的水珠，放出下层二氯甲烷萃取液，于离心管中，盖塞。按照上述步骤，再次准确加入二氯甲烷 5 mL，萃取模拟物，合并萃取液于同一离心管中，用气相色谱-质谱测定。

6.2.2 精炼橄榄油模拟物

准确称取迁移试验得到的精炼橄榄油模拟物 50 g，放入 125 mL 分液漏斗中，加入 40 mL 乙腈，振摇 1 min，静置分层。放出下层精炼橄榄油模拟物于另一分液漏斗中。按上述步骤，分两次加入 30 mL 乙腈，萃取精炼橄榄油模拟物。合并乙腈萃取液，过脱脂棉后，定容 100 mL，用气相色谱-质谱测定。

6.3 测定

6.3.1 气相色谱-质谱工作条件

由于测试结果取决于所使用的仪器,因此不可能给出色谱分析的通用参数,设定的参数应保证色谱测定时,被测组分与其他组分能够得到有效的分离。采用下列操作条件已被证明对测试是合适的:

a) 色谱柱:石英毛细管柱 HP-INNOWax 石英毛细管柱 60 m×0.25 mm×0.25 μm 或相当者;
b) 载气:He,纯度大于等于 99.999%;
c) 载气流速:0.8 mL/min;
d) 程序升温:初温 40 ℃,保持 2 min,以 10 ℃/min 程序升温至 240 ℃,保持 15 min;
e) 进样口温度:160 ℃;
f) 进样量:1 μL;
g) 进样方式:不分流进样,0.8 min 后开阀;
h) 接口温度:260 ℃;
i) 离子化方式:电子电离源(EI);离子源温度:230 ℃;
j) 离子化电压:70 eV;
k) 测定方式:选择离子监测(SIM),见表 1。

表 1 3-氯-1,2 环氧丙烷的保留时间和特征离子

名称	保留时间 min	选择离子 m/z	丰度比
3-氯-1,2 环氧丙烷	10.71	<u>57</u>,62,49	100∶34.6∶14.2
注:选择离子中带下划线的数字为定量离子。			

6.3.2 气相色谱-质谱检测及确证

根据样品中被测物含量情况,选定浓度相近的标准工作溶液,按 6.3.1 相同条件下,分别对标准工作液与样液等体积参插进样测定。标准工作溶液和待测样液中目标物的响应值均应在仪器检测的线性范围内。

进行样品测定时,如果检出的色谱峰的保留时间与标准样品相一致,并且在扣除背景后的样品质谱图中,所选离子均出现,并且其丰度比与标准品的丰度比值在允许范围内(允许范围见表 2),则可判定样品中存在相应的目标物。

表 2 气相色谱-质谱定性确证相对离子丰度最大容许误差

相对丰度(基峰)/%	>50	>20~50	>10~20	≤10
GC-MS 相对离子 丰度最大允许误差/%	±10	±15	±20	±50

注:在上述气相色谱-质谱条件下,3-氯-1,2 环氧丙烷标准物的气相色谱-质谱选择离子色谱图参见附录 A。

7 结果计算

模拟物中 3-氯-1,2 环氧丙烷的含量按式(1)计算:

$$X=\frac{c_s \times A \times V}{A_s \times m} \quad \cdots\cdots\cdots\cdots (1)$$

式中：

X ——模拟物中3-氯-1,2环氧丙烷的含量，单位为毫克每升(mg/L)；

c_s ——标准工作溶液中3-氯-1,2环氧丙烷的浓度，单位为毫克每升(mg/L)；

A ——模拟物中3-氯-1,2环氧丙烷的峰面积；

V ——模拟物的最终定容体积，单位为毫升(mL)；

A_s——标准工作溶液中3-氯-1,2环氧丙烷的峰面积；

m ——处理模拟物的体积，单位为毫升(mL)。

注：当模拟物为精炼橄榄油时3-氯-1,2环氧丙烷含量单位为毫克每千克(mg/kg)。

8 测定低限和精密度

8.1 精密度

在重复性条件下，获得两次独立测试结果的绝对差值不得超过算术平均值的10%。

8.2 测定低限

本方法对水基食品模拟物测定低限为0.05 mg/L，精炼橄榄油模拟物测定低限为0.5 mg/kg。

附　录　A
（资料性附录）
3-氯-1,2 环氧丙烷气相色谱-质谱选择离子色谱图及质谱图

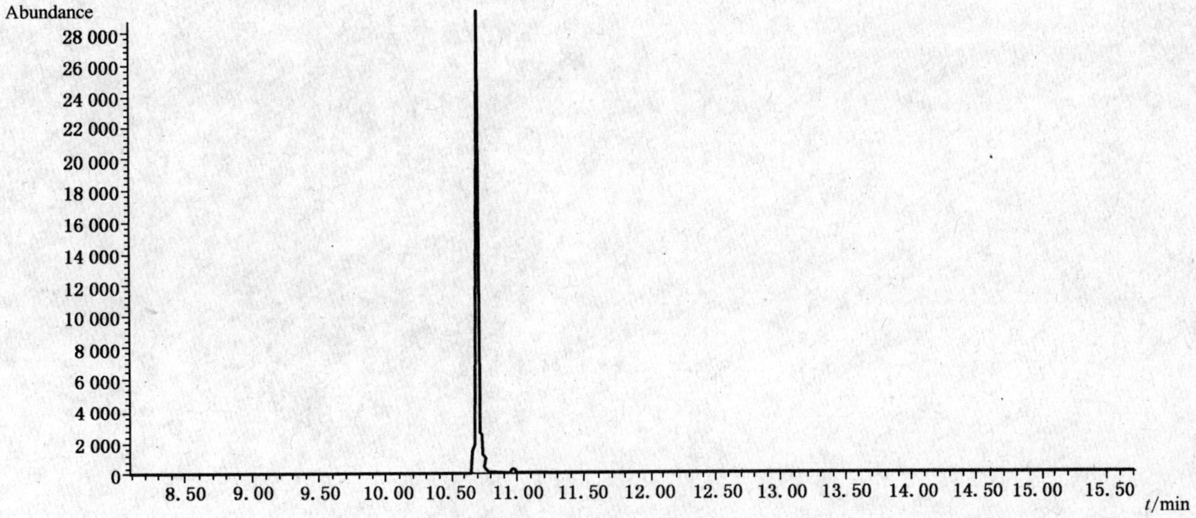

图 A.1　3-氯-1,2 环氧丙烷气相色谱-质谱选择离子色谱图

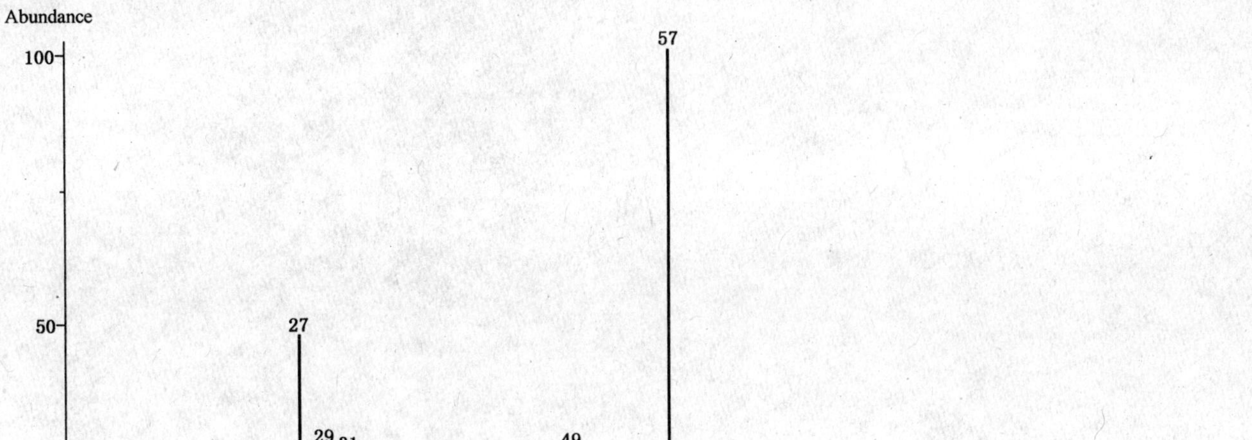

图 A.2　3-氯-1,2 环氧丙烷气相色谱-质谱全扫描质谱图

SN

中华人民共和国出入境检验检疫行业标准

SN/T 2810—2011

出口食品接触材料　高分子材料 二苯砜和4,4′-二氯二苯砜的测定 高效液相色谱法

Food contact materials for export—Polymers—Determination of diphenyl sulfone and 4,4′-dichlorodiphenyl sulfone—High performance liquid chromatography

2011-02-25 发布　　　　2011-07-01 实施

中华人民共和国
国家质量监督检验检疫总局　发布

前　言

本标准按照GB/T 1.1—2009给出的规则起草。

本标准由国家认证认可监督管理委员会提出并归口。

本标准起草单位：中华人民共和国山东出入境检验检疫局。

本标准主要起草人：牛增元、罗忻、汤志旭、许辉、王凤美、曹文卿、戚佳琳。

出口食品接触材料　高分子材料
二苯砜和4,4′-二氯二苯砜的测定
高效液相色谱法

1　范围

本标准规定了高分子材料类的食品接触材料中二苯砜和4,4′-二氯二苯砜(见附录A)残留量的高效液相色谱检测方法。

本标准适用于聚醚砜树脂和聚芳基醚酮树脂的食品接触材料中二苯砜和4,4′-二氯二苯砜残留量的测定。

2　规范性引用文件

下列文件对于本文件的应用是必不可少的。凡是注日期的引用文件,仅注日期的版本适用于本文件。凡是不注日期的引用文件,其最新版本(包括所有的修改单)适用于本文件。

GB/T 6682　分析实验室用水规格和试验方法

3　方法提要

试样用丙酮作为提取溶剂,经加速溶剂萃取仪(ASE)提取,旋转蒸发至干后,用甲醇定容,高效液相色谱(HPLC)测定,外标法定量。

4　试剂和材料

除另有规定外,所用试剂均为分析纯。水使用符合GB/T 6682规定的一级水。

4.1　甲醇:色谱纯。

4.2　丙酮:色谱纯。

4.3　乙腈:色谱纯。

4.4　标准品:纯度≥97%,见附录A。

4.5　标准储备溶液:分别准确称取二苯砜和4,4′-二氯二苯砜标准品,用甲醇分别配制成质量浓度为5 000 μg/mL的标准储备液。

4.6　标准工作溶液:根据需要将标准储备液稀释成适当浓度的标准工作液。参考线性范围:1.0 μg/mL～100.0 μg/mL。

5　仪器和设备

5.1　高效液相色谱:配有二极管阵列检测器(DAD)。

5.2　液氮冷冻研磨机。

5.3　加速溶剂萃取仪。

5.4 超声波清洗器。

5.5 旋转蒸发仪。

5.6 电子天平：感量 0.01 g。

5.7 滤膜：0.45 μm，聚四氟乙烯。

6 分析步骤

6.1 提取

将塑料样品剪成 5 mm×5 mm 以下的小块，用液氮冷冻研磨机研磨成粉末。称取 1 g(精确至 0.01 g)粉末样品，用定性滤纸包裹，转移至底部放一层纤维滤纸的不锈钢萃取池中。然后在 100 ℃、10.3 MPa 条件下，以丙酮为提取溶剂，静态萃取 5 min，萃取 2 个循环。用相当于萃取池容积 60%的新鲜溶剂冲洗萃取池，最后用氮气(1.04 MPa)吹扫 60 s，提取液旋转蒸发至干，用甲醇溶解并定容至 100 mL，摇匀。取部分该溶液，过 0.45 μm 滤膜后，用高效液相色谱仪测定。

6.2 测定

6.2.1 液相色谱条件

由于测试结果取决于所使用仪器，因此不可能给出液相色谱分析的通用参数。设定的参数应保证色谱测定时被测组分与其他组分能够得到有效分离，下列给出的参数证明是可行的：

a) 色谱柱：Venusil XBP-C_{18} 柱[1)]，5 μm，250 mm×4.6 mm(内径)，或等效者；

b) 流动相：乙腈-水(65+35，体积比)；

c) 流速：1.2 mL/min；

d) 进样量：20 μL；

e) 柱温：30 ℃；

f) 检测波长：235 nm(0 min～7.0 min)；250 nm(7.0 min～15.0 min)。

6.2.2 液相色谱测定

根据样液中被测物含量情况，选定浓度相近的标准工作溶液。标准工作溶液和样液中被测物的响应值均应在仪器检测线性范围内。在上述液相色谱条件下，二苯砜的参考保留时间为 4.39 min，4,4′-二氯二苯砜的参考保留时间为 9.36 min，标准品的液相色谱图参见附录 B 中的图 B.1。

如果样液与标准工作溶液的液相色谱图中，在相同保留时间有色谱峰出现，则根据二苯砜和 4,4′-二氯二苯砜的紫外可见光谱图(参见附录 C)对其进行定性。

6.2.3 空白试验

除不称取试样外，均按上述步骤进行。

7 结果计算

试样中待测物含量按式(1)计算。计算结果需扣除空白值。

$$X_i=\frac{A_i \times c_i \times V}{A_{is} \times m} \quad \cdots\cdots (1)$$

---

1) Venusil XBP-C18 柱是由 Agela Technologies 公司提供的商品名。给出这一信息是为了方便本标准的使用者，并不表示对该产品的认可。如果其他等效产品具有相同的效果，则可使用这些等效产品。

式中：

X_i ——试样中待测物含量，单位为毫克每千克(mg/kg)；

A_i ——样液中待测物 i 的峰面积；

A_{is} ——标准工作液中待测物 i 的峰面积；

c_i ——标准工作液中待测物 i 的质量浓度，单位为微克每毫升(μg/mL)；

V ——样液最终定容体积，单位为毫升(mL)；

m ——最终样液所代表的试样质量，单位为克(g)。

8 测定低限、回收率及精密度

8.1 测定低限(LOQ)

本方法对高分子材料类的食品接触材料中二苯砜和4,4′-二氯二苯砜的测定低限均为100 mg/kg(0.01%)。

8.2 回收率

本方法选择在食品接触材料中使用的聚醚砜树脂(PES)、聚芳基醚酮树脂(以PEEK为例)进行回收率实验。准确称取1.0 g样品，添加二苯砜和4,4′-二氯二苯砜，进行100 mg/kg、500 mg/kg、2 000 mg/kg三个水平的标准添加回收实验。聚醚砜树脂(PES)中二苯砜的回收率范围为82.6%～90.5%，4,4′-二氯二苯砜的回收率范围为77.4%～86.6%；聚芳基醚酮树脂(以PEEK为例)中二苯砜的回收率范围为94.6%～114.0%，4,4′-二氯二苯砜的回收率范围为94.2%～111.4%。

8.3 精密度

使用聚醚砜树脂(PES)、聚芳基醚酮树脂(以PEEK为例)，由五个实验室对三个水平的试样进行方法精密度试验，结果参见表D.1和表D.2。

附　录　A
（规范性附录）
二苯砜和4,4′-二氯二苯砜种类表

表 A.1　二苯砜和4,4′-二氯二苯砜种类表

序号	中文名称	英文名称	CAS 编号	化学分子式	相对分子质量
1	二苯砜	diphenyl sulfone	127-63-9	$C_{12}H_{10}O_2S$	218.275
2	4,4′-二氯二苯砜	4,4′-dichlorodiphenyl sulfone	80-07-9	$C_{12}H_8Cl_2O_2S$	287.165

附 录 B
（资料性附录）
二苯砜和 4,4′-二氯二苯砜标准品的典型液相色谱图

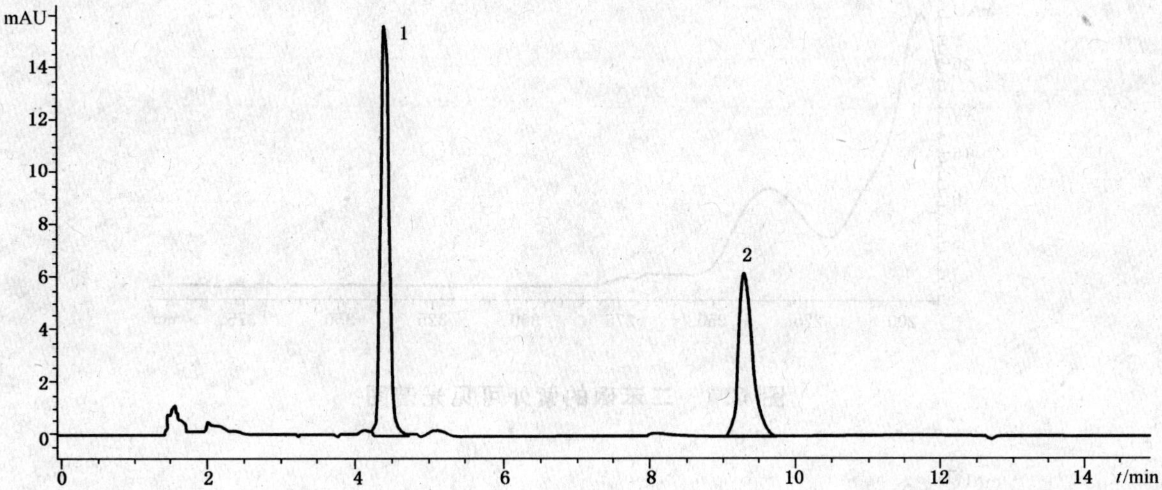

1——二苯砜；

2——4,4′-二氯二苯砜。

图 B.1　二苯砜和 4,4′-二氯二苯砜（2 μg/mL）标准色谱图

附 录 C
（资料性附录）
二苯砜和4,4′-二氯二苯砜标准物紫外可见光谱图

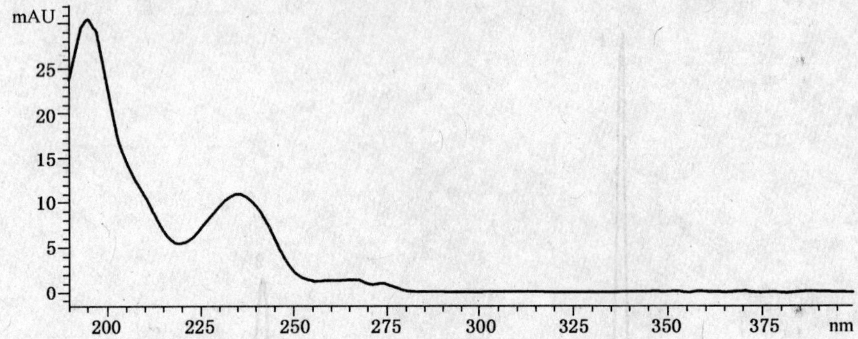

图 C.1　二苯砜的紫外可见光谱图

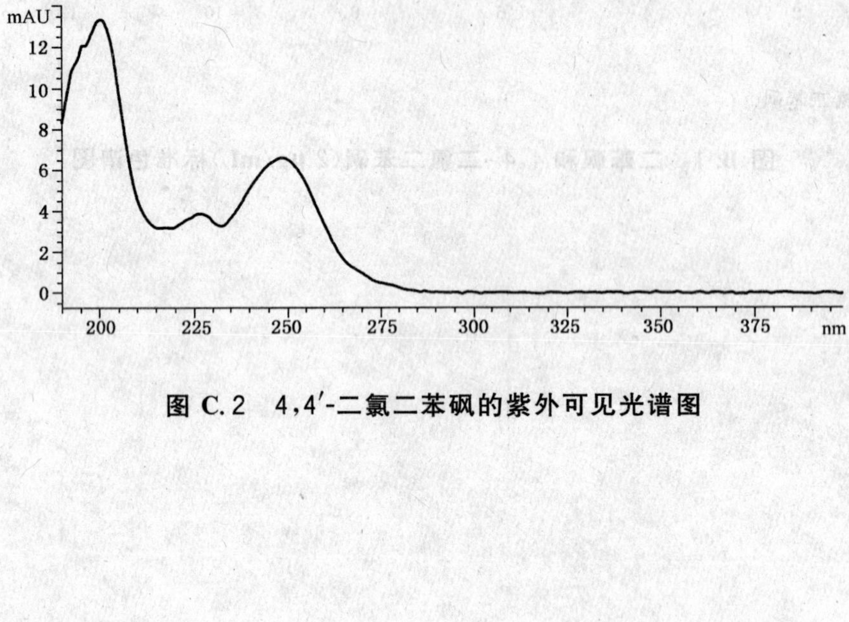

图 C.2　4,4′-二氯二苯砜的紫外可见光谱图

附 录 D
（资料性附录）
聚醚砜树脂（PES）、聚芳基醚酮树脂（以 PEEK 为例）的方法精密度

表 D.1 聚醚砜树脂（PES）的方法精密度

化 合 物	水平 m mg/kg	重复性 r mg/kg	再现性 R mg/kg
二苯砜	87.1	4.37	4.37
	427.4	11.59	11.59
	1 670.5	26.91	34.16
4,4′-二氯二苯砜	86.4	4.87	4.87
	418.4	14.78	14.78
	1 621.3	37.35	50.85

表 D.2 聚芳基醚酮树脂（以 PEEK 为例）的方法精密度

化 合 物	水平 m mg/kg	重复性 r mg/kg	再现性 R mg/kg
二苯砜	108.8	4.73	9.49
	508.3	10.98	11.65
	1 978.6	31.39	31.39
4,4′-二氯二苯砜	98.9	3.50	7.08
	491.4	4.59	10.08
	1 955.8	45.53	45.53

SN

中华人民共和国出入境检验检疫行业标准

SN/T 2811—2011

出口食品接触材料　高分子材料　橡胶制品中提取物的测定

Food contact materials for export—Polymers—Determination of the extractives from rubber articles

2011-02-25 发布　　　　2011-07-01 实施

中华人民共和国国家质量监督检验检疫总局　发布

前言

本标准按照GB/T 1.1—2009给出的规则起草。

本标准参照美国21 CFR Ch. I(4-1-07 Edition)，CFR 177.2600《可重复使用的橡胶制品》(Rubber articles intended for repeated use)英文版制定。

本标准由国家认证认可监督管理委员会提出并归口。

本标准起草单位：中华人民共和国广东出入境检验检疫局。

本标准主要起草人：刘能盛、李政军、杨蓓、翟翠萍、沈文洁、李丹、黄紫怡、郑建国。

出口食品接触材料　高分子材料
橡胶制品中提取物的测定

1　范围

本标准规定了重复使用的橡胶制品中提取物的测定方法。

本标准适用于以天然橡胶或合成橡胶为主要原料，配以特定助剂加工制成的用于接触食品的重复使用的橡胶制品中提取物的测定。本标准不适用于橡胶奶嘴。

2　规范性引用文件

下列文件对于本文件的应用是必不可少的。凡是注日期的引用文件，仅注日期的版本适用于本文件。凡是不注日期的引用文件，其最新版本适用于本标准(包括所用的修改单)适用于本文件。

GB/T 6682　分析实验室用水规格和试验方法

SN/T 2274　食品接触材料检验规程　高分子材料类

3　方法提要

根据接触的食品类型，选择合适的溶剂，在回流温度下初回流提取 7 h 后，再次回流提取 2 h，提取液经蒸发、干燥和恒重，得到的残渣的质量，除以试样的表面积，即为提取物的含量。

4　试剂

本标准所用试剂和水在没有注明其他要求时，均指分析纯试剂和 GB/T 6682 中规定的二级水。

4.1　正己烷。

5　仪器和设备

5.1　旋转蒸发仪。

5.2　控温加热套：0 ℃～200 ℃。

5.3　恒温水浴锅。

5.4　干燥箱。

5.5　分析天平：感量为 0.1 mg。

5.6　100 mL 全玻璃回流冷凝器。

5.7　蒸发皿：200 mL。

6　取制样方法

6.1　取样

按 SN/T 2274 要求取样。

6.2 制样

将样品剪成表面积大约是 6.4 cm^2(相当于 1 in^2)试样。

7 分析步骤

7.1 提取条件

根据样品类别和与实际接触条件按照附录 A 选择提取条件。

7.2 提取过程

7.2.1 橡胶制品(接触水性食品)

将剪成表面积大约是 6.4 cm^2(相当于 1 in^2)试样，准确至 0.01 cm^2，放入 100 mL 回流冷凝器的烧瓶中，加 50 mL 蒸馏水，接好冷凝管，于加热套中加热初回流 7 h，立即将提取液放入已恒重的蒸发皿中，并用 10 mL 蒸馏水洗涤样品数次，洗液与提取液合并。在水浴上将合并液蒸干，残渣于 100 ℃±5 ℃的烘箱中干燥 2 h，在干燥器中冷却 30 min，称量，重复干燥、冷却操作，直至两次称量之差不超过 2.0 mg。同时做空白试验。

向装有已回流 7 h 样品的 100 mL 烧瓶中再次加 50 mL 蒸馏水，接好冷凝管，于加热套中加热再回流 2 h，立即将提取液放入已恒重的蒸发皿中，并用 10 mL 蒸馏水洗涤样品数次，洗液与提取液合并。在水浴上将合并液蒸干，残渣于 100 ℃±5 ℃的烘箱中干燥 2 h，在干燥器中冷却 30 min，称量，重复干燥、冷却操作，直至恒重。同时做空白试验。

7.2.2 橡胶制品(接触油脂类食品)

将剪成表面积大约是 6.4 cm^2(相当于 1 in^2)试样，准确至 0.01 cm^2，放入 100 mL 回流冷凝器的烧瓶中，加 50 mL 正己烷，接好冷凝管，加热初回流 7 h，立即将提取液放入已恒重的浓缩器的小瓶中或已恒重的蒸发皿中，用 10 mL 正己烷洗涤样品数次，洗液与提取液合并。用旋转蒸发仪将合并液蒸干，或在水浴上蒸干，残渣于 100 ℃±5 ℃的烘箱中干燥 2 h，在干燥器中冷却 30 min，称量，重复干燥、冷却操作，直至恒重。同时做空白试验。

向装有已回流 7 h 样品的 100 mL 烧瓶中再次加 50 mL 正己烷，接好冷凝管，加热再回流 2 h，立即将提取液放入已恒重的浓缩器的小瓶中或已恒重的蒸发皿中，并用 10 mL 正己烷洗涤样品数次，洗液与提取液合并。用旋转蒸发仪将合并液蒸干，或在水浴上蒸干，残渣于 100 ℃±5 ℃的烘箱中干燥 2 h，在干燥器中冷却 30 min，称量，重复干燥、冷却操作，直至恒重。同时做空白试验。

8 结果计算

按式(1)计算提取物的含量：

$$E=\frac{(m_1-m_2-m_0)\times 1\,000}{s} \qquad \cdots\cdots(1)$$

式中：

E ——试样中提取物的含量，单位为毫克每平方厘米(mg/cm^2)；

m_1 ——残渣加浓缩器的小瓶或蒸发皿的质量，单位为克(g)；

m_2 ——浓缩器的小瓶或蒸发皿的质量，单位为克(g)；

m_0 ——空白浸泡液的残渣质量，单位为克(g)；

s ——试样的表面积，单位为平方厘米(cm^2)；

1 000——单位换算因子。

计算结果以两个平行样品测试值的平均值表示，修约至小数点后一位。

9 精密度

在重复性条件下获得的两次独立测定结果的绝对误差不得超过算术平均值的10%。

附　录　A
（规范性附录）
CFR 177.2600 检验项目、检测条件及限量要求

表 A.1　CFR 177.2600 检验项目、检测条件及限量要求

类别	检验项目	检测条件	限量要求
橡胶制品（接触水性食品）	提取物	（蒸馏水回流 7 h）	≤20 mg/in²
	提取物	（初回流 7 h，蒸馏水再回流 2 h）	≤1 mg/in²
橡胶制品（接触油脂性食品）	提取物	（正己烷回流 7 h）	≤175 mg/in²
	提取物	（初回流 7 h，正己烷再回流 2 h）	≤4 mg/in²
注：英寸与厘米的换算公式：1 in＝2.54 cm，1 in^2＝6.45 cm^2。			

SN

中华人民共和国出入境检验检疫行业标准

SN/T 2812—2011

出口食品接触材料　高分子材料　烯烃聚合物中提取物的测定

Food contact materials for export—Polymers—Determination of the extracts from olefin polymers

2011-02-25 发布　　2011-07-01 实施

中华人民共和国国家质量监督检验检疫总局　发布

前　言

本标准按照 GB/T 1.1—2009 给出的规则起草。

本标准参照美国 US FDA 21 CFR Ch. I(4-1-07 Edition),CFR 177.1520《烯烃聚合物》(olefin polymers)英文版制定。

本标准由国家认证认可监督管理委员会提出并归口。

本标准起草单位:中华人民共和国广东出入境检验检疫局。

本标准主要起草人:杨蓓、刘丽芬、方永康、翟翠萍、萧达辉、徐剑飞、李政军、郑建国。

出口食品接触材料　高分子材料
烯烃聚合物中提取物的测定

1　范围

本标准规定了以烯烃单体均聚树脂以及烯烃共聚树脂为原料制作的食品容器、食具及食品用包装薄膜(薄膜厚度不超过0.01 cm)等制品中烯烃聚合物中提取物的测定方法。

本标准适用于烯烃单体均聚树脂以及烯烃共聚树脂为原料制作的食品容器、食具及食品用包装薄膜(薄膜厚度不超过0.01 cm)等制品中烯烃聚合物中提取物的测定。

2　规范性引用文件

下列文件对于本文件的应用是必不可少的。凡是注日期的引用文件,仅注日期的版本适用于本文件。凡是不注日期的引用文件,其最新版本(包括所有的修改单)适用于本文件。

SN/T 2274　食品接触材料检验规程　高分子材料类

3　试剂

本标准所用试剂在没有注明其他要求时,均指分析纯试剂。

3.1　正己烷。

3.2　二甲苯。

4　仪器和设备

4.1　恒温水浴锅。

4.2　旋转蒸发仪。

4.3　天平,感量为0.1 mg。

4.4　烘箱。

5　取制样

5.1　取样

按SN/T 2274要求取样。

5.2　薄膜样品制样

用于测试的薄膜样品剪成大约2.5 cm×2.5 cm(相当于1 in^2)试样,避免被灰尘、污垢或者油脂污染。

注意:不得用手直接接触样品,使用镊子来固定或转移样品。

5.3 其余类型样品制样

样品制成适当大小的颗粒，粒度为 3 mm 左右。避免被灰尘、污垢或者油脂污染。

注意：不得用手直接接触样品，使用镊子来固定或转移样品。

6 分析步骤

6.1 提取条件

根据样品类别和与实际接触条件按照附录 A 选择提取条件。

6.2 正己烷回流温度最大提取物

6.2.1 方法提要

将样品回流 2 h，过滤滤液后，蒸干滤液，总残渣质量用来衡量正己烷回流温度最大提取物。

6.2.2 分析步骤

称取 1.0 g 试样，精确至 0.1 mg，将试样置于带有回流冷凝器的 250 mL 烧瓶中，加入 2 粒～3 粒沸石和加 100 mL 正己烷，在恒温水浴锅中回流 2 h 后，用装有玻璃棉的短颈漏斗趁热过滤至烧杯中，用少量正己烷洗涤滤器及试样，洗涤液与滤液合并。将合并液放入已恒重的玻璃蒸发皿在水浴中蒸干，或将合并液放入已恒重的圆底烧瓶用旋转蒸发仪蒸干，残渣于 110 ℃±5 ℃烘箱干燥 2 h，在干燥器中冷却 1 h，称量，再放进 110 ℃±5 ℃烘箱 2 h，干燥器中冷却 1 h，称量，直至两次称量之差不超过 2.0 mg。

另取 100 mL 正己烷，按上法同样做试剂空白试验。

6.2.3 结果计算

按式(1)计算烯烃树脂中正己烷回流温度最大提取物的含量，以质量分数 E(%)表示：

$$E=\frac{G_1-G_0}{m}\times 100 \quad \cdots\cdots(1)$$

式中：

E——正己烷回流温度最大提取物，%；

G_1——溶剂蒸发后，蒸发皿增加的量，即正己烷回流温度最大提取物的量，单位为克(g)；

G_0——测定的溶剂空白值，单位为克(g)；

m——样品质量，单位为克(g)。

计算结果保留至小数点后两位。

6.3 正己烷 50 ℃最大提取物

6.3.1 方法提要

将样品在 50 ℃提取 2 h 后，对样品进行称量，通过样品减少的量来表示正己烷 50 ℃最大提取物。

6.3.2 分析步骤

将 400 mL 正己烷加入三颈烧瓶中预热 1 h，待温度到 50 ℃±2 ℃时，将 1.0 g 试样，精确至

0.1 mg，置于三颈烧瓶中，打开冷凝水和搅拌器，回流 2 h，取出样品后用未使用过的正己烷洗涤样品两次，再将洗涤后的样品置于通风橱中放置 12 h，挥干后放入 80 ℃±5 ℃烘箱中干燥 2 h，在干燥器中冷却 1 h，称量，再于 80 ℃±5 ℃烘箱内干燥 2 h，冷却 1 h，称量，直至两次称量之差不超过 2.0 mg。

6.3.3 结果计算

按式(2)计算烯烃树脂中正己烷 50 ℃提取物的含量，以质量分数 E(%)表示：

$$E=\frac{m_1-m_2}{m_1}\times 100\times 0.935 \quad \cdots\cdots(2)$$

式中：

E ——正己烷 50 ℃最大提取物，%；

m_1 ——样品提取前的质量，单位为克(g)；

m_2 ——样品提取后的质量，单位为克(g)；

0.935 ——换算系数。

计算结果保留至小数点后两位。

6.4 二甲苯最大提取物

6.4.1 方法提要

将样品放入三颈瓶中加热搅拌至完全溶解，冷却后，将不能溶解的部分过滤除去，滤液残渣表示二甲苯最大提取物。

6.4.2 分析步骤

称取 1 g 样品，精确至 0.1 mg，置于 125 mL 具塞三颈瓶中，加入 100 mL 二甲苯，插入温度计，打开冷凝水和搅拌器，升温至 120 ℃直至样品完全溶解。移开加热设备，三颈瓶在室温静置 1 h，再于 25 ℃±1 ℃的水浴中静置 1 h。将三颈瓶从水浴移出，摇动，倒入布氏漏斗抽滤，用少量二甲苯洗涤滤器及试样，洗液和滤液合并。将合并液放入已恒重的表面皿在水浴上蒸干，或放入圆底烧瓶用旋转蒸发仪蒸干，残渣于 140 ℃±5 ℃烘箱中干燥 2 h，在干燥器中冷却 1 h，称量，再放进 140 ℃±5 ℃烘箱中干燥 2 h，在干燥器中冷却 1 h，再称量，直至两次称量之差不超过 2.0 mg。

另取 100 mL 二甲苯，按上法同样做试剂空白试验。

6.4.3 结果计算

按式(3)计算烯烃树脂中二甲苯最大提取物的含量，以质量分数 E(%)表示：

$$E=\frac{G_1-G_0}{m}\times\frac{V_1}{V_2}\times 100 \quad \cdots\cdots(3)$$

式中：

E ——二甲苯最大提取物，%；

G_1——溶剂蒸发后，蒸发皿增加的量，即提取物的量，单位为克(g)；

G_0——测定的溶剂空白值，单位为克(g)；

m ——样品质量，单位为克(g)；

V_1——加入溶剂的体积，单位为毫升(mL)；

V_2——所取滤液的体积，单位为毫升(mL)。

计算结果保留至小数点后两位。

7 精密度

在重复性条件下获得的两次独立测定结果的绝对误差不得超过算术平均值的10%。

附　录　A
（规范性附录）
出口美国的烯烃聚合物成型品提取物限量

表 A.1　出口美国的烯烃聚合物成型品提取物限量

类　别	正己烷最大提取物	二甲苯最大提取物
聚丙烯均聚物	≤6.4%，回流温度，2 h	≤9.8%，25 ℃，1 h
用于食品接触材料的聚乙烯，除了那些用于包装或烹调过程中支撑食物的聚乙烯	≤5.5%，50 ℃，2 h	≤11.3%，25 ℃，1 h
用于包装或烹调过程中支撑食物的聚乙烯	≤2.6%，50 ℃，2 h	≤11.3%，25 ℃，1 h
烯烃共聚物	≤5.5%，50 ℃，2 h	≤30%，25 ℃，1 h

SN

中华人民共和国出入境检验检疫行业标准

SN/T 2813—2011

出口食品接触材料　高分子材料 三聚氰胺-甲醛树脂、尼龙树脂和聚碳酸酯树脂中提取物的测定

Food contact materials for export—Polymers—Determination of the extractives from the articles of melamine-formaldehyde, nylon and polycarbonate

2011-02-25 发布　　　　2011-07-01 实施

中华人民共和国国家质量监督检验检疫总局 发布

前言

本标准按照 GB/T 1.1—2009 给出的规则起草。

本标准参考美国 CFR 177.1460《三聚氰胺-甲醛树脂的模制品》(Melamine-formaldehyde resins in molded articles)、CFR 177.1500《尼龙树脂》(Nylon resins)、CFR 177.1580《聚碳酸酯树脂》(Polycarbonate resins)制定。

本标准由国家认证认可监督管理委员会提出并归口。

本标准起草单位:中华人民共和国广东出入境检验检疫局。

本标准主要起草人:林宏雄、黄金凤、李波平、翟翠萍、陈谷峰、周明辉、李政军、郑建国。

出口食品接触材料　高分子材料
三聚氰胺-甲醛树脂、尼龙树脂和
聚碳酸酯树脂中提取物的测定

1　范围

本标准规定了尼龙树脂及三聚氰胺-甲醛树脂、尼龙树脂和聚碳酸酯树脂为原料制成的各种食具、容器及食品用包装薄膜或其他各种食品用工具、管道等制品中提取物的测定方法。

本标准适用于以尼龙树脂及三聚氰胺-甲醛树脂、尼龙树脂和聚碳酸酯树脂为原料制成的各种食具、容器及食品用包装薄膜或其他各种食品用工具、管道等制品中的提取物的测定。

2　规范性引用文件

下列文件对于本文件的应用是必不可少的。凡是注日期的引用文件，仅注日期的版本适用于本文件。凡是不注日期的引用文件，其最新版本(包括所用的修改单)适用于本文件。

GB/T 6682　分析实验室用水规格和试验方法

SN/T 2274　食品接触材料检验规程　高分子材料

CFR 175.300　树脂和聚合物的涂层

CFR 176.170　接触水性与脂肪性食物的纸和纸板的成分

CFR 177.1390　使用温度在华氏 250 度以上的层状结构的制品

CFR 177.1395　使用温度在华氏 120 至 250 度的层状结构的制品

3　取样方法

按 SN/T 2274 的规定取样。

4　三聚氰胺-甲醛成型品的提取物

4.1　原理

将浸泡过试样的各种浸泡液蒸发、干燥，得到不同浸泡液中的蒸发残渣。蒸发残渣中加入三氯甲烷，经加热溶解、过滤、蒸发、恒重后得到的物质即为三氯甲烷提取物。

4.2　试剂

本标准所用试剂和水在没有注明其他要求时，均指分析纯试剂和 GB/T 6682 中规定的二级水。

4.2.1　三氯甲烷。

4.2.2　浸泡液 A：蒸馏水或去离子水。

4.2.3　浸泡液 B：庚烷。

4.2.4　浸泡液 C：8%(体积分数)乙醇：用无水乙醇和蒸馏水配制。

4.3 仪器和设备

4.3.1 分析天平:感量为 0.1 mg。
4.3.2 旋转蒸发仪。
4.3.3 恒温水浴锅。
4.3.4 容量瓶:500 mL。
4.3.5 烘箱。
4.3.6 镊子。
4.3.7 蒸发皿:200 mL,或圆底烧瓶:100 mL。
4.3.8 干燥器。

4.4 测试条件

根据食品类型(见附录 A)和制品预期使用条件(见附录 B)选定测试条件。

浸泡液按接触面积每平方厘米加 2 mL(每平方英寸加 13 mL),在容器中则加入浸泡液至 2/3～4/5 容积为准。

4.5 分析步骤

样品按预期接触的食品类型(见附录 A)和使用条件选定浸泡条件(见附录 B)浸泡,取各浸泡液 100 mL,分数次置于预先在 100 ℃±5 ℃(相当于 212 ℉±9 ℉)干燥至恒重的 200 mL 玻璃蒸发皿或恒重过的小瓶浓缩器(回收庚烷用)中,在水浴或在旋转蒸发仪上蒸干,再置于 100 ℃±5 ℃的烘箱中干燥 2 h,然后取出,在干燥器中冷却 0.5 h 后称量,重复干燥—冷却操作,直至恒重。

若蒸发残渣的量大于 0.077 5 mg/cm^2(相当于 0.5 mg/in^2)则进行三氯甲烷提取。

加入 50 mL 三氯甲烷至已恒重的残渣中,加热溶解,用玻璃三角漏斗过滤溶液,并用少量三氯甲烷清洗滤纸,滤液置于预先在 100 ℃±5 ℃干燥至恒重的 100 mL 玻璃蒸发皿或恒重过的小瓶浓缩器(回收庚烷用)中,重复上述蒸干、干燥—冷却的操作,直至恒重。

同时进行空白试验。

4.6 结果计算

蒸发残渣或三氯甲烷提取物均按式(1)计算:

$$E_x = \frac{m_2 - m_1}{SF} \qquad \cdots\cdots (1)$$

式中:

E_x ——蒸发残渣或三氯甲烷提取物,单位为毫克每平方厘米(mg/cm^2);
m_1 ——空白浸泡液的残渣质量,单位为毫克(mg);
m_2 ——试样浸泡液的残渣质量,单位为毫克(mg);
S ——试样的试验面积,单位为平方厘米(cm^2);
F ——校正因子,当浸泡液为庚烷时 F 为 5,其他浸泡液 F 为 1。

蒸发残渣或三氯甲烷提取物计算结果以两个平行样品测试值的平均值表示,修约至小数点后三位。

三聚氰胺-甲醛的三氯甲烷提取物限量见附录 C。

5 尼龙树脂或成型品的提取物

5.1 原理

将样品剪成长 0.635 cm(相当于 1/4 in)的方形薄片或粉碎成适当大小的颗粒,用选定的溶剂,回流 8 h 提取,用布氏漏斗过滤,提取液经蒸发、干燥,直至恒重,得到的残渣的质量即为提取物的质量。

5.2 试剂

5.2.1 蒸馏水或去离子水。

5.2.2 95%乙醇。

5.2.3 乙酸乙酯。

5.2.4 苯。

5.3 仪器和设备

5.3.1 分析天平:感量为 0.1 mg。

5.3.2 旋转蒸发仪。

5.3.3 恒温水浴锅。

5.3.4 容量瓶:500 mL。

5.3.5 ISO 标准筛子:18 目(孔径 0.85 mm)。

5.3.6 烘箱。

5.3.7 蒸发皿:200 mL,或圆底烧瓶:100 mL。

5.3.8 圆底烧瓶:500 mL。

5.3.9 全玻璃回流冷凝器:250 mL。

5.3.10 剪刀。

5.3.11 布氏漏斗:9 cm。

5.3.12 粉碎机:内置有孔径 0.635 cm(1/4 in)多孔板。

5.3.13 干燥器。

5.4 样品的制备

5.4.1 大小为 0.85 mm~6.35 mm 的尼龙颗粒可直接进行检测。片状的样品应剪成长 0.635 cm(相当于 1/4 in)的方形薄片,再进行检测。

5.4.2 尼龙成型品,例如管子、装置,或其他类似样品,都应该剪成适合大小的颗粒,可用配有孔径 0.635 cm(1/4 in)多孔板的小型粉碎机粉碎,用 18 目的筛子过筛,未过筛的样品用于检测。

5.5 分析步骤

称取约 10 g 预先准备的样品(精确到 1 mg),转入 200 mL 圆底烧瓶,根据样品的尼龙树脂种类及用途,按表 D.1 要求,加入 100 mL 溶剂(5.2),微回流 8 h。用布氏漏斗定量滤纸趁热过滤。滤纸用溶剂润湿,使用小抽力的泵抽滤。用 30 mL 溶剂分两次冲洗样品,过滤。滤液分数次置于预先在 100 ℃±5 ℃干燥至恒重的 200 mL 玻璃蒸发皿或恒量过的小瓶浓缩器(回收庚烷用)中,在水浴或在旋转蒸发仪上蒸干,再置于 100 ℃±5 ℃的烘箱中干燥 2 h,然后取出,在干燥器中冷却 0.5 h 后称量,再于 100 ℃±5 ℃干燥 1 h,取出,在干燥器中冷却 0.5 h 后称量。

同时进行空白试验。

5.6 结果计算

提取物质量分数按式(2)计算:

$$E=\frac{m_2-m_1}{m}\times 100 \qquad \cdots\cdots(2)$$

式中：

E ——提取物质量分数，%；

m_1——空白浸泡液的残渣质量，单位为毫克(mg)；

m_2——试样浸泡液的残渣质量，单位为毫克(mg)；

m ——试样的质量，单位为毫克(mg)。

提取物百分数计算结果以两个平行样品测试值的平均值表示，修约至小数点后两位。

尼龙在选定溶剂中的最大提取率(以树脂质量分数表示)见附录D。

6 聚碳酸酯成型品的提取物

6.1 原理

将样品应碾碎或剪碎成大小介于5目～8目(ISO标准筛网)的颗粒，用选定的溶剂萃取，回流6 h，用布氏漏斗过滤，提取液经蒸发、干燥，直至恒重，残渣的质量除以样品的质量，再乘以100，即为提取物的百分数。

6.2 试剂

6.2.1 蒸馏水或去离子水。

6.2.2 50%(体积分数)的乙醇：用95%的分析纯乙醇和一级蒸馏水或去离子水配制。

6.2.3 庚烷。

6.3 仪器和设备

6.3.1 分析天平：感量为0.01 mg。

6.3.2 旋转蒸发仪。

6.3.3 恒温水浴锅。

6.3.4 容量瓶：500 mL。

6.3.5 ISO标准筛：5目(孔径3.35 mm)、8目(孔径2.00 mm)。

6.3.6 烘箱。

6.3.7 蒸发皿：200 mL，或圆底烧瓶：100 mL。

6.3.8 圆底烧瓶：500 mL。

6.3.9 250 mL全玻璃回流冷凝器。

6.3.10 剪刀。

6.3.11 玻璃漏斗：9 cm。

6.3.12 粉碎机。

6.3.13 干燥器。

6.4 样品的制备

将样品碾碎或剪碎，用8目和5目筛子过筛，大小介于5目～8目的颗粒作为试验样品。

6.5 分析步骤

称取约2 g预先准备的样品(精确到0.1 mg)，转入200 mL圆底烧瓶，加入100 mL溶剂，微回流6 h。用玻璃漏斗定量滤纸趁热过滤。滤纸用溶剂润湿，用30 mL溶剂分两次冲洗样品，过滤。滤液分数次置于预先在100 ℃±5 ℃干燥至恒重的200 mL玻璃蒸发皿或恒量过的小瓶浓缩器(回收庚烷用)中，在水浴或在旋转蒸发仪上蒸干，再置于100 ℃±5 ℃的烘箱中干燥2 h，然后取出，在干燥器中冷却

0.5 h后称量，再于100 ℃±5 ℃干燥1 h，取出，在干燥器中冷却0.5 h后称量。

同时进行空白试验。

6.6 结果计算

聚碳酸酯成型品的提取物质量分数按式(2)计算。

提取物百分数的计算结果以两个平行样品测试值的平均值表示，修约至小数点后两位。

聚碳酸酯的最大提取率(以树脂质量分数表示)见附录E。

7 精密度

在重复的条件下获得的两次独立测定结果的绝对误差不得超过算术平均值的10%。

附　录　A
（规范性附录）
食品类型

表 A.1　食品类型

类型编号	食品类型描述
Ⅰ	非酸性水性食品（pH＞5.0）：可能含盐或糖或两者均有，包括低脂或高脂的水包油型乳液
Ⅱ	酸性水性食品（pH≤5）：可能含盐或糖或两者均有，包括低脂或高脂的水包油型乳液
Ⅲ	含游离脂肪或游离油的水性、酸性或非酸性食品：可能含盐、或含一定量脂肪的油/水乳化剂
Ⅳ	乳制品及配方乳制品： a）　高脂或低脂的油包水型乳液； b）　高脂或低脂的水包油型乳液
Ⅴ	低水分的脂肪和油
Ⅵ	饮料： a）　含醇饮料； b）　无醇饮料
Ⅶ	烘烤类食品
Ⅷ	干性固体食品（无需测试）

附　录　B
（规范性附录）
浸泡条件

表 B.1　浸泡条件

产品的使用条件	产品所接触的食品类型[a]	食品模拟液及浸泡条件（时间、温度）		
		水	正庚烷[b,c]	8%乙醇
1. 高温消毒（如温度超过 100 ℃）	Ⅰ，Ⅳb）	121 ℃，2 h	—	—
	Ⅲ，Ⅳa），Ⅶ	121 ℃，2 h	66 ℃，2 h	—
2. 沸水消毒	Ⅱ	100 ℃，30 min	—	—
	Ⅲ，Ⅶ	100 ℃，30 min	49 ℃，30 min	
3. 高于 65.6 ℃的热灌注或巴氏灭菌	Ⅱ，Ⅳb）	沸腾填充，冷却至 38 ℃	—	—
	Ⅲ，Ⅳa）	沸腾填充，冷却至 38 ℃	49 ℃，15 min	—
	Ⅴ	—	49 ℃，15 min	—
4. 低于 65.6 ℃的热灌注或巴氏灭菌	Ⅱ，Ⅳb），Ⅵb）	66 ℃，2 h	—	—
	Ⅲ，Ⅳa）	66 ℃，2 h	38 ℃，30 min	—
	Ⅴ	—	38 ℃，30 min	—
	Ⅵa）	—	—	66 ℃，2 h
5. 室温充装和储存（在容器中不进行热处理）	Ⅰ，Ⅱ，Ⅳb），Ⅵb）	49 ℃，24 h	—	—
	Ⅲ，Ⅳa）	49 ℃，24 h	21 ℃，30 min	—
	Ⅴ，Ⅶ	—	21 ℃，30 min	—
	Ⅵa）	—	—	49 ℃，24 h
6. 冷藏储存（在容器中不进行热处理）	Ⅰ，Ⅱ，Ⅲ，Ⅳa），Ⅳb），Ⅵb），Ⅶ	21 ℃，48 h	—	21 ℃，48 h
	Ⅵa）	—	—	
7. 冷冻储存（在容器中不进行热处理）	Ⅰ，Ⅱ，Ⅲ，Ⅳb），Ⅶ	21 ℃，24 h	—	—
8. 冷冻储存：预制食品，食用时在容器内重新加热　（1）水性食品，或高/低水包油型乳液	Ⅰ，Ⅱ，Ⅳb）	100 ℃，30 min	—	—
8. 冷冻储存：预制食品，食用时在容器内重新加热　（2）水性食品，内含高/低含量的游离态油脂	Ⅲ，Ⅳa），Ⅶ	100 ℃，30 min	49 ℃，30 min	—

[a] 产品所接触的食品类型见附录 A。

[b] 正庚烷不用于蜡层的容器。

[c] 正庚烷提取结果应除以因子 5 得到实际的提取率。

表 B.2 浸泡温度和允许误差

浸 泡 温 度 ℃	允 许 误 差 ℃
＜50	±1
50～79	±2
80～122	±3

附 录 C
（规范性附录）
三氯甲烷提取物的限值及单位换算公式

C.1 与食品接触的三聚氰胺-甲醛成型品的三氯甲烷提取物的限值：≤0.077 5 mg/cm^2（0.5 mg/in^2）。

C.2 英寸与厘米的换算公式：1 in＝2.54 cm。

C.3 华氏温度与摄氏温度的换算公式：℃＝（℉－32）÷1.8。

附　录　D
（规范性附录）
尼龙树脂在选定溶剂中的最大提取率

表 D.1　尼龙树脂在选定溶剂中的最大提取率（以树脂质量百分数表示）

尼龙树脂	比重	熔点 ℃	在沸腾的 4.2 mol/L 盐酸中的 溶解度	黏度 mL/g	在选定溶剂中的最大提取率 （以树脂质量百分数表示）			
					水	95% 乙醇	乙酸 乙酯	苯
1　尼龙 66 树脂	1.14±0.15	253.9～265	1 h 内溶解	—	1.5	1.5	0.2	0.2
2　尼龙 610 树脂	1.09±0.15	215～226.1	1 h 后不溶解	—	1.0	2.0	1.0	1.0
3.1　尼龙 66/610 树脂	1.10±0.15	198.3～209.4	1 h 内溶解	—	1.5	2.0	1.0	1.0
4.1　尼龙 6/66 树脂，ε-己内酰胺单体的质量分数不超过 0.7%	1.13±0.15	234.4～245.6	溶解		0.8	1.0	0.5	0.5
4.2　尼龙 6/66 树脂，其中结合的己内酰胺的质量分数大于 60%，残留的 ε-己内酰胺单体不超过 0.4%。只用于 CFR 177.1395 (CAS 24993-04-0)	1.14±0.15	201.1～226.1			0.8	1.0	0.5	0.5
5.1　用于 1 次性或长期重复使用的尼龙 11 树脂	1.04±0.15	187.2～198.3	1 h 后不溶解		0.3	0.35	0.25	0.3
5.2　仅用于以下情况的尼龙 11 树脂： a)　重复用于与食品接触的制品 b)　封边的和符合 CFR 175.300 的一次性器具	1.04±0.15	187.2～198.3			0.35	1.60	0.35	0.40
6.1　尼龙 6 树脂	1.15±0.15	207.8～237.8	1 h 内溶解		1.0	2.0	1.0	1.0
6.2　用于与食品接触的一次性尼龙膜，平均厚度不超过 0.025 4 mm	1.15±0.15	207.8～237.8			1.5	2.0	1.0	1.0
7　用于与食品接触的一次性尼龙膜，平均厚度不超过 0.025 4 mm	1.16±0.15	257.8～277.8	1 h 后不溶解		1.0	1.0	0.25	0.25

表 D.1（续）

尼龙树脂	比重	熔点 ℃	在沸腾的 4.2 mol/L 盐酸中的 溶解度	黏度 mL/g	在选定溶剂中的最大提取率 （以树脂质量百分数表示）			
					水	95% 乙醇	乙酸 乙酯	苯
8 与食品重复接触的尼龙 612 树脂，接触温度低于 100 ℃	1.06±0.15	215.6～ 223.3			0.5	1.50	0.50	0.50
9 仅用于以下情况的尼龙 12 树脂： a) 食品接触膜，平均厚度不超过0.041 mm，用于非酒精类食品，使用条件为 CFR 176.170(c)中表 2 介绍的条件A(时间≤0.5 h，温度≤121.1 ℃)，条件 B 到H，特殊规定使用CFR 177.1390(d) b) 除了酒精度＞8%的食品外，其余所有与食品接触的膜用使用CFR 176.170(c)表 1或表 2 中 B 到 H 条件	1.01±0.15	176.1～ 187.2			1.0	2.0	1.50	1.50
10.1 尼龙 MXD-6和冲击性改良尼龙MXD-6 膜，平均厚度≤0.041 mm，用于CFR 176.170(c)表 1所列Ⅴ和Ⅸ类型食品，表 2 中 C 到 G 使用条件	1.21±0.15	232.8～ 262.8	1 h 内溶解		2.0	2.5	1.0	1.0
10.2 冲击性改良尼龙 MXD-6 树脂用于尼龙 6 树脂膜改良剂符合限量为 13%，平均厚度＜15 μm 成型膜用于包装、转运、盛放食品，除酒精度＞8%的食品外，温度低于 49 ℃(使用条件为CFR 176.170(c)中表2E、F、G 的条件)	1.21±0.02	232.8～ 262.8			2.0	2.5	1.0	1.0

表 D.1(续)

尼龙树脂	比重	熔点 ℃	在沸腾的4.2 mol/L盐酸中的溶解度	黏度 mL/g	在选定溶剂中的最大提取率(以树脂质量百分数表示)			
					水	95%乙醇	乙酸乙酯	苯
10.3 用于非与食品接触层的尼龙 MXD-6 树脂(1)多层膜;(2)由聚丙烯食品接触层和外层组成的硬塑料容器。食品模拟物提取,提取限量为0.077 5 mg m-xylyenediamine-adipic acid cyclic monomer/cm^2	1.22±0.15	242.8~251.1	1 h内溶解		1.0	1.5	0.2	0.2
11 用于与所有酒精度小于8%的食品接触的尼龙12T树脂	1.06±0.15	151.1~162.2	1 h后不溶解		0.1		0.5	0.5
12 用于与所有酒精度小于8%的食品接触的尼龙6/6T树脂	1.207±0.1	N/A	1 h后不溶解		0.2	1.0	0.1	0.1
13.1 仅用于平均厚度小于0.002 in的与食品接触的尼龙6/12树脂。成型膜用于与所有酒精度小于8%的食品,使用条件为CFR 176.170(c)中表2所列举的B、C、D、E、F、G	1.06±0.015	134.4~148.3	1 h内溶解	>140	2.0		1.5	1.5
13.2 尼龙树脂6/12:残留ε-己内酰胺<0.5%,残留ω-乳酰胺<0.1%。参照CFR 177.1395使用	1.10±0.15	201.1~212.2	1 h内溶解	>160	0.8	1.0	0.5	0.5
13.3 尼龙树脂6/12:残留ε-己内酰胺<0.8%,残留ω-乳酰胺<0.1%。参照CFR 177.1390使用	1.13±0.15	212.2~223.3	1 h内溶解		1.0	1.5	0.5	0.5

表 D.1(续)

尼龙树脂	比重	熔点 ℃	在沸腾的4.2 mol/L盐酸中的溶解度	黏度 mL/g	在选定溶剂中的最大提取率(以树脂质量百分数表示)			
					水	95%乙醇	乙酸乙酯	苯
14 参照CFR 177.1395规范使用的尼龙6/69树脂	1.09±0.02	140~143.9		用CFR 175.300(c)(5)(ii)种方法测得>140	3.0			
15 尼龙46树脂:仅用于重复使用的食品接触渗透膜。成品用于酒精度仅为13%的食品,在CFR 176.170(c)中表2所列E、F、G条件下使用	1.18±0.15	296.1~318.9	1 h内溶解		0.3	0.2	0.2	0.3
16 用于重复使用的尼龙PA6-3-T(瓶子除外),模拟物为CFR 176.170(c)中表1ⅥA和ⅥB类型,条件为表2中D到H,热填充温度低于40 ℃	1.12±0.03	NA	1 h后不溶	>110	0.007	0.64	0.003	0

附　录　E
（规范性附录）
聚碳酸酯的最大提取率

聚碳酸酯在蒸馏水或去离子水、50%（体积分数）的乙醇、庚烷中的最大提取率（以树脂质量分数表示）：≤0.15%。

SN

中华人民共和国出入境检验检疫行业标准

SN/T 2814—2011

出口食品接触材料 高分子材料 食品容器密封用垫圈提取物的测定

Food contact materials for export—Polymers—Determination of the extracts from closures with sealing gaskets for food containers

2011-02-25 发布 2011-07-01 实施

中华人民共和国国家质量监督检验检疫总局 发布

前　言

本标准按照 GB/T 1.1—2009 给出的规则起草。

本标准参考美国 CFR 177.1210 制定。

本标准由国家认证认可监督管理委员会提出并归口。

本标准起草单位：中华人民共和国广东出入境检验检疫局、中华人民共和国深圳出入境检验检疫局、中华人民共和国珠海出入境检验检疫局、中华人民共和国湖北出入境检验检疫局。

本标准主要起草人：陈谷峰、杨蓓、刘能盛、李波平、方永康、林宏雄、沈文浩、翟翠萍、郑建国。

出口食品接触材料　高分子材料
食品容器密封用垫圈提取物的测定

1 范围

本标准规定了食品容器密封用垫圈提取物的测定方法。

本标准适用于食品容器密封用垫圈提取物的测定。

2 规范性引用文件

下列文件对于本文件的应用是必不可少的。凡是注日期的引用文件，仅注日期的版本适用于本文件。凡是不注日期的引用文件，其最新版本（包括所有的修改单）适用于本文件。

GB/T 6682　分析实验室用水规格和试验方法

3 方法原理

根据食品类型，选择各种浸泡液，模拟密闭食品容器的密封垫圈与拟装食品接触的条件，对密封垫圈试样进行浸泡。蒸发浸泡液后所剩余的残渣即为该试样在不同浸泡液中的提取物。往残渣中加入三氯甲烷溶液 50 mL，经加热溶解、过滤、蒸发、恒重后得到的残渣质量与该试样容器的水容量相比即为三氯甲烷可溶提取物，以毫克每千克（mg/kg）表示。

4 试剂

本标准所用试剂和水在没有注明其他要求时，均指分析纯试剂和 GB/T 6682 中规定的一级水。

4.1　三氯甲烷。

4.2　浸泡液。

4.2.1　蒸馏水或去离子水。

4.2.2　正庚烷。

4.2.3　体积分数为 8% 的乙醇：用无水乙醇和蒸馏水配制。

5 仪器和设备

5.1　旋转蒸发仪。

5.2　恒温箱：可控制温度精度为 0.1 ℃。

5.3　恒温水浴锅。

5.4　分析天平：感量为 0.1 mg。

5.5　玻璃蒸发皿：200 mL，小瓶浓缩器：100 mL。

5.6　容量瓶：1 000 mL。

5.7　镊子。

6 实验步骤

6.1 浸泡测试

6.1.1 确定食品容器闭合用密封垫圈预期接触的食品类型。预期接触的食品类型见附录 A 表 A.1。

6.1.2 根据密封垫圈预期接触的食品类型,按附录 B 表 B.1 选择相应的浸泡条件。

6.1.3 选取有代表性的密封垫圈样品及其配套的容器。用热水(88 ℃～93 ℃)将与密封垫圈样品配套的容器冲洗干净,并干燥至恒重。再向容器中注入已预热至浸泡温度的浸泡液,加至离容器顶部小于 6.3 mm(即 1/4 英寸)为止。用带垫圈的封闭器闭合容器,并倒置容器以确保与食品接触的垫圈表面与浸泡液接触完好,将其放入已调好浸泡温度的恒温箱内,直到规定的浸泡时间后取出。

对不带密封垫圈的同一容器进行空白试验,得到空白浸泡液。

注:一般选用适当的玻璃容器(具有合适的口径及容积)作为测试用的容器。

6.2 提取物的测定

取浸泡液分数次置于预先在 100 ℃±5 ℃干燥至恒重的 200 mL 玻璃蒸发皿或恒重过的小瓶浓缩器(回收正庚烷用)中,在水浴上或在旋转蒸发仪中将溶剂蒸干。将玻璃蒸发皿或小瓶浓缩器放入 100 ℃±5 ℃的恒温箱内干燥 2 h,将其取出放入干燥器中冷却 0.5 h 后进行称量。再放入 100 ℃±5 ℃的恒温箱内干燥 1 h,取出,在干燥器中冷却 0.5 h 后称量。重复干燥、冷却、称量操作,直至恒重。

若蒸发残渣的量大于 50 mg/kg,则进行三氯甲烷提取。加入 50 mL 三氯甲烷至已恒重的残渣中,加热溶解,过滤溶液,并用少量三氯甲烷清洗滤纸,滤液置于预先在 100 ℃±5 ℃干燥至恒重的100 mL 玻璃蒸发皿或恒重过的小瓶浓缩器(回收正庚烷用)中,在水浴上或在旋转蒸发仪中将溶剂蒸干。重复上述干燥、冷却、称量的操作,直至恒重。

进行两次平行试验,并记录数据。

7 结果计算

蒸发残渣和三氯甲烷可溶提取物按式(1)计算:

$$E_x = \frac{m_2 - m_1}{m_3} \qquad \cdots\cdots(1)$$

式中:

E_x——蒸发残渣或三氯甲烷可溶提取物,单位为毫克每千克(mg/kg);

m_1——空白浸泡液的残渣质量,单位为毫克(mg);

m_2——试样浸泡液的残渣质量,单位为毫克(mg);

m_3——食品容器的水容量,单位为千克(kg)。

结果修约至小数点后一位。

食品容器密封用垫圈的三氯甲烷可溶提取物限量见附录 C。

8 精密度

在重复性条件下获得的两次独立测定结果的绝对值差值不得超过算术平均值的 15%。当蒸发残渣或三氯甲烷可溶提取物 E_x 较小时(<10 mg/kg),两次试验结果的极差不大于 5 mg/kg 时可视为平行。

附 录 A
(规范性附录)
食 品 类 型

表 A.1 食品类型

类型编号	食品类型描述
Ⅰ	非酸性水性食品(pH＞5.0):可能含盐或糖或两者均有,包括低脂或高脂的水包油型乳液
Ⅱ	酸性水性食品(pH≤5):可能含盐或糖或两者均有,包括低脂或高脂的水包油型浮液
Ⅲ	含游离脂肪或游离油的水性、酸性或非酸性食品:可能含盐、或含一定量脂肪的油/水乳化剂
Ⅳ	乳制品及配方乳制品: a) 高脂或低脂的油包水型乳液; b) 高脂或低脂的水包油型乳液
Ⅴ	低水分的脂肪和油
Ⅵ	饮料: a) 含醇饮料; b) 无醇饮料
Ⅶ	烘烤类食品
Ⅷ	干性固体食品(无需测试)

附　录　B

（规范性附录）

食品容器密封用垫圈的浸泡条件

表 B.1　食品容器密封用垫圈的浸泡条件

制品使用条件	食品类型[a]	浸泡条件 水（时间、温度）	浸泡条件 正庚烷[b]（时间、温度）	浸泡条件 8%乙醇（时间、温度）
A　高温加热杀菌（如：高于100 ℃）	Ⅰ，Ⅳb）	121.1 ℃，2 h	—	—
	Ⅲ，Ⅳa），Ⅶ	121.1 ℃，2 h	65.6 ℃，2 h	—
B　沸水杀菌	Ⅱ	100 ℃，30 min	—	—
	Ⅲ，Ⅶ	100 ℃，30 min	48.9 ℃，30 min	—
C　热填充或高于65.6 ℃巴氏杀菌	Ⅱ，Ⅳb）	沸腾填充，冷却至37.8 ℃		—
	Ⅲ，Ⅳa）		48.9 ℃，15 min	—
	Ⅴ	—	48.9 ℃，15 min	—
D　热填充或低于65.6 ℃巴氏杀菌	Ⅱ，Ⅳb），Ⅵb）	65.6 ℃，2 h	—	—
	Ⅲ，Ⅳa）	65.6 ℃，2 h	37.8 ℃，30 min	—
	Ⅴ	—	37.8 ℃，30 min	—
	Ⅵa）	—	—	65.6 ℃，2 h
E　室温放置（对容器内无热处理）	Ⅱ，Ⅳb），Ⅵb）	48.9 ℃，24 h	—	—
	Ⅲ，Ⅳa）	48.9 ℃，24 h	21.1 ℃，30 min	—
	Ⅴ	—	21.1 ℃，30 min	—
	Ⅵa）	—	—	48.9 ℃，24 h
F　冷藏（无热处理）	Ⅰ，Ⅱ，Ⅲ，Ⅳa），Ⅳb），Ⅵb），Ⅶ	21.1 ℃，48 h	21.1 ℃，30 min	—
	Ⅵa）	—	—	21.1 ℃，48 h
G　冷冻（对容器内无热处理）	Ⅰ，Ⅱ，Ⅲ，Ⅳb），Ⅶ	21.1 ℃，24 h	—	—

[a] 食品类型见附录A。

[b] 正庚烷提取液不适用于以蜡为保护层的密封垫圈。

表 B.2　浸泡温度的允许误差

浸泡温度 ℃	允许误差 ℃
＜50	±1
50～79	±2
80～122	±3

附　录　C
（规范性附录）
食品容器密封用垫圈的三氯甲烷可溶提取物的限值一览表

表 C.1　食品容器密封用垫圈的三氯甲烷可溶提取物的限值一览表　单位为毫克每千克（mg/kg）

密封垫圈成分种类	水提取物中的三氯甲烷馏分	正庚烷提取物中的三氯甲烷馏分	酒精提取物中的三氯甲烷馏分
1. 塑性聚合物，包括硫化的或未硫化的或固化天然的及合成的橡胶，由热熔体、溶液、塑料溶胶、有机溶胶、机械分散物或胶乳成型的圆盘或环状物	50	500	50
2. 预成型的整体圆盘或环状物，由塑性聚合物组成，包括未硫化的天然或合成的橡胶	50	250	50
3. 预成型的整体圆盘或环状物，由硫化的塑性聚合物组成，包括天然或合成的橡胶	50	50	50
4. 预成型的整体圆盘或环状物，由聚合物的或树脂涂层的纸、纸板、塑料或金属箔的底板	50	250	50
5. 带有密封衬垫或在上述 1、2、3、4 所描述的密封组分的闭合组装件，包括纸、纸板和仅用于干性食品的薄玻璃纸	提取测试不适用	提取测试不适用	提取测试不适用

SN

中华人民共和国出入境检验检疫行业标准

SN/T 2815—2011

出口食品接触材料　高分子材料 聚甲醛聚合物提取物的测定

Food contact materials for export—Polymers—Determination of extractives in polyoxymethylene

2011-02-25 发布　　2011-07-01 实施

中华人民共和国国家质量监督检验检疫总局　发布

前　言

本标准按照 GB/T 1.1—2009 给出的规则起草。

本标准参考美国 CFR 177.2470《甲醛共聚物》和 CFR 177.2480《均聚甲醛》制定。

本标准由国家认证认可监督管理委员会提出并归口。

本标准起草单位：中华人民共和国广东出入境检验检疫局。

本标准主要起草人：李丹、周明辉、刘莹峰、翟翠萍、郑建国。

出口食品接触材料　高分子材料 聚甲醛聚合物提取物的测定

1　范围

本标准规定了与食品接触的聚甲醛聚合物(包括均聚甲醛和甲醛共聚物)提取物的检测方法。

本标准适用于聚甲醛树脂提取物、均聚甲醛树脂中甲醛含量、聚甲醛制成品的三氯甲烷可溶性提取物的测定。

2　规范性引用文件

下列文件对于本文件的应用是必不可少的。凡是注日期的引用文件,仅注日期的版本适用于本文件。凡是不注日期的引用文件,其最新版本(包括所有的修改单)适用于本文件。

GB/T 6682　分析实验室用水规格和试验方法

SN/T 2274　食品接触材料检验规程　高分子材料类

3　术语与定义

下列术语和定义适用于本文件。

3.1

均聚甲醛　polyoxymethylene homopolymer

本标准中的均聚甲醛指的是甲醛聚合物(CAS 编号 9002-81-7)。可加入某些允许使用的添加剂以改进聚合物的性能。

3.2

甲醛共聚物　polyoxymethylene copolymer

本标准中所指的甲醛共聚物包括:(1)三噁烷(甲醛的环状三聚体)和环氧乙烷(CAS 编号:24969-25-3)的反应产物;(2)三噁烷和最大质量分数为5%的丁二醇缩甲醛(CAS 编号:25214-85-1)的反应产物。

这两种甲醛共聚物都可能加入某些允许使用的添加剂以改进聚合物的性能。

4　取样

按照 SN/T 2274 规定的方法取样。

5　聚甲醛树脂(包括均聚甲醛树脂和甲醛共聚物树脂)提取物的测定

5.1　试剂

5.1.1　蒸馏水。

5.1.2　正庚烷:分析纯。

5.2 仪器设备

5.2.1 分析天平：感量 0.1 mg。

5.2.2 恒温干燥箱。

5.2.3 恒温水浴锅。

5.2.4 ISO 标准筛：5 目(孔径 3.35 mm)，8 目(孔径 2.00 mm)。

5.2.5 圆底烧瓶：200 mL。

5.2.6 玻璃蒸发皿：200 mL。

5.2.7 金属镊子。

5.2.8 研磨或粉碎设备。

5.3 分析步骤

5.3.1 样品前处理

将聚甲醛树脂切割或磨碎至粒径能通过 ISO 标准 5 目筛而不能通过 8 目筛。

5.3.2 蒸馏水提取物的测定

5.3.2.1 方法提要

用蒸馏水对聚甲醛树脂回流提取 6 h，将提取液蒸干后恒重，将蒸发残渣的质量，除以树脂的质量即得到蒸馏水提取物的质量分数。

5.3.2.2 实验步骤

称取 10 g 粉碎好的聚甲醛树脂(精确至 0.2 mg)，置于 200 mL 圆底烧瓶内，小心加入 100 mL 已经预热至近沸的蒸馏水。装好电热回流装置，通冷凝水。将电炉温度缓慢升温，使瓶内物质在回流状态下保持 6 h。待回流结束，烧瓶温度冷却至室温后，取下烧瓶，将提取液全部倾析转移至 200 mL 已预先恒重的玻璃蒸发皿内，并用 10 mL 蒸馏水分若干次洗涤瓶内的聚甲醛树脂，合并洗涤液。

将玻璃蒸发皿置于水浴上缓慢蒸发至近干，然后放入 100 ℃±5 ℃的恒温干燥箱内干燥 2 h，取出后在干燥器中冷却至室温后称量，再于 100 ℃±5 ℃干燥 1 h，取出，在干燥器中冷却至室温，恒重后称量，记录质量。

随同样品进行空白试验。

5.3.2.3 结果计算

按式(1)计算蒸馏水提取物，以质量分数表示：

$$E_w=\frac{m_2-m_1-m_0}{m}\times 100 \qquad \cdots\cdots(1)$$

式中：

E_w ——蒸馏水提取物的质量分数，%；

m_2 ——玻璃蒸发皿+样品蒸发残渣的质量，单位为克(g)；

m_1 ——玻璃蒸发皿的质量，单位为克(g)；

m_0 ——空白试验中蒸发残渣的质量，单位为克(g)；

m ——试样的质量，单位为克(g)。

取两次测定结果的算术平均值，保留三位有效数字。

5.3.3 正庚烷提取物的测定

5.3.3.1 方法提要

用正庚烷对聚甲醛树脂回流提取 6 h,将提取液蒸干后恒重,将蒸发残渣的质量,除以树脂的质量即得到正庚烷提取物的质量分数。

5.3.3.2 实验步骤

称取 10 g 粉碎好的聚甲醛树脂(精确至 0.2 mg),置于 200 mL 圆底烧瓶内,加入 100 mL 正庚烷。装好水浴回流装置(水浴温度已预先加热至 95 ℃),通冷凝水。将水浴加热至沸,使瓶内物质在回流状态下保持 6 h。待回流结束,烧瓶温度冷却至室温后,取下烧瓶,将提取液全部倾析转移至 200 mL 已预先恒重的玻璃蒸发皿内,并用 10 mL 正庚烷分若干次洗涤瓶内的聚甲醛树脂,合并洗涤液。

将玻璃蒸发皿置于水浴上缓慢蒸发至近干,然后放入 100 ℃±5 ℃的恒温干燥箱内干燥 2 h,取出后在干燥器中冷却至室温后称重,再于 100 ℃±5 ℃干燥 1 h,取出,在干燥器中冷却至室温,恒重后称量,记录质量。

随同样品进行空白试验。

5.3.3.3 结果计算

按式(2)计算正庚烷提取物,以质量分数表示:

$$E_h=\frac{m_2-m_1-m_0}{m}\times 100 \qquad \cdots\cdots(2)$$

式中:

E_h ——正庚烷提取物的质量分数,%;

m_2 ——玻璃蒸发皿+蒸发残渣的质量,单位为克(g);

m_1 ——玻璃蒸发皿的质量,单位为克(g);

m_0 ——空白试验中蒸发残渣的质量,单位为克(g);

m ——试样的质量,单位为克(g)。

取两次测定结果的算术平均值,保留三位有效数字。

6 均聚甲醛树脂中甲醛含量的测定

6.1 方法提要

用三氯甲烷洗涤均聚甲醛树脂并氮吹去除三氯甲烷溶剂后,用蒸馏水提取树脂中的甲醛,通过变色酸与甲醛在浓硫酸存在下进行显色反应,在 570 nm 波长处测定反应产物的吸光度,通过标准曲线计算树脂中甲醛的含量。

6.2 试剂和材料

本标准所用试剂和水在没有注明其他要求时,均指分析纯试剂和 GB/T 6682 中规定的二级水。

6.2.1 三氯甲烷。

6.2.2 变色酸(4,5-二羟基-2,7-萘二磺酸,CAS 编号 148-25-4):配制成 10%(质量浓度)的水溶液使用。

6.2.3 浓硫酸:优级纯。

6.2.4 商品化甲醛有证标准溶液:浓度为 100 mg/L。

6.2.5 铝制称量盘。

6.3 仪器和设备

6.3.1 紫外-可见分光光度计,带 5.0 cm 比色皿。
6.3.2 分析天平:感量 0.1 mg。
6.3.3 磁力搅拌仪:带 PTFE 涂层磁力搅拌子。
6.3.4 精密恒温水浴锅:控温精度±0.3 ℃。
6.3.5 真空烘箱。
6.3.6 金属镊子。
6.3.7 具塞锥形瓶:125 mL。
6.3.8 单标线移液管:1 mL,50 mL。
5.3.9 刻度吸量管:1 mL,2 mL,10 mL。
6.3.10 量筒:50 mL。
6.3.11 具塞比色管:25 mL。

6.4 分析步骤

6.4.1 标准工作曲线绘制

将商品化甲醛有证标准溶液用水配制成甲醛浓度分别为 1、2、3、5、10 mg/L 的系列标准工作溶液。分别准确移取 1 mL 标准工作溶液至 25 mL 具塞比色管内,依次加入 0.2 mL 10%变色酸水溶液、2 mL 蒸馏水和 7 mL 浓硫酸,彻底摇匀。将比色管放入沸水浴中加热 30 min(注意:开始时需松开瓶塞以释放压力)。稍冷后在冰水浴中把比色管内溶液冷却至室温,并用水稀释至刻度,摇匀。将比色管内溶液倒入 5 cm 比色皿中,在 570 nm 波长、0.04 mm 狭缝宽度下测定吸光度,以蒸馏水作参比。以吸光度对甲醛浓度绘制标准工作曲线 $y=ax+b$。其中 y 为吸光度,x 为甲醛浓度(mg/L)。

6.4.2 样品前处理

准确称取 10.0 g(精确到 0.2 mg)树脂于 125 mL 具塞锥形瓶中,用量筒加入 50 mL 三氯甲烷,并放入 PTFE 涂层磁力搅拌子,塞好瓶塞后缓慢磁力搅拌 60 min。小心倾析锥形瓶,尽量将三氯甲烷全部倾出并弃去。向锥形瓶内加入 20 mL 新鲜三氯甲烷,与树脂充分摇动混匀后,再次倾去三氯甲烷。向瓶内通入氮气,将剩余的三氯甲烷溶剂吹干(注意:不可将树脂吹出瓶外!)。用洁净的金属镊子取出磁力搅拌子,把瓶内树脂转移至铝制称量盘上,在 100 ℃±5 ℃的真空烘箱内干燥 16 h~20 h,同时向箱内持续通入氮气。从烘箱中取出树脂,至少暴露在空气中 1 h,然后转移至另一洁净干燥的 125 mL 具塞锥形瓶中。用移液管准确移入 50 mL 蒸馏水,塞好瓶塞,在 49.3 ℃±0.3 ℃恒温水浴中保持 6 h。取上清液(即提取液)进行分析。

注:提取液在室温下可保存过夜或在 4 ℃冰箱中可保存 1 周。

随同样品进行空白试验。

6.4.3 测定

用移液管准确移取 1 mL 提取液(6.4.2)至 25 mL 具塞比色管内,按 6.4.1 所述步骤测定吸光度。

6.4.4 结果计算

6.4.4.1 按式(3)计算提取液中甲醛浓度:

$$c=\frac{A_s-A_b-b}{a} \qquad \cdots\cdots(3)$$

式中：

c ——提取液中甲醛浓度，单位为毫克每升(mg/L)；

A_s ——样品吸光度；

A_b ——空白试样吸光度；

a ——标准工作曲线的斜率；

b ——标准工作曲线的截距。

6.4.4.2 按式(4)计算均聚甲醛树脂中甲醛的含量，以质量分数表示：

$$E_f = \frac{c \times V \times 10^{-4}}{m} \qquad (4)$$

式中：

E_f ——均聚甲醛树脂中甲醛的质量分数，%；

c ——提取液中甲醛浓度，单位为毫克每升(mg/L)；

V ——蒸馏水的体积，单位为毫升(mL)；

m ——均聚甲醛树脂的质量，单位为克(g)。

取两次测定结果的算术平均值，保留三位有效数字。

7 聚甲醛制成品中三氯甲烷可溶性提取物的测定

7.1 方法提要

用适当的食物模拟液对聚甲醛制成品进行浸泡，将浸泡液在水浴上蒸干后，用三氯甲烷溶解蒸发残渣，过滤，将三氯甲烷提取液在水浴上再次蒸干并恒重，得到三氯甲烷可溶性残渣的质量，除以聚甲醛制成品与食物模拟液的接触面积即得到三氯甲烷可溶性提取物的含量。

7.2 试剂

本标准所用试剂和水在没有注明其他要求时，均指分析纯试剂和GB/T 6682中规定的二级水。

7.2.1 三氯甲烷。

7.2.2 浸泡液：

a) 水；

b) 正庚烷；

c) 体积分数为8%的乙醇。

7.3 仪器与设备

7.3.1 玻璃蒸发皿：200 mL，100 mL。

7.3.2 恒温水浴锅。

7.3.3 恒温干燥箱。

7.3.4 分析天平：感量0.1 mg。

7.3.5 玻璃漏斗。

7.4 分析步骤

7.4.1 浸泡液提取物的测定

按照附录A对聚甲醛制成品所预期接触的食物进行分类，再按照附录B选取适当的浸泡液和浸泡条件对制成品进行浸泡处理。取浸泡液100 mL于已预先恒重的200 mL玻璃蒸发皿中，在水浴上缓慢蒸干，再置于恒温干燥箱内 100 ℃±5 ℃干燥 2 h 后，取出置于干燥器内冷却至室温，恒重后称量，记录质量。

随同样品进行空白试验。

按式(5)计算浸泡液提取物：

$$E_e=\frac{m_2-m_1-m_0}{S\times F}\times 1\,000 \qquad (5)$$

式中：

E_e ——浸泡液提取物，单位为毫克每平方厘米(mg/cm^2)；

m_2 ——经恒重后(200 mL 玻璃蒸发皿＋浸泡液蒸干后残渣)的质量，单位为克(g)；

m_1 ——经恒重后 200 mL 玻璃蒸发皿的质量，单位为克(g)；

m_0 ——空白试验中浸泡液蒸干后残渣的质量，单位为克(g)；

S ——试样与浸泡液的接触面积，单位为平方厘米(cm^2)；

F ——校正因子，当浸泡液是正庚烷时 F 为 5，是其他浸泡液时 F 为 1。

取两次测定结果的算术平均值，保留三位有效数字。

若 E_e 计算结果小于(或等于)0.077 5 mg/cm^2 与食品接触面积(即 0.5 mg/in^2 与食品接触面积)，则无需进行 7.4.2 的步骤，直接得到三氯甲烷可溶性提取物检测结果为：$E_x\leqslant 0.077\,5\ mg/cm^2$。

注：1 in 折合 2.540 0 cm，1 in^2 折合 6.451 6 cm^2。

7.4.2 三氯甲烷可溶性提取物的测定

若浸泡液提取物检测结果大于 0.077 5 mg/cm^2 与食品接触面积，则向 7.4.1 中装有浸泡液蒸发残渣的玻璃蒸发皿内加入 50 mL 三氯甲烷，稍加热使残渣尽量重新溶解。过滤溶液，并用少量三氯甲烷清洗滤纸，将滤液置于预先在 100 ℃±5 ℃下干燥至恒重的 100 mL 玻璃蒸发皿中，在水浴上缓慢蒸干，然后放入 100 ℃±5 ℃的恒温干燥箱内干燥 2 h，取出后在干燥器中冷却至室温，恒重后称量，记录质量。

按式(6)计算三氯甲烷可溶性提取物：

$$E_x=\frac{m_2-m_1-m_0}{S\times F}\times 1\,000 \qquad (6)$$

式中：

E_x ——三氯甲烷可溶性提取物，单位为毫克每平方厘米(mg/cm^2)；

m_2 ——经恒重后(100 mL 玻璃蒸发皿＋三氯甲烷蒸干后残渣)的质量，单位为克(g)；

m_1 ——经恒重后 100 mL 玻璃蒸发皿的质量，单位为克(g)；

m_0 ——空白试验中三氯甲烷蒸干后残渣的质量，单位为克(g)；

S ——试样与浸泡液的接触面积，单位为平方厘米(cm^2)；

F ——校正因子，当浸泡液是正庚烷时 F 为 5，是其他浸泡液时 F 为 1。

取两次测定结果的算术平均值，保留三位有效数字。

8 精密度

在重复性条件下获得的两次独立测定结果的绝对值差值不超过算术平均值的 10%。

附 录 A
（规范性附录）
食 品 类 型

表 A.1 食品类型

类型编号	食品类型描述
Ⅰ	非酸性水性食品(pH＞5.0)；可能含盐或含糖或两者均含有，包括低脂或高脂的水包油型乳液
Ⅱ	酸性水性食品(pH≤5.0)；可能含盐或含糖或两者均含有，包括低脂或高脂的水包油型乳液
Ⅲ	含有游离态油脂的酸性或非酸性水性食品，可能含盐，包括低脂或高脂的油包水型乳液
Ⅳ	乳制品及配方乳制品： a) 高脂或低脂的油包水型乳液； b) 高脂或低脂的水包油型乳液
Ⅴ	低水分油脂
Ⅵ	饮料： a) 含醇饮料； b) 无醇饮料
Ⅶ	焙烤类食品
Ⅷ	干性固体食品(无测试要求)

附 录 B
（规范性附录）
三氯甲烷可溶性提取物食品模拟液的选择

表 B.1 浸泡条件

<table>
<tr><th colspan="2" rowspan="2">产品的使用条件</th><th rowspan="2">产品所接触的食品类型[a]</th><th colspan="3">食品模拟液及浸泡条件(时间、温度)</th></tr>
<tr><th>水</th><th>正庚烷[b,c]</th><th>8%乙醇</th></tr>
<tr><td colspan="2" rowspan="2">1. 高温消毒
(如温度超过 100 ℃)</td><td>Ⅰ,Ⅳb)</td><td>121 ℃,2 h</td><td>—</td><td>—</td></tr>
<tr><td>Ⅲ,Ⅳa),Ⅶ</td><td>121 ℃,2 h</td><td>66 ℃,2 h</td><td>—</td></tr>
<tr><td colspan="2" rowspan="2">2. 沸水消毒</td><td>Ⅱ</td><td>100 ℃,30 min</td><td>—</td><td rowspan="2">—</td></tr>
<tr><td>Ⅲ,Ⅶ</td><td>100 ℃,30 min</td><td>49 ℃,30 min</td></tr>
<tr><td colspan="2" rowspan="3">3. 高于 65.6 ℃的热灌注或巴氏灭菌</td><td>Ⅱ,Ⅳb)</td><td>沸腾下罐装,
冷却至 38 ℃</td><td>—</td><td>—</td></tr>
<tr><td>Ⅲ,Ⅳa)</td><td>沸腾下罐装,
冷却至 38 ℃</td><td>49 ℃,15 min</td><td>—</td></tr>
<tr><td>Ⅴ</td><td>—</td><td>49 ℃,15 min</td><td>—</td></tr>
<tr><td colspan="2" rowspan="4">4. 低于 65.6 ℃的热灌注或巴氏灭菌</td><td>Ⅱ,Ⅳb),Ⅵb)</td><td>66 ℃,2 h</td><td>—</td><td>—</td></tr>
<tr><td>Ⅲ,Ⅳa)</td><td>66 ℃,2 h</td><td>38 ℃,30 min</td><td>—</td></tr>
<tr><td>Ⅴ</td><td>—</td><td>38 ℃,30 min</td><td>—</td></tr>
<tr><td>Ⅵa)</td><td>—</td><td>—</td><td>66 ℃,2 h</td></tr>
<tr><td colspan="2" rowspan="4">5. 室温充装和储存(在容器中不进行热处理)</td><td>Ⅰ,Ⅱ,Ⅳb),Ⅵb)</td><td>49 ℃,24 h</td><td>—</td><td>—</td></tr>
<tr><td>Ⅲ,Ⅳa)</td><td>49 ℃,24 h</td><td>21 ℃,30 min</td><td>—</td></tr>
<tr><td>Ⅴ,Ⅶ</td><td>—</td><td>21 ℃,30 min</td><td>—</td></tr>
<tr><td>Ⅵa)</td><td>—</td><td>—</td><td>49 ℃,24 h</td></tr>
<tr><td colspan="2" rowspan="2">6. 冷藏储存(在容器中不进行热处理)</td><td>Ⅰ,Ⅱ,Ⅲ,Ⅳa),
Ⅳb),Ⅵb),Ⅶ</td><td>21 ℃,48 h</td><td>—</td><td rowspan="2">21 ℃,48 h</td></tr>
<tr><td>Ⅵa)</td><td>—</td><td>—</td></tr>
<tr><td colspan="2">7. 冷冻储存(在容器中不进行热处理)</td><td>Ⅰ,Ⅱ,Ⅲ,Ⅳb),Ⅶ</td><td>21 ℃,24 h</td><td>—</td><td>—</td></tr>
<tr><td rowspan="2">8. 冷冻储存:预制食品,食用时在容器内重新加热</td><td>(1) 水性食品,或高/低水包油型乳液</td><td>Ⅰ,Ⅱ,Ⅳb)</td><td>100 ℃,30 min</td><td>—</td><td>—</td></tr>
<tr><td>(2) 水性食品,内含高/低含量的游离态油脂</td><td>Ⅲ,Ⅳa),Ⅶ</td><td>100 ℃,30 min</td><td>49 ℃,30 min</td><td>—</td></tr>
<tr><td colspan="6">[a] 产品所接触的食品类型见附录 A。
[b] 对于以蜡作内衬的容器,不可用正庚烷作为食品模拟液。
[c] 为接近实际食品的提取能力,正庚烷提取结果应除以一个系数 5。</td></tr>
</table>

参 考 文 献

[1] 21 CFR 177.2470 Polyoxymethylene copolymer
[2] 21 CFR 177.2480 Polyoxymethylene nomopolymer
[3] 21 CFR 175.300 Resinous and polymeric coatings

SN

中华人民共和国出入境检验检疫行业标准

SN/T 2819—2011

出口食品接触材料　高分子材料 食品模拟物中 BADGE、BFDGE 及其羟基和氯化衍生物的测定　高效液相色谱法

Food contact materials for export—Polymers—Determination of BADGE, BFDGE and their hydroxy and chlorinated derivatives in food simulants—High performance liquid chromatography

2011-02-25 发布　　　　2011-07-01 实施

中华人民共和国国家质量监督检验检疫总局　发布

前　言

本标准按照 GB/T 1.1—2009 给出的规则起草。

本标准等同采用 EN 15136:2006《食品接触材料和制品中某些受限的环氧衍生物　食品模拟物中 BADGE、BFDGE 及其羟基和氯化衍生物的测定》(英文版)制定。

本标准在采用 EN 15136:2006 时作了以下编辑性修改,主要差异如下:

——删除了 EN 15136:2006 中前页、目次、前言、绪论、附录 ZA、参考文献及后页;

——将 EN 15136:2006 中的规范性引用文件 EN 13130-1:2004 修改为等同采用的 GB/T 23296.1—2009;

——删除了"ISO 648 实验室玻璃器皿-单刻度移液管";

——调整了第 4 章中部分试剂的编号及排列顺序,以符合我国化学分析方法国家标准的编写要求;增加了标准品的中文名称和纯度;增加了精制橄榄油、3%(质量浓度)乙酸溶液和 10%(体积分数)乙醇溶液;

——为使测试步骤的叙述更具条理性,调整了第 5 章的排列顺序,并将色谱分析条件调整到 7.1,同时将各物质的参考保留时间作为资料性附录 D;在第 5 章中增加了分析天平(感量 0.000 1 g 和 0.01 g)、25 mL 具塞刻度试管;

——在第 6 章试液的制备中增加"取 1 mL 试液过 0.45 μm 滤膜后供高效液相色谱进样"、"平行制样两份";

——为使分析步骤的叙述更清晰合理,将原第 7 章的内容放到 7.2 部分,同时调整了各节的顺序;增加了水解前的标准曲线的计算公式和水解前的模拟物中 BADGE、BFDGE 及其衍生物浓度的计算公式;在 7.4.3 中增加了"计算结果以平行测定的算术平均值表示,保留两位有效数字";

——删除了原第 10 章(测试报告)的内容,随后章节条文编号相应变动。

本标准由国家认证认可监督管理委员会提出并归口。

本标准起草单位:中华人民共和国宁波出入境检验检疫局、中华人民共和国江苏出入境检验检疫局、中华人民共和国上海出入境检验检疫局、中国检验检疫科学研究院。

本标准主要起草人:肖道清、陈少鸿、曹国洲、朱晓艳、陈建国、史红兰、李绿、马强、王红松、商贵芹、周宇艳、马明。

出口食品接触材料　高分子材料
食品模拟物中BADGE、BFDGE及其羟基
和氯化衍生物的测定　高效液相色谱法

1　范围

本标准规定了食品模拟物中双酚A-二缩水甘油醚(bisphenol A diglycidyl ether，简称BADGE)、双酚F-二缩水甘油醚(bisphenol F diglycidyl ether，简称BFDGE)及其羟基和氯化衍生物的测定方法。

本标准适用于食品模拟物水、3%(质量浓度)乙酸溶液、10%(体积分数)乙醇溶液和橄榄油中BADGE、BFDGE及其羟基和氯化衍生物的测定。

食品模拟物中BADGE及其衍生物的测定低限为0.05 μg/mL，BFDGE及其衍生物的测定低限为0.1 μg/mL。

2　规范性引用文件

下列文件对于本文件的应用是必不可少的。凡是注日期的引用文件，仅注日期的版本适用于本标准。凡是不注日期的引用文件，其最新版本(包括所有的修改单)适用于本标准。

GB/T 23296.1—2009　食品接触材料　塑料中受限物质　塑料中物质向食品及食品模拟物特定迁移试验和含量测定方法以及食品模拟物暴露条件选择的指南

3　原理

3.1　食品模拟物中BADGE、BFDGE及其衍生物的测定

食品模拟物中BADGE、BFDGE及其衍生物通过高效液相色谱柱进行分离，采用荧光检测器进行检测，外标法定量。水基食品模拟物直接进样，橄榄油模拟物通过乙腈萃取后进样。

如果模拟物试液直接进样时的色谱图很复杂，仅凭保留时间不能准确辨别各物质；或者是模拟物中BADGE及其衍生物或BFDGE及其衍生物的总迁移量大于0.5 mg/kg，就要强制水解环氧基和氯代衍生物进行确证和精确定量。

3.2　水解

BADGE、BFDGE及其部分水解的产物在中性和酸性溶液中均要发生水解；其氯化衍生物在酸性条件下稳定，在中性介质中缓慢水解；在弱碱性条件下，所有的衍生物(除了醚类衍生物)都水解成BADGE・$2H_2O$或BFDGE・$2H_2O$。

使用硼酸缓冲溶液(pH=8.5)将食品模拟物试液调至弱碱性，在100 ℃时保持至少20 h进行水解。完全水解后，测定BADGE・$2H_2O$或BFDGE・$2H_2O$的浓度。

注：BADGE、BFDGE及其衍生物以及在与模拟物接触时可能产生的物质的分子结构参见附录A，附录B给出了测定食品模拟物中BADGE、BFDGE及其衍生物的流程图。

4 试剂

除非另有说明，在分析中仅使用确认为分析纯的试剂和蒸馏水或去离子水或相当纯度的水。

4.1 BADGE(CAS 号:1675-54-3):纯度≥97%。

4.2 双酚 A-二(2,3-二羟丙基)醚(BADGE・$2H_2O$,CAS 编号:5581-32-8):纯度≥97%。

4.3 双酚 A-(2,3-二羟丙基)缩水甘油醚(BADGE・H_2O,CAS 编号:76002-91-0):纯度≥95%。

4.4 双酚 A-二(3-氯-2-羟丙基)醚(BADGE・2HCl,CAS 编号:4809-35-2):纯度≥97%。

4.5 双酚 A-(3-氯-2-羟丙基)缩水甘油醚(BADGE・HCl,CAS 编号:13836-48-1):纯度≥90%。

4.6 双酚 A-(3-氯-2-羟丙基)(2,3-二羟丙基)醚(BADGE・H_2O・HCl,CAS 编号:227947-06-0):纯度≥95%。

4.7 BFDGE(CAS 编号:2095-03-6):纯度≥95%。

4.8 双酚 F-二(3-氯-2-羟丙基)醚(BFDGE・2HCl):纯度≥95%。

4.9 双酚 F-二(2,3-二羟丙基)醚(BFDGE・$2H_2O$,CAS 编号:72406-26-9):纯度≥95%。

4.10 氢氧化钠。

4.11 硼酸。

4.12 无水乙醇。

4.13 冰乙酸。

4.14 精制橄榄油。

4.15 乙腈,色谱纯。

4.16 甲醇,色谱纯。

4.17 3%(质量浓度)乙酸溶液:称取 30 g(精确至 0.1 g)冰乙酸(4.13)于 1 L 容量瓶中,用水定容。

4.18 10%(体积分数)乙醇溶液:量取 100 mL 无水乙醇(4.12)于 1 L 容量瓶中,用水定容。

4.19 氢氧化钠水溶液(4.5 mol/L):称取 18 g 氢氧化钠(4.10)溶解在 100 mL 水中。

4.20 硼酸缓冲溶液(pH=8.5):称取 9.28 g 硼酸(4.11)溶解到 220 mL 水中,加入氢氧化钠溶液(4.19)至 pH=8.5,加水稀释到 250 mL。

4.21 BFDGE・HCl:称取 50 mg BFDGE(4.7)溶解到 25 mL 二恶烷中,加入 10 μL 浓盐酸回流 10 min。用旋转蒸发仪蒸干二恶烷,加入 25 mL 乙腈将残留物溶解。所得溶液中包含 BFDGE、BFDGE・HCl和 BFDGE・2HCl 的各种异构体,仅用于定性参考。

4.22 BFDGE・H_2O:称取 50 mg BFDGE(4.7)溶解到 25 mL 二恶烷中,加入 500 μL 水回流 10 min。用旋转蒸发仪蒸干水,加入 25 mL 乙腈将残留物溶解。所得溶液中包含 BFDGE、BFDGE・H_2O 和 BFDGE・$2H_2O$ 的各种异构体,仅用于定性参考。

注:BFDGE 及其衍生物是由多种异构体组成的混合物(参见附录 A)。各种异构体的比例由于 BFDGE 来源不同而不同。

4.23 BADGE、BFDGE 及其衍生物的储备液(500 μg/mL):分别称取 50 mg(精确到 0.1 mg)标准物质(4.1~4.9)于 100 mL 容量瓶中,加入 80 mL 乙腈。超声溶解 5 min,冷却至室温后加乙腈至刻度。计算各物质的实际浓度,以微克每毫升(μg/mL)表示。在配制 BADGE・$2H_2O$、BFDGE・$2H_2O$ 的储备液时,先加入 20 mL 水,再加乙腈至刻度。

核对两份标准储备溶液(或其稀释溶液)的响应因子,即荧光信号与分析物溶液浓度的比值,其差值不超过 5%。如果在 5%范围内,则只选择其中一份标准储备溶液制备后续的中间储备液;如果两份单独制备的储备液的响应因子差值超过 5%,则将两份储备液弃去,重新制备新的储备液。

注 1:BADGE・$2H_2O$、BFDGE・$2H_2O$ 在纯的乙腈中溶解度很小,加入少量水会增加其溶解量。

注 2:标准储备液在冰箱中最多可存放 6 个月。

4.24 BADGE、BFDGE及其衍生物的中间储备液(10 μg/mL):在一组50 mL烧瓶中分别加入1 mL储备液(4.23),加乙腈至刻度,所得溶液约10 μg/mL。计算各物质的实际浓度,以微克每毫升(μg/mL)表示。

5 仪器与设备

5.1 高效液相色谱仪,配荧光检测器。

5.2 分析天平:感量0.000 1 g、0.01 g。

5.3 烘箱,可保持在100 ℃±5 ℃。

5.4 pH计,测量精度±0.1。

5.5 氮吹仪。

5.6 涡旋振荡器。

5.7 C_{18}固相萃取柱,360 mg/5 mL。

5.8 顶空瓶,20 mL。

5.9 具塞刻度试管,25 mL。

6 试液的制备

6.1 总则

食品模拟物试液应按照GB/T 23296.1的要求从迁移试验中获取。

当使用橄榄油作为脂肪模拟物时,由于橄榄油中的杂质可能会干扰样品分析,因此在浸泡样品前要用乙腈净化橄榄油。

分析模拟物时如果色谱图很复杂,仅凭保留时间不能明确分辨各物质;或者是BADGE及其衍生物或BFDGE及其衍生物在食品模拟物中的总迁移量大于0.5 mg/kg,就要将食品模拟物试液进行强制水解。

注1:可选用精制葵花籽油作为脂肪食品模拟物。

注2:当用1.0%乙醇作为食品模拟物时,环氧基可能与乙醇反应生成不能被水解的醚类衍生物。10%乙醇食品模拟物在40 ℃时浸泡10 d后约有15%的BADGE转化成了单醚类衍生物。

6.2 食品模拟物试液的制备

6.2.1 水基食品模拟物

迁移试验完成后,将食品模拟物试液冷却至室温,取1 mL试液过0.45 μm滤膜后供高效液相色谱进样。平行制样两份。

6.2.2 水基食品模拟物的水解

迁移试验完成后,取1 mL食品模拟物试液至顶空瓶中(5.8),加入1 mL硼酸缓冲溶液(4.20)。密封后在100 ℃±5 ℃保持20 h～22 h进行水解。水解完成后将顶空瓶冷却至室温,取1 mL试液过0.45 μm滤膜后供高效液相色谱进样。平行制样两份。

对于3%(质量分数)乙酸模拟物试液,水解前要先将试液pH值调至中性。移取1 mL 3%(质量分数)乙酸模拟物试液至顶空瓶中(5.8),加入110 μL氢氧化钠溶液(4.19),再加入1 mL硼酸缓冲溶液(4.20)。密封后在100 ℃±5 ℃保持20 h～22 h进行水解。水解完成后将顶空瓶冷却至室温,取1 mL试液过0.45 μm滤膜后供高效液相色谱进样。平行制样两份。

6.2.3 脂肪食品模拟物

迁移试验完成后，称取 10 g±0.01 g 橄榄油模拟物于试管中(5.9)。加入 10 mL 乙腈，涡旋振荡 1 min，静置分层。移取上层乙腈溶液 4 mL±0.5 mL 于 C_{18} 固相萃取柱中(5.7)。待溶液自然流出，收集滤出液。取 1 mL 滤出液过 0.45 μm 滤膜后供高效液相色谱进样。平行制样两份。

6.2.4 脂肪食品模拟物的水解

取 2 mL 滤出液(6.2.3)于顶空瓶(5.8)中，用缓和氮气吹干。重新加入 400 μL 乙腈溶解，再加入 1 600 μL 硼酸缓冲溶液(4.20)。密封后在 100 ℃±5 ℃保持 20 h～22 h 进行水解。水解完成后将顶空瓶冷却至室温，取 1 mL 试液过 0.45 μm 滤膜后供高效液相色谱进样。平行制样两份。

6.2.5 空白溶液的制备

按 6.2.1～6.2.4 步骤处理没有与待测样品接触过的食品模拟物。

6.3 标准溶液的制备

6.3.1 水基食品模拟物标准溶液

在一组 25 mL 的容量瓶中分别加入 0.15 mL、0.25 mL 1.0 mL、2.0 mL、5.0 mL BADGE 和 BFDGE 的中间储备液(4.24)，再加入相应的空白模拟物至刻度，得到 BADGE 和 BFDGE 水基模拟物混合标准溶液的浓度依次为 0.06 μg/mL、0.1 μg/mL、0.4 μg/mL、0.8 μg/mL、2 μg/mL。另配置包含 BADGE、BFDGE 及其衍生物的混合标准溶液，用于定性分析。

注 1：水基模拟物标准溶液在使用前配置。

注 2：仅含有 BADGE 和 BFDGE 的混标用于定量分析。

6.3.2 脂肪食品模拟物标准溶液

分别称取 10 g±0.01 g 空白橄榄油于一组试管中(5.9)。分别加入 0.10 mL、0.20 mL、0.50 mL、1.0 μL、2.0 mL BADGE 和 BFDGE 的中间储备液(4.24)得到橄榄油模拟物混合标准溶液中 BADGE 和 BFDGE 的浓度依次为 0.1 μg/g、0.2 μg/g、0.5 μg/g、1 μg/g、2 μg/g。在各支试管中分别加入 9.8 mL、9.6 mL、9.0 mL、8.0 mL、6.0 mL 乙腈，使得每支试管中加入溶液的总体积均为 10 mL。将各支试管分别涡旋振荡 1 min，静置分层。移取上层乙腈溶液 4 mL±0.5 mL 至 C_{18} 固相萃取小柱(5.7)。待溶液自然流出，收集滤出液。取 1 mL 滤出液过 0.45 μm 滤膜后供高效液相色谱进样。另配置包含 BADGE、BFDGE 及其衍生物的混合标准溶液，用于定性分析。

注：仅含有 BADGE 和 BFDGE 的混标用于定量分析。

6.3.3 完全水解的 BADGE 和 BFDGE 水基食品模拟物标准溶液

分别取 1 mL 仅含有 BADGE 和 BFDGE 的混合标准溶液(6.3.1)与 1 mL 硼酸缓冲溶液(4.20)在顶空瓶(5.8)中混匀。密封后在 100 ℃±5 ℃保持 20 h～22 h 进行水解。水解完成后将顶空瓶冷却至室温，取 1 mL 溶液过 0.45 μm 滤膜后供高效液相色谱进样。

对于 3%(质量分数)乙酸模拟物溶液，水解前要先把溶液 pH 值调至中性。分别取 1 mL 仅含有 BADGE 和 BFDGE 的 3%(质量分数)乙酸模拟物混合标准溶液(6.3.1)至顶空瓶中(5.8)，加入 110 μL 氢氧化钠溶液(4.19)，再加入 1 mL 硼酸缓冲溶液(4.20)，密封后在 100 ℃±5 ℃保持 20 h～22 h 进行水解。水解完成后，将顶空瓶冷却至室温，取 1 mL 溶液过 0.45 μm 滤膜后供高效液相色谱进样。

6.3.4 完全水解的 BADGE 和 BFDGE 的脂肪食品模拟物标准溶液

分别取 2 mL 滤出液(6.3.2)至顶空瓶(5.8)中，用缓和氮气吹干。重新加入 400 μL 乙腈溶解，再加入1 600 μL硼酸缓冲溶液(4.20)。密封后在100 ℃±5 ℃保持20 h～22 h进行水解。水解完成后将顶空瓶冷却至室温,取1 mL溶液过0.45 μm滤膜后供高效液相色谱进样。

7 分析步骤

7.1 测定条件

7.1.1 色谱柱:C_{18}硅胶柱,柱长250 mm,内径4.6 mm,粒度5 μm,或性能类似的分析柱。

注:C_{18}硅胶柱要能够使BADGE形成对称峰,且能够将BADGE、BFDGE及其衍生物分开。

7.1.2 流动相:乙腈-水,梯度洗脱步骤见表1。

表1 梯度洗脱步骤

时间 min	水 %	乙腈 %
0	80	20
10	65	35
25	50	50
45	50	50
60	0	100
75	0	100
80	80	20
85	80	20

注:也可以使用甲醇-水作为流动相,但是各物质的洗脱次序会发生变化。

7.1.3 柱温:30 ℃。

7.1.4 流量:1.1 mL/min。

7.1.5 进样体积:20 μL。

7.1.6 荧光检测器:激发波长275 nm,发射波长305 nm。

7.2 标准曲线的绘制

7.2.1 总则

假定经过分子量差异校准后的各物质的响应相同,则可利用BADGE或BFDGE的标准曲线来计算其对应的衍生物的浓度。当计算后得出的总迁移量(BADGE及其衍生物或BFDGE及其衍生物)超过0.5 mg/kg,将食品模拟物试液完全水解,使色谱图得到简化,并通过对BADGE·$2H_2O$或BFDGE·$2H_2O$的定量获得精确的总迁移量。

7.2.2 水解前标准曲线的绘制

按照7.1所列条件对标准溶液(6.3.1～6.3.2)进行检测,标准溶液色谱图参见附录C和附录D。以BADGE或BFDGE的浓度为横坐标,以对应的峰面积(对于BFDGE,以三个异构体的总面积对浓度作图)为纵坐标绘制标准曲线。标准曲线应是直线且相关系数应不低于0.996。

注:如果BADGE和BFDGE及其衍生物是在水解后定量,则以上步骤就可以省略。

按式(1)计算回归参数:

$$y_1 = a_1 \times x_1 + b_1 \quad \cdots\cdots(1)$$

式中：

y_1——水解前的标准溶液中 BADGE、BFDGE 及其衍生物的峰面积；

a_1——标准曲线的线性回归系数；

x_1——水解前的标准溶液中 BADGE 或 BFDGE 的浓度，单位为微克每毫升或微克每克(μg/mL 或 μg/g)；

b_1——标准曲线的截距。

7.2.3 水解后标准曲线的绘制

按照 7.1 所列条件对标准溶液(6.3.3～6.3.4)进行检测，标准溶液色谱图参见附录 C 和附录 D。以 BADGE 或 BFDGE 的浓度为横坐标，以 BADGE・$2H_2O$ 或 BFDGE・$2H_2O$ 的峰面积(对于 BFDGE・$2H_2O$，以三个异构体的总面积对浓度作图)为纵坐标绘制标准曲线。标准曲线应是直线且相关系数应不低于 0.996。

注 1：水解后的色谱图中没有 BADGE、BFDGE 和其他衍生物的信号，而仅有 BADGE・$2H_2O$ 和(或)BFDGE・$2H_2O$ 的信号。如果 BADGE、BFDGE 及其他衍生物的色谱峰仍然存在，则可能是水解不彻底或者有醚类衍生物存在。

注 2：水解后的标准曲线用于对 BADGE 及其衍生物或 BFDGE 及其衍生物在食品模拟物中的总迁移量的精确定量。

按式(2)计算回归参数：

$$y_2 = a_2 \times x_2 + b_2 \quad \cdots\cdots(2)$$

式中：

y_2——水解后的标准溶液中 BADGE・$2H_2O$ 或 BFDGE・$2H_2O$ 的峰面积；

a_2——标准曲线的线性回归系数；

x_2——水解前的标准溶液中 BADGE 或 BFDGE 的浓度，单位为微克每毫升或微克每克(μg/mL 或 μg/g)；

b_2——标准曲线的截距。

7.3 试液测定

按照 7.1 所列条件对空白溶液(6.2.5)食品模拟物试液(6.2.1～6.2.4)进行检测。

7.4 结果计算

7.4.1 水解前食品模拟物中 BADGE、BFDGE 及其衍生物浓度的计算

食品模拟物试液中 BADGE、BFDGE 及其衍生物的浓度按式(3)计算：

$$c_1 = \frac{y_1 - b_1}{a_1} \quad \cdots\cdots(3)$$

式中：

c_1——水解前食品模拟物中 BADGE、BFDGE 及其衍生物的浓度，单位为微克每毫升或微克每克(μg/mL 或 μg/g)；

y_1——水解前的食品模拟物中 BADGE、BFDGE 及其衍生物各自的峰面积；

a_1——标准曲线的线性回归系数；

b_1——标准曲线的截距。

7.4.2 水解后食品模拟物中 BADGE 及其衍生物或 BFDGE 及其衍生物总浓度的计算

食品模拟物试液中 BADGE 及其衍生物或 BFDGE 及其衍生物的总浓度按式(4)计算：

$$c_2 = \frac{y_2 - b_2}{a_2} \qquad \cdots\cdots\cdots\cdots(4)$$

式中：

c_2——水解后食品模拟物中 BADGE 及其衍生物的总浓度或 BFDGE 及其衍生物的总浓度，单位为微克每毫升或微克每克(μg/mL 或 μg/g)；

y_2——水解后的食品模拟物中 BADGE·$2H_2O$ 或 BFDGE·$2H_2O$ 的峰面积；

a_2——标准曲线的线性回归系数；

b_2——标准曲线的截距。

7.4.3 BADGE、BFDGE 及其衍生物特定迁移量的转化计算

由 7.4.1 或 7.4.2 得到的食品模拟物试液中 BADGE、BFDGE 及其衍生物的浓度，根据迁移试验中所使用的食品模拟物的体积和测试试样与食品模拟物接触面积，通过数学换算计算出其特定迁移量，单位以“mg/kg 或 mg/dm^2”表示。详见 GB/T 23296.1—2009 的第 13 章。

计算结果以平行测定的算术平均值表示，保留两位有效数字。

8 确证

对 BADGE、BFDGE 及其衍生物的定性分析要同时考虑与对应标准物质的保留时间和紫外吸收光谱的比较。此外，强制水解或 HPLC/MS 分析也可作为确证的方法。

9 精密度

9.1 验证

由 13 个实验室使用 3%(质量分数)乙酸、10%(体积分数)乙醇和葵花籽油作为食品模拟物对本方法进行验证。每一个参加验证的实验室都要分析含有 BADGE 及其衍生物和 BFDGE 及其衍生物的食品模拟物试液。食品模拟物试液包含以下浓度(见表 2)。

表 2 食品模拟物中 BADGE、BFDGE 的浓度

模拟物	BADGE[a] μg/mL 或 μg/g	BFDGE[a] μg/mL 或 μg/g
3%乙酸	0.881	1.044
10%乙醇	0.881	1.044
葵花籽油	0.881	0.851[b]

[a] 环氧基及其羟基和 HCl 加合物表示为以环氧基计。

[b] 混合物含有 0.193 μg BFDGE·$2H_2O$。特定迁移量中已扣除 BFDGE·$2H_2O$，其他结果中也扣除了 BFDGE·$2H_2O$。

9.2 重复性和再现性

9.2.1 BADGE 的重复性和再现性见表 3。

表 3 BADGE 的重复性和再现性

模拟物	r mg/L 或 mg/kg	R mg/L 或 mg/kg
3%乙酸	0.055	0.20
10%乙醇	0.035	0.19
葵花籽油	0.085	0.23

9.2.2 BFDGE 的重复性和再现性见表 4。

表 4 BFDGE 的重复性和再现性

模拟物	r mg/L 或 mg/kg	R mg/L 或 mg/kg
3%乙酸	0.036	0.13
10%乙醇	0.056	0.19
葵花籽油	0.103	0.19

附　录　A
（资料性附录）
本标准中引用的主要化合物的结构[1)]

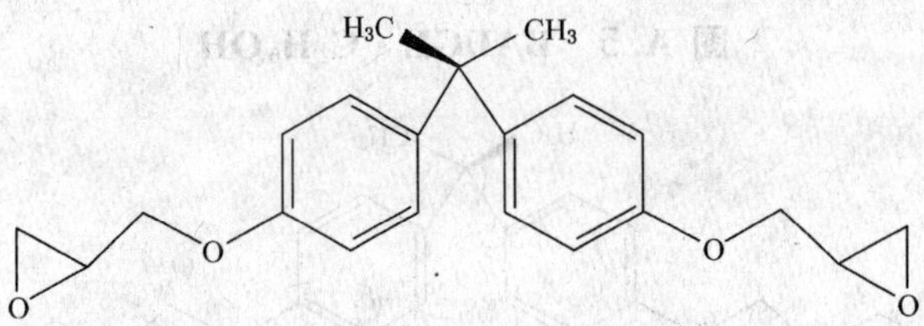

图 A.1　BADGE

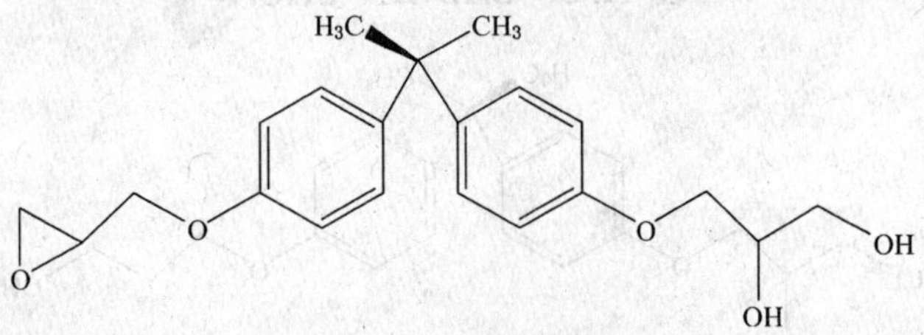

图 A.2　BADGE · H_2O

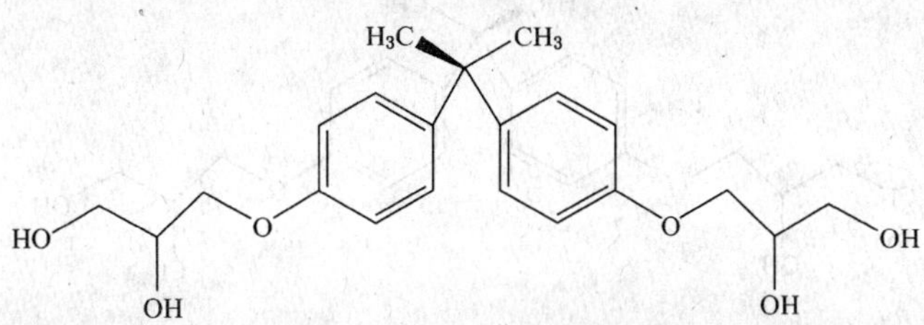

图 A.3　BADGE · $2H_2O$

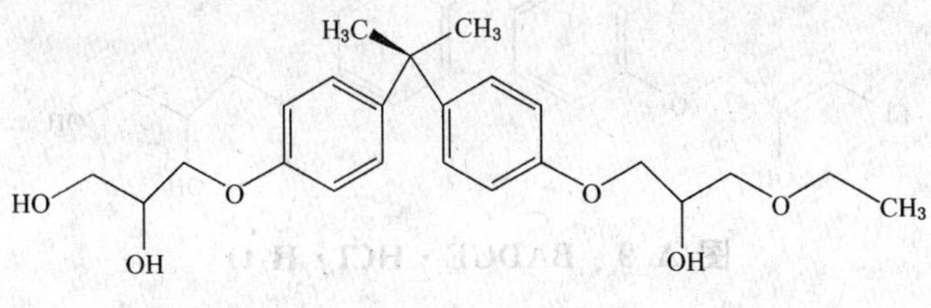

图 A.4　BADGE · H_2O · C_2H_5OH

1)　给出了一些可能在色谱图中出现的化合物的结构。由于它们不是特定迁移限量的规定物质，所以本标准中其他部分未提及这些物质。

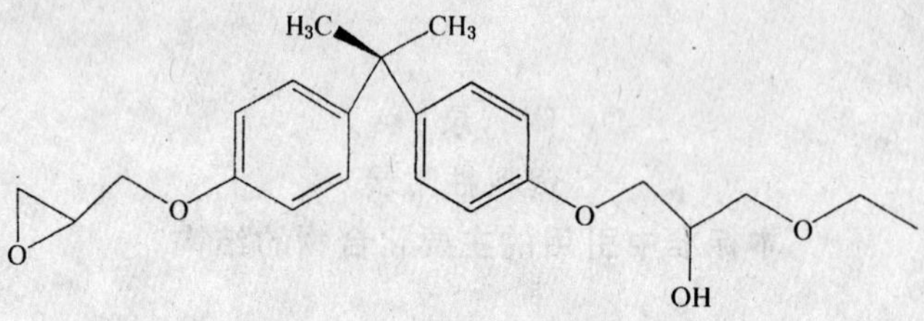

图 A.5 BADGE · C_2H_5OH

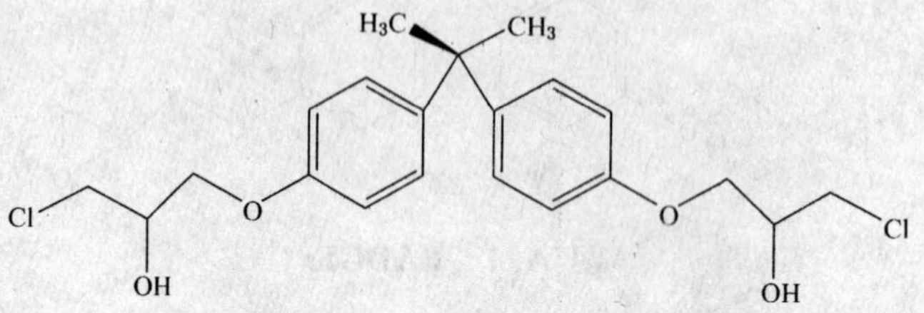

图 A.6 BADGE · 2HCl

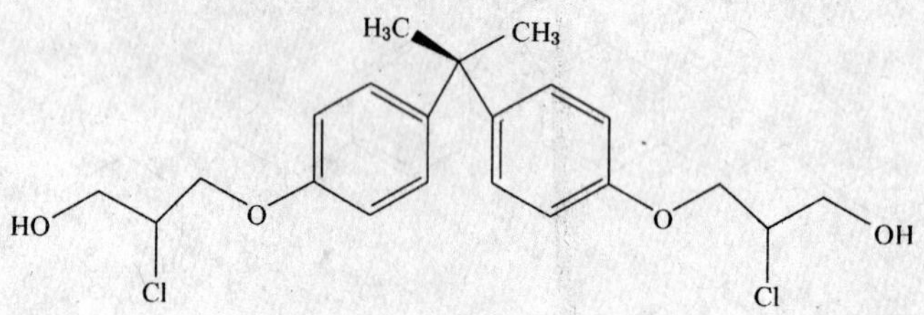

图 A.7 BADGE · 2HCl

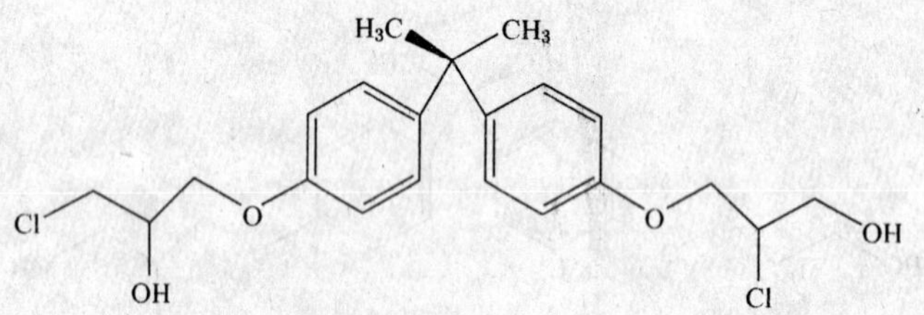

图 A.8 BADGE · 2HCl

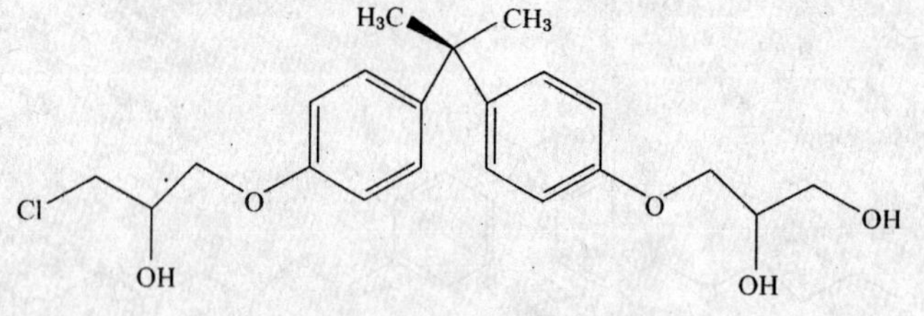

图 A.9 BADGE · HCl · H_2O

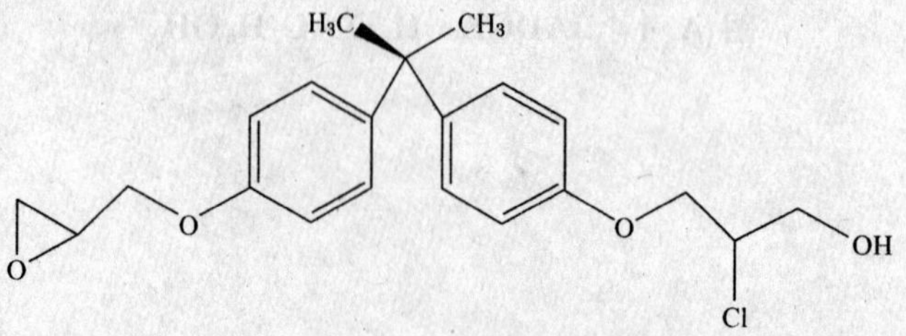

图 A.10 BADGE · HCl

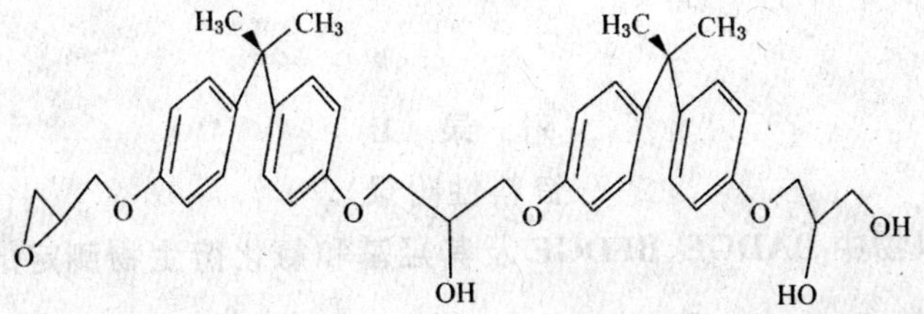

图 A. 11　**BADGE · dimer · H_2O**

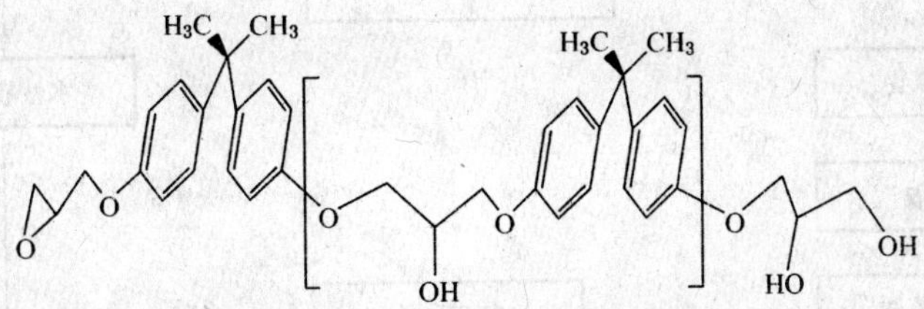

图 A. 12　**BADGE · dimer**

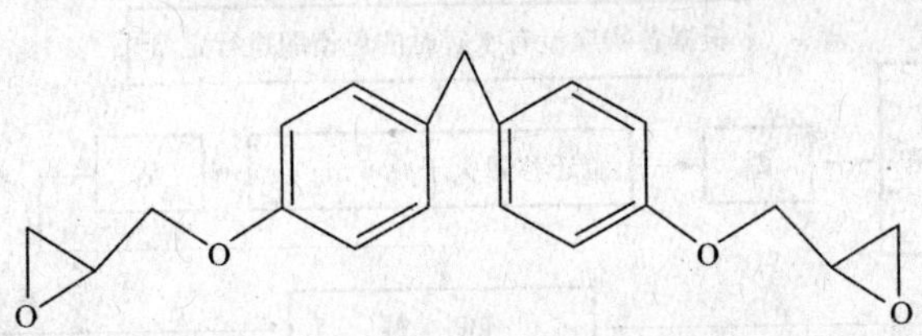

图 A. 13　***p*, *p*-BFDGE**

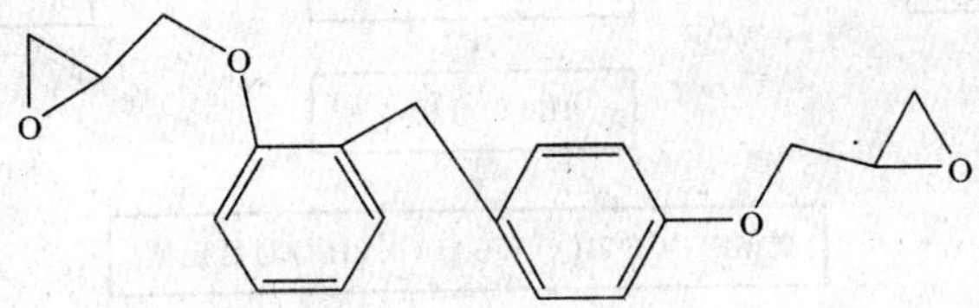

图 A. 14　***o*, *p*-BFDGE**

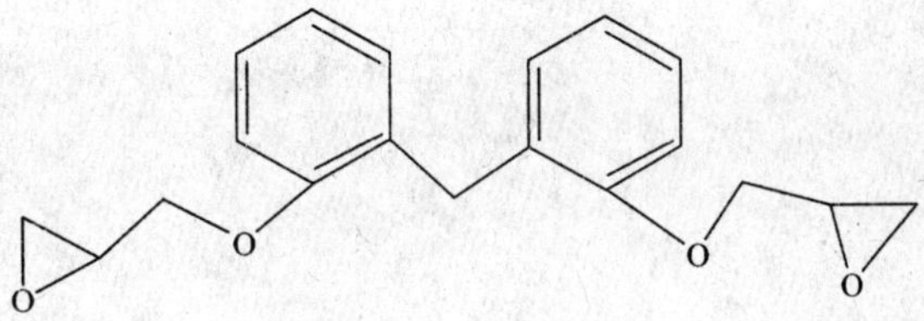

图 A. 15　***o*, *o*-BFDGE**

附 录 B
（资料性附录）
食品模拟物中 BADGE、BFDGE 及其羟基和氯化衍生物测定的流程图

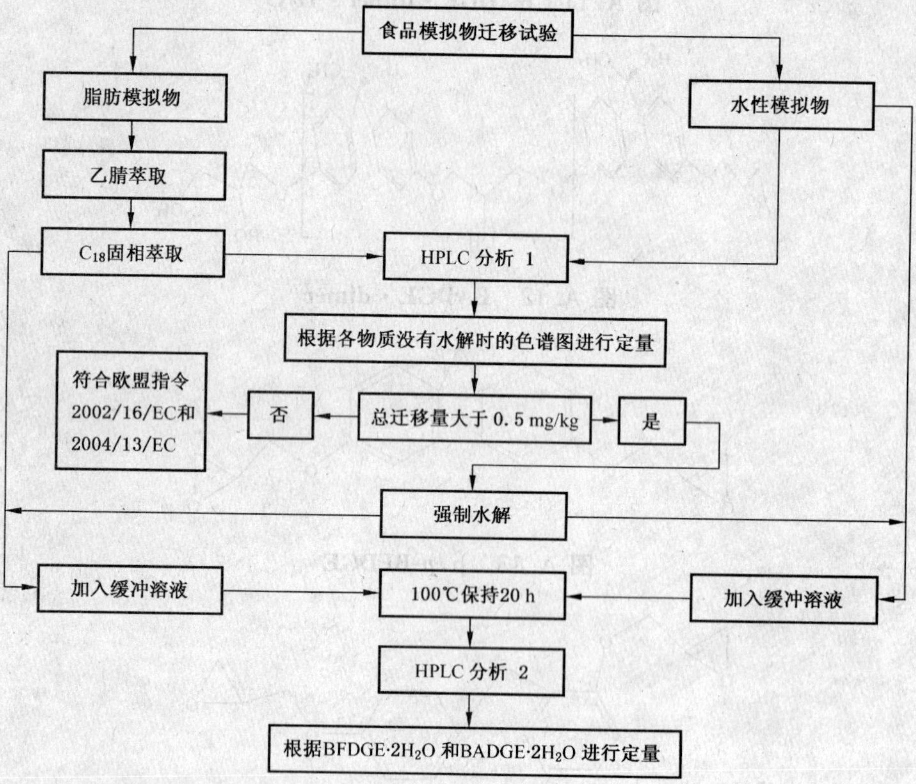

图 B.1 食品模拟物中 BADGE、BFDGE 及其羟基和氯化衍生物测定的流程图

附　录　C
（资料性附录）
BADGE、BFDGE 及其衍生物的典型色谱图

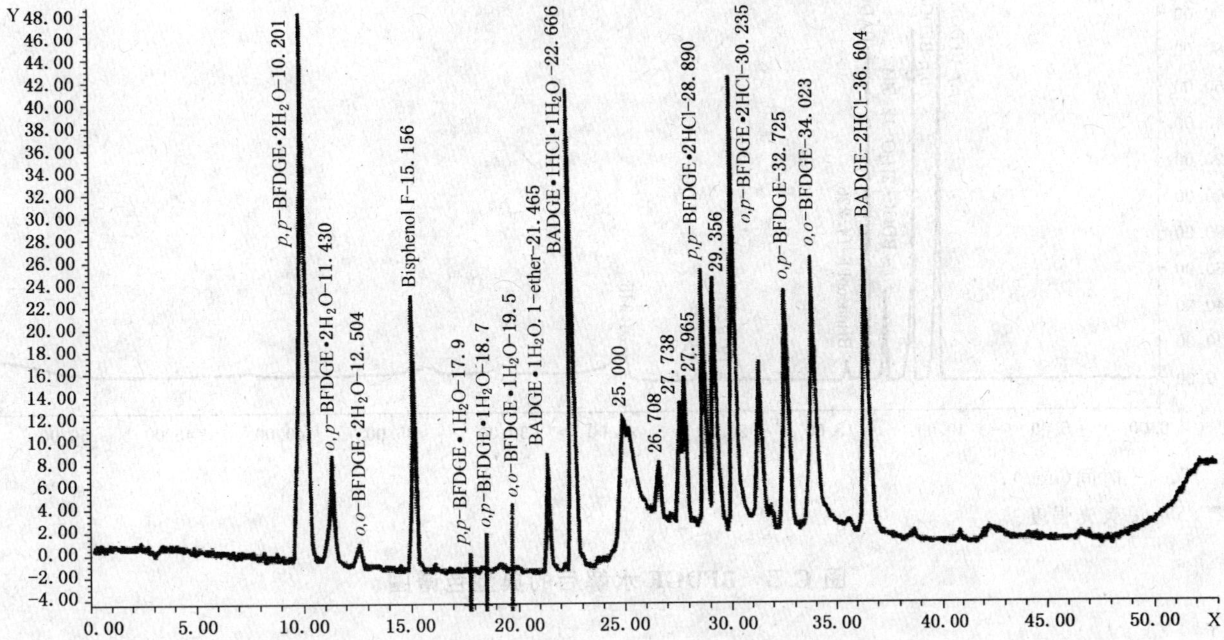

X——时间(min)；
Y——荧光强度。

图 C.1　BFDGE 及其衍生物水解前的典型色谱图

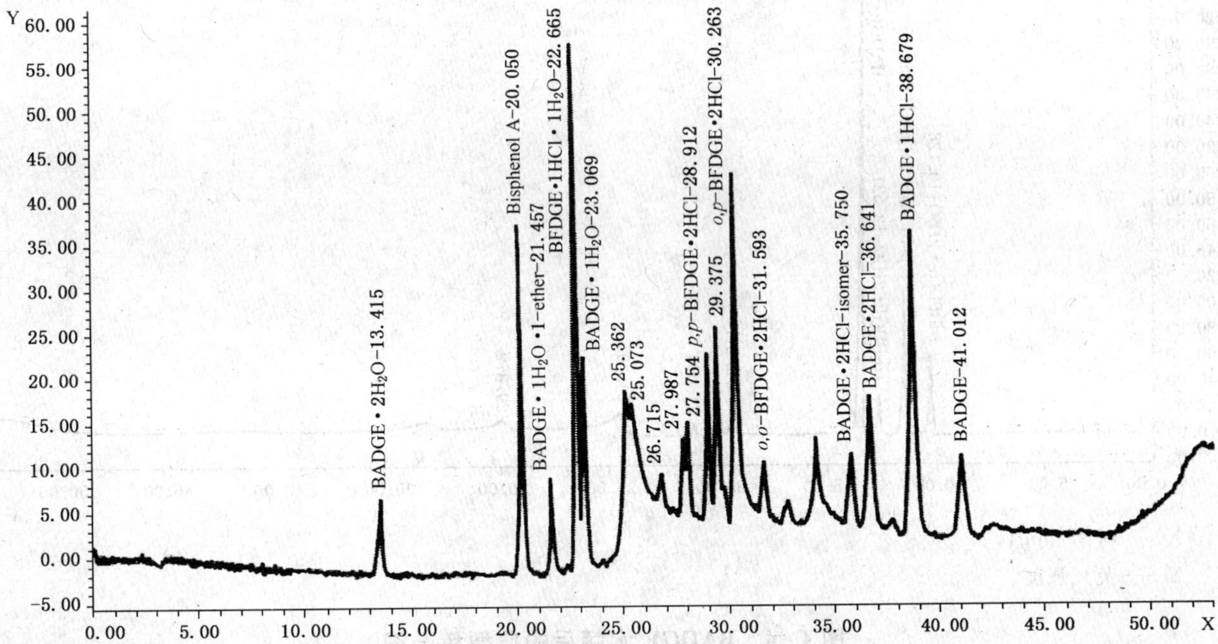

X——时间(min)；
Y——荧光强度。

图 C.2　BADGE 及其衍生物水解前的典型色谱图

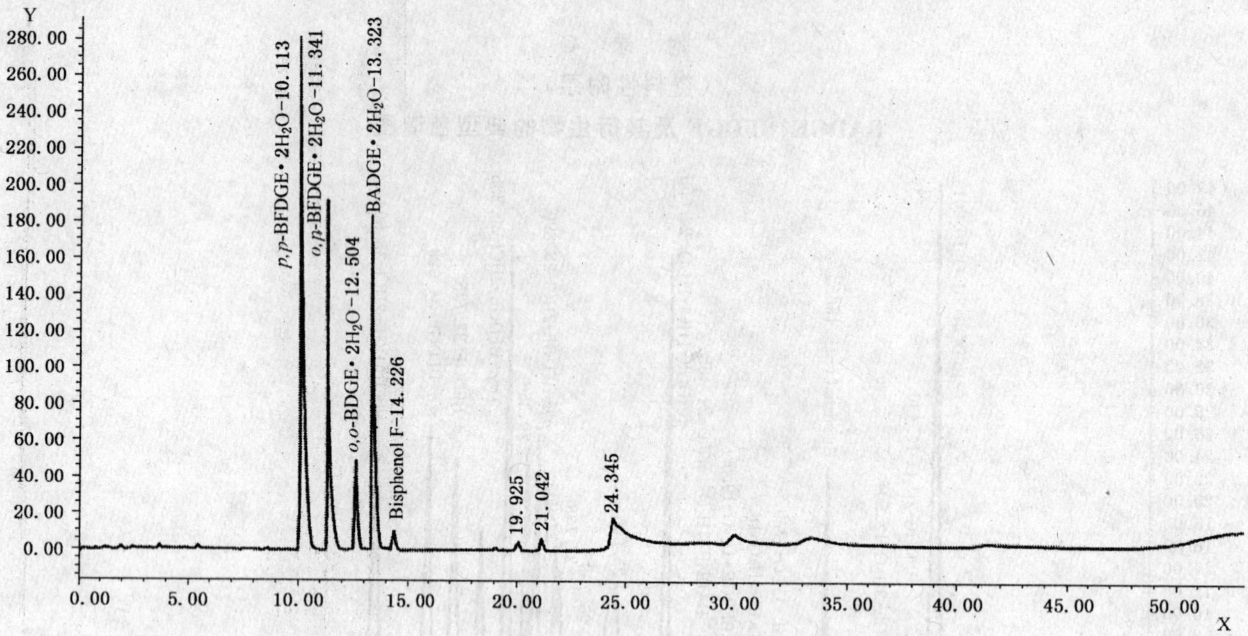

X——时间(min)；

Y——荧光强度。

图 C.3 BFDGE 水解后的典型色谱图

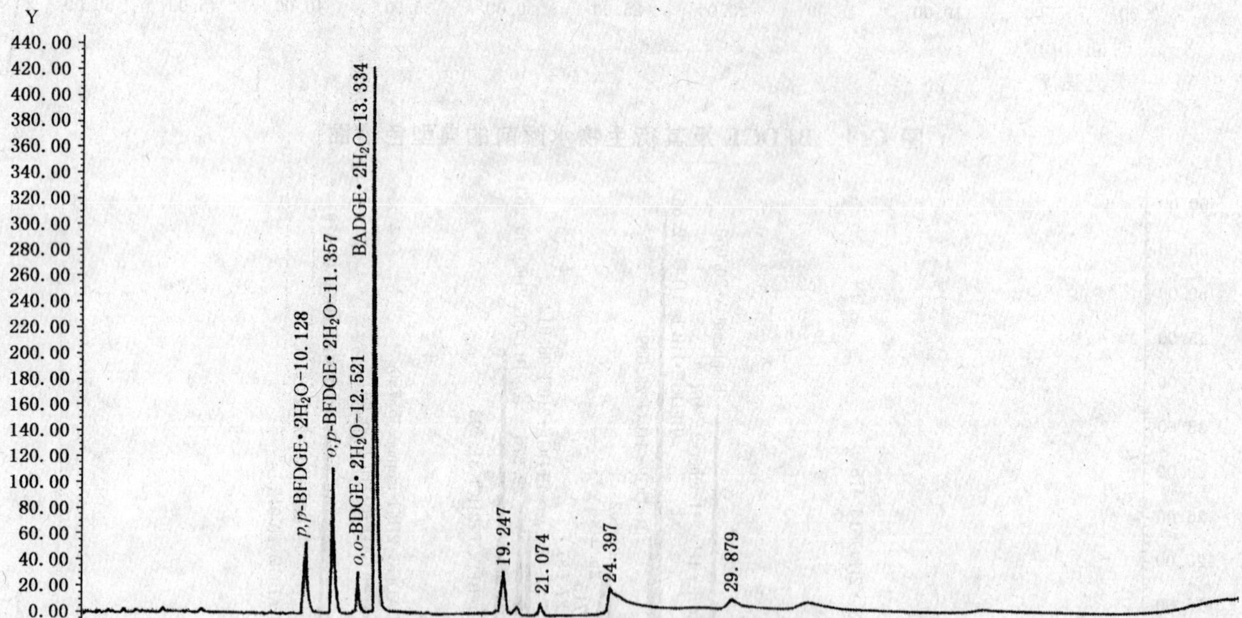

X——时间(min)；

Y——荧光强度。

图 C.4 BADGE 水解后的典型色谱图

附 录 D
（资料性附录）
BADGE、BFDGE及其衍生物的典型色谱保留时间

表 D.1 BADGE、BFDGE及其衍生物的典型色谱保留时间

组 分	保留时间 min	组 分	保留时间 min
p,*p*-BFDGE · $2H_2O$	10.2	*p*,*p*-BFDGE · 2HCl	28.9
o,*p*-BFDGE · $2H_2O$	11.4	*o*,*p*-BFDGE · 2HCl	30.2
o,*o*-BFDGE · $2H_2O$	12.5	*o*,*o*-BFDGE · 2HCl＋*p*,*p*-BFDGE	31.6
BADGE · $2H_2O$	13.4	*o*,*p*-BFDGE	32.7
p,*p*-BFDGE · $1H_2O$	17.9	*o*,*o*-BFDGE	34.0
o,*p*-BFDGE · $1H_2O$	18.7	BADGE · 2HCl-isomer	35.8
o,*o*-BFDGE · $1H_2O$	19.5	BADGE · 2HCl	36.6
BADGE · $1H_2O$ · 1ether	21.5	BADGE · 1HCl	38.7
BADGE · 1HCl · H_2O	22.7	BADGE	41.0
BADGE · $1H_2O$	23.1		

SN

中华人民共和国出入境检验检疫行业标准

SN/T 2821—2011

出口食品接触材料　高分子材料 食品模拟物中苯甲醛的测定 高效液相色谱法

Food contact materials for export—Polymers—Determination of benzaldehyde in food simulants—High performance liquid chromatography

2011-02-25 发布　　　　2011-07-01 实施

中华人民共和国国家质量监督检验检疫总局　发布

前　言

本标准按照 GB/T 1.1—2009 给出的规则起草。

本标准由国家认证认可监督管理委员会提出并归口。

本标准起草单位：中华人民共和国深圳出入境检验检疫局、中华人民共和国新疆出入境检验检疫局。

本标准主要起草人：李英、孙小颖、刘丽、全小盾、戴寿海、梁烽、陈旭辉、李泳涛、张旭龙。

出口食品接触材料　高分子材料
食品模拟物中苯甲醛的测定
高效液相色谱法

1　范围

本标准规定了与食品接触的高分子材料食品模拟物中苯甲醛的高效液相色谱测定方法。

本标准适用于水、3%(质量浓度)乙酸溶液、10%(体积分数)乙醇溶液、葵花籽油四种食品模拟物中苯甲醛含量的测定。

水、3%(质量浓度)乙酸溶液、10%(体积分数)乙醇溶液三种水基食品模拟物中苯甲醛的测定低限为0.01 mg/L,葵花籽油中苯甲醛的测定低限为0.1 mg/kg。

2　规范性引用文件

下列文件对于本文件的应用是必不可少的。凡是注日期的引用文件,仅注日期的版本适用于本文件。凡是不注日期的引用文件,其最新版本(包括所有的修改单)适用于本文件。

GB/T 6682　分析实验室用水规格和试验方法

GB/T 23296.1—2009　食品接触材料　塑料中受限物质　塑料中物质向食品及食品模拟物特定迁移试验和含量测定方法以及食品模拟物暴露条件选择的指南

3　方法提要

食品模拟物中的苯甲醛通过高效液相色谱柱进行分离,采用二极管阵列检测器进行检测。水基食品模拟物直接进样,葵花籽油模拟物通过甲醇萃取后进样。采用外标法定量。

4　试剂和材料

除另有说明外,所用试剂均为分析纯,水为GB/T 6682规定的一级水。

4.1　苯甲醛(C_7H_6O):纯度不低于99.0%。

4.2　冰乙酸。

4.3　无水乙醇。

4.4　氢氧化钠。

4.5　葵花籽油:在苯甲醛色谱峰附近无明显干扰峰。

4.6　磷酸二氢钠一水合物($NaH_2PO_4 \cdot H_2O$)。

4.7　乙腈:色谱纯。

4.8　甲醇。

4.9　3%(质量浓度)乙酸溶液:称取30 g(精确至0.1 g)冰乙酸(4.2)于1 L容量瓶中,用水定容。

4.10　10%(体积分数)乙醇溶液:量取100 mL无水乙醇(4.3)于1 L容量瓶中,用水定容。

4.11　10%(质量浓度)氢氧化钠溶液:称取10 g氢氧化钠(4.4)溶解在100 mL水中。

4.12 磷酸二氢钠缓冲溶液(0.005 mol/L,pH=6.5):称取 690 mg 磷酸二氢钠一水合物(4.6),溶于 900 mL 水中,用 10%(质量浓度)氢氧化钠溶液(4.11)调节其 pH=6.5±0.2。

4.13 水基食品模拟物所用的苯甲醛标准储备液(1.0 mg/mL):准确称取 100 mg(精确至 0.1 mg)苯甲醛标准品(4.1)于 100 mL 容量瓶中,用甲醇(4.8)定容。在 0 ℃～4 ℃条件下密封避光保存,有效期为 30 d。

4.14 葵花籽油模拟物所用的苯甲醛标准储备液(1.0 mg/g):准确称取一定量的苯甲醛标准品(4.1)(精确至 0.1 mg)于 100 mL 容量瓶中,然后向容量瓶中加入一定量的葵花籽油(4.5),配成浓度为 1.0 mg/g 的苯甲醛标准储备液。在 0 ℃～4 ℃条件下密封避光保存,有效期为 30 d。

5 仪器和设备

5.1 高效液相色谱仪:配有二极管阵列检测器。

5.2 旋涡混匀仪。

5.3 离心机。

6 试液的制备

6.1 标准工作溶液的制备

6.1.1 水基食品模拟物标准工作溶液

准确移取适量的苯甲醛标准储备液(4.13)用水逐级稀释成浓度分别为 0、0.01、0.05、0.50、1.0、5.0、10.0 μg/mL 的苯甲醛标准工作溶液。采用同样的方式,分别用 3%(质量浓度)乙酸溶液(4.9)和 10%(体积分数)乙醇溶液(4.10)配置同样浓度系列的苯甲醛标准工作溶液,经 0.45 μm 水相滤膜过滤后供高效液相色谱分析。

6.1.2 葵花籽油标准工作溶液

准确称取一定量苯甲醛标准储备液(4.14),用葵花籽油配成浓度分别约为 0、0.5、2.5、5.0、10.0、25.0、50.0 mg/kg 苯甲醛标准系列中间液。分别准确称取 5.0 g(精确至 0.1 mg)苯甲醛标准系列中间液于 7 个 50 mL 旋盖离心管中,向每个离心管中加入 10 mL 甲醇(4.8),旋涡混合 3 min 后,放置 2 min,高速离心(3 000 r/min)5 min,分别移取上层清液于 25 mL 容量瓶中,残余物每次用 7 mL 甲醇(4.8)提取 2 次,清液合并于 25 mL 容量瓶中,用甲醇(4.8)定容,充分摇匀,得到浓度为 0、0.10、0.50、1.00、2.00、5.00、10.0 μg/mL 的苯甲醛标准工作溶液,经 0.45 μm 有机相滤膜过滤后供高效液相色谱分析。

6.2 食品模拟物试液的制备

6.2.1 总则

食品模拟物试液应按照 GB/T 23296.1 的要求从迁移试验中获取,在 0 ℃～4 ℃条件下避光保存。

6.2.2 水基食品模拟物

准确量取迁移试验(6.2.1)中得到的水基食品模拟物约 1 mL,经 0.45 μm 水相滤膜过滤后供高效液相色谱进样。平行制样两份。

6.2.3 葵花籽油

准确称取迁移试验(6.2.1)中得到的葵花籽油模拟物 5.0 g(精确至 0.1 mg),于 50 mL 旋盖离心管中,加入 10 mL 甲醇(4.8),旋涡混合 3 min 后,放置 2 min,高速离心(3 000 r/min)5 min,移取上层清液于 25 mL 容量瓶中,残余物每次用 7 mL 甲醇(4.8)提取 2 次,清液合并于 25 mL 容量瓶中,用甲醇(4.8)定容,充分摇匀,经 0.45 μm 有机相滤膜过滤后供高效液相色谱进样。平行制样两份。

6.3 空白试液的制备

按照 6.2 的操作处理未与食品接触材料接触的食品模拟物。

7 测定

7.1 液相色谱条件

7.1.1 色谱柱:Diamonsil C_{18},柱长 250 mm,内径 4.6 mm,粒度 5 μm 或性能类似的分析柱。

7.1.2 柱温:30 ℃。

7.1.3 流动相:乙腈(4.7)-磷酸二氢钠缓冲溶液(4.12)(75∶25)。

7.1.4 检测波长:245 nm。

7.1.5 流速:1.0 mL/min。

7.1.6 进样量:20 μL。

7.2 绘制标准工作曲线

按照 7.1 所列测定条件,对标准工作溶液(6.1)进行检测。以食品模拟物标准工作曲线中苯甲醛浓度为横坐标,以对应的峰面积为纵坐标,绘制标准工作曲线,得到线性方程。标准溶液色谱图参见附录 A。

按式(1)计算回归参数:

$$y=ax+b \qquad (1)$$

式中:

y——食品模拟物标准工作溶液中苯甲醛的峰面积;

a——回归曲线的斜率;

x——食品模拟物标准工作溶液中苯甲醛的浓度,单位为毫克每升(mg/L);

b——回归曲线的截距。

7.3 试液测定

对空白试液(6.3)和食品模拟物试液(6.2)依次进样,扣除空白值,得到苯甲醛色谱峰峰面积。

8 结果计算

8.1 水基食品模拟物试液中苯甲醛浓度的计算

水基食品模拟物试液中苯甲醛的浓度按式(2)计算:

$$c=\frac{(y-b)}{a} \qquad (2)$$

式中：

c——食品模拟物试液中苯甲醛的浓度，单位为毫克每升(mg/L)；

y——食品模拟物试液中苯甲醛的峰面积；

b——回归曲线的截距；

a——回归曲线的斜率。

8.2 葵花籽油模拟物中苯甲醛浓度的计算

葵花籽油模拟物中苯甲醛的浓度按式(3)计算：

$$X=\frac{c\times V}{m} \qquad \cdots\cdots(3)$$

式中：

X——样品中苯甲醛的浓度，单位为毫克每千克(mg/kg)；

c——将甲醇提取液分析所得的峰面积带入工作曲线(1)，计算所得甲醇提取液中苯甲醛的浓度，单位为毫克每升(mg/L)；

V——甲醇提取液的最终定容体积，单位为毫升(mL)；

m——分取的模拟液的质量(g)。

8.3 苯甲醛特定迁移量的转化计算

由8.1、8.2得到的食品模拟物试液中苯甲醛浓度，根据迁移试验中所使用的食品模拟物的体积和测试试样与食品模拟物接触面积，通过数学计算出苯甲醛的特定迁移量，单位以“mg/kg 或 mg/dm^2”表示。详见 GB/T 23296.1—2009 的第13章。

计算结果以平行测定值的算术平均值表示，保留两位有效数字。

9 精密度

在重复性条件下获得的两次独立测定结果的绝对差值不得超过算术平均值的10%。

附 录 A
（资料性附录）
食品模拟物中苯甲醛标准色谱图

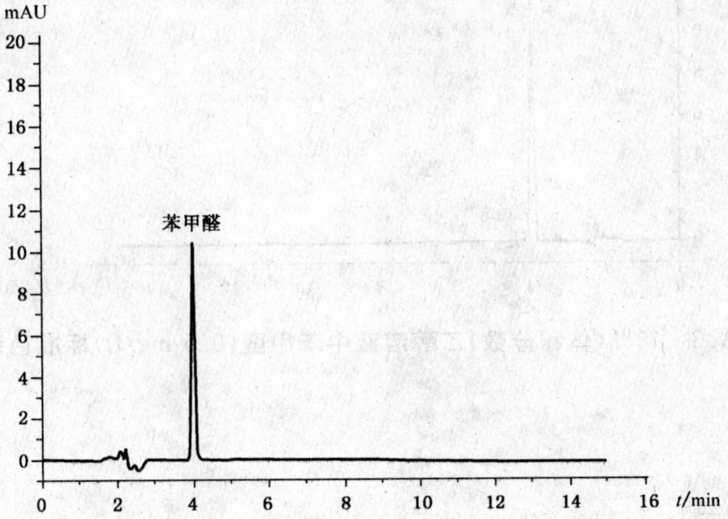

图 A.1 水中苯甲醛(0.5 mg/L)标准色谱图

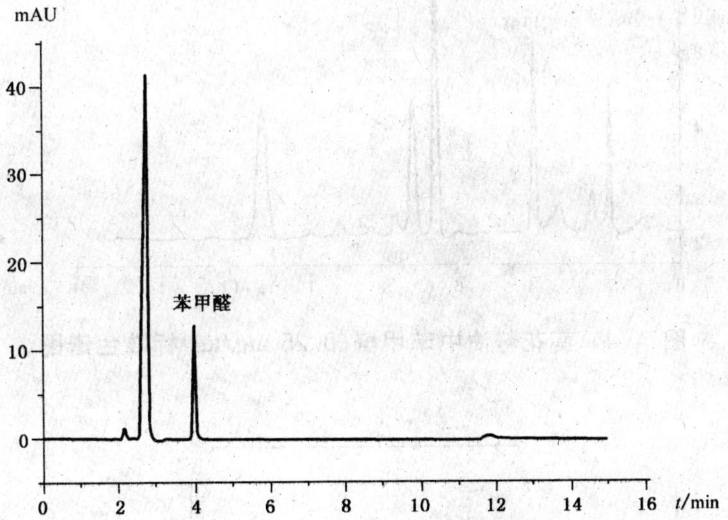

图 A.2 3%(质量浓度)乙酸溶液中苯甲醛(0.5 mg/L)标准色谱图

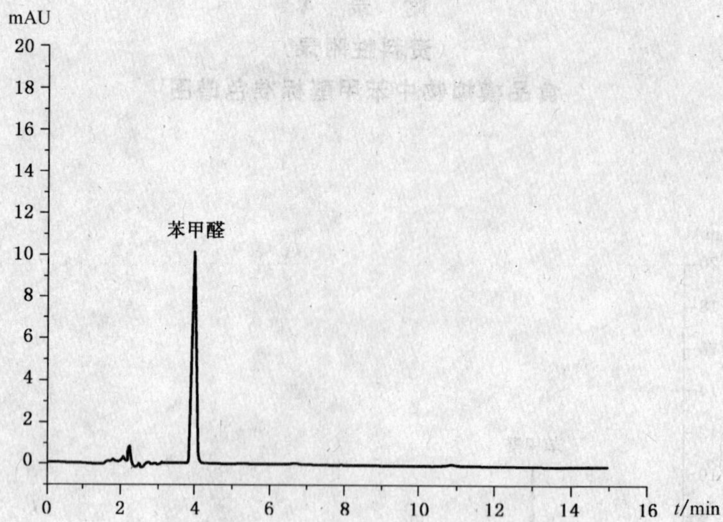

图 A.3 10%(体积分数)乙醇溶液中苯甲醛(0.5 mg/L)标准色谱图

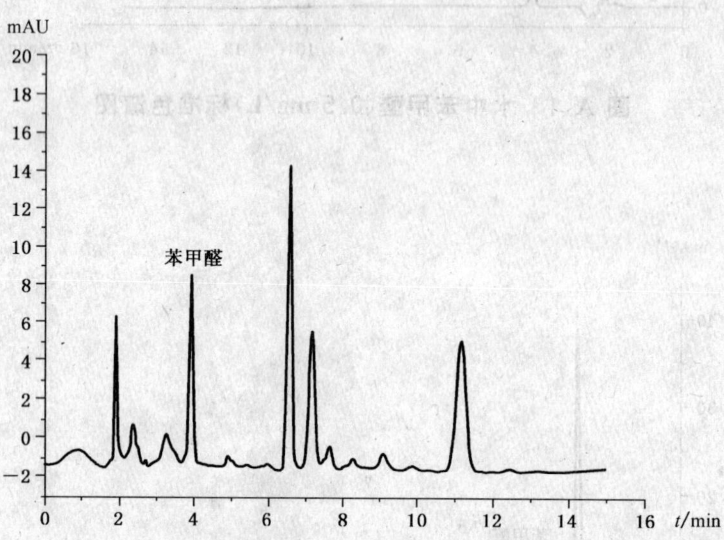

图 A.4 葵花籽油中苯甲醛(0.25 mg/kg)标准色谱图

SN

中华人民共和国出入境检验检疫行业标准

SN/T 2823—2011

出口食品接触材料　高分子材料 受限的某些环氧衍生物　NOGE及其 羟基和氯化衍生物的测定

Food contact materials for export—Polymers—Certain epoxy derivatives subject to limitation—Determination of NOGE and its hydroxy and chlorinated derivatives

2011-02-25 发布　　2011-07-01 实施

中华人民共和国
国家质量监督检验检疫总局　发布

前　言

本标准按照 GB/T 1.1—2009 给出的规则起草。

本标准等同采用欧洲标准 EN 15137:2006《接触食品的材料和物品　受限的某些环氧衍生物 NOGE 及其羟基和氯化衍生物的测定》(英文版)。

本标准在采用 EN 15137:2006 时进行了以下编辑性修改,主要差异如下:

——删除了 EN 15137:2006 中前页、目次、前言、测试报告、附录 ZA 及后页;

——以"本标准"代替 EN 15137:2006 中的"本标准的本部分";

——将 EN 15137:2006 中的绪论作为本标准的引言;

——将 EN 15137:2006 中的规范性引用文件 EN 13130-1:2004 换成等同采用的 GB/T 23296.1;

——增加了 GB/T 6682 有关实验用水的国家标准;

——将 EN 15137:2006 中的第 4 章中的试剂顺序按照 GB/T 20001.4—2001 的要求做了修改;

——用小数点"."代替作为小数点的逗号",";

——"ml"改为以"mL"表示;

——本标准的 6.1.1、6.2.2、7.2.2、7.3.1 和 7.3.2 中的各条分别对应 EN 15137:2006 中的 6.1.1、6.2.2、7.2.2、7.3.1 和 7.3.2 中的各段;

——EN 15137:2006 中 5.9.2 中推荐的色谱分析条件对应本标准的 7.1;

——本标准的第 8、9 和 10 章中的各条分别对应 EN 15137:2006 中的 7.4、第 8 和 9 章中的各段。

本标准由国家认证认可监督管理委员会提出并归口。

本标准起草单位:中华人民共和国江苏出入境检验检疫局、中华人民共和国宁波出入境检验检疫局、中华人民共和国上海出入境检验检疫局。

本标准主要起草人:张敏、陈少鸿、周宇艳、肖道清、王红松、丁龙发、郑浩。

引　言

线性酚醛清漆缩水甘油醚(NOGE)作为一种单体,用于生产某些聚合物类的食品接触材料和制品。NOGE 主要是应用在罐类制品及其边缘的环氧涂层中,也可用于有机溶胶的涂层中。在加工完成后,剩余的 NOGE 及其反应产物可能会残留住最终产品中,从而可能会向与其接触的食品迁移。下述分析方法可检测罐类制品涂层中的 NOGE 及其反应产物。

在本标准中,"NOGE 及其衍生物"是指 2002/16/EC 指令及其修正案 2004/13/EC 中规定的物质,主要包括含有两个以上苯环和至少一个环氧基团的 NOGE 类组分及其含有氯乙醇基团,相对分子质量小于 1 000 道尔顿的衍生物。

将罐类制品涂层的提取液直接进高效液相色谱(HPLC)分析所得的色谱图很难解析,这主要是因为其他组分产生的干扰,以及由于单体的不稳定性而产生的衍生物和(或)反应产物所形成的复杂混合物。通过将所有环氧基团及其反应产物进行水解,NOGE 的定量可以被简化,而且可以直接对物质的性质进行确认。

出口食品接触材料　高分子材料 受限的某些环氧衍生物　NOGE及其 羟基和氯化衍生物的测定

1　范围

本标准规定了罐类制品内壁涂层中含有两个以上苯环和至少一个环氧基团的NOGE类组分及其含氯乙醇基团,分子量小于1 000道尔顿衍生物的测定方法。

本标准适用于罐类制品内壁涂层中,含有两个以上苯环和至少一个环氧基团的NOGE类组分及其含氯乙醇基团,且分子量小于1 000道尔顿衍生物的测定,本标准最低可测定1 mg/L的NOGE及其衍生物溶液。

2　规范性引用文件

下列文件对于本文件的应用是必不可少的。凡是注日期的引用文件,仅注日期的版本适用于本文件。凡是不注日期的引用文件,其最新版本(包括所有的修改单)适用于本文件。

GB/T 6682　分析实验室用水规格和试验方法

GB/T 23296.1　食品接触材料　塑料中受限物质　第1部分:塑料中物质向食品及食品模拟物特定迁移试验和含量测定方法以及食品模拟物暴露条件选择的指南

3　原理

3.1　罐类制品内壁涂层中NOGE及其衍生物的测定

罐类制品内壁涂层用乙腈在室温下提取24 h。将提取液注入反相高效液相色谱,梯度洗脱将各种物质分离,采用荧光检测器检测。通过将高效液相色谱的保留时间与基准物质比较,以及荧光和紫外检测信号来识别各种物质。高温下将含有环氧基团和氯乙醇基团的组分在碱性介质中彻底水解为二醇类物质,以对NOGE及其衍生物进行确认和定量。水解后的产物(NOGE水合物)通过HPLC分离,采用荧光检测器检测。由于NOGE水合物极性增加,其在液相色谱图中出现较早。与水解前的高效液相色谱图相比较,由于水解后所有环氧组分和氯乙醇衍生物的消失,将获得一个色谱峰较少的简化色谱图。如果某些色谱峰仍存在,则该物质应被视为源于基体的干扰物质。测定二醇类物质的总量,以确定是否符合限量要求。如果相关,则将NOGE水合衍生物总量减去水解前NOGE水合衍生物的含量。

3.2　水解

NOGE及其部分水合物在中性和酸性条件下会发生水解。盐酸加合物在酸性条件下稳定,在中性水溶液中只会缓慢水解,但是在弱碱性条件下,所有的加合物(除了醚类衍生物)都彻底水解。为使环氧和盐酸加合物全部水解,样品溶液应在pH 8.5的缓冲溶液中,于100 ℃放置至少20 h,然后测定NOGE水合物。

注1:NOGE及其衍生物的部分结构参见附录A和附录B。

注2:附录C中的流程图解释了测定罐类涂层中的NOGE及其衍生物的原理。

4 试剂和材料

除了另有说明外,所用试剂均为分析纯,水为符合 GB/T 6682 中规定的一级水。

4.1 乙腈,色谱纯。

4.2 硼酸。

4.3 甲醇,色谱纯。

4.4 氢氧化钠。

4.5 苯酚与甲醛和缩水甘油醚的聚合物(NOGE),CAS 编号:28064-14-4。

该物质中含有 3 个～6 个苯环的 NOGE 含量约在 40%,但可能随批次和供应商的不同而有所变化。平均相对分子质量约为 345,平均每个分子含有 2.2 个环氧基团。

4.6 二水合双酚 F 二缩水甘油醚(BFDGE・2H_2O),CAS 编号:72406-26-9。

4.7 双酚 F 二缩水甘油醚(BFDGE),CAS 编号:2095-03-6。

注 1:NOGE 及其衍生物是由各种异构体(参见附录 A)组成的混合物。各种异构体之间的比例可能不同,这取决于样品来源。参比材料的组成也可能不同,这取决于材料来源和批号。

注 2:所关注的物质是含有两个以上苯环和至少一个环氧基团的 NOGE 类组分及其含有氯乙醇基团,分子量小于 1 000 道尔顿的衍生物。

4.8 氢氧化钠的水溶液,4.5 mol/L,将 18 g 氢氧化钠(4.4)溶于 100 mL 水中。

4.9 硼酸盐缓冲溶液,0.6 mol/L,将 9.28 g 硼酸(4.2)溶于 220 mL 水中,用 4.5 mol/L 的氢氧化钠溶液(4.8)调节 pH 值为 8.5,再用水定容至 250 mL。

4.10 NOGE 乙腈参比溶液,4 mg/mL,称取 100 mg NOGE(4.5),精确至 0.1 mg,于 25 mL 容量瓶中。用乙腈定容至刻度,并充分混匀。计算每毫升溶液中含有该物质的毫克数。

4.11 NOGE 乙腈中间参比溶液,160 μg/mL,移取 1.0 mL 储备液(4.10)于 25 mL 容量瓶中,用乙腈定容至刻度。该溶液中 NOGE 的浓度约为 160 μg/mL。

注 1:所配制的溶液大约含有 40%的所关注物质(即含有 3 个～6 个苯环的 NOGE)。

注 2:该溶液可在 4 ℃～10 ℃的冰箱中储存 6 个月。

4.12 500 μg/mL BFDGE 乙腈标准储备液的制备:称取 50 mg BFGDE(4.7),精确至 0.1 mg,于 100 mL 容量瓶中。加入 80 mL 乙腈,充分混合将 BFDGE 溶解,再用乙腈定容至刻度并充分混匀。计算每毫升溶液中含有 BFDGE 的微克数。重复上述步骤,制备第二份标准储备液。将两份标准储备溶液互相进行核查。核对两份标准储备溶液(或其稀释溶液)的响应因子,即检测器相应值与分析物溶液浓度的比值,其差值不超过 5%。如果在 5%范围内,则只选择其中一份标准储备溶液制备后续的稀标准溶液。如果两份单独制备的储备液的相应因子差值不在±5%以内,则将两份储备液弃去,制备新的储备液。

4.13 10 μg/mL BFDGE 乙腈标准中间储备液的制备:移取 1.0 mL BFDGE 标准储备液(4.12)于50 mL 容量瓶中,用乙腈定容至刻度,并充分混合。计算 BFDGE 的准确浓度,以微克每毫升(μg/mL)计。

注:该溶液可在 4 ℃～10 ℃的冰箱中储存 6 个月。

5 仪器

5.1 分析天平,感量为 0.1 mg。

5.2 HPLC 样品瓶。

5.3 体积适当的顶空瓶,所配惰性不漏气的盖子能维持加热阶段压力的上升。

5.4 微量移液管。

5.5 烘箱,可保持在 100 ℃±5 ℃。

5.6 pH 计,精确至±pH 0.1。

5.7 涡旋混合器。

5.8　热反应加热装置，配有氮气流供应装置，且温度能控制在 40 ℃～50 ℃。

5.9　高效液相色谱装置：

5.9.1　高效液相色谱仪：配有 20 μL～50 μL 的注射器、225 nm 的紫外检测器以及一个可变荧光检测器，其可设定至 λ_{ex}=275 nm 和 λ_{em}=305 nm，检测器应和一个积分器相连。

注：为了测定 NOGE，应使用规定的荧光波长。其他的波长可能会产生更好的灵敏度，但是不同异构体的响应因子是不同的，且很难对其进行校正。

5.9.2　HPLC 柱：所用色谱柱能够产生对称的 NOGE 色谱峰，且能将 NOGE 与其水合物以及所用基体和（或）溶剂分开。为了测定 NOGE 及其加合物，需采用剃度洗脱的反相液相色谱。应配有一根分析柱和 C_{18} 涂覆的硅胶预柱。合适的色谱柱及其分析条件见 7.4。

6　制样

6.1　罐内涂层测试样的制备

6.1.1　罐内涂层的提取

6.1.1.1　1 dm^2 的罐内涂层用 33 mL 的乙腈在室温下提取 24 h。提取后将提取液装入一个 HPLC 样品瓶中，然后按照 7.3 的步骤继续。

注 1：为了确认提取完全，建议再用一份乙腈在室温下提取 24 h。如果有证据表明 24 h 提取已经完全，则无需进行第二次提取。

注 2：采用较高的提取温度，较短的提取时间也是可以接受的，只要有证据表明在所用条件下，提取能够完全。

6.1.1.2　如果因为试剂原因，所用的体积/表面积比大于 33 mL/dm^2，则应将乙腈提取液浓缩至一定体积，使体积/表面积比接近 33 mL/dm^2。

注：NOGE 作为稳定剂，被用于有机溶胶涂层，因此有机溶胶涂层可能会含有大量 NOGE 及其衍生物。对于这些样品，乙腈的萃取体积可能会很大，以保证在标准曲线的线性范围内。对于这些材料，绝对的定量不是很重要，因其会由于大量迁移而超过 0.2 mg/6 dm^2 的 QMA 值（QMA 的含义参见 GB/T 23296.1 的第 3 章）。

6.1.1.3　提取完成后，将罐内涂层的提取液强行进行水解，以确认是否含有 NOGE 和（或）其衍生物，并对 NOGE 水合物进行定量。

6.1.2　罐内涂层提取液的强行水解

准确移取 2.0 mL 罐内涂层的乙腈提取液（6.1.1）于一个顶空瓶（5.3）中，在氮气氛下用热反应加热装置（5.8）蒸发至干。用 400 μL 乙腈将残留物再溶解，加入 1 600 μL pH 8.5 的硼酸盐缓冲溶液（4.3.1），涡旋混合至均相。将顶空瓶密封，在 100 ℃±15 ℃保持 20 h～22 h，进行水解。水解完成后，将顶空瓶冷却至室温，然后将溶液转移至一个 HPLC 样品瓶中，按照 7.3 步骤继续。

6.1.3　样品空白的制备

按照 6.1.1 至 6.1.2 的步骤，处理未接触过涂层的乙腈，然后按照 7.3 步骤继续。

6.2　标准溶液和参比溶液的制备

6.2.1　概述

如果仅仅为了定性，则按照 6.2.2 和 6.2.3 的步骤制备 NOGE 和（或）其衍生物的参比溶液。如需定量，则按照 6.2.5 的步骤制备 BFDGE 水解前和水解后的校准标准溶液。

6.2.2　NOGE 参比溶液（约 1.2 μg/mL）

向 50 mL 容量瓶中移取 1.0 mL 中间参比溶液（4.11），用乙腈定容至刻度并充分混合。所得溶液中每毫升乙腈约含有 3.2 μg NOGE，相当于 1.28 μg $NOGE_{(3环\sim6环)}$。

注：需注意在参比溶液中，所关注的含有 3 个～6 个苯环的 NOGE[即 $NOGE_{(3环\sim6环)}$]的实际含量大约只有 NOGE 总量的 40%。如果一种分析物含有更高含量的 $NOGE_{(3环\sim6环)}$，则该稀释方法应做相应的修改。

6.2.3 NOGE·H_2O 参比溶液的制备

准确移取 2.0 mL 的参比溶液(6.2.2)于一个合适的顶空瓶中(5.3)，在氮气氛下用热反应加热装置(5.8)加热蒸发至干。用 400 μL 乙腈将残留物再溶解，加入 1 600 μL pH 8.5 的硼酸盐缓冲溶液(4.3.1)，涡旋混合至均相。将顶空瓶密封，在 100 ℃±5 ℃保持 20 h～22 h，进行水解。水解完成后，将顶空瓶冷却至室温。

6.2.4 BFDGE 标准工作溶液的制备[用于测定 0 μg/mL～2 μg/mL $NOGE_{(3环\sim6环)}$ 溶液]

向一系列 25 mL 容量瓶中，分别移取一定体积的 BFDGE 中间储备溶液(4.13)(如 1 mL、2 mL、3 mL、4 mL 和 5 mL)，以获得涵盖 0 μg/mL～2 μg/mL 的标准曲线。用乙腈定容至刻度并充分混合。计算 BFDGE 在乙腈中的实际浓度，以微克每毫升(μg/mL)表示。

6.2.5 全部水解的 BFDGE 校准标准溶液的制备

准确移取 2.0 mL 的 BFDGE 标准工作溶液(6.2.4)于一个合适的顶空瓶中(5.3)，在氮气氛下用热反应加热装置(5.8)加热蒸发至干。用 400 μL 乙腈将残留物再溶解，加入 1 600 μL pH 8.5 的硼酸盐缓冲溶液(4.3.1)，涡旋混合至均相。将顶空瓶密封，在 100 ℃±5 ℃保持 20 h～22 h，进行水解。水解完成后，将顶空瓶冷却至室温。

7 分析步骤

7.1 HPLC 测定条件

7.1.1 分析柱：不锈钢 250 mm×4.6 mm，Spherisorb ODS2，粒径 5 μm；
7.1.2 预柱：不锈钢 30 mm×4.6 mm，Hypersil ODS，粒径 5 μm；
7.1.3 柱温：40 ℃；
7.1.4 流速：1.1 mL/min；
7.1.5 梯度洗脱：采用以下梯度洗脱曲线，每步均为线形梯度洗脱，梯度洗脱程序见表 1。
7.1.6 进样体积：20 μL 到 50 μL。

表 1 梯度洗脱程度

时间 min	水 %	乙腈 %
0	80	20
60	0	100
75	0	100
80	80	20
85	80	20

注：根据所进样品的组分，梯度洗脱的最后一步可以修改或者缩短。如果溶液严重污染，建议在连续进样间隙，使用纯乙腈冲洗色谱柱。如果所进样品的大部分比较干净，则预柱不是必须的。这样可缩短以下所列的保留时间。

在上述分析条件下，标准溶液的保留时间如下表 2 所示。典型的色谱图见图 D.1 和图 D.2。

表 2 标准溶液的保留时间

组 分	保留时间 min	组 分	保留时间 min
p,*p*-BFDGE·$2H_2O$	10.5	NOGE·H_2O(56 环异构体)	22.5～27.0
o,*p*-BFDGE·$2H_2O$	11.9	*p*,*p*-BFDGE	29.6
o,*o*-BFDGE·$2H_2O$	13.0	*o*,*p*-BFDGE	30.4
p,*p*-BFDGE·H_2O	17.9	*o*,*o*-BFDGE	31.3
o,*p*-BFDGE·H_2O	18.7	3-环 NOGE 异构体	35.8～37.9
o,*o*-BFDGE·H_2O	19.5	4-环 NOGE 异构体	37.9～42.0
NOGE·H_2O(3 环异构体)	13.2～14.2	5-环 NOGE 异构体	42.0～45.3
NOGE·H_2O(4 环异构体)	14.2～16.7	6-环 NOGE 异构体	45.3～47.7
NOGE·H_2O(5 环异构体)	16.7～22.5		

7.2 测定

在开始测定之前，检查基线的稳定性和检测器的线性响应。检测器应至少检测到 20 ng NOGE 和(或)其衍生物。在测试所有样品和标准溶液的过程中，要确保 HPLC 系统保持相同的操作条件。

注：取决于所用的 HPLC 分析条件，BFDGE、NOGE 及其衍生物的保留时间可能与表 2 所列的保留时间有所偏移。

7.3 校准

7.3.1 校准溶液和参比溶液的分析

在合适的分析条件下，将校准溶液(6.2.4)和参比溶液(6.2.2)分别进样分析。

注 1：由于没有水解的校准溶液不用于定量，因此无需将 6.2.4 配制的所有工作标准溶液进样分析，但为了检查水解的完全性，建议将所有溶液都进样分析，并与水解后的标准溶液峰面积进行比较。

注 2：分析 NOGE 参比溶液只是起到参比的目的。使用参比溶液可便于确定 $NOGE_{(3环\sim6环)}$ 的保留时间。

7.3.2 强制水解后的校准溶液和参比溶液的分析

7.3.2.1 在 5.9.2 的分析条件下，将校准溶液(6.2.5)和参比溶液(6.2.3)进样分析。

7.3.2.2 计算 BFDGE 水解后的色谱图中三种 BFDGE 异构体色谱峰的峰面积，并将其累加。将 BFDGE 总的峰面积对其所在校准溶液的浓度绘制标准曲线。计算回归参数、相关系数以及实验室内部检测限。

注 1：现已确定所有种类的 BFDGE 和 NOGE 的分子响应因子都在同一个水平上，与分子量无关，因此使用 BFDGE 的标准曲线对 $NOGE_{(3环\sim6环)}$ 进行定量是完全合理的。用 NOGE 参比溶液的色谱图来确定 NOGE 水合物的保留时间。

注 2：确定 $NOGE_{(3环\sim6环)}$ 总的峰面积可能需要一些确认实验。通常情况下，$NOGE_{(3环\sim6环)}$ 能与 BFDGE 实现很好的分离。如果 BFDGE 与 $NOGE_{(3环\sim6环)}$ 水合物的分离不是很充分，则可采用以 10% 乙腈作为初始浓度的梯度洗脱。由于没有充分分离，$NOGE_{(3环\sim6环)}$ 的保留时间可能与分子量更大的 NOGE 相重叠。如果可以，HPLC/MS 可提供准确的分离点的保留时间。

7.3.2.3 水解后，如附录 D 中的图 D.1 所示，采用峰谷至峰谷对色谱峰进行积分可能不合适。由于组分很多，实现基线分离是不可能的。因此除非梯度空白已经给出了基线的具体形状，应按照基线至基线对色谱峰进行积分。

7.3.2.4 校准曲线应该是直线的，相关系数应≥0.996。如未能满足这两个要求中的任何一个，则从原始标准溶液重新配制标准溶液。重新分析标准溶液，建立校准曲线。

7.4 罐内涂层提取液的分析

7.4.1 罐内涂层提取液的分析(水解之前)

7.4.1.1 在与标准溶液相同的分析条件下，将按照6.1.1制备的样品溶液进行分析。观察色谱图，并将色谱峰的保留时间与NOGE参比溶液(7.3.1)的保留时间进行比较。

7.4.1.2 计算代表$NOGE_{(3环\sim6环)}$的所有色谱峰的峰面积，并将其累加。

注：由于存在完全或部分水解组分，或者完全或部分HCl组分，色谱图可能会很复杂。一般而言，通过与参比溶液进行比较是不可能识别所有的物质。该色谱图只能用于显示在所感兴趣的保留时间范围内存在的化学物质，以及表示在完全水解后保留时间的移动。

7.4.1.3 计算提取液在水解之前所含有的$NOGE_{(3环\sim6环)}$水合物，并将其从提取液中$NOGE_{(3环\sim6环)}$总量中减去。

注：在没有接触过食品的涂层中，如果有$NOGE_{(3环\sim6环)}$水合物，其含量也是很有限的。

7.4.2 罐内涂层提取液的分析(强制水解后)

7.4.2.1 在与标准溶液相同的分析条件下，将按照6.1.2制备的样品溶液进样分析。

7.4.2.2 观察色谱图，检查7.4.1所得色谱图中代表NOGE或其衍生物的色谱峰是否已经消失。如果色谱峰没有消失，则可认为该物质不是所关注的衍生物中的一种，如双酚A或双酚F。其他色谱峰也可能消失，但对完全水解的NOGE色谱峰没有任何影响。如果是那样，则也可断定该物质不是$NOGE_{(3环\sim6环)}$中的一种。

7.4.2.3 计算代表$NOGE_{(3环\sim6环)}$水合物的所有色谱峰的峰面积，并将其累加。

8 数据评估

8.1 HPLC测定干扰

8.1.1 如果空白样品溶液(6.1.3)的色谱峰在NOGE和(或)衍生物的范围内有干扰峰，则应使用不同的色谱分离条件和(或)其他提取溶剂。

8.1.2 如果所关注的物质含有一个环氧基团或一个HCl加合物，则该组分在进行水解时会水解为带一个水分子产物。如果在水解后，该色谱峰仍然存在，则应认为该物质是来源于基体中的。典型的例子是双酚A或双酚F。

8.2 样品溶液中分析物含量的计算

8.2.1 由校准曲线计算

将水解后代表$NOGE_{(3环\sim6环)}$水合物的色谱峰(见7.4.2)峰面积减去水解前$NOGE_{(3环\sim6环)}$水合物(见7.4.1)的峰面积，并从校准曲线上读出$NOGE_{(3环\sim6环)}$水合物的浓度(μg/mL)。

8.2.2 由回归参数计算

如果回归线形方程[见式(1)]是：

$$y=(a\times x)+b \qquad \cdots\cdots(1)$$

式中：

y——$BFDGE\cdot 2H_2O$的响应值；

a——校准曲线的回归系数；

x——BFDGE的浓度，单位为微克每毫升(μg/mL)；

b——校准曲线的截距。

则见式(2)：

$$C_{所分析的样品}=\frac{y-b}{a} \qquad (2)$$

式中：

$C_{所分析的样品}$——所分析的样品溶液中 $NOGE_{(3环\sim6环)}$ 的浓度[通过测定 $NOGE_{(3环\sim6环)}$ 水合物]。

8.2.3 两种步骤都可以得到样品溶液中 $NOGE_{(3环\sim6环)}$ 的浓度，单位为微克每毫升(μg/mL)。

注：首选回归参数计算方法。

8.3 罐内涂层中 $NOGE_{(3环\sim6环)}$ 浓度的计算

8.3.1 按照 8.2 计算得到的试样中 $NOGE_{(3环\sim6环)}$ 的浓度需根据表面积/提取溶剂的比例，进行数学转化，以便与限量标准（QMA 为 0.2 mg/6 dm^2）进行比较。

8.3.2 必须采用强制水解，以确认 NOGE 和(或)其衍生物的存在，以及对 $NOGE_{(3环\sim6环)}$ 及其衍生物[以 $NOGE_{(3环\sim6环)}$ 表示]的含量进行定量。用测试样品中 $NOGE_{(3环\sim6环)}$ 的浓度，计算罐内涂层中的 $NOGE_{(3环\sim6环)}$ 的浓度。如果相关，则 NOGE 及其衍生物的总量应减去水解前 NOGE · H_2O 的初始含量。

8.3.3 $NOGE_{(3环\sim6环)}$ 的实际含量应按式(3)计算：

$$X_{NOGE}=\frac{C_{所分析的样品}\times V\times D\times 6}{A} \qquad (3)$$

式中：

X_{NOGE} ——NOGE 的含量，单位为微克每六平方分米(μg/6 dm^2)；

$C_{所分析的样品}$ ——所分析的样品溶液中 $NOGE_{(3环\sim6环)}$ 的浓度；

V ——在提取过程中所用提取溶剂的体积，单位为毫升(mL)；

D ——相对于初始提取体积的稀释或浓缩因子；

A ——所提取的涂层表面积，单位为平方分米(dm^2)。

9 精密度

9.1 验证

为验证本试验方法，用含有 NOGE 作为稳定剂的罐涂层进行协同试验。该试验小组涉及 13 个实验室。每个参与者对罐内涂层提取一次。为了保证本方法在 0.2 mg NOGE/6 dm^2 水平上的有效性，提取液经适当的稀释后，再进行分析，以测定 $NOGE_{(3环\sim6环)}$ 的含量。

9.2 重复性和再现性

$NOGE_{(3环\sim6环)}$ 平均含量为 1.20 μg/mL 提取液或 0.24 mg/6 dm^2。在 95% 的置性度下，采用上述浓度对协同试验的结果进行评估，得出下列精密度数据：

a) 重复性(r)：0.31 μg/mL 或 0.06 mg/6 dm^2；

b) 再现性(R)0.83 μg/mL 或 0.16 mg/6 dm^2。

10 确证

为了确证色谱峰的身份，应考虑到参比材料的保留时间和 UV 谱图(如：BADGE/BFDGE)。此外，水解程序或 HPLC/MS 可作为一种二次确证方法。

附　录　A
（资料性附录）
3-环 NOGE 的 7 种异构体

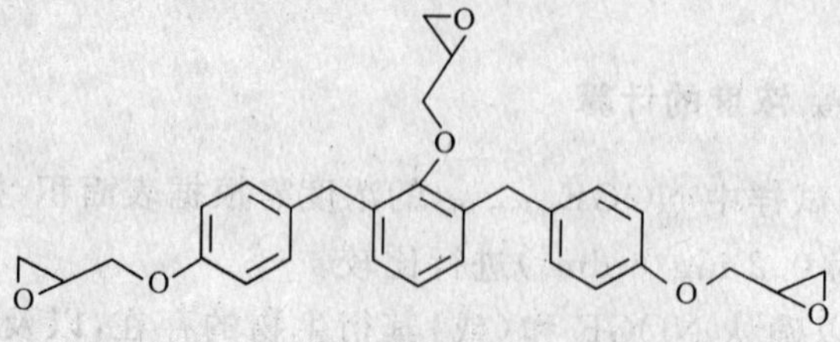

图 A.1　*p,o,o,p*-异构体

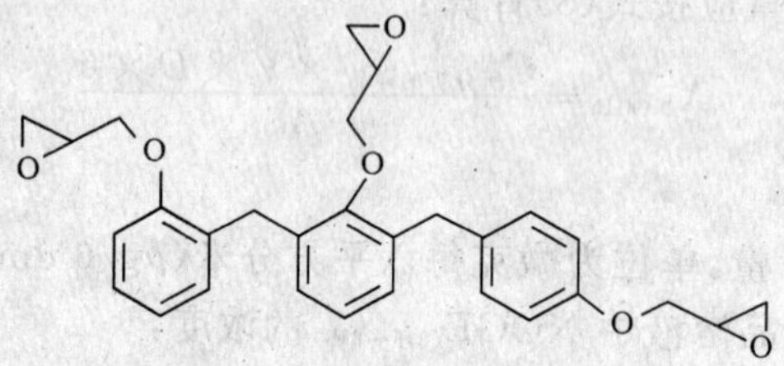

图 A.2　*o,o,o,p*-异构体

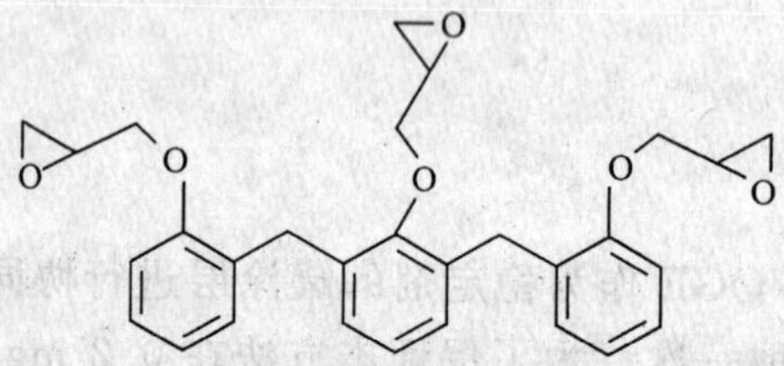

图 A.3　*o,o,o,o*-异构体

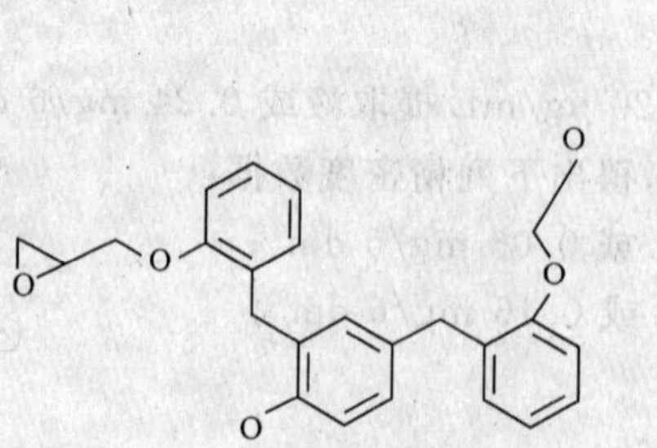

图 A.4　*o,o,p,o*-异构体

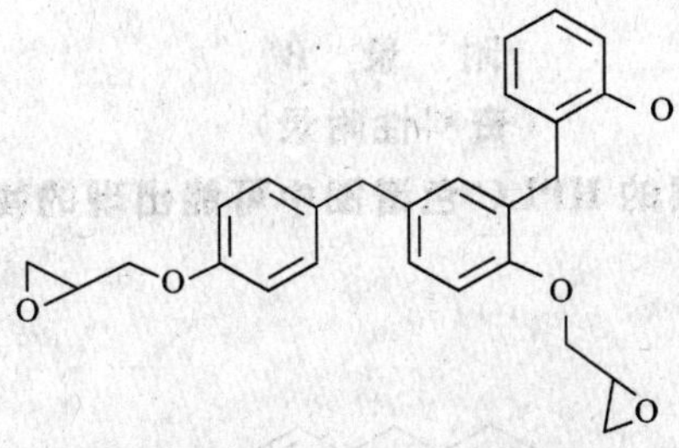

图 A.5　*p*,*p*,*o*,*o*-异构体

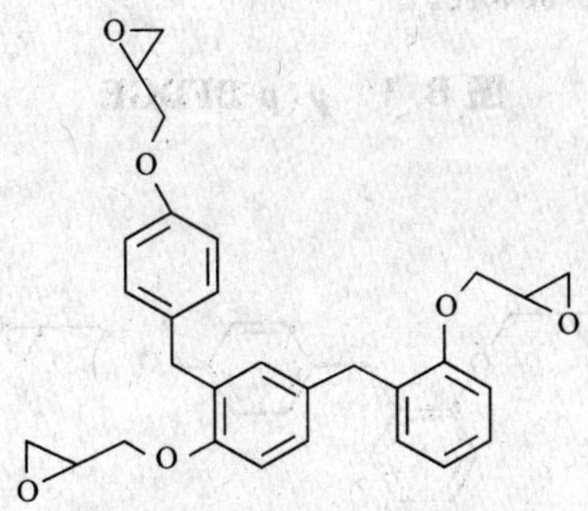

图 A.6　*p*,*o*,*p*,*o*-异构体

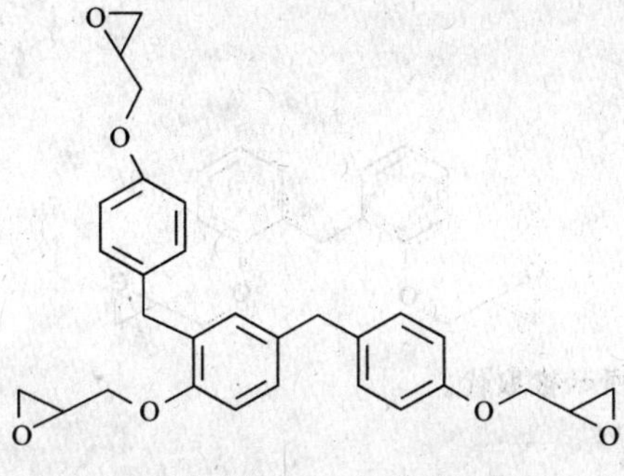

图 A.7　*p*,*o*,*p*,*p*-异构体

附　录　B
（资料性附录）
罐内涂层的 HPLC 色谱图中可能出现的物质

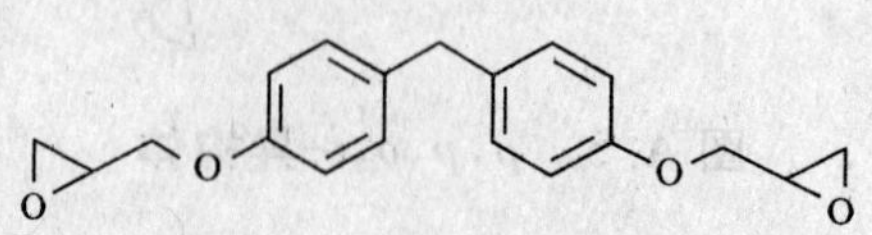

注：每个环氧基团都可如图 B.5 中所示被取代。

图 B.1　*p*,*p*-BFDGE

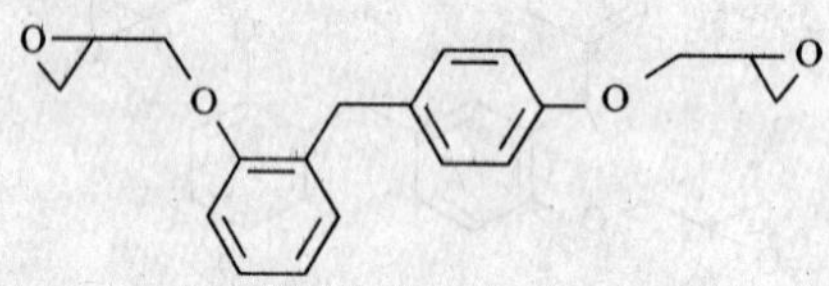

注：每个环氧基团都可如图 B.5 中所示被取代。

图 B.2　*o*,*p*-BFDGE

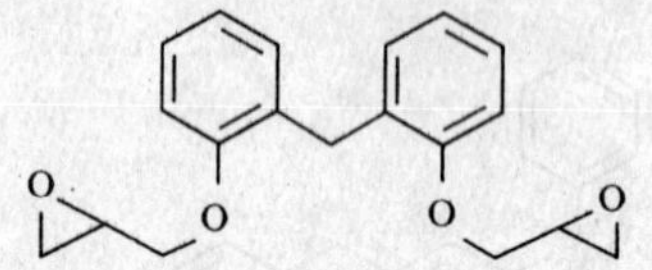

注：每个环氧基团都可如图 B.5 中所示被取代。

图 B.3　*o*,*o*-BFDGE

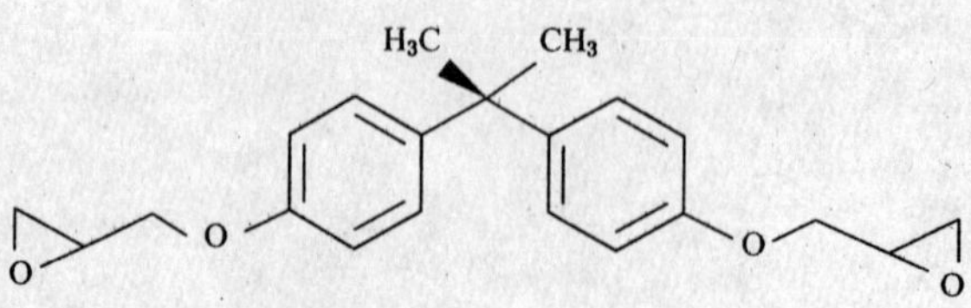

注：每个环氧基团都可如图 B.5 中所示被取代。

图 B.4　BADGE

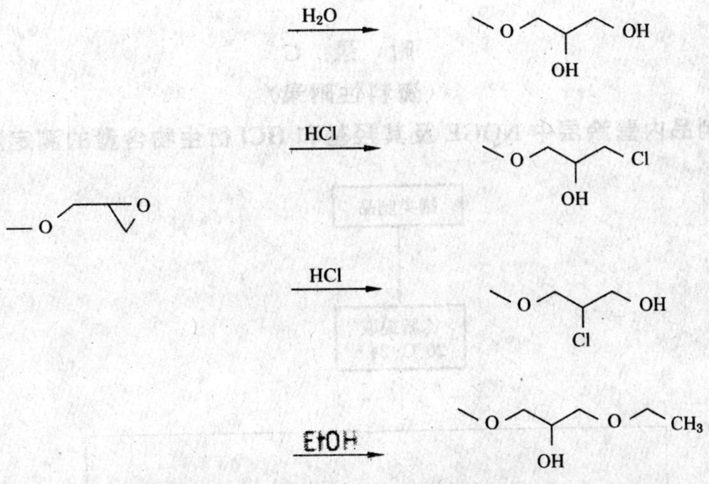

图 B.5　环氧基团的取代反应

附 录 C
（资料性附录）
罐类制品内壁涂层中 NOGE 及其羟基和 HCl 衍生物含量的测定流程图

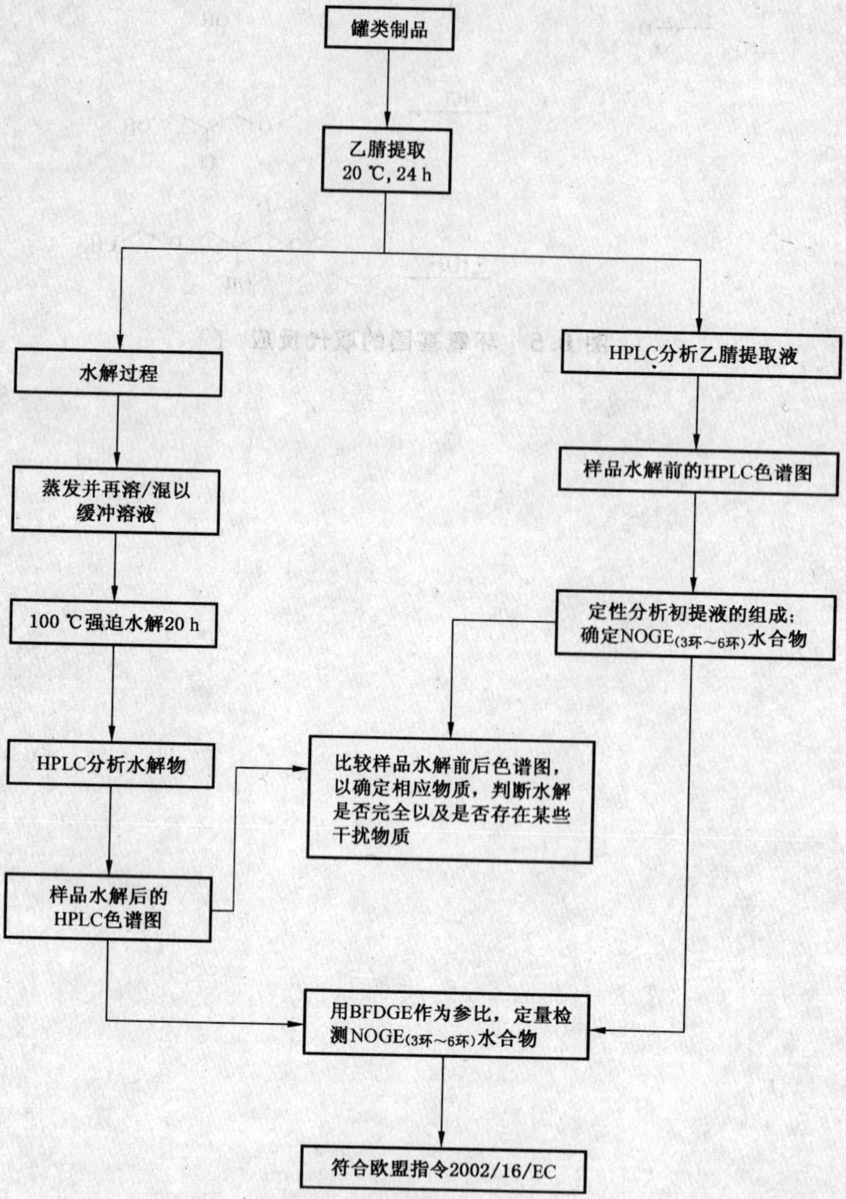

图 C.1 罐类制品内壁涂层中 NOGE 及其羟化和 HCl 衍生物含量的测定流程图

附　录　D
（资料性附录）
NOGE 标准物质水解前和水解后的典型色谱图

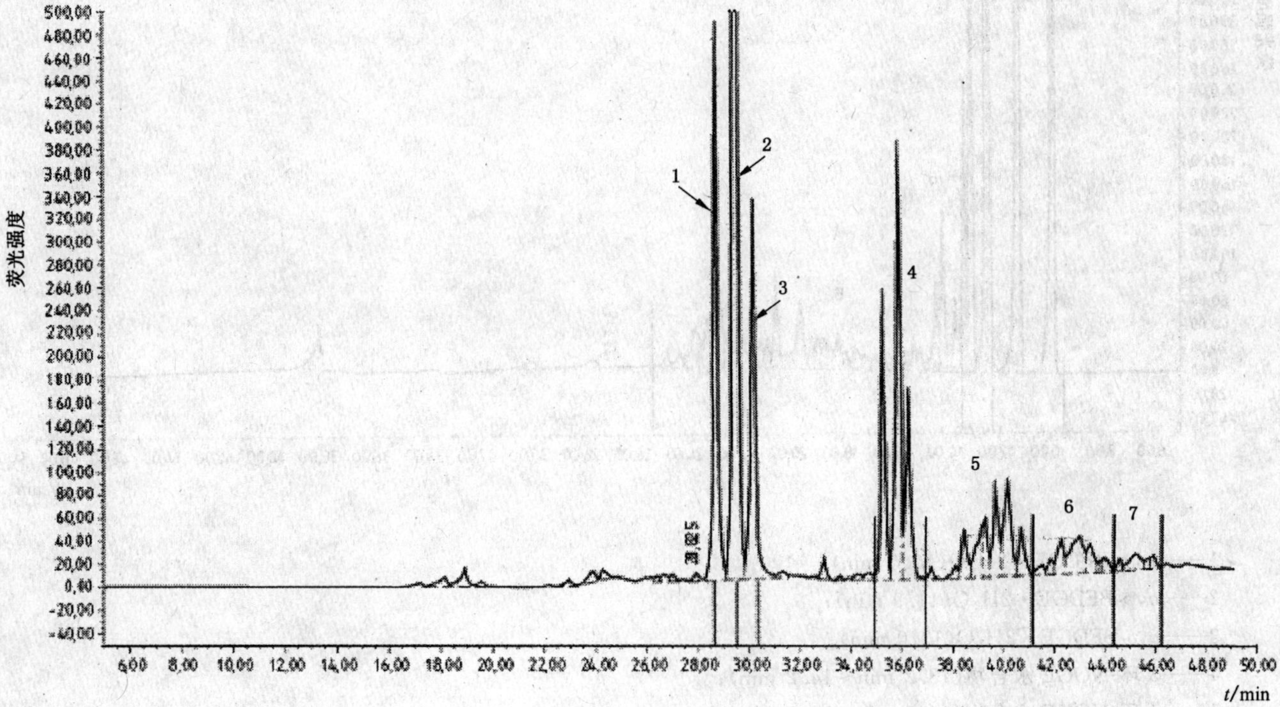

1——*p*，*p*-BFDGE(29.6 min)；

2——*o*，*p*-BFDGE(30.4 min)；

3——*o*，*o*-BFDGE(31.3 min)；

4——3 环-NOGE(35.8 min～37.9 min)；

5——4 环-NOGE(37.6 min～42.0 min)；

6——5 环-NOGE(42.0 min～45.3 min)；

7——6 环-NOGE(45.3 min～47.7 min)。

图 D.1　NOGE 水解前的典型色谱图

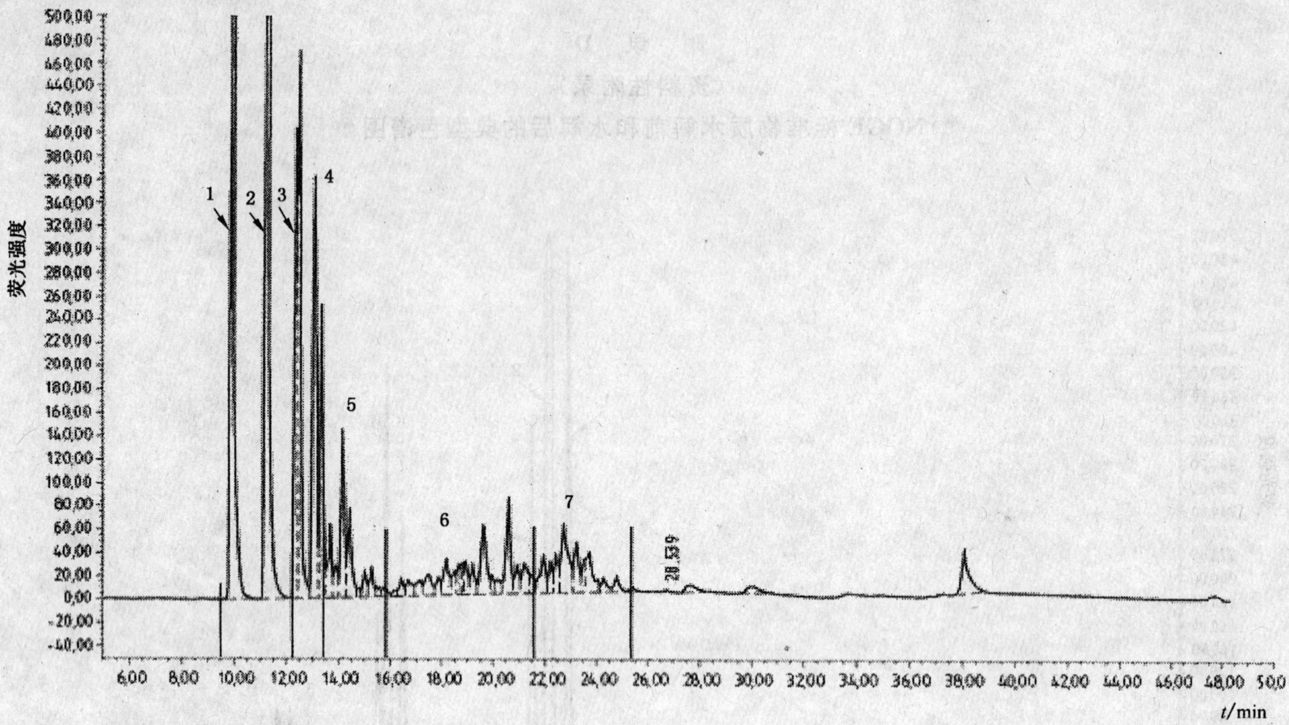

1——p,p-BFDGE · $2H_2O$(10.5 min);
2——o,p-BFDGE · $2H_2O$(11.9 min);
3——o,o-BFDGE · $2H_2O$(13.0 min);
4——3 环-NOGE 水合物(13.2 min～14.2 min);
5——4 环-NOGE 水合物(14.2 min～16.7 min);
6——5 环-NOGE 水合物(16.7 min～22.5 min);
7——6 环-NOGE 水合物(22.5 min～26.5 min)。

图 D.2 NOGE 水解后的典型色谱图

参 考 文 献

[1] 欧洲共同体委员会.关于与食品接触的材料和制品中使用某些环氧衍生物的指令(2002/16/EC).欧盟官方公报.2002年2月22日.No.L51,p27.

[2] 欧洲共同体委员会.关于修订2002/16/EC委员会关于与食品接触的材料和制品中使用某些环氧衍生物的指令(2004/13/EC).欧盟官方公报.2004年1月30日.No.L27,p46.

[3] 欧洲共同体委员会.关于与食品接触的塑料材料和制品中的组分迁移检测的基本规定(82/711/EEC).欧盟官方公报.1982年10月23日.No.L297,p26.

[4] 欧洲共同体委员会.关于对理事会指令82/711/EEC进行补充,规定测定拟与食品接触的塑料材料和物品成分转移的基本规则(93/8/EEC),欧盟官方公报.1993年4月14日.No.L90,p22.

[5] 欧洲共同体委员会.规定测定拟与食品接触的塑料材料和物品成分转移的基本规则(97/48/EC).欧盟官方公报.1997年8月12日.No.L222,p10.

[6] 欧洲共同体委员会.关于与食品接触的塑料材料和制品中的组分迁移检测使用的模拟物清单指令(85/572/EEC).欧盟官方公报.1997年8月12日.No.L222,p10.

SN

中华人民共和国出入境检验检疫行业标准

SN/T 2825—2011

出口食品接触材料　高分子材料 丙烯酸类塑料总非挥发性提取物的测定

Food contact materials for export—Polymers—Determination of the total non-volatile extracts from acrylic plastic

2011-02-25 发布　　　　2011-07-01 实施

中华人民共和国国家质量监督检验检疫总局　发布

前言

本标准按照 GB/T 1.1—2009 给出的规则起草。

本标准参考美国 CFR 177.1010(c)《丙烯酸类塑料总非挥发性提取物的测定》(Acrylic and modified acrylic plastics, semirigid and rigid(c))制定。

本标准由国家认证认可监督管理委员会提出并归口。

本标准起草单位:中华人民共和国山西出入境检验检疫局、中华人民共和国广东出入境检验检疫局。

本标准主要起草人:宋洁、陈勇、宋欢、刘军、李波平、李政军、赵悠悠。

出口食品接触材料 高分子材料 丙烯酸类塑料总非挥发性提取物的测定

1 范围

本标准规定了丙烯酸类塑料总非挥发性提取物的测定的方法。

本标准适用于丙烯酸类塑料总非挥发性提取物的测定。

2 规范性引用文件

下列文件对于本文件的应用是必不可少的。凡是注日期的引用文件,仅注日期的版本适用于本文件。凡是不注日期的引用文件,其最新版本(包括所有的修改单)适用于本文件。

GB/T 6682 分析实验室用水规格和试验方法

3 原理

样品中的非挥发性提取物用适当的食品模拟物溶剂在选定温度和时间下浸泡,浸泡液经加热蒸发和干燥,根据干燥后得到的剩余残渣质量和试样表面积,计算出每平方厘米丙烯酸类塑料中总非挥发性提取物的量。

4 试剂

本标准所用试剂和水在没有注明其他要求时,均指分析纯试剂和GB/T 6682中规定的二级水。

4.1 乙醇。

4.2 正庚烷:分析纯。

4.3 8%乙醇:40 mL乙醇加入460 mL水混匀。

4.4 50%乙醇:250 mL乙醇加入250 mL水混匀。

5 仪器

5.1 干燥箱。

5.2 恒温水浴锅。

5.3 分析天平:感量为0.1 mg。

5.4 具玻璃塞玻璃试管:25 mm×200 mm。

5.5 蒸发皿:100 mL。

5.6 不锈钢镊子。

6 实验步骤

6.1 样品制备

将丙烯酸类塑料样品裁成长×宽×厚约为6.35 cm×2.16 cm×0.3 cm,总表面积大约为29 cm^2~

35.5 cm^2 的条形试样，用干净刷子在热自来水（最低 60 ℃）下清洗，再用蒸馏水冲洗干净，并将其置于无尘空间或干燥器中干燥，待用。

注：6.35 cm×2.16 cm×0.3 cm 相当于 2.5 in×0.85 in×0.125 in。

6.2 浸泡过程

6.2.1 浸泡条件的选择

根据食品类型和与实际接触条件按照附录 A 选择浸泡条件。

6.2.2 浸泡

将试样置于干净的 25 mm×200 mm 的玻璃试管中，添加的浸泡液的量约为每平方厘米试样 1.55 mL，即浸泡液在试管中的高度约 45 mm～55 mm。当浸泡液达到浸泡试验所选用的温度，将玻璃管用玻璃塞封口，并置于选定温度和时间下进行浸泡，待浸泡完毕后，冷却试管直至室温。

6.3 总非挥发性提取物的测定

用干净镊子从试剂中取出塑料试样，并用 5 mL 迁移试验选用的溶剂进行清洗，将清洗液收集于试管，再将试管内容物倒入洁净的已称量的恒重蒸发皿中，在恒温水浴中将试剂蒸发至 2 mL～5 mL，在 100 ℃烘箱中干燥 30 min，然后在干燥器中冷却 30 min，进行称量，待恒重后，记录蒸发皿的质量（精确到 0.1 mg），同时作平行样品。

6.4 空白试验

分别取 60 mL 浸泡液置于两个玻璃试管中，不加入试样，在选定的温度和时间下进行浸泡，然后冷却试管直至室温。按照 6.3 步骤操作，并称量，得到残渣的质量，然后以两次的平均值作为式(1)中的空白值 b。所选浸泡液中非挥发性残留物不得超过 0.5 mg/60 mL。

7 结果计算

总非挥发性提取物的量按照式(1)计算：

$$a=\frac{e-b}{S} \qquad \cdots\cdots(1)$$

式中：

a ——非挥发提取物的量，单位为毫克每平方厘米（mg/cm^2）；

e ——溶剂蒸发后蒸发皿增加的量（即非挥发性提取物的量），单位为毫克（mg）；

b ——测定的溶剂空白值，单位为毫克（mg）；

S ——塑料样品的总的表面积，单位为平方厘米（cm^2）。

附　录　A
（规范性附录）
食品分类及浸泡条件的选择

A.1　食品分类

美国 FDA CFR 176.170(c)根据食品主要成分特性将食品分为九大类，见表 A.1。

表 A.1　食品分类

类　型	类　型　说　明
Ⅰ	非酸性、含水食品，可能含有盐或糖或两者均有(pH 大于 5.0)
Ⅱ	酸性、含水食品，可能含有盐或糖或两者均有，包括低脂肪或高脂肪的水包油乳状液
Ⅲ	含有游离油或脂肪的水性、酸性或非酸性食品，可能含有盐，或包括低脂肪或高脂肪的油包水乳状液
Ⅳ	a)　乳制品及配方乳制品：低脂肪或高脂肪含量的油包水(O/W)乳状液 b)　乳制品及配方乳制品：低脂肪或高脂肪含量的油/水(W/O)乳状液
Ⅴ	低水分脂肪和油
Ⅵ	a)　饮料，含 8%以下的酒精 b)　饮料，不含酒精 c)　饮料，含 8%以上的酒精
Ⅶ	a)　表面含有游离油或脂肪的含水焙烤食品(Ⅷ和Ⅸ类包含的焙烤食品除外) b)　表面不含有游离油或脂肪的含水焙烤食品(Ⅷ和Ⅸ类包含的焙烤食品除外)
Ⅷ	表面不含有游离油或脂肪的干性固体食品(无需测试)
Ⅸ	表面含有游离油或脂肪的干固体食品

A.2　浸泡条件的选择

CFR 176.170(c)根据食品的种类和与食品接触的条件，按照表 A.2 选择浸泡条件。浸泡温度允许差见表 A.3。

表 A.2　样品浸泡条件

使用条件	食品类型	食品模拟溶剂(时间和温度)			
		水	正庚烷[a]	8%酒精	50%酒精
A　高温填充或100 ℃以上灭菌	Ⅰ、Ⅳb)、Ⅶb)	121.1 ℃,2 h	—	—	—
	Ⅲ、Ⅳa)、Ⅶa)	121.1 ℃,2 h	65.6 ℃,2 h	—	—
B　沸水灭菌	Ⅱ、Ⅶb)	100 ℃,30 min	—	—	—
	Ⅲ、Ⅶa)	100 ℃,30 min	48.9 ℃,30 min	—	—

表 A.2（续）

使用条件	食品类型	食品模拟溶剂（时间和温度）			
		水	正庚烷[a]	8%酒精	50%酒精
C 65.6℃以上热灌装或巴氏灭菌	Ⅱ、Ⅳb)、Ⅶb)	煮沸灌注，冷却至37.8℃	—	—	—
	Ⅲ、Ⅳa)、Ⅶa)	煮沸灌注，冷却至37.8℃	48.9℃,15 min	—	—
	Ⅴ、Ⅸ	—	48.9℃,15 min	—	—
D 65.6℃以下热灌装或巴氏灭菌	Ⅱ、Ⅳb)、Ⅵb)	—	—	—	—
	Ⅶb)	65.6℃,2 h	—	—	—
	Ⅲ、Ⅳa)、Ⅶa)	65.6℃,2 h	37.8℃,30 min	—	—
	Ⅴ、Ⅸ	—	37.8℃,30 min	—	—
	Ⅵa)	—	—	65.6℃,2 h	—
	Ⅵc)	—	—	—	65℃,2 h
E 室温填充和贮存（容器无热处理）	Ⅰ、Ⅱ、Ⅳb)、Ⅵb)、Ⅶb)	48.9℃,24 h	—	—	—
	Ⅲ、Ⅳa)、Ⅶa)	48.9℃,24 h	21.1℃,30 min	—	—
	Ⅴ、Ⅸ	—	21.1℃,30 min	—	—
	Ⅵa)	—	—	48.9℃,24 h	—
	Ⅵc)	—	—	—	48.9℃,24 h
F 冷藏（容器无热处理）	Ⅲ、Ⅳa)、Ⅶa)	21.1℃,48 h	21.1℃,30 min	—	—
	Ⅰ、Ⅱ、Ⅳb)、Ⅵb)、Ⅶb)	21.1℃,48 h	—	—	—
	Ⅵa)	—	—	21.1℃,48 h	—
	Ⅵc)	—	—	—	21.1℃,48 h
G 冷藏（容器无热处理）	Ⅰ、Ⅱ、Ⅳb)、Ⅶb)	21.1℃,24 h	—	—	—
	Ⅲ、Ⅶa)	21.1℃,24 h	21.1℃,30 min	—	—
H 冷冻或冷藏（使用前再次加热）： 1. 水或O/W乳浊液（高或低脂肪含量）	Ⅰ、Ⅱ、Ⅳb)、Ⅶb)	100℃,30 min	—	—	—
2. 水、游离油（高或低脂肪含量）	Ⅲ、Ⅳa)、Ⅶa)、Ⅸ	100℃,30 min	48.9℃,30 min	—	—

[a] 对应油包水乳状液或含游离油或脂肪的食品，正庚烷萃取结果应除以5。

表 A.3 浸泡温度允许差

浸 泡 温 度 ℃	允 许 误 差 ℃
＜50	±1
50～79	±2
80～122	±3

SN

中华人民共和国出入境检验检疫行业标准

SN/T 2826—2011

出口食品接触材料 高分子材料 食品模拟物中己二酸酯类增塑剂的测定 气相色谱-质谱法

Food contact materials for export—Polymers—Determination of adipate plasticizers in food stimulants—Gas chromatography-mass spectrometry

2011-02-25 发布 2011-07-01 实施

中华人民共和国国家质量监督检验检疫总局 发布

前　言

本标准按照 GB/T 1.1—2009 给出的规则起草。

本标准由国家认证认可监督管理委员会提出并归口。

本标准起草单位：中华人民共和国上海出入境检验检疫局。

本标准主要起草人：马腾洲、张琳、周宇艳、杨勇、马明。

出口食品接触材料　高分子材料
食品模拟物中己二酸酯类
增塑剂的测定　气相色谱-质谱法

1　范围

本标准规定了食品模拟物中己二酸酯类增塑剂的气相色谱-质谱联用测定方法。

本标准适用于与食品接触的高分子材料中己二酸酯类增塑剂在四种食品模拟物(水,3%乙酸溶液,10%乙醇溶液和橄榄油)中迁移量的测定。

2　规范性引用文件

下列文件对于本文件的应用是必不可少的。凡是注日期的引用文件,仅注日期的版本适用于本文件。凡是不注日期的引用文件,其最新版本(包括所有的修改单)适用于本文件。

GB/T 6682　分析实验室用水规格和试验方法

GB/T 23296.1　食品接触材料　塑料中受限物质　塑料中物质向食品及食品模拟物特定迁移试验和含量测定方法以及食品模拟物暴露条件选择的指南

3　方法提要

用气相色谱-质谱仪检测食品模拟物中己二酸酯类增塑剂的含量。水基食品模拟物采用乙酸乙酯提取,脂类食品模拟物橄榄油采用甲醇提取,提取液注入气相色谱仪中,质谱确证、外标法定量。

4　试剂和材料

警告:本试验方法中使用的部分试剂具有毒性或腐蚀性,操作时须小心谨慎,避免吸入其蒸气或皮肤接触!如溅到皮肤上应立即用水冲洗,严重者应立即治疗。

除另有规定外,本标准中仅使用确认为分析纯的试剂和符合 GB/T 6682 中规定的一级水。

4.1　冰乙酸(含量≥99.5%)。

4.2　无水乙醇。

4.3　正己烷。

4.4　乙酸乙酯。

4.5　甲醇。

4.6　己二酸酯类增塑剂标准物质:浓度≥99.8%。4 种己二酸酯类增塑剂的中、英文名称、化学文摘号和分子式参见附录 A。

4.7　食品模拟物:

4.7.1　水基食品模拟物:

4.7.1.1　模拟物 A:水(GB/T 6682 中规定的一级水)。

4.7.1.2　模拟物 B:3%(质量分数)乙酸水溶液,将 30 g 乙酸用水稀释至 1 L。

4.7.1.3 模拟物C:10%(体积分数)乙醇水溶液,将100 mL无水乙醇用水稀释至1 L。

4.7.2 脂类食品模拟物:

模拟物D:精馏橄榄油。

4.8 己二酸酯类增塑剂标准储备溶液:

4.8.1 己二酸酯类增塑剂的正己烷标准储备液:分别准确称取己二酸酯类增塑剂标品约100 mg(精确至0.2 mg)至同一100 mL容量瓶中,用正己烷稀释至刻度,混合均匀后该标准储备液浓度约为1 000 mg/L,储存在冰箱中备用。同样配制另一份标准储备液。

4.8.2 己二酸酯类增塑剂的橄榄油标准储备液:分别准确称取己二酸酯类增塑剂标品约20 mg(精确至0.2 mg)至25 mL容量瓶中,用橄榄油稀释至约20 g(精确至0.2 mg),混合均匀后该标准储备液浓度约为1 000 mg/kg。同样配制另一份标准储备液。

注:根据称取标准物质的质量计算标准储备液浓度。

5 仪器与设备

5.1 气相色谱/质谱联用仪(GC/MS):配电子轰击离子源(EI)。

5.2 氮吹仪。

5.3 涡旋振荡器。

5.4 分析天平:感量0.1 mg。

5.5 离心机:配10 mL具塞离心管。

5.6 容量瓶:10 mL、25 mL、50 mL、100 mL。

6 分析步骤

6.1 迁移试验

根据待测样品的预期用途和使用条件,根据GB/T 23296.1选择适当的食品模拟物(4.7)进行己二酸酯类增塑剂的迁移试验。

6.2 食品模拟物浸泡液的处理

6.2.1 水基食品模拟物浸泡液的处理

准确移取经迁移试验(6.1)得到的水基食品模拟物2.0 mL于10 mL具塞离心管中,加入2.0 mL乙酸乙酯,于涡旋振荡器(5.3)振荡提取10 min后,4 500 r/min离心5 min,移取乙酸乙酯层萃取液。再往离心管中加入2.0 mL乙酸乙酯,振荡提取。合并两次乙酸乙酯萃取液,氮气室温吹至近干,用正己烷定容至1.0 mL,供气相色谱/质谱分析。平行制样两份。

6.2.2 橄榄油浸泡液的处理

准确称取经迁移试验(6.1)得到的橄榄油浸泡液2.0 g±0.02 g(精确至0.2 mg)至10 mL具塞离心管中,准确加入2.0 mL甲醇,于涡旋振荡器(5.3)振荡提取10 min,静置至少30 min使两相分层后离心,吸取上层萃取液供气相色谱/质谱仪分析。如浸泡液中待测物浓度过高,则适当稀释后再用甲醇萃取进样。平行制样两份。

注:作为替代方法(萃取方式),也可将混合液手动振荡提取5 min。

6.2.3 空白试液的处理

按照6.2.1的操作处理未与食品接触材料接触的水基食品模拟物,按照6.2.2的操作处理未与食品接触材料接触的脂肪食品模拟物橄榄油。

6.3 校正工作溶液的制备

6.3.1 己二酸酯类增塑剂的正己烷标准工作溶液

准确移取适量标准储备液A(4.8.1),用正己烷分别稀释成0 mg/L、1 mg/L、5 mg/L、10 mg/L、25 mg/L、50 mg/L、100 mg/L的系列标准工作溶液,供气相色谱/质谱仪分析测定。用4.8.1中的另一份标准储备液同样配制第2套标准工作溶液。

6.3.2 己二酸酯类增塑剂的橄榄油标准工作溶液

分别称取适量的标准储备液B(4.8.2)和橄榄油,配制成浓度为0 mg/kg、5 mg/kg、10 mg/kg、20 mg/kg、30 mg/kg、40 mg/kg、50 mg/kg的系列标准工作溶液。按6.2.2同样的操作步骤进行处理。用4.8.2中的另一份标准储备液同样配制并处理第2套标准工作溶液。

6.4 测定

6.4.1 气相色谱/质谱条件

由于测试结果取决于所使用仪器,因此不可能给出气相色谱/质谱分析的通用参数。设定的参数应保证色谱测定时被测组分与其他组分能够得到有效的分离,下列给出的参数证明是可行的:

a) 色谱柱:HP-5MS毛细管柱30 m×0.25 mm(内径)壁厚0.25 μm,或相当者;
b) 色谱柱程序升温条件:初始柱温90 ℃,保持1 min,以15 ℃/min的速率升至200 ℃,保持2 min,然后以10 ℃/min升至280 ℃,保持20 min;
c) 进样口温度:280 ℃;
d) 色谱-质谱接口温度:280 ℃;
e) 载气:氦气,纯度≥99.999%;流速1.0 mL/min;
f) 进样模式:不分流进样,1.0 min后开阀;
g) 进样量:0.2 μL;
h) 离子化方式:EI;
i) 离子化能量:70 eV;
j) 质量扫描范围:40 amu~200 amu;
k) 溶剂延迟:8.0 min;
l) 四极杆温度:150 ℃;
m) 离子源温度:230 ℃。

6.4.2 气相色谱/质谱测定及阳性结果确证

将标准工作溶液(6.3)和样液(6,2)注入气相色谱/质谱仪按6.4.1条件进行分析测定,根据提取离子色谱峰或选择离子色谱峰用外标法定量。校准曲线应呈线性,线性相关系数应大于等于0.996,标准工作溶液和待测样液中每种己二酸酯的响应值均应在仪器检测的线性范围内。若相关系数低于0.996,则应重新用标准储备液(4.8)制备标准工作溶液。若两组经独立配制的标准储备液制备的标准工作液同水平响应值之差超过±5%,则应重新制备标准储备液和标准工作液。

本标准根据总离子流色谱图的保留时间和质谱图进行定性确证分析。如果样液与标准工作溶液的总离子流图比较,在相同保留时间有色谱峰出现,则根据表1中每种己二酸酯列出的参考定性离子的种类及其丰度比对其进行确证。在上述气相色谱/质谱条件下,4种己二酸酯的总离子流图参见附录B,其提取离子色谱图参见附录C。

表 1　4 种增塑剂的化学名称、分子式、定性离子及定量离子

序号	化学名称	分子式	特征碎片	
			参考定性离子(m/z)及丰度比	定量离子 m/s
1	己二酸二甲酯	$C_8H_{14}O_4$	114：111：101：143＝100：88：83：76	114
2	己二酸二异丁酯	$C_{14}H_{26}O_4$	129：57：111：185＝100：55：23：43	129
3	己二酸二丁酯	$C_{14}H_{26}O_4$	185：129：55：111＝100：70：60：44	129
4	己二酸二(2-乙基己基)酯	$C_{22}H_{42}O_4$	129：112：147：71＝100：25：25：31	129

7　结果计算

通过校准曲线，根据己二酸酯的峰面积比值与己二酸酯的关系，内推检测试样提取物的己二酸酯含量。

根据式(1)计算被检物提取的己二酸酯的浓度：

$$c=\frac{y-b}{a} \qquad \cdots\cdots(1)$$

式中：

c——己二酸酯的浓度(对于水基食品模拟物，己二酸酯浓度以毫克己二酸酯每升食品模拟物计；对于脂类食品模拟物橄榄油，己二酸酯浓度以毫克己二酸酯每千克模拟物计)；

y——标准曲线(峰面积比值)；

b——曲线截距；

a——曲线斜率(mg^{-1})。

注：若试液中己二酸酯含量超出校准曲线范围，可将 6.1 迁移试验中所得浸泡液用相应的空白溶液稀释一定倍数 f，再按照 6.2 的步骤处理后进行测定。

8　方法的测定低限和重复性

8.1　测定低限

水基食品模拟物中，测定低限为 2.0 mg/L；在脂类食品模拟物橄榄油中，测定低限为 5.0 mg/kg。

8.2　精密度

由 8 个实验室对三个水平的己二酸二(2-乙基己基)酯进行方法精密度试验，结果见表 2。

表 2　己二酸二(2-乙基己基)酯进行方法精密度

平均浓度 mg/kg	r	R
9.87	1.10	1.22
21.80	1.51	3.29
42.52	1.75	3.54

附 录 A
（资料性附录）
4种己二酸酯类增塑剂的中文名称、英文名称、CAS编号和分子式

表 A.1 4种己二酸酯类增塑剂的中文名称、英文名称和分子式

序号	中文名称	英文名称(缩写)	CAS 编号	化学分子式
1	己二酸二甲酯	dimethyl adipate(DMA)	627-93-0	$C_8H_{14}O_4$
2	己二酸二异丁酯	diisobutyl adipate(DIBA)	141-04-8	$C_{14}H_{26}O_4$
3	己二酸二丁酯	dibutyl adipate(DBA)	105-99-7	$C_{14}H_{26}O_4$
4	己二酸二(2-乙基己基)酯	di(2-ethylhexyl)adipate(DEHA)	103-23-1	$C_{22}H_{42}O_4$

附　录　B
（资料性附录）
4种己二酸酯类增塑剂标准品的总离子流色谱图

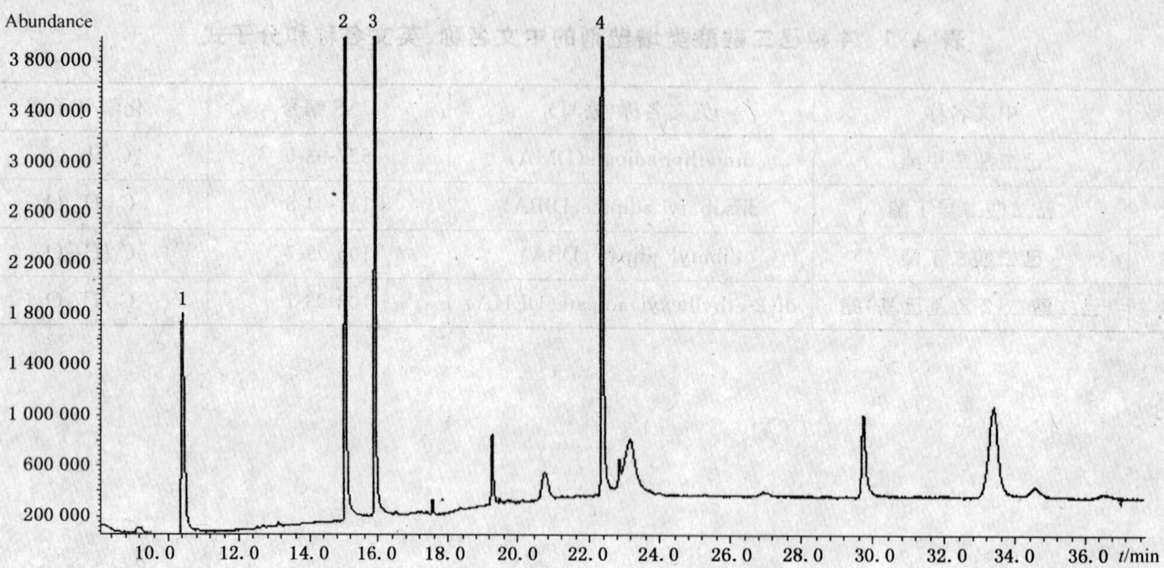

1——己二酸二甲酯；
2——己二酸二异丁酯；
3——己二酸二丁酯；
4——己二酸二(2-乙基己基)酯。

图 B.1　己二酸酯类增塑剂标准品的总离子流色谱图

附 录 C
（资料性附录）
4 种己二酸酯类增塑剂的提取离子色谱图

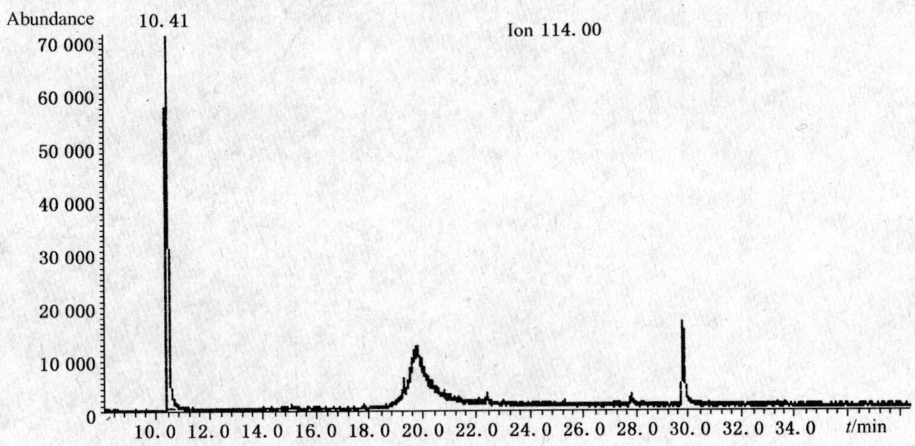

图 C.1 己二酸二甲酯(DMA)(10.4 min)的提取离子色谱图

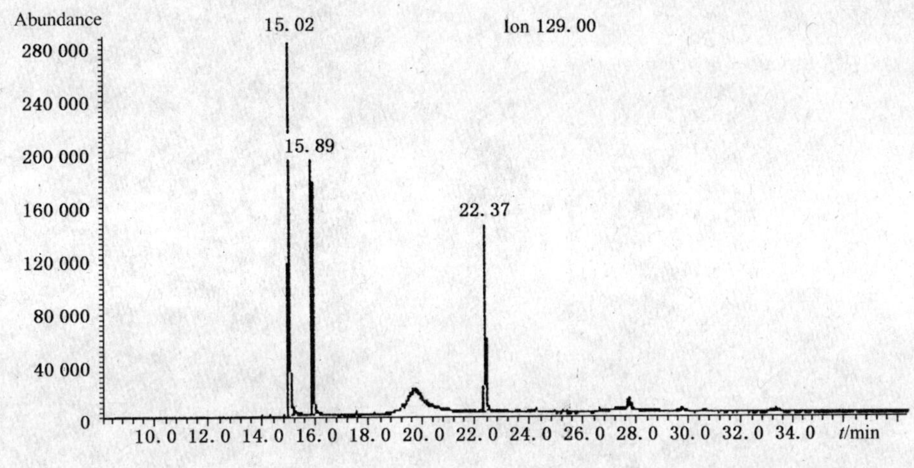

图 C.2 己二酸二异丁酯(DIBA)(15.0 min)、己二酸二丁酯(DBA)(15.9 min)和己二酸二(2-乙基己基)酯(DEHA)(22.4 min)的提取离子色谱图

金属材料类标准

SN

中华人民共和国出入境检验检疫行业标准

SN/T 1877.5—2009

金属器皿表面多环芳烃的测定

Determination of polycyclic aromatic hydrocarbons in metalware surface

2009-02-20 发布　　2009-09-01 实施

中华人民共和国国家质量监督检验检疫总局 发布

前　言

本标准的附录A、附录B、附录C、附录D、附录E和附录F均为资料性附录。

本标准由国家认证认可监督管理委员会提出并归口。

本标准起草单位：中华人民共和国广东出入境检验检疫局。

本标准主要起草人：周明辉、刘莹峰、翟翠萍、郑建国、李丹、李全忠、萧达辉。

本标准系首次发布的出入境检验检疫行业标准。

金属器皿表面多环芳烃的测定

1 范围

本标准规定了金属器皿表面16种多环芳烃的气相色谱-质谱、高效液相色谱和气相色谱测定方法。

本标准适用于金属器皿表面16种多环芳烃的测定。

2 术语和定义

下列术语和定义适用于本标准。

2.1

多环芳烃 polycyclic aromatic hydrocarbons PAHs

含有两个或两个以上苯环的芳香烃。环上也可有短的烷基或环烷基取代基。本标准中的16种多环芳烃见表1。

表1 16种多环芳烃

序号	中文名称	英文名称	CAS编号
1	萘	naphthalene	91-20-3
2	苊烯	acenaphthylene	208-96-8
3	苊	acenaphthene	83-32-9
4	芴	fluorene	86-73-7
5	菲	phenanthene	85-01-8
6	蒽	anthracene	120-12-7
7	荧蒽	fluoranthene	206-44-0
8	芘	pyrene	129-00-0
9	苯并[*a*]蒽	benzo[*a*]anthracene	56-55-3
10	䓛	chrysene	218-01-9
11	苯并[*b*]荧蒽	benzo[*b*]fluoranthene	205-99-2
12	苯并[*k*]荧蒽	benzo[*k*]fluoranthene	207-08-9
13	苯并[*a*]芘	benzo[*a*]pyrene	50-32-8
14	茚并[1,2,3-*cd*]芘	indeno[1,2,3-*cd*]pyrene	193-39-5
15	二苯并[*a*,*h*]蒽	dibenzo[*a*,*h*]anthracene	53-70-3
16	苯并[*g*,*h*,*i*]苝(二萘嵌苯)	benzo[*g*,*h*,*i*]perylene	191-24-2

第一法 气相色谱-质谱联用法

3 方法提要

样品先采用正己烷-二氯甲烷(3+2)进行浸泡,经超声提取后,采用硅胶固相萃取柱净化,经浓缩定容后,用气相色谱-质谱联用仪(GC/MS)进行测定,内标法定量。

4 试剂和材料

除另有说明外,在分析中使用蒸馏水或去离子水或相当纯度的水。

4.1 正己烷:色谱纯。

4.2 正戊烷:色谱纯。

4.3 二氯甲烷:色谱纯。

4.4 环己烷:色谱纯。

4.5 正己烷-二氯甲烷(3+2)。

4.6 正戊烷-二氯甲烷(3+2)。

4.7 氮气:纯度>99.99%。

4.8 PAHs 标准物质:纯度≥98%。

4.9 混合标准溶液的配制:准确称取适量 PAHs 标准物质(4.8),用正己烷(4.1)稀释,配制成所需浓度的标准溶液。

4.10 内标物:十二氘代苝(perylene-d_{12}),纯度≥99%。

4.11 内标溶液:准确称取适量内标物(4.10),用正己烷(4.1)稀释,配制成所需浓度的内标溶液。

4.12 硅胶小柱(6 mL,1 g):使用前用 5 mL 正戊烷(4.2)活化,并保持湿润。

5 仪器和设备

5.1 气相色谱-质谱联用仪,配有 EI 源。

5.2 固相萃取装置。

5.3 超声提取装置。

5.4 氮吹仪。

5.5 旋转蒸发仪。

5.6 分析天平:感量 0.1 mg。

5.7 具塞定量试管:10 mL。

5.8 圆底烧瓶:100 mL。

6 分析步骤

6.1 提取

向金属器皿内注入正己烷-二氯甲烷(3+2)(4.5)混合溶剂,一般约为 20 mL~50 mL,用铝箔密封,超声提取 25 min。提取完毕后将提取液倒入 100 mL 圆底烧瓶(5.8),用混合溶剂(4.5)2 mL 清洗金属器皿,并入提取液。提取液用旋转蒸发仪浓缩至约 1.0 mL,转移至 10 mL 具塞试管(5.7),再用混合溶剂(4.5)2 mL 清洗圆底烧瓶,并入 10 mL 具塞试管(5.7),用氮气吹干,加入 2 mL 环己烷(4.4),溶解完全后,待净化处理。

6.2 净化

将按 6.1 处理后的样品溶液,转移至硅胶小柱(4.12),控制流速为每 2 s 1 滴。用 2 mL 正戊烷(4.2)洗涤具塞试管(5.7)后,用洗涤液淋洗硅胶小柱(4.12),弃去该淋洗液。再用 6 mL 正戊烷-二氯甲烷(3+2)(4.6)进行洗脱,收集洗脱液,用氮吹或其他方法浓缩至近干,用与待测物浓度相近的内标溶液(4.11)定容至 1.0 mL 后,供气相色谱-质谱分析。

6.3 测定

6.3.1 气相色谱/质谱条件

a) 色谱柱:DB-5MS 毛细管柱,30 m×0.25 mm(内径)×0.10 μm(膜厚);或相当者;

b) 色谱柱温度:50 ℃(1 min)$\xrightarrow{25\ ℃/min}$200 ℃$\xrightarrow{8\ ℃/min}$315 ℃(5 min);

c) 进样口温度:280 ℃;

d) 色谱-质谱接口温度:280 ℃;

e) 四极杆温度:150 ℃;

f) 离子源温度:230 ℃;

g) 载气:氦气,纯度≥99.999%,1.0 mL/min;

h) 电离方式:EI;

i) 电离能量:70 eV;

j) 质量扫描范围:50 u~450 u;

k) 测定方式:选择离子监测方式;

l) 进样方式:脉冲不分流进样,1.0 min 后开阀;

m) 进样量:1.0 μL;

n) 溶剂延迟:3 min。

由于测试结果取决于所使用仪器,因此不可能给出气相色谱-质谱分析的通用参数。设定的参数应保证色谱测定时被测组分与其他组分能够得到有效的分离,上面给出的参数证明是可行的。

6.3.2 气相色谱-质谱定性分析

按上述分析条件(6.3.1)对 PAHs 混合标准溶液(4.9)及待测液进行分析,根据色谱峰的保留时间并参考附录 A 中表 A.1 的多环芳烃的定性离子进行定性分析。参见附录 A 中表 A.1 的定量离子,用内标法进行定量。典型气相色谱-质谱选择离子色谱图参见附录 B 中的图 B.1。

6.3.3 空白试验

随同试样进行空白试验。

7 结果计算

试样中每种多环芳烃的校正因子按式(1)计算:

$$f_i = \frac{A_i \times m_s}{A_s \times m_i} \qquad \cdots\cdots(1)$$

式中:

f_i——各种多环芳烃的校正因子;

A_i——标准工作溶液中内标峰面积;

m_i——标准工作溶液中内标质量,单位为微克(μg);

A_s——标准工作溶液中标准物质的峰面积;

m_s——标准工作溶液中各种多环芳烃质量,单位为微克(μg)。

按式(2)计算试样中多环芳烃的含量:

$$X_i = \frac{f_i \times (A_{样} - A_0) \times m_i}{A_i \times V_{样}} \times 1\,000 \qquad \cdots\cdots(2)$$

式中:

X_i——试样中各种多环芳烃的含量,单位为微克每升(μg/L);

f_i——各种多环芳烃的校正因子;

A_i——样液中内标峰面积;

A_0——空白样品的峰面积;

$A_{样}$——样液中各种多环芳烃峰面积;

m_i——样液中内标质量,单位为微克(μg);

$V_{样}$——浸泡样液体积,单位为毫升(mL)。

试验结果以各种多环芳烃的检测结果分别表示,计算结果表示到小数点后一位。

8 测定低限

16 种多环芳烃的测定低限见表 2。

表 2　16 种多环芳烃的测定低限

序号	化合物名称	测定低限/(μg/L)	序号	化合物名称	测定低限/(μg/L)
1	萘	1.0	9	苯并[*a*]蒽	1.5
2	苊烯	1.0	10	䓛	1.5
3	苊	1.0	11	苯并[*b*]荧蒽	1.5
4	芴	1.5	12	苯并[*k*]荧蒽	2.0
5	菲	1.5	13	苯并[*a*]芘	2.0
6	蒽	1.5	14	茚并[1,2,3-*cd*]芘	1.5
7	荧蒽	1.5	15	二苯并[*a*,*h*]蒽	1.5
8	芘	1.5	16	苯并[*g*,*h*,*i*]苝(二萘嵌苯)	1.5

第二法　高效液相色谱法

9　方法提要

样品先采用正己烷-二氯甲烷(3+2)进行浸泡，经超声提取后，采用硅胶固相萃取小柱净化，经浓缩定容后，用高效液相色谱测定，外标法定量。

10　试剂和材料

除另有说明外，在分析中使用蒸馏水或去离子水或相当纯度的水。

10.1　乙腈：色谱纯。

10.2　其余同 4.1～4.12。

11　仪器和设备

11.1　高效液相色谱仪：配二极管阵列检测器(DAD)。

11.2　其余同 5.2～5.8。

12　分析步骤

12.1　提取和净化

同 6.1 和 6.2 的操作步骤，净化后，用正己烷定容。

12.2　测定

12.2.1　高效液相色谱条件

a)　色谱柱：LC-PAH 色谱柱(填料粒径 5 μm，250 mm×3.0 mm)，或相当者；

b)　柱温：25 ℃；

c)　流动相及流速见表 3；

表 3　流动相及流速

时间/min	流速/(mL/min)	乙腈/%	水/%
0	0.6	50	50
10	0.6	70	30
13	0.6	100	0
30	0.6	100	0
33	0.6	50	50

d) 检测器:二极管阵列检测器(DAD);

e) 检测波长:220 nm,254 nm,270 nm;

f) 进样量:20 μL。

12.2.2 **高效液相色谱测定**

根据样液中待测物 PAHs 含量情况,加入浓度相近的内标溶液(4.11)。按上述分析条件(12.2.1),对 PAHs 混合标准溶液(4.9)及待测液进行分析。采用色谱峰的保留时间进行定性,用内标法定量,必要时用 GC/MS 确证。所得多环芳烃的保留时间参见附录 C 中的表 C.1,典型液相色谱图参见附录 D 中的图 D.1。

12.2.3 **空白试验**

随同试样进行空白试验。

13 结果计算

试样中各种多环芳烃含量按式(3)计算:

$$X_i = \frac{(A_i - A_0) \times c_s \times V}{A_s \times V_{样}} \times 1\,000 \qquad \cdots\cdots (3)$$

式中:

X_i——试样中各种多环芳烃的含量,单位为微克每升(μg/L);

A_i——样液中各种多环芳烃的峰面积;

A_0——空白样品的峰面积;

A_s——标准工作液中各种多环芳烃的峰面积;

c_s——标准工作液中各种多环芳烃的含量,单位为微克每升(μg/L);

V——样液最终定容体积,单位为毫升(mL);

$V_{样}$——浸泡样液体积,单位为毫升(mL)。

试验结果以各种多环芳烃的检测结果分别表示,计算结果表示到小数点后一位。

14 测定低限

16 种多环芳烃的测定低限见表 4。

表 4 16 种多环芳烃的测定低限

序号	化合物名称	测定低限/(μg/L)	序号	化合物名称	测定低限/(μg/L)
1	萘	10.0	9	苯并[*a*]蒽	20.0
2	苊烯	10.0	10	䓛	20.0
3	苊	10.0	11	苯并[*b*]荧蒽	20.0
4	芴	20.0	12	苯并[*k*]荧蒽	20.0
5	菲	20.0	13	苯并[*a*]芘	15.0
6	蒽	20.0	14	茚并[1,2,3-*cd*]芘	20.0
7	荧蒽	20.0	15	二苯并[*a*,*h*]蒽	20.0
8	芘	20.0	16	苯并[*g*,*h*,*i*]苝(二萘嵌苯)	15.0

第三法 气相色谱法

15 方法提要

样品先采用正己烷-二氯甲烷(3+2)进行浸泡,经超声提取后,采用硅胶固相萃取小柱净化,经浓缩定容后,用气相色谱测定,内标法定量。

16 试剂和材料

除另有说明外,在分析中使用蒸馏水或去离子水或相当纯度的水。

其余同 4.1～4.12。

17 仪器和设备

17.1 气相色谱仪:配有氢火焰离子化检测器(FID)。

17.2 其余同 5.2～5.8。

18 分析步骤

18.1 提取和净化

同 6.1 和 6.2 的操作步骤,净后化,采用正己烷定容。

18.2 测定

18.2.1 参考气相色谱条件

a) 色谱柱:DB-5MS 毛细管柱 30 m×0.25 mm(内径)×0.10 μm(膜厚),或相当者;

b) 色谱柱温度:

$$60\ ℃(3\ min)\xrightarrow{15\ ℃/min}110\ ℃(3\ min)\xrightarrow{15\ ℃/min}250\ ℃(10\ min)\xrightarrow{10\ ℃/min}315\ ℃(5\ min);$$

c) 进样口温度:280 ℃;

d) 检测器温度:300 ℃;

e) 载气:氮气,纯度≥99.999%,1.0 mL/min;

f) 进样方式:不分流进样,0.75 min 后开阀;

g) 进样量:1.0 μL。

18.2.2 气相色谱测定

按上述分析条件(18.2.1)对 PAHs 混合标准溶液(4.9)及待测液进行分析,用色谱峰保留时间定性,内标法定量,必要时用 GC/MS 确证。所得多环芳烃的保留时间参见附录 E 中的表 E.1,色谱图参见附录 F 中的图 F.1。

18.2.3 空白试验

随同试样进行空白试验。

19 结果计算

计算同第 7 章。

20 测定低限

16 种多环芳烃的测定低限见表 5。

表 5 16 种多环芳烃的测定低限

序号	化合物名称	测定低限/(μg/L)	序号	化合物名称	测定低限/(μg/L)
1	萘	20.0	5	菲	30.0
2	苊烯	20.0	6	蒽	30.0
3	苊	20.0	7	荧蒽	30.0
4	芴	30.0	8	芘	30.0

表 5（续）

序号	化合物名称	测定低限/(μg/L)	序号	化合物名称	测定低限/(μg/L)
9	苯并[*a*]蒽	40.0	13	苯并[*a*]芘	20.0
10	䓛	40.0	14	茚并[1,2,3-*cd*]芘	30.0
11	苯并[*b*]荧蒽	30.0	15	二苯并[*a*,*h*]蒽	30.0
12	苯并[*k*]荧蒽	30.0	16	苯并[*g*,*h*,*i*]苝(二萘嵌苯)	20.0

附 录 A
（资料性附录）
16 种多环芳烃及内标物的相对分子质量、定性离子和定量选择离子

表 A.1 16 种多环芳烃及内标物的相对分子质量、定性离子和定量选择离子

序号	化合物名称	化学分子式	相对分子质量	特征离子	定量离子
1	萘	$C_{10}H_8$	128	129,128,127	128
2	苊烯	$C_{12}H_8$	152	153,152,151	152
3	苊	$C_{12}H_{10}$	154	154,153,152	153
4	芴	$C_{13}H_{10}$	166	167,166,165	165
5	菲	$C_{14}H_{10}$	178	179,178,176	178
6	蒽	$C_{14}H_{10}$	178	179,178,176	178
7	荧蒽	$C_{16}H_{10}$	202	203,202,101	202
8	芘	$C_{16}H_{10}$	202	203,202,101	202
9	苯并[*a*]蒽	$C_{18}H_{12}$	228	229,228,226	228
10	䓛	$C_{18}H_{12}$	228	229,228,226	228
11	苯并[*b*]荧蒽	$C_{20}H_{12}$	252	253,252,126	252
12	苯并[*k*]荧蒽	$C_{20}H_{12}$	252	253,252,126	252
13	苯并[*a*]芘	$C_{20}H_{12}$	252	253,252,126	252
14	苝-d_{12}（内标物）	$C_{20}D_{12}$	264	265,264,260	264
15	茚并[1,2,3-*cd*]芘	$C_{22}H_{12}$	276	276,227,138	276
16	二苯并[*a*,*h*]蒽	$C_{22}H_{14}$	278	279,278,139	276
17	苯并[*g*,*h*,*i*]苝（二萘嵌苯）	$C_{22}H_{12}$	276	277,276,138	276

附 录 B
（资料性附录）
16 种多环芳烃及内标物的典型气相色谱-质谱色谱图

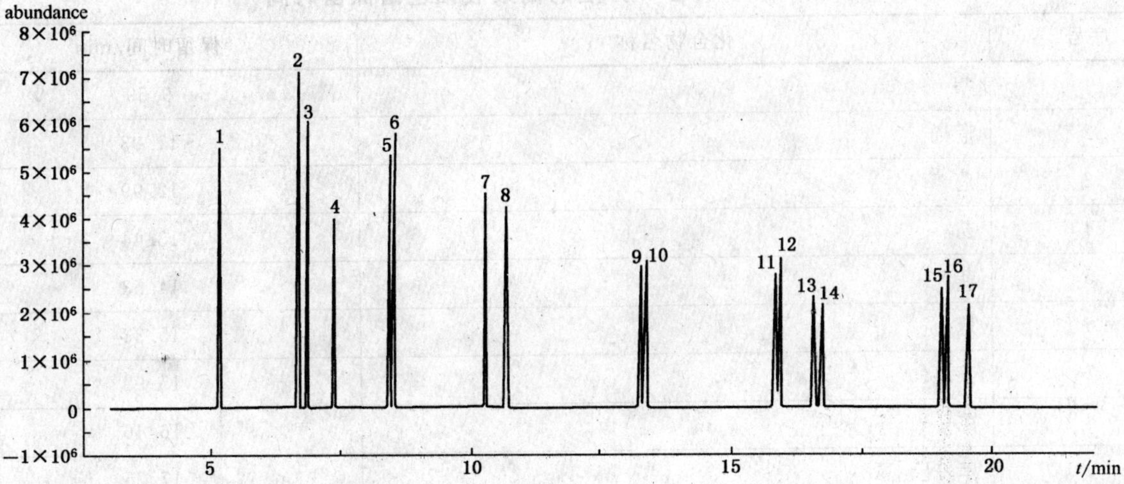

1——萘；
2——苊烯；
3——苊；
4——芴；
5——菲；
6——蒽；
7——荧蒽；
8——芘；
9——苯并[*a*]蒽；
10——䓛；
11——苯并[*b*]荧蒽；
12——苯并[*k*]荧蒽；
13——苯并[*a*]芘；
14——内标物；
15——茚并[1,2,3-*cd*]芘；
16——二苯并[*a*,*h*]蒽；
17——苯并[*g*,*h*,*i*]苝（二萘嵌苯）。

图 B.1 16 种多环芳烃及内标物的典型气相色谱-质谱色谱图

附 录 C
（资料性附录）
16种多环芳烃的高效液相色谱保留时间

表 C.1 16种多环芳烃的高效液相色谱保留时间

序号	化合物名称	保留时间/min
1	萘	9.69
2	苊烯	11.03
3	苊	12.99
4	芴	13.44
5	菲	14.53
6	蒽	15.33
7	荧蒽	15.98
8	芘	16.46
9	苯并[*a*]蒽	17.75
10	䓛	18.24
11	苯并[*b*]荧蒽	19.86
12	苯并[*k*]荧蒽	20.92
13	苯并[*a*]芘	22.24
14	二苯并[*a*,*h*]蒽	23.93
15	苯并[*g*,*h*,*i*]苝(二萘嵌苯)	25.90
16	茚并[1,2,3-*cd*]芘	27.15

附 录 D
（资料性附录）
多环芳烃典型液相色谱图

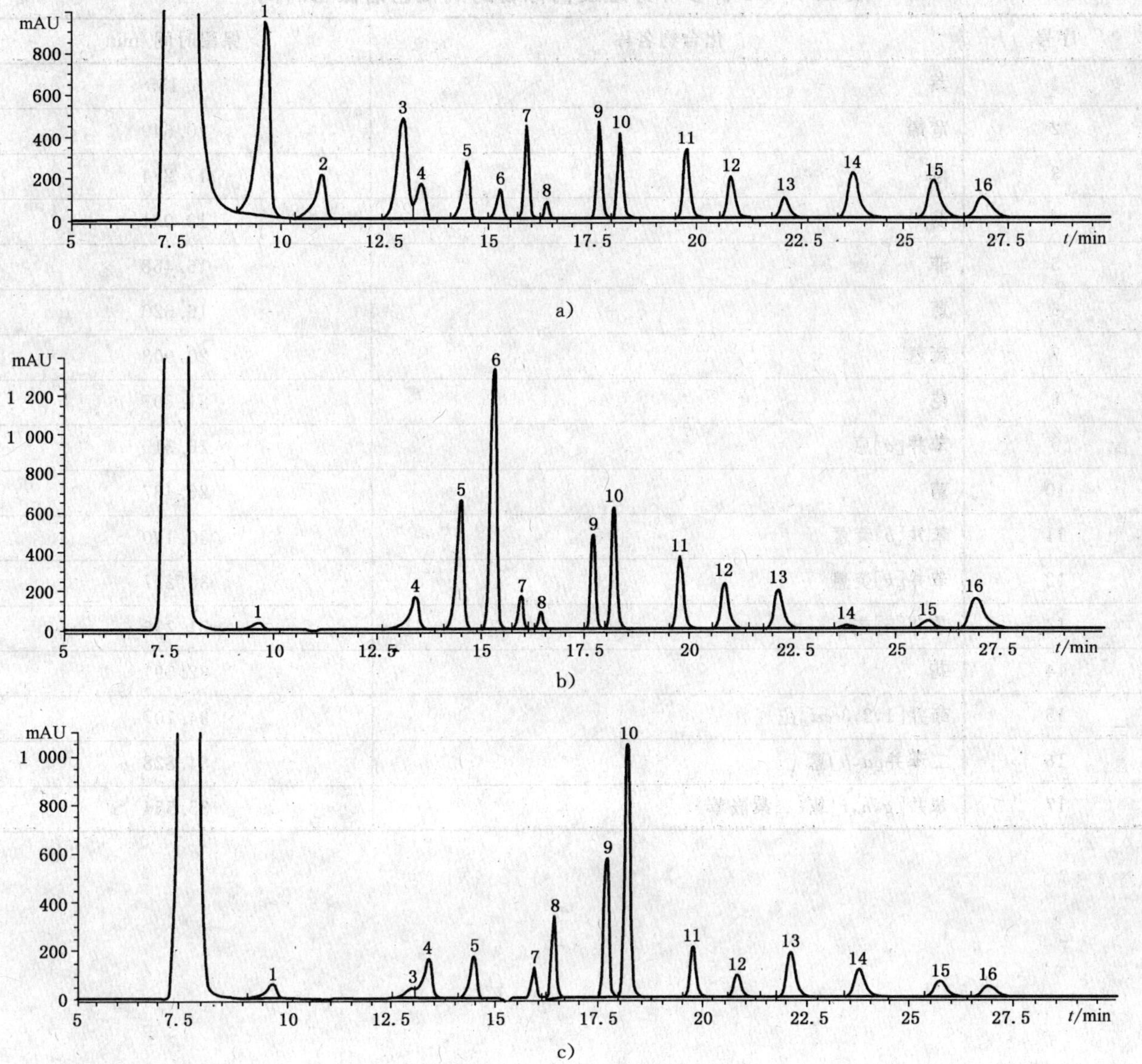

1——萘；
2——苊烯；
3——苊；
4——芴；
5——菲；
6——蒽；
7——荧蒽；
8——芘；
9——苯并[*a*]蒽；
10——䓛；
11——苯并[*b*]荧蒽；
12——苯并[*k*]荧蒽；
13——苯并[*a*]芘；
14——二苯并[*a*,*h*]蒽；
15——苯并[*g*,*h*,*i*]苝(二萘嵌苯)；
16——茚并[1,2,3-*cd*]芘。

图 D.1 多环芳烃典型液相色谱图

附 录 E
（资料性附录）
16 种多环芳烃及内标物的气相色谱保留时间

表 E.1 16 种多环芳烃及内标物的气相色谱保留时间

序号	化合物名称	保留时间/min
1	萘	6.155
2	苊烯	10.649
3	苊	11.274
4	芴	13.031
5	菲	16.458
6	蒽	16.620
7	荧蒽	20.908
8	芘	21.707
9	苯并[*a*]蒽	26.319
10	䓛	26.467
11	苯并[*b*]荧蒽	30.190
12	苯并[*k*]荧蒽	30.277
13	苯并[*a*]芘	31.216
14	苝	32.591
15	茚并[1,2,3-*cd*]芘	34.707
16	二苯并[*a*,*h*]蒽	34.828
17	苯并[*g*,*h*,*i*]苝(二萘嵌苯)	35.554

附　录　F
（资料性附录）
16 种多环芳烃及内标物的典型气相色谱图

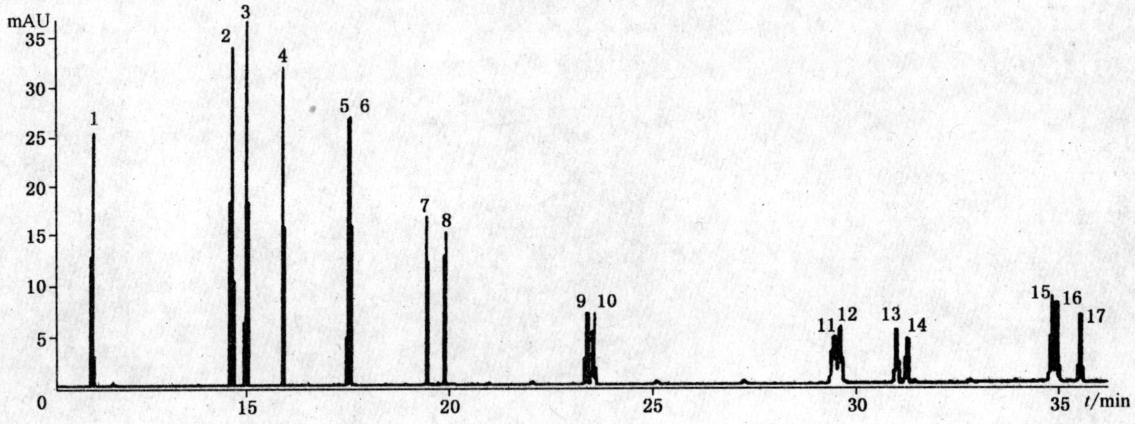

1——萘；
2——苊烯；
3——苊；
4——芴；
5——菲；
6——蒽；
7——荧蒽；
8——芘；
9——苯并[*a*]蒽；
10——䓛；
11——苯并[*b*]荧蒽；
12——苯并[*k*]荧蒽；
13——苯并[*a*]芘；
14——内标物；
15——茚并[1,2,3-*cd*]芘；
16——二苯并[*a*,*h*]蒽；
17——苯并[*g*,*h*,*i*]苝(二萘嵌苯)。

图 F.1　16 种多环芳烃及内标物的典型气相色谱图

SN

中华人民共和国出入境检验检疫行业标准

SN/T 2829—2011

出口食品接触材料　金属材料
食品模拟物中重金属含量的测定
电感耦合等离子体发射光谱法

Food contact materials for export—Metal materials—Determination of migrant heavy metals in food simulant—Inductively coupled plasma atomic emission spectrometric method

2011-02-25 发布　　　　2011-07-01 实施

中华人民共和国国家质量监督检验检疫总局　发布

前　言

本标准按照 GB/T 1.1—2009 给出的规则起草。

本标准由国家认证认可监督管理委员会提出并归口。

本标准起草单位：中华人民共和国广东出入境检验检疫局、中华人民共和国宁波出入境检验检疫局、中华人民共和国江苏出入境检验检疫局、中华人民共和国厦门出入境检验检疫局、中国检验检疫科学研究院。

本标准主要起草人：萧达辉、赵泉、钟志光、翟翠萍、周明辉、郑建国、刘莹峰、陈少鸿。

出口食品接触材料　金属材料
食品模拟物中重金属含量的测定
电感耦合等离子体发射光谱法

1　范围

本标准规定了金属材料类食品接触材料在食品模拟液中重金属含量的电感耦合等离子体发射光谱法(ICP-OES)测定方法。

本标准适用于金属材料类食品接触材料(搪瓷制品、不锈钢制品和铝制品)于4%乙酸食品模拟液中砷(As)、镉(Cd)、铬(Cr)、铜(Cu)、汞(Hg)、镍(Ni)、铅(Pb)、锑(Sb)和锌(Zn)含量的测定。

2　规范性引用文件

下列文件对于本文件的应用是必不可少的。凡是注日期的引用文件,仅注日期的版本使用于本文件。凡是不注日期的引用文件,其最新版本(包括所有的修改单)适用于本文件。

GB/T 5009.63　搪瓷制食具容器卫生标准的分析方法

GB/T 5009.72　铝制食具容器卫生标准的分析方法

GB/T 5009.81　不锈钢食具容器卫生标准的分析方法

GB/T 6682　分析实验室用水规格和试验方法

JJG 015　电感耦合等离子体原子发射光谱仪检定规程

3　方法原理

对金属材料类食品接触材料(搪瓷制品、不锈钢制品和铝制品)经4%乙酸食品模拟液浸泡后,采用ICP-OES法测定模拟液中重金属含量。

4　试剂

除本标准特殊规定外,均使用优级纯试剂和符合GB/T 6682中规定的一级水。

4.1　4%乙酸:量取4 mL乙酸,加水稀释至100 mL。

4.2　标准储备液:

4.2.1　砷标准溶液,含As浓度为1 000 μg/mL。

4.2.2　镉标准溶液,含Cd浓度为1 000 μg/mL。

4.2.3　铬标准溶液,含Cr浓度为1 000 μg/mL。

4.2.4　铜标准溶液,含Cu浓度为1 000 μg/mL。

4.2.5　汞标准溶液,含Hg浓度为1 000 μg/mL。

4.2.6　镍标准溶液,含Ni浓度为1 000 μg/mL。

4.2.7　铅标准溶液,含Pb浓度为1 000 μg/mL。

4.2.8　锑标准溶液,含Sb浓度为100 μg/mL。

4.2.9 锌标准溶液，含 Zn 浓度为 1 000 μg/mL。

4.3 氩气，纯度≥99.99%。

5 仪器

电感耦合等离子体原子发射光谱仪，符合 JJG 015 检定要求。

6 浸泡条件

6.1 搪瓷制品

按照 GB/T 5009.63 对试样进行浸泡。

6.2 铝制品

按照 GB/T 5009.72 对试样进行浸泡。

6.3 不锈钢制品

按照 GB/T 5009.81 对试样进行浸泡。

7 分析步骤

7.1 校准曲线的绘制

准确吸取相应体积的标准储备液(4.2)，分别移入 6 只 100 mL 容量瓶中，以 4% 乙酸(4.1)定容。使各元素浓度如表 1 和表 2 所列。

表 1 混合标准系列溶液

单位为毫克每升

标准系列	元素浓度							
	As	Cd	Cr	Cu	Ni	Pb	Sb	Zn
0	0	0	0	0	0	0	0	0
1	0.02	0.01	0.01	0.5	0.5	0.1	0.03	0.5
2	0.04	0.02	0.05	1.0	1.0	0.2	0.05	1.0
3	0.10	0.05	0.10	5.0	3.0	0.5	0.10	3.0
4	0.50	0.10	0.20	10	5.0	1.0	0.25	5.0
5	1.0	0.50	0.50	20	10	10	0.50	10

表 2 汞标准系列溶液

单位为毫克每升

标准系列	0	1	2	3	4
Hg 元素浓度	0	0.05	0.10	0.50	1.0

启动 ICP-OES，调整仪器的工作条件和测量参数至最佳状态(参见附录 A)。

将标准溶液系列依次导入等离子体发射光谱仪，测量各元素分析波长(参见附录 A)的光谱信号，以

强度为 Y 轴，每个标准溶液中各被测元素的浓度(mg/L)为 X 轴，得到各元素的工作曲线，并作线性回归方程，计算相关系数。

各待测元素工作曲线的线性相关系数应大于0.995。

7.2 样品测定

将试液液导入等离子体发射光谱仪，分别测量各待测元素的光谱强度，依据工作曲线，可得出各相应元素的浓度。超过曲线线性范围时试液应进行稀释。随同作空白试验。

8 结果计算

模拟液中各元素含量按式(1)计算：

$$X=(c-c_0)\times F \quad \cdots\cdots(1)$$

式中：

X ——模拟液中待测元素的含量，单位为毫克每升(mg/L)；

c ——仪器测得试液中待测元素的含量，单位为毫克每升(mg/L)；

c_0 ——空白溶液中待测元素的含量，单位为毫克每升(mg/L)；

F ——试液稀释倍数(不稀释时 F 为1)。

结果取两次测量结果的算术平均值，保留两位有效数字。

9 测定低限

各重金属的测定低限如表3所示。

表3 本方法各重金属的测定低限

单位为毫克每升

元 素	As	Cd	Cr	Cu	Hg	Ni	Pb	Sb	Zn
测定低限	0.02	0.01	0.01	0.05	0.02	0.05	0.10	0.02	0.05

10 精密度

在重复性条件下获得的两次独立测定结果的绝对差值不超过算术平均值的10%。

附 录 A
（资料性附录）
仪器参考工作条件及各元素推荐分析波长

A.1 ICP-OES 测定食品接触材料重金属迁移量的参考工作条件见表 A.1。

表 A.1 ICP-OES 参考工作条件

仪器参数	工作条件
射频功率	1 150 W
观测方向	水平观测
雾化气流量	0.40 L/min
辅助气流量	0.80 L/min
冷却气流量	13 L/min
蠕动泵转速	60 rpm
积分时间	短波：15 s 长波：25 s

注：不同型号仪器根据实际情况而定，上述仪器参数和工作条件仅供参考。

A.2 测定中各种金属元素的推荐分析波长见表 A.2。

表 A.2 元素推荐分析波长

单位为纳米

分析元素	As	Cd	Cr	Cu	Hg	Ni	Pb	Sb	Zn
分析波长	189.042 193.759	214.438 226.502	267.716 283.563	324.754 327.396	184.950 194.227	221.647 231.604	220.353 283.306	206.833 217.581	202.548 213.856

注：考虑到不同型号仪器存在个体差异，具体分析波长可根据实际情况选定。

纸、再生纤维材料类标准

SN

中华人民共和国出入境检验检疫行业标准

SN/T 2200—2008

食品接触材料 纸浆、纸和纸板 7种指定的多氯联苯的测定

Food contact materials—Pulp, paper and board—Determination of 7 specified polychlorinated biphenyls(PCBs)

2008-11-18 发布　　2009-06-01 实施

中华人民共和国国家质量监督检验检疫总局 发布

前　言

本标准等同采用 EN ISO 15318:1999《纸浆、纸和纸板中七种指定的多氯联苯的测定》(英文版)。

为了便于使用,本标准按 GB/T 1.1—2000 及 GB/T 20001.4—2001 的规定做出以下编辑性修改:

——删去欧洲标准引言中"就常规分析而言,若分析结果低于现行限量的 50%,则可略去 4.10.5 和 7.3.4 中的步骤,并对 7.4 中的分析步骤进行修改。在测定报告中应对分析步骤的修改进行说明。若产生争议时,则应使用完整的方法"这部分文字。原因为欧洲标准中未说明如何判断"分析结果低于现行限量的 50%",此部分语意不明且对标准的使用无影响;

——本标准第 1 章至第 5 章分别对应 EN ISO 15138:1999 的第 1 章至第 5 章;本标准第 7 章对应 EN ISO 15138:1999 的第 7 章和第 8 章,本标准第 8 章至第 11 章分别对应 EN ISO 15138:1999 的第 9 章至第 12 章。进行以上调整是为了保证标准结构的合理性;

——删除了 EN ISO 15138:1999 中"4.1　常规实验室仪器"和"5.6　比对样品";

——删除"4　试剂"中"甲醇可代替乙醇"这一说明;

——增加"七种被测的指定多氯联苯标准样品色谱图"作为本标准附录 D,为资料性附录,以帮助具体操作人员使用本标准。

本标准的附录 A、附录 B、附录 C、附录 D 为资料性附录。

本标准由国家认证认可监督管理委员会提出并归口。

本标准起草单位:中华人民共和国上海出入境检验检疫局、中华人民共和国北京出入境检验检疫局。

本标准主要起草人:周宇艳、杨勇、马明、卢晓宇。

本标准系首次发布的出入境检验检疫行业标准。

引　言

在1971年停止使用多氯联苯(PCB)之前,PCB作为一种原料存在于无碳复写纸中。由于一些废纸中含有这些复写纸;所以回收使用带有PCB的纸浆、纸及纸板可能会导致污染。

有一些PCB污染物是在更早的无碳复写纸中使用的PCB同系物,这也可看作是PCB污染源。

本标准中,对七种指定PCB同系物(PCB 18,28,52,101,138,153及180)进行了单独的测定。由于PCB同系物均可以认为是PCB污染源,可以通过这七种同系物含量估算纸中PCB总含量。

食品接触材料　纸浆、纸和纸板 7种指定的多氯联苯的测定

1　范围

本标准规定了与食品接触纸浆、纸张和纸板中七种指定的多氯联苯(PCBs)的测定方法。

本标准适用于与食品接触纸浆、纸张和纸板中七种指定的多氯联苯(PCBs)的测定。

2　规范性引用文件

下列文件中的条款通过本标准的引用而成为标准的本标准的条款。凡是注日期的引用文件，其随后所有的修改单(不包括勘误的内容)或修订版均不适用于本标准，然而，鼓励根据本标准达与成协议的各方研究是否可使用这些文件的最新版本。凡是不注日期的引用文件，其最新版本适用于标准。

GB/T 450　纸和纸板试样的采取及试样纵横向、正反面的测定(GB/T 450—2008，ISO 186:2002，MOD)

GB/T 740　纸浆试样的采取(GB/T 740—2003，ISO 7213:1981，IDT)

3　原理

用煮沸的氢氧化钾乙醇溶液将待测 PCBs 从纸中提取出来。提取液与水混合后，通过一次性液-固分配 C_{18} 固相萃取柱，然后用正己烷或异辛烷洗脱。

正己烷相中含有的 PCBs 使用带电子捕获检测器(ECD)或质谱检测器(MSD)的毛细管气相色谱定量。将七种 PCB 同系物峰形与标准 PCB 的峰形相比较，若峰形一致，则 PCB 总含量可由 PCB 同系物含量估算得到。

4　仪器与设备

4.1　萃取装置的实例参见附录 A，其中包含一根长约 200 mm，内径为 30 mm 玻璃管。玻璃管末端逐渐变细，以确保与一次性固相萃取柱连接的气密性，并在其顶端形成液滴。

4.2　一次性固相萃取柱，C_{18} 键合相(尺寸为 3.0 mL，200 mg)。

4.3　气相色谱仪：配有电子捕获检测器(ECD)或质谱选择性检测器(MSD)。

5　试剂

除另有规定外，所有试剂均为分析纯，水为二次蒸馏水或同等纯度的水。

5.1　乙醇：纯度≥99.5%。

5.2　甲醇：纯度≥99.8%。

5.3　正己烷：纯度≥98.0%。

5.4　浓硫酸：密度约为 1.84。

5.5　氢氧化钾。

5.6　标准样品：纯度≥99.5%。

5.6.1　2,2′,5-三氯联苯(PCB 18，Ballschmit Nomenclature 编码)。

5.6.2　2,4,4′-三氯联苯(PCB 28，Ballschmit Nomenclature 编码)。

5.6.3　2,2′,5,5′-四氯联苯(PCB 52，Ballschmit Nomenclature 编码)。

5.6.4 2,2′,4,5,5′-五氯联苯(PCB 101,Ballschmit Nomenclature 编码)。

5.6.5 2,2′,3,4,4′,5′-六氯联苯(PCB 138,Ballschmit Nomenclature 编码)。

5.6.6 2,2′,4,4′,5,5′-六氯联苯(PCB 153,Ballschmit Nomenclature 编码)。

5.6.7 2,2′,3,4,4′,5,5′-七氯联苯(PCB 180,Ballschmit Nomenclature 编码)。

5.7 气相色谱(GC)分离度确认样品:2,4′,5-三氯联苯(TCBP,PCB 31,Ballschmit Nomenclature 编码)。

5.8 内标物:

5.8.1 2,4,6-三氯联苯(TCBP,PCB30,Ballschmit Nomenclature 编码);

5.8.2 2,4,4′-三溴联苯(TBBP)。

5.9 氢氧化钾-乙醇溶液(2% 质量浓度):将 30.0 g 氢氧化钾溶解在 1 500 mL 乙醇水溶液(19:1 体积比)中。静置 24 h,将上层澄清部分溶液转移至另一干净烧杯中备用。

5.10 标准溶液:

5.10.1 中间标准溶液 A(200 μg/mL)

称取待测物 PCB 18 标准样品(5.6.1)约 10.0 mg(精确至 0.1 mg),定量转移至 50.0 mL 容量瓶中,用正己烷溶解并稀释至刻度。按同样方法配制待测物 PCB 28、52、101、138、153、180(5.6.2～5.6.7),气相色谱分离度确认样品 PCB 31(5.7)及内标物 TCBP 或 TBBP(5.8)的中间标准溶液 A。

5.10.2 中间标准溶液 B(20 μg/mL)

准确移取待测物 PCB 18 的中间标准溶液 A(5.10.1)5.00 mL 于 50.0 mL 容量瓶中,用正己烷稀释至刻度。按同样方法配制待测物 PCB 28、52、101、138、153、180,气相色谱分离度确认样品PCB 31及内标物 TCBP 或 TBBP 的中间标准溶液 B。

5.10.3 气相色谱用单个标准样品溶液(0.1 μg/mL)

准确移取待测物 PCB 18 的中间标准溶液 B(5.10.2)1.00 mL 于 200.0 mL 容量瓶中,用正己烷稀释至刻度。按同样方法配制待测物 PCB 28、52、101、138、153、180,气相色谱分离度确认样品PCB 31及内标物 TCBP 或 TBBP 的气相色谱用单个标准样品溶液,用于确定气相色谱保留时间(7.7.2)。

5.10.4 气相色谱用混合标准溶液(0.1 μg/mL)

分别准确移取待测物 PCB 18、28、52、101、138、153、180,和内标物质 TCBP 或 TBBP 的中间标准溶液 B(5.10.2)1.00 mL 于 200.0 mL 容量瓶中,用正己烷稀释至刻度。此为气相色谱用混合标准溶液,用于评价保留时间重现性(7.7.3)。

5.10.5 待测物标准工作溶液(0.1 μg/mL)

称取待测物 PCB 18、28、52、101、138、153、180(5.6)各 10.0 mg(精确至 0.1 mg),定量地转移至 100.0 mL 容量瓶中,用乙醇溶解并稀释至刻度。准确移取该溶液 5.00 mL 至 100.0 mL 容量瓶中,用乙醇稀释至刻度。准确移取该二次稀释液 5.00 mL 至 250.0 mL 容量瓶中,用氢氧化钾-乙醇溶液(5.9)稀释至刻度。此为待测物标准工作溶液,用于制备校正样 C1 至 C4(7.3.4)。

5.10.6 内标溶液(0.1 μg/mL)

称取内标物 TCBP 或 TBBP(5.8)约 10.0 mg(精确至 0.1 mg),定量地转移至 100.0 mL 容量瓶中,用乙醇溶解并稀释至刻度。准确移取该溶液 5.00 mL 至 100.0 mL 容量瓶中,用乙醇稀释至刻度。准确移取该二次稀释液 5.00 mL～250.0 mL 容量瓶中,用氢氧化钾-乙醇溶液(5.9)稀释至刻度。此为内标溶液。

注:5.10.1～5.10.4 的标准溶液可直接通过购买获得。

6 取样

按照 GB/T 450 或 GB/T 740 取样。取样后,应用铝箔包裹样品,以防止样品在测试前发生任何改变。

7 分析步骤

7.1 固相萃取柱的活化

将一次性固相萃取柱(4.2)置于固相萃取装置(4.1)上,依次用两份甲醇(2×3.0 mL)、两份蒸馏水(2×3.0 mL)对柱进行活化。

7.2 试样制备

取一份纸浆、纸或纸板的代表性样品(约 100 g),切成约 1 cm^2 的碎片,在一个大玻璃烧杯中振摇以达到随机混合。

7.3 试料制备

取九个 100 mL 烧瓶。称取经烘干的纸、纸板 2.00 g±0.02 g 或纸浆 1.80 g±0.02 g(7.2)添加入其中的八个烧瓶中。对此九个烧瓶做以下处理:

7.3.1 方法空白

准确移取内标溶液(5.10.6)2.00 mL 至无添加纸样的烧瓶中,此为方法空白。

7.3.2 样品空白

在一称有纸样的烧瓶中,不添加任何试剂,此为样品空白。

7.3.3 平行样 S1 至 S3(一组三个平行样)

分别准确移取内标溶液(5.10.6)2.00 mL 至三个添加有纸样的烧瓶中,此为一组三个平行样 S1 至 S3。

7.3.4 校正样 C1 至 C4

分别准确移取内标溶液(5.10.6)2.00 mL 至四个添加有有纸样的烧瓶中,再分别准确移取待测物标准工作溶液(5.10.5)1.00 mL、2.00 mL、3.00 mL、4.00 mL 至此四个烧瓶中,此为校正样 C1 至 C4。

7.4 提取试验

将氢氧化钾乙醇溶液(5.9)分别加入到上述九个烧瓶中,使瓶中液体总体积为 50.0 mL。将此九个烧瓶置于电加热板上,回流 60 min 后取下,冷却至室温。准确移取烧瓶中提取液 25.0 mL 至装有 50.0 mL蒸馏水的锥形瓶中,迅速混合 5 s。

7.5 固相萃取

迅速将混合后溶液通过经活化的固相萃取柱(7.1),采用加压或抽真空使流速达到每分钟 50 滴～100 滴。弃去流出液。当混合液完全通过固相萃取柱后,在保持压力或真空的状态下抽干萃取柱约 10 min。

7.6 洗脱

放置一个洁净的离心管或试管在固相萃取柱出口处,并移取 0.5 mL 正己烷(5.3)至柱中,在常压下将柱放置 5 min～10 min,以使正己烷缓慢渗透入柱填充物中。接着再往柱中加入 0.5 mL 正己烷,并采用加压或抽真空小心地将正己烷洗脱液收集至离心管或试管中。再次往柱中加入 1.0 mL 正己烷,并加压将洗脱液收集至同一离心管或试管中。用 2.0 mL 浓硫酸(5.4)连续洗涤正己烷洗脱液,直至硫酸洗涤液呈无色。将正己烷洗脱液转移至 2.0 mL 容量瓶中,并用正己烷稀释至刻度。该正己烷相备用于气相色谱分析。

7.7 气相色谱测定

7.7.1 气相色谱工作条件

应考虑到灵敏度、线性及重现性,根据仪器制造商的建议,对带有电子捕获检测器或选择性质谱检测器的气相色谱进行优化。

注:由于测试结果取决于所使用仪器,因此不可能给出色谱分析的通用参数。设定的参数应保证色谱测定时被测组分与其他组分能够得到有效的分离,下面给出的参数证明是可行的。

7.7.1.1　毛细管柱：5%苯甲基硅氧烷熔融石英交联固定相，(50 m～60 m)×[0.2 mm～0.35 mm (内径)]×(0.1 μm～0.3 μm)，或相当者。

7.7.1.2　分流/不分流进样口温度：250 ℃～270 ℃。

7.7.1.3　ECD检测器温度：300 ℃～350 ℃。

7.7.1.4　柱温：程序升温 100 ℃(保持 2 min)$\xrightarrow{25\ ℃/min}$160 ℃(保持 10 min)$\xrightarrow{5\ ℃/min}$280 ℃(保持 10 min)，或 130 ℃$\xrightarrow{2.5\ ℃/min}$290 ℃(保持 5 min)。

7.7.2　确定气相色谱保留时间

按顺序分析气相色谱用单个标准样品溶液(5.10.3)以确定内标、PCB 同系物的保留时间。

7.7.3　保留时间重现性评价

平行三次注射气相色谱用混合标准溶液(5.10.4)并确定每一个组分保留时间的变异系数(标准偏差)不应超过 3 s 或保留时间的 0.5%。

7.7.4　气相色谱分离度评价

PCB 28 及 PCB 31 峰之间的分离度可用于评估气相色谱性能，分离度应达到 0.5 以上。

7.7.5　气相色谱测定

随机注射九个最终样品提取液(7.6)。

7.7.6　方法空白评价

方法空白(7.3.1)色谱图中应出现一个内标峰，但在七个待测 PCB 同系物保留时间的位置(7.7.2)不应出现任何明显的峰。

7.7.7　内标物适用性评价

样品空白(7.3.2)色谱图中，在内标物的保留时间处不应出现大于平行样 S1 至 S3 中内标物峰高 5%的干扰物峰。若在两个内标物(5.8)峰的位置都出现了干扰峰，则应重新选择一个内标物。这一改变应在测试报告中体现。异艾氏剂、1,2,3,4-四氯萘或六溴苯都已成功用作内标替代物。

7.7.8　通过保留时间辨识 PCB 同系物

采用 7.7.2 中确定的保留时间辨识 C1 到 C4 色谱图中的内标物(5.6)和 7 个 PCB 同系物(5.8)。计算每一个 PCB 同系物和内标物的保留时间重现性(采用%变异系数)。同样地，辨识样品 S1 到 S3 中可能存在的 PCB 同系物峰。S1 到 S3 中推定的 PCB 同系物峰的保留时间应与被测物标准工作溶液(5.10.5)中相应峰的保留时间相对应(允许误差±2%t)。

7.7.9　回收率评价

方法中内标物和七种 PCB 同系物中每种物质的回收率应在 75%～115%之间。测试报告中纸浆、纸和纸板样品中存在的每一种同系物回收率也应符合这一数值。回收率通过比较校正样 C2 和样品空白以及 GC 标准样品溶液的气相色谱检测结果来评估。

7.8　结果计算

将每一种辨识的同系物与内标物的保留时间和峰面积(或峰高)制表。计算每一种辨识的同系物的峰面积与该同系物保留时间最接近的内标物的峰面积比(PAR)。根据 C1 到 C4 以及 S1 到 S3，绘制每一种 PCB 同系物的数据表(参见附录 B)。保留时间(7.7.3)和回收率(7.7.9)都满足要求时，在标准加入曲线 X 轴上确定纸浆、纸、或纸板中检测到的每一种 PCB 同系物的水平。估算纸浆、纸、或纸板中 PCB 总量的方法参见附录 C。七种 PCB 同系物标准色谱图参见图 D.1。

8　确证

8.1　一般规定

若结果超过了任何一个相关的评估标准，应按照以下程序对结果进行确证。

8.2 通过在不同极性气相色谱柱上进行重新分析确证

从步骤7.7.1开始重复测定，采用一个固定相与之前所使用固定相极性不同的毛细管柱。获得的定量结果应与之前所得结果相符合(在±15%之内)。

8.3 通过气相色谱-质谱法(GC-MS)确证

使用7.7.1中同样的气相色谱条件，采用质谱扫描(120～450 m/z 质量单位)重复分析S1到S3。每一种推断的同系物峰中的$[M]^+$，$[M\text{-}Cl]^+$，和$[M\text{-}2xCl]^+$离子相对比应与同样辨识条件下标准物质的离子相对比相一致(±15%)。应不存在标准物质谱图中未出现的，强度大于样品色谱基峰10%的额外离子。

8.4 通过GC-MS选择性离子模式确证

从7.7.2步骤开始重新对一系列样品进行分析，采用GC-MS-SIM代替GC-ECD，对表1指定的每一种同系物以及内标物离子进行检测。计算时应根据7.8采用来自GC-MS-SIM的峰面积(或峰高)比。

表1 PCBs定性选择离子

类　别	编　码	m/z
三氯联苯	18,28,30	256或186
四氯联苯	52	292或220
五氯联苯	101	326或254
六氯联苯	138,153	360或290
七氯联苯	180	394或324
三溴联苯	TBBP	390或230

9 结果的表示

用平行测定的平均值计算每一种同系物的结果。纸浆、纸、和纸板测试结果用毫克每千克(mg/kg)表示。高于1 mg/kg结果精确至0.1 mg/kg，低于1 mg/kg的结果精确至0.01 mg/kg，将低于0.01 mg/kg的结果报告为小于0.01 mg/kg。

如必要，根据附录C计算纸浆、纸或纸板中PCB总量，结果精确至0.1 mg/kg，将低于0.1 mg/kg的结果报告为小于0.1 mg/kg。

10 精密度

对于实验室间测试，测试方法给出待测同系物重复性(r)值和重现性(R)值，见表2。

表2 实验室间测试的重复性和重现性

水平(质量分数)	r $n=3$	R $n=5$
0.2 mg/kg	<10%	<25%
3.0 mg/kg	<10%	<20%

11 实验报告

实验报告应包括下列内容：

a) 取样的时间和地点；

b) 测试时间和地点；

c) 测试物质鉴别；

d) 检测结果；

e) 是否进行确证实验，若进行，给出其结果；

f) 作为参考的 PCB 标准样品；

g) 作为参考的修改的分析程序(若相关)；

h) 任何对具体程序的修改，或可能影响结果的其他环境。

附 录 A
（资料性附录）
萃取装置图

单位为毫米

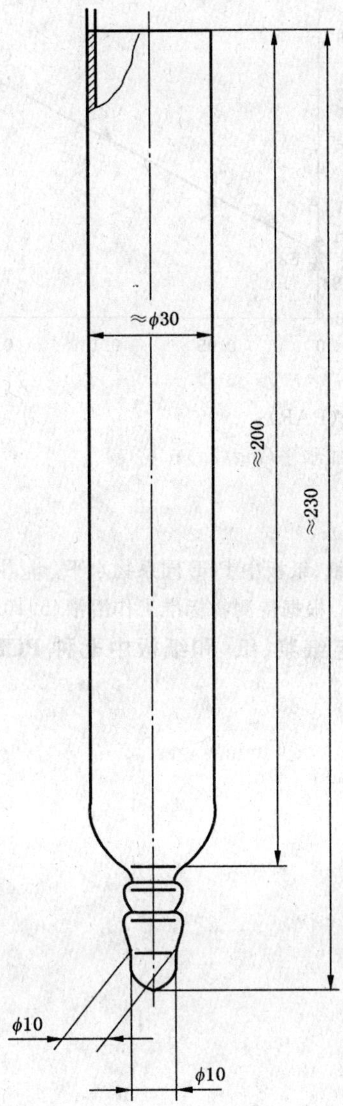

图 A.1 萃取装置图

附 录 B
（资料性附录）
标准加入法测定纸浆、纸、和纸板中七种 PCB 同系物水平

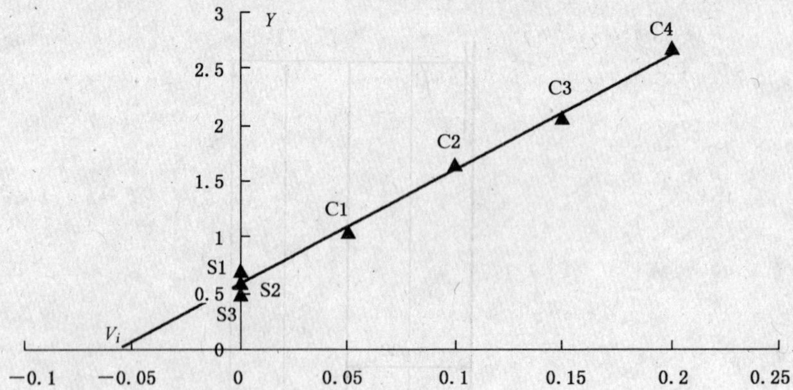

Y 轴：PCB 同系物峰面积/内标峰面积(PAR)；

X 轴：PCB 同系物加入到纸样中的添加水平(mg/kg)；

C1-C4：校正样(7.3.4)；

S1-S3：纸浆、纸、和纸板平行样(7.3.3)；

当 $y=0$，x 轴上的截距 V_i 即为纸浆、纸、纸板中 PCB 同系物水平(mg/kg)；

注：实际标准添加的浓度水平(C1-C4)根据待测物标准工作溶液(5.10.5)的实际浓度而定。

图 B.1 标准加入法测定纸浆、纸、和纸板中七种 PCB 同系物水平的图表计算法

附 录 C
（资料性附录）
总 PCB 含量估算方法

若七种同系物的峰形与标准 PCB 混合物的峰形接近，那么可以对总 PCB 含量进行估算。样品的色谱图与比对样品(4.6)的色谱图进行比较。最接近样品色谱图峰形的技术性混合物被选作参考。通过估计和比对样品中与选作参比的技术性混合物中相同七种同系物峰的峰面积或峰高来进行定量。无论何时出具 PCB 总量报告，被选作参比的技术性混合物应附与该报告一起说明。

附　录　D
（资料性附录）
七种 PCB 同系物标准色谱图

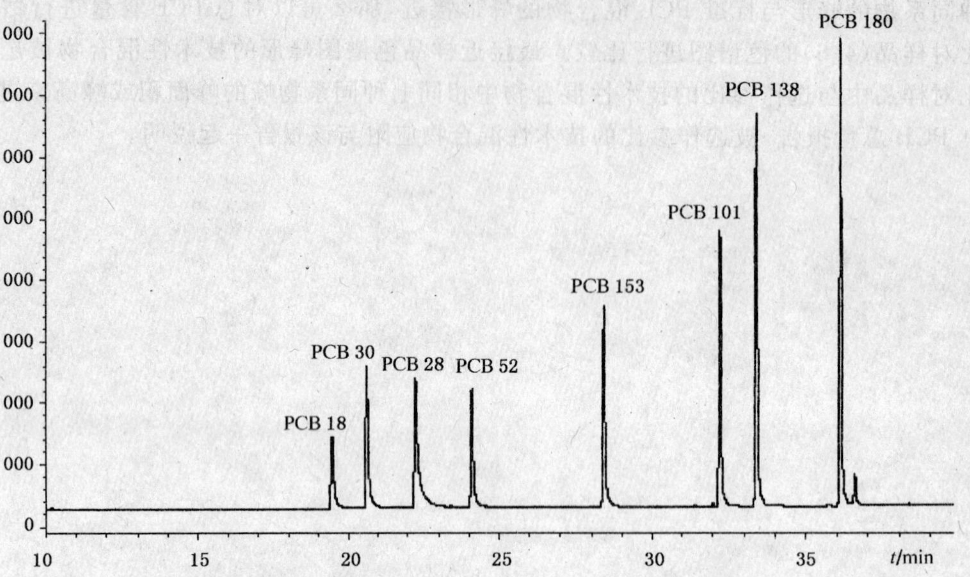

图 D.1　七种 PCB 同系物（PCB 18、28、52、101、138、153、180）标准色谱图（色谱工作条件：7.7.1）

SN

中华人民共和国出入境检验检疫行业标准

SN/T 2205—2008

食品接触材料　纸、再生纤维类 瓦楞纸箱评价方法

Food contact materials—Paper and regenerated cellulose—Evaluate method for fiberboard box

2008-11-18 发布　　2009-06-01 实施

中华人民共和国国家质量监督检验检疫总局　发布

前　言

本标准由国家认证认可监督管理委员会提出并归口。

本标准起草单位：中华人民共和国福建出入境检验检疫局。

本标准主要起草人：姜荣富、曹国庆、林继医、于勇、张宗贤、曾树金、蔡资忠。

本标准系首次发布的出入境检验检疫行业标准。

食品接触材料　纸、再生纤维类
瓦楞纸箱评价方法

1　范围

本标准规定了与食品直接接触的瓦楞纸箱安全、卫生评价方法。

本标准适用于与食品直接接触的进出口瓦楞纸箱检验。

2　规范性引用文件

下列文件中的条款通过本标准的引用而成为本标准的条款。各引用文件，其随后所有的修改单(不包括勘误的内容)或修订版均不适用于本标准，然而，鼓励根据本标准达成协议的各方研究是否可使用这些文件的最新版本。

GB 11680—1989　食品包装用原纸卫生标准

SN/T 0262—1993　出口商品运输包装瓦楞纸箱检验规程

SN/T 2275—2009　食品接触材料检验规程　纸、再生纤维素薄膜材料类

3　抽样

3.1　抽样原则

见 SN/T 2275—2009 中 6.1.1。

3.2　检验批

同一原材料、同一制造工艺、同一结构的瓦楞纸箱为一检验批。最大批量为 2.5 万个。

3.3　抽样数量

抽样数量见表 1。

表 1　抽样数量参考表

单位为个

批　量	外观检验		物理性能检验
	轻缺陷样箱数	重缺陷样箱数	
<51	5	5	6
51～90	5	5	6
91～150	8	5	6
151～280	13	5	6
281～500	20	5	6
501～1 200	32	5	6
1 200～25 000	50	5	6

3.4　抽样方法

3.4.1　外观检验样箱从同一检验批的产品中随机抽取，重缺陷样箱从轻缺陷检验的样箱中随机抽取。

3.4.2　物理性能检验从外观检验合格的同一检验批中随机抽取。

3.4.3　安全项目和卫生项目从外观检验合格的同一检验批中抽取至少 5 个样箱。

4 要求

4.1 送样要求

用于安全、卫生项目检验的样箱应进行包装，防止在输送过程中遭受污染。

4.2 制样要求

以无菌操作法将样箱里纸剥离至质量 250 g，每个样箱里纸剥离质量均等。其中，供荧光性物质检查用的样纸应有不少于 5 张 100 cm^2 试样。

4.3 检验器具

所用采样器具应符合国家计量标准要求。安全、卫生项目检验所采用器具同时应进行灭菌处理。

5 检验

5.1 外观检验

5.1.1 检验项目及要求

检验项目及要求见表 2。

表 2 外观检验项目及要求

项目		要求
轻缺陷	内尺寸	内尺寸大小符合设计要求。
	箱钉	箱钉不应有锈斑，不得有叠钉、翘钉、不转脚钉等缺陷。
	箱体	箱体牢固、无凹瘪、破损和塌陷；清洁、无霉变和异味。
重缺陷	印刷	箱外印刷油墨牢固、不脱落、不褪色、无污染。
	里纸卫生	纸质光滑，不得有其他非结构制作需要张贴用物质；不得使用工业石蜡涂层，不得有有毒防潮油或其他有毒防潮涂料；不得有污物、霉变和印刷油墨。

5.1.2 检验方法

轻缺陷中的内尺寸、箱钉项目见 SN/T 0262—1993 中 5.1.2，其他通过感官检验。

5.2 物理性能检验

仅在瓦楞纸箱用于食品包装并同时作为运输包装时进行。

5.2.1 检验项目

——耐破强度；

——抗压力试验。

5.2.2 预处理、试验方法

见 SN/T 0262—1993 中 5.2。

5.3 安全检验

5.3.1 检验项目

铅、砷、荧光性物质、脱色试验（水、正己烷）。

5.3.2 限量指标

见 GB 11680—1989 第 4 章。

5.3.3 检验方法

见 SN/T 2275—2009 中 6.3。

5.4 卫生检验

5.4.1 检验项目

——大肠菌群；

——致病菌。

5.4.2 限量指标

见 GB 11680—1989 第 5 章。

5.4.3 检验方法

见 SN/T 2275—2009 中 6.3。

6 符合性判定

6.1 外观检验

见 SN/T 0262—1993 中 5.1.3。

6.2 物理性能检验

耐破强度、抗压力试验项目均合格时，则判定该检验批物理性能检验合格。否则，判定不合格。

6.3 安全检验

实验室检测结果均符合 5.3.2 限量指标要求的，判定该检验批安全项目检验合格。否则，判定不合格。

6.4 卫生检验

实验室检测结果均符合 5.4.2 限量指标要求的，判定该检验批卫生项目检验合格。否则，判定不合格。

以上外观检验、物理性能检验、安全检验、卫生检验项目均合格，则判定该检验批合格。有一个项目不合格，则判定该检验批不合格。

SN

中华人民共和国出入境检验检疫行业标准

SN/T 2276—2009

食品接触材料　纸浆、纸和纸板 水提取液中五氯苯酚的测定 气相色谱-质谱法

Food contact materials—Paper pulp, paper and cardboard—Determination of pentachlorophenol in water extraction—GC/MS method

2009-02-20 发布　　2009-09-01 实施

中华人民共和国
国家质量监督检验检疫总局　发布

前言

本标准的附录A为资料性附录。

本标准由国家认证认可监督管理委员会提出并归口。

本标准起草单位:中华人民共和国北京出入境检验检疫局、中华人民共和国山东出入境检验检疫局、中华人民共和国安徽出入境检验检疫局。

本标准主要起草人;李红、唐树田、韩深、韩振涛、陈冒骏、杨烨、刘鹤。

本标准系首次发布的出入境检验检疫行业标准。

食品接触材料　纸浆、纸和纸板 水提取液中五氯苯酚的测定 气相色谱-质谱法

1　范围

本标准规定了进出口食品接触材料纸浆、纸和纸板的水提取液中五氯苯酚的气相色谱-质谱测定方法。

本标准适用于与食品接触材料纸浆、纸和纸板的水提取液中五氯苯酚的测定。

2　规范性引用文件

下列文件中的条款通过本标准的引用而成为本标准的条款。凡是注日期的引用文件，其随后所有的修改单(不包括勘误的内容)或修订版均不适用于本标准，然而，鼓励根据本标准达成协议的各方研究是否可使用这些文件的最新版本。凡是不注日期的引用文件，其最新版本适用于本标准。

GB/T 6682　分析实验用水规格和实验方法(GB/T 6682—2008,ISO 3696:1987,MOD)

3　原理

用碳酸钠水溶液提取试样，提取液经乙酸酐乙酰化后以正己烷提取，用配有质量选择检测器的气相色谱仪(GC/MS)选择离子监测模式测定，外标法定量。

4　试剂和材料

除另有规定外，所用试剂均为分析纯，水为符合 GB/T 6682 规定的二级水。

4.1　正己烷:HPLC 级。

4.2　乙酸酐。

4.3　无水碳酸钠。

4.4　氯化钠。

4.5　碳酸钠溶液(0.1 mol/L 水溶液):称取无水碳酸钠 10.6 g(精确至 0.01 g)，用水定容至 1 000 mL，摇匀。

4.6　五氯苯酚(PCP)标准对照品:纯度≥99.5%，CAS 号:[87-86-5]。

5　仪器与设备

5.1　气相色谱仪:配有质量选择检测器(MSD)。

5.2　离心机:4 000 r/min。

5.3　旋涡混匀器。

5.4　超声波发生器:工作频率 40 kHz。

5.5　可调微量移液器:100 μL～1 000 μL;500 μL～5 000 μL。

5.6　具塞塑料离心管:50 mL。

5.7　具塞容量瓶:100 mL。

6　分析步骤

6.1　迁移试验

称取 20 g 代表性样品，将其剪碎至 5 mm×5 mm 以下，混匀。称取混匀的试样 2.0 g(精确至 0.01 g)，置于 50 mL 具塞塑料离心管中，加入 40 mL 碳酸钠溶液(4.5)，超声提取 30 min，将提取液过滤至另一

个 50 mL 具塞塑料离心管中。

6.2 乙酰化

取上述滤液 20.0 mL 于 50 mL 塑料离心管中，加入 1 mL 乙酸酐，振摇 1 min，用微量取样器准确加入 5.0 mL 正己烷，再加入 1 g 氯化钠，充分振摇 1 min，以 4 000 r/min 离心 5 min，取上层清液供气相色谱-质谱仪测定。

6.3 标准储备液的制备

准确称取五氯苯酚标准对照品(4.5)100 mg(精确至 0.001g)于 100 mL 具塞容量瓶中，以碳酸钠溶液(4.6)定容至刻度，摇匀，于 4 ℃冰箱中保存备用。

6.4 标准中间液的制备

准确量取 100 μL 标准储备液(6.3)于 100 mL 具塞容量瓶中，以碳酸钠溶液(4.6)定容至刻度，摇匀，于 4 ℃冰箱中保存备用。

6.5 标准曲线的制备

分别量取 100 μL、200 μL、300 μL、500 μL、1 000 μL 标准中间液(6.4)于 50 mL 具塞塑料离心管中，加入 1 mL 乙酸酐，振摇 1 min，用微量取样器准确加入 5.0 mL 正己烷，再加入 1 g 氯化钠，充分振摇1 min，以 4 000 r/min 离心 5 min，取上层清液供气相色谱-质谱仪测定。标准工作曲线的浓度分别为 20 ng/mL、40 ng/mL、60 ng/mL、100 ng/mL、200 ng/mL。

6.6 测定

气相色谱-质谱条件：

注：由于测试结果取决于所使用仪器，因此不可能给出色谱分析的通用参数。设定的参数应保证色谱测定时被测组分与其他组分能够得到有效的分离，下面给出的参数证明是可行的。

a) 色谱柱：DB-5MS 30 m×0.25 mn(内径)×0.25 μm，或相当者；
b) 色谱柱温度：50 ℃保持 2 min，以 30 ℃/min 升至 220 ℃，保持 1 min，再以 6 ℃/min 升至 260 ℃，保持 1 min；
c) 进样口温度：270 ℃；
d) 色谱-质谱接口温度：260 ℃；
e) 载气：氦气，纯度≥99.999%，1.4 mL/min；
f) 电离方式：EI；
g) 电离能量：70 eV；
h) 测定方式：选择离子监测方式；
i) 进样方式：无分流进样，1.2 min 后开阀；
j) 进样量：2 μL。

6.7 气相色谱-质谱测定及阳性结果确证

分别对标准工作溶液与样液等体积进样测定，并根据样液中被测物含量情况，调整样液中被测物浓度在标准曲线(6.5)线性范围内。标准工作溶液和待测样液中乙酰化五氯苯酚的响应值均应在仪器检测的线形范围内。

如果样液与标准工作溶液的选择离子色谱图中，在相同保留时间有色谱峰出现，并且扣除背景后的样品质谱图中，所选择的离子均出现，而且所选择的离子丰度与标准的丰度相一致，则可判断样品中存在五氯酚。乙酰化五氯苯酚的定性、定量离子及丰度比见表 1。

表 1 乙酰化五氯苯酚定量和定性选择离子表

<table>
<tr><td rowspan="2">中文名称</td><td colspan="2">特征碎片离子(m/z)</td></tr>
<tr><td>定　量</td><td>定　性</td></tr>
<tr><td rowspan="2">乙酰化五氯苯酚</td><td>266</td><td>264、268、308</td></tr>
<tr><td colspan="2">丰度比(100：64：63：14)</td></tr>
</table>

在上述气相色谱-质谱条件下，乙酰化五氯苯酚的气相色谱-质谱选择离子色谱图参见附录 A 中图

A.1,气相色谱-质谱图参见附录 A 中图 A.2。

7 空白试验

除不称取试样外,均按第 6 章分析步骤进行空白试验。

8 结果计算

试样中五氯苯酚含量按式(1)计算,结果表示到小数点后两位:

$$X_i = \frac{A_i \times c_i \times V}{A_{is} \times m} \times \frac{V_1}{V_2} \times 10^{-3} \qquad \cdots\cdots(1)$$

式中:

X_i——试样中五氯苯酚的含量,单位为毫克每千克(mg/kg);
A_i——样液中乙酰化五氯苯酚的峰面积;
c_i——标准工作液中五氯苯酚的浓度,单位为纳克每毫升(ng/mL);
V——正己烷提取液的体积,单位为毫升(mL);
A_{is}——标准工作液中乙酰化五氯苯酚的峰面积;
m——称取试样的质量,单位为克(g);
V_1——量取滤液的体积,单位为毫升(mL);
V_2——加入浸泡液的体积,单位为毫升(mL)。

9 测定低限

本方法五氯苯酚的测定低限为 0.02 mg/L。

10 回收率

本方法的回收率见表 2。

表 2 回收率范围

添加水平/(mg/kg)	回收率范围/%	相对标准偏差 RSD/%
0.02	90.60～117.55	10.04
0.04	85.75～113.12	12.55
0.10	86.65～110.24	8.67

11 精密度

在同一实验室,由同一操作者使用相同设备,按相同的测试方法,并在短时间内对同一被测对象相互独立进行的测试获得的两次独立测试结果的绝对差值不大于这两个测定值的算术平均值的 10%。

附 录 A
（资料性附录）
乙酰化五氯苯酚色谱图及质谱图

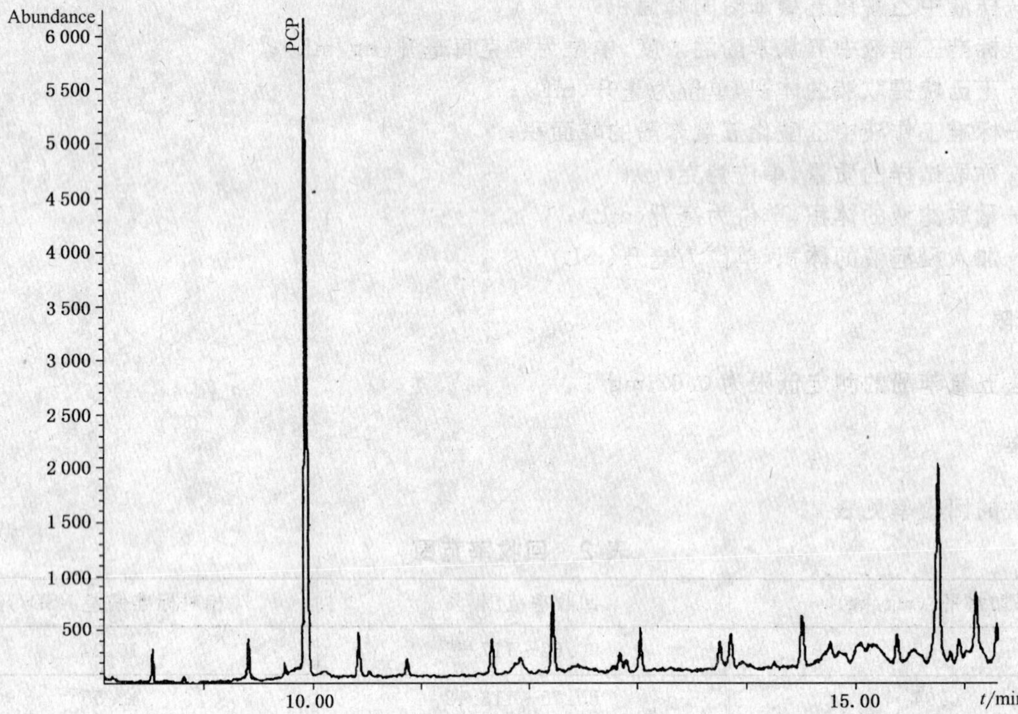

图 A.1 乙酰化五氯苯酚的选择离子气相色谱-质谱色谱图

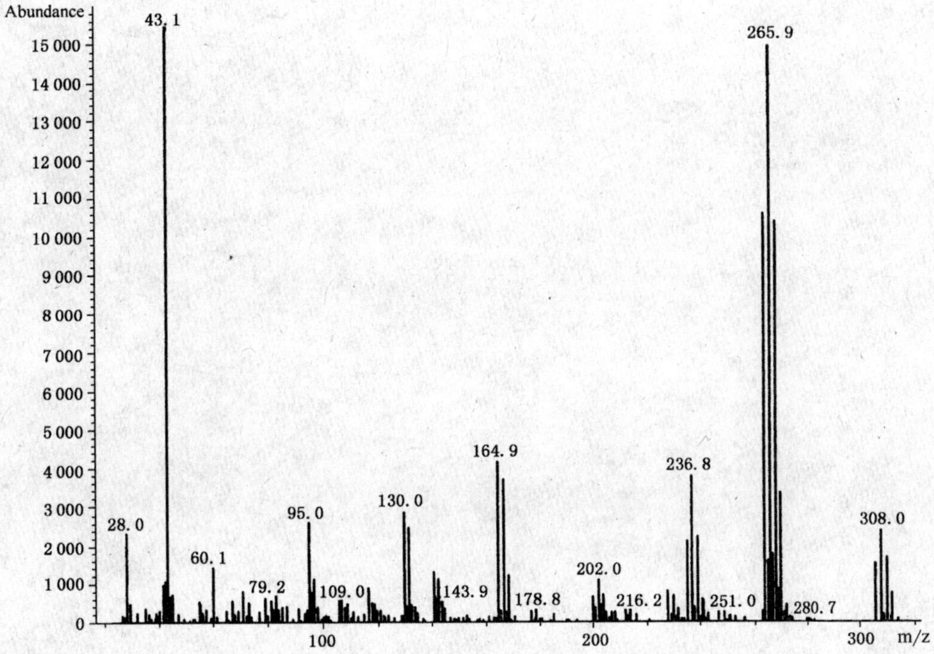

图 A.2 乙酰化五氯苯酚的气相色谱-质谱图

SN

中华人民共和国出入境检验检疫行业标准

SN/T 2830—2011

出口食品接触材料　纸和纸板 水萃取物中干物质的测定

Food contact materials for export—Paper and board—Determination of dry matter content in an aqueous extract

2011-02-25 发布　　　　2011-07-01 实施

中华人民共和国
国家质量监督检验检疫总局　发布

前　言

本标准按照 GB/T 1.1 给出的规则编写。

本标准参照欧洲标准 EN 920:2001《食品接触材料　纸和纸板　水萃取物中干物质的测定》制定。

本标准由国家认证认可监督管理委员会提出并归口。

本标准起草单位:中华人民共和国山西出入境检验检疫局、中华人民共和国上海出入境检验检疫局。

本标准主要起草人:陈勇、方红、宋欢、蒋伟、薛平、杨小兵、李卫华、陈相、缪文彬、宋洁、刘军等。

出口食品接触材料　纸和纸板
水萃取物中干物质的测定

1　范围

本标准规定了纸或纸板的热水或冷水萃取液中干物质含量的测定方法。

本标准适用于烹煮或过滤食品用的纸和纸板水萃取物中干物质含量的测定。测定范围：最低限量大约是 1 000 mg/kg。这相当于从 100 g/m^2 的纸萃取出的量为 1 mg/dm^2，或从 200 g/m^2 的纸板中萃取出的量为 2 mg/dm^2。

注：本标准未阐明所有安全问题，本标准的使用者有责任在使用前制定相应的安全保健措施，并明确使用的限定范围。

2　规范性引用文件

下列文件对于本文件的应用是必不可少的。凡是注日期的引用文件，仅注日期的版本适用于本文件。凡是不注日期的引用文件，其最新版本(包括所有的修改单)适用于本文件。

GB/T 450　纸和纸板　试样的采取及试样纵横向、正反面的测定

GB/T 451.2　纸和纸板定量的测定法

GB/T 462　纸、纸板和纸浆分析试样水分的测定

GB/T 6682　分析实验室用水规格和试验方法

3　术语和定义

下列术语和定义适用于本文件。

3.1

冷水萃取　cold water extract

通过冷水萃取后得到的水溶液。

注：在某些情况下，萃取液中会包含少量的悬浮粒子。

3.2

热水萃取　hot water extract

通过热水萃取后得到的水溶液。

注：在某些情况下，萃取液中会包含少量的悬浮粒子。

4　原理

根据样品预期用途，选择适合的水溶液对样品进行萃取处理，采用减重法测定样品水萃取物中干物质。

注：部分水溶性的易挥发物可能在随后的蒸发和干燥过程中损失。

5　试剂

本标准所用试剂和水在没有注明其他要求时，均指分析纯试剂和 GB/T 6682 中规定的二级水。

6 仪器和设备

6.1 烘箱:保持温度在105 ℃±2 ℃的范围内。

6.2 加热板或水浴。

6.3 分析天平:感量0.1 mg。

6.4 蒸发皿:质量不超过100 g,最小容量为100 mL。

7 样品制备

按照附录A或附录B取样,并对样品进行萃取处理。

8 分析步骤

8.1 测试前,将蒸发皿(6.4)放入烘箱(6.1),在105 ℃±2 ℃条件下干燥30 min,冷却至室温,称量,然后重新将蒸发皿(6.4)放入烘箱(6.1)干燥,冷却至室温,称量,直到连续两次蒸发皿(6.4)的质量减少不超过0.5 mg。

8.2 将一部分萃取液转移到经干燥恒重后的蒸发皿(6.4)中,然后把蒸发皿(6.4)放到加热板或水浴(6.2)中进行蒸发直至剩余几毫升。在蒸发过程中,确保轻微沸腾以避免任何飞溅和过度加热引起的损失。然后把剩下的萃取液也转移到蒸发皿(6.4)中进行蒸发。重复上面的过程直到所有的萃取液被蒸发。

8.3 如果萃取液中干物质的含量比较高,取适量体积(V_1)的萃取液进行蒸发。

8.4 蒸发掉的萃取液的体积应确保残留物经干燥后至少有5 mg的质量。

8.5 把蒸发皿放到烘箱(6.1)中,在(105±2)℃的条件下放置30 min±5 min进行完全的蒸发,接着干燥残留物。

8.6 从烘箱(6.1)中取出蒸发皿(6.4)放入干燥器中冷却至室温。称量蒸发皿(6.4)并记录其质量。

8.7 用蒸发皿(6.4)和残留物的总质量减去蒸发皿(6.4)的质量得到残留物的质量(m_a)。

8.8 按照GB/T 451.2的规定测定样品的定量(b),按照GB/T 462的规定测定样品的水分含量(f),如果有必要,另行取样,测定样品的定量和水分含量。

8.9 空白试验:用相同体积的水进行空白试验,残留物的质量不得超过5 mg。

9 结果计算

9.1 以面积计的纸或纸板中干物质含量按式(1)计算:

$$X_1 = (m_a - m_b) \times \frac{V_0}{V_1} \times \frac{b}{100} \times \frac{1}{m} \qquad \cdots\cdots(1)$$

式中:

X_1——水溶液中干物质的含量,单位为毫克每平方分米(mg/dm²);

m_a——萃取液经蒸发后残留物的质量,单位为毫克(mg);

m_b——空白试验中残留物的质量,单位为毫克(mg);

V_0——萃取液总体积(250 mL),单位为毫升(mL);

V_1——所蒸发萃取液的体积,单位为毫升(mL);

b——纸和纸板定量,单位为克每平方米(g/m²);

m ——样品的质量,单位为克(g)。

9.2 以质量计的纸或纸板中干物质含量按式(2)计算：

$$X_2=(m_a-m_b)\times\frac{V_0}{V_1}\times\frac{1\,000}{m}\times\frac{100}{(100-f)} \quad\cdots\cdots(2)$$

式中：

X_2——水溶液中干物质的含量,单位为毫克每千克(mg/kg)；

f ——样品中的水分含量,%；

m_a——萃取液经蒸发后残留物的质量,单位为毫克(mg)；

m_b——空白试验中残留物的质量,单位为毫克(mg)；

V_0——萃取液总体积(250 mL),单位为毫升(mL)；

V_1——所蒸发萃取液的体积,单位为毫升(mL)；

m ——样品的质量,单位为克(g)。

9.3 计算结果以两个平行样品测试值的平均值表示。结果保留三位有效数字。如果全部萃取液(250 mL)蒸发干燥后,干物质小于 10 mg,结果表示为:低于检测限。

10 方法的精密度

重现线性(r)小于 15%,再现性(R)小于 15%。

附 录 A
（规范性附录）
与食品接触的纸和纸板——用热水进行萃取处理

A.1 原理

将样品剪成小片，用温度为 80 ℃±2 ℃的水萃取 2 h，隔一定时间摇动三角烧瓶。萃取结束后，如果有必要，可以对萃取液进行过滤。收集萃取液或过滤液，分析其中的萃取物。

A.2 试剂

本标准所用试剂和水在没有注明其他要求时，均指分析纯试剂和 GB/T 6682 中规定的二级水。

A.3 仪器和设备

A.3.1 天平：感量为 0.1 mg。
A.3.2 具塞三角烧瓶：500 mL。
A.3.3 量筒：250 mL。
A.3.4 容量瓶：250 mL。
A.3.5 恒温水浴锅：能将温度控制在 80 ℃±2 ℃范围内。
A.3.6 4 号玻璃砂芯过滤器。
A.3.7 滤瓶：500 mL。

A.4 取样

A.4.1 按照 GB/T 450 的规定进行取样，取样时要戴清洁的橡胶或塑料手套，避免直接触摸测试样品。
A.4.2 至少要称取 10 g 的样品。

A.5 萃取过程

A.5.1 将样品剪成大约 1 cm^2～2 cm^2 的小片，要戴手套。
A.5.2 称取 10 g±0.1 g 的试样，精确到 0.01 g，将其放入具塞三角烧瓶(A.3.2)中，加入 200 mL 沸腾的水，盖上塞子。将烧瓶放在恒温水浴锅(A.3.5)中，温度控制在 80 ℃±2 ℃范围内，时间为 2 h，不时摇动烧瓶(A.3.2)。慢慢倒出上面的清液，并用 80 ℃的水冲洗试样两次。如果有必要，对萃取液和洗涤液进行过滤(A.3.6)。然后把萃取液和洗涤液或滤液转移到容量瓶(A.3.4)中，冷却至 23 ℃±2 ℃，然后用水定容至 250 mL。
A.5.3 取出热水萃取液之前应再次加热，如果出现沉淀应进行搅拌。

附 录 B
（规范性附录）
与食品接触的纸和纸板——用冷水进行萃取处理

B.1 原理

将样品剪成小片，用温度为 23 ℃±2 ℃的水萃取 24 h，隔一定时间摇动三角烧瓶。萃取结束后，如果有必要，可以对萃取液进行过滤。收集萃取液或过滤液，分析其中的萃取物。

B.2 试剂

本标准所用试剂和水在没有注明其他要求时，均指分析纯试剂和 GB/T 6682 中规定的二级水。

B.3 仪器和设备

B.3.1 天平：感量 0.1 mg。
B.3.2 具塞三角烧瓶：500 mL。
B.3.3 量筒：250 mL。
B.3.4 容量瓶：250 mL。
B.3.5 4 号玻璃砂芯过滤器。
B.3.6 滤瓶：500 mL。

B.4 取样

B.4.1 按照 GB/T 450 的规定进行取样，取样时要戴清洁的橡胶或塑料手套，避免直接触摸测试样品。
B.4.2 至少要称取 10 g 的样品。

B.5 萃取过程

B.5.1 将样品剪成大约 1 cm^2～2 cm^2 的小片，要戴手套。
B.5.2 称取 10 g±0.1 g 的试样，精确到 0.01 g，将其放入具塞三角烧瓶（B.3.2）中，加入 200 mL 的水，盖上塞子。将烧瓶（B.3.2）放在 23 ℃±2 ℃的环境中保持 24 h，不时摇动烧瓶。慢慢倒出上面的清液，并用水冲洗试样两次。如果有必要，对萃取液和洗涤液进行过滤（B.3.5）。然后把萃取液和洗涤液或滤液转移到容量瓶（B.3.4）中，用水定容至 250 mL。

SN

中华人民共和国出入境检验检疫行业标准

SN/T 2831—2011

出口食品接触材料　纸和纸板 二异丙基萘(DIPN)测定 气相色谱-质谱法

Food contact materials for export—Paper and board—Determination of the Diisopropylnaphthalene (DIPN) content—GC-MS method

2011-02-25 发布　　　　2011-07-01 实施

中华人民共和国
国家质量监督检验检疫总局　发布

前　言

本标准按 GB/T 1.1—2009 给出的规则起草。

本标准参照采用欧洲标准 EN 14719:2005《纸浆、纸和纸板　二异丙基萘(DIPN)测定　气相色谱-质谱法》(英文版)。

本标准由国家认证认可监督管理委员会提出并归口。

本标准起草单位:中华人民共和国上海出入境检验检疫局、中华人民共和国福建出入境检验检疫局。

本标准主要起草人:朱洪坤、缪文彬、蒋伟、王海婷、陈相、姚丽芳、张晓蓉、唐熙、陈旻实。

出口食品接触材料　纸和纸板
二异丙基萘(DIPN)测定
气相色谱-质谱法

1　范围

本标准规定了食品接触材料纸、纸板二异丙基萘含量的气相色谱-质谱测定方法。

本标准适用于食品接触材料纸、纸板中二异丙基萘的测定。

2　规范性引用文件

下列文件对于本文件的应用是必不可少的。凡是注日期的引用文件，仅注日期的版本适用于本文件。凡是不注日期的引用文件，其最新版本(包括所有的修改单)适用于本文件。

GB/T 6682　分析实验室用水规格和试验方法

3　方法提要

纸、纸板的二异丙基萘经溶剂萃取方法提取，采用气相色谱-质谱法测定，以二乙基萘作为内标定量计算。

注：二异丙基萘可能是纸浆、纸和纸板的污染物。目前当使用再生纤维时，不可避免地会出现二异丙基萘。二异丙基萘可能吸附于物体表面或以包裹形式存在。丙酮是完全提取两种形式的二异丙基萘的有效溶剂。

4　试剂和材料

除另有说明外，所有试剂均为分析纯，水为GB/T 6682规定的一级。

4.1　丙酮。

4.2　标准品：

4.2.1　二异丙基萘(同分异构体混合物)纯度应由二异丙基萘生产商提供。

4.2.2　二乙基萘，纯度≥97%。

4.3　标准溶液：

4.3.1　1 200 mg/L二异丙基萘标准储备液：准确称量30 mg二异丙基萘(4.2.1)加入25 mL容量瓶中，加入丙酮(4.1)至容量瓶一半体积，摇匀溶解并用丙酮(4.1)稀释到刻度线。通过二异丙基萘的质量和纯度，计算二异丙基萘的浓度(mg/L)。

4.3.2　12 mg/L标准储备液(A)：准确移取二异丙基萘标准储备液(4.3.1)1 mL入100 mL容量瓶中，加入丙酮(4.1)稀释到刻度线。

4.3.3　120 mg/L标准储备液(B)：准确移取二异丙基萘标准储备液(4.3.1)10 mL入100 mL容量瓶中，加入丙酮(4.1)稀释到刻度线。

4.4　1 000 mg/L内标标准储备液

准确称量50 mg的二乙基萘(4.2.2)入50 mL容量瓶中，加入丙酮(4.1)稀释至刻度线。

4.5 标准工作溶液：

4.5.1 总则：制备两套标准工作溶液，范围为 0.05 mg/L 到 1.0 mg/L（标准工作溶液 A）以及 1 mg/L 到 10 mg/L（标准工作溶液 B）。

注：两种标准工作溶液有不同的值。

4.5.2 标准工作溶液 A：使用注射器或吸管将 0.1 mL、0.2 mL、0.5 mL、1.0 mL、2.0 mL 的标准储备液 A（4.3.2）和 100 μL 的内标标准储备液（4.4）加入到 5 个 25 mL 容量瓶。使用丙酮稀释到刻度线，制成相当于 1.2 μg、2.4 μg、6 μg、12 μg 和 24 μg 二异丙基萘的标准工作溶液。

4.5.3 标准工作溶液 B：使用注射器或吸管将 0.2 mL、0.5 mL、1.0 mL、2.0 mL 的标准储备液 B（4.3.3）和 100 μL 的内标标准储备液（4.4）加入到 4 个 25 mL 容量瓶。使用丙酮稀释到刻度线，制成相当于 24 μg、60 μg、120 μg 和 240 μg 二异丙基萘的标准工作溶液。计算加入标准工作溶液的二异丙基萘的质量。

注：标准工作溶液可贮存于冰箱 3 个月。

4.5.4 空白溶液：不加入试样，按照第 6 章步骤制备双份空白溶液。

4.5.5 质量控制标样：移取 2 mL 的标准储备液 A（4.3.2）和 100 μL 的内标标准储备液（4.4）入 25 mL 容量瓶中，并用丙酮稀释到刻度线，制备质量控制标样。计算添加的二异丙基萘的质量，以微克（μg）计。

5 仪器设备

5.1 气相色谱-质谱仪。

5.2 超声波清洗器。

5.3 微型注射器：100 μL、250 μL。

5.4 刻度吸管：1 mL、2 mL、10 mL。

5.5 40 mL 螺旋口管：带聚四氟乙烯隔膜。

6 提取

使用铝箔包裹检测试样。避免直接接触塑料膜。使用未进行湿度调节处理或干燥的试样。进行双份平行试验。将 5 g 纸、纸板试样（避免边缘部分）切割成 2 cm^2 的检测试样。同时称量一份试样用于干物质含量测定。准确称量 2.00 g±0.01 g 试样，放入 40 mL 螺旋口管，加入 100 μL 的内标标准储备液（4.4）浸泡。使用量筒加入 25 mL 丙酮（4.1）。盖住管盖，室温静置 16 h，超声浴 15 min 。取出少量浸泡液用于 GC-MS 分析。

7 分析步骤

7.1 气相色谱-质谱工作条件

使用相同的 GC-MS 测定试样提取物溶液和 4.5 标准工作溶液。

由于测试结果取决于所使用的仪器，因此不能给出色谱分析的通用参数。设定的参数应保证色谱测定时，被测组分与其他组分能够得到有效的分离。试验表明下述操作条件参数是合适的：

a) 色谱柱：HP-INNOWax 毛细管柱 30 m，内径 0.32 mm，膜厚 0.25 μm；

b) 载气：氦气，纯度≥99.999%；

c) 程序升温：初温 120 ℃，保持 3 min，以 8 ℃/min 速率从 120 ℃升温到 220 ℃，220 ℃，恒温 30 min；

d) 进样方式：不分流进样，250 ℃；

e) 离子化方式：电子离子源(EI)；

f) 离子化电压：70 eV；

g) 进样量：1 μL；

h) 检测器：质量选择检测器；

i) 选择性离子：二异丙基萘 m/z 155、197、212；二乙基萘 m/z 169。

在上述的检测条件下，保留时间见表 1。总离子流色谱图参见附录 A。

表 1 7 种二异丙基萘同分异构体的保留时间

名称	1,3-DIPN	1,7-DIPN	2,6-DIPN	2,7-DIPN	1,6-DIPN	1,4-DIPN	1,5-DIPN
保留时间 min	16.97	17.23	18.32	18.40	18.48	18.55	18.75

7.2 校准

将 4.5 的标准工作溶液以及质控标样注入色谱仪，进行 GC-MS 分析。获得二异丙基萘/二乙基萘的峰面积积分值。以二异丙基萘/二乙基萘的总峰面积比值对应加入到标准工作溶液中的二异丙基萘的质量绘制校准曲线。从校准曲线获得的质量控制标样结果应与真值偏差不超过 8%。如相关系数低于 0.996，应使用原始储备液制备新的标准储备液和标准工作溶液。

注：校准曲线的相关系数应高于或等于 0.996。

7.3 二异丙基萘的气相色谱-质谱测定

取经第 6 章和 4.5.4 步骤制备的少量试样提取浸泡液和空白溶液分析。根据保留时间识别七种二异丙基萘的峰，测量峰总面积。测量二乙基萘的峰面积和计算二异丙基萘/二乙基萘的峰面积比值。

7.4 结果计算

7.4.1 干扰

使用本方法和 7.1 的 GC-MS 试验条件，至今未观察到提取步骤引起的对二异丙基萘和二乙基萘峰的干扰。

注：如空白样品溶液中发现二异丙基萘，建议核实污染来源。

7.4.2 样液中二异丙基萘浓度的计算

7.4.2.1 校准曲线法

通过校准曲线，根据二异丙基萘/二乙基萘的峰面积比值与 X 轴关系，采用回归法计算试样提取样液的二异丙基萘含量。

7.4.2.2 回归参数计算

根据式(1)计算回归曲线方程：

$$y = a \times x + b \qquad (1)$$

式中：

y ——回归线(峰面积比值)；

a ——回归曲线斜率(μg^{-1})；

x ——二异丙基萘浓度，单位为微克(μg)；

b ——回归曲线截距。

根据式(2)计算纸板提取的二异丙基萘的质量：

$$m=\frac{y-b}{a} \qquad \cdots\cdots(2)$$

式中：

m ——二异丙基萘的质量，单位为微克(μg)；

y ——回归曲线(峰面积)；

b ——回归曲线截距；

a ——回归曲线斜率(μg^{-1})。

如果测定二异丙基萘的质量高于校准曲线的最高浓度值，溶液应稀释并再次分析。

注：根据回归曲线计算应是较好的方法。

7.4.3 样品中二异丙基萘的计算

根据式(3)计算纸、纸板样品中的二异丙基萘含量：

$$X=\frac{m}{m_1} \qquad \cdots\cdots(3)$$

式中：

X ——二异丙基萘含量，单位为毫克每千克(mg/kg)；

m ——二异丙基萘质量，单位为微克(μg)；

m_1——检测试样干重，单位为克(g)。

计算结果以两次平行样品测定值的平均值表示，保留小数点后两位。

8 精密度和测定低限

8.1 精密度

在重复性条件下，获得两次独立测试结果的绝对差值不得超过算术平均值的10%。

8.2 测定低限

本方法的测定低限为0.6 mg/kg。

附　录　A
（资料性附录）
二异丙基萘标准品的总离子流色谱图

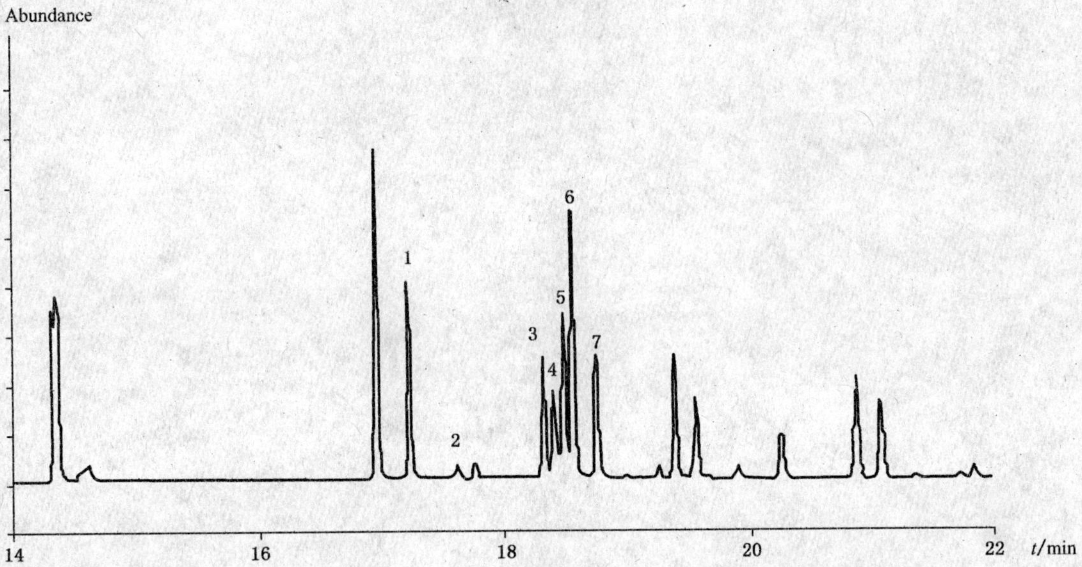

1——1,3-DIPN；

2——1,7-DIPN；

3——2,6-DIPN；

4——2,7-DIPN；

5——1,6-DIPN；

6——1,4-DIPN；

7——1,5-DIPN。

图 A.1　二异丙基萘标准品的总离子流色谱图

SN

中华人民共和国出入境检验检疫行业标准

SN/T 2832—2011

出口食品接触材料　纸和纸板 接触水性或油性 食品的纸和纸板提取物的测定

Food contact materials for export—Paper and paperboard—Determination of extract of paper and paperboard in contact with aqueous and fatty food

2011-02-25 发布　　　　2011-07-01 实施

中华人民共和国 国家质量监督检验检疫总局 发布

前　言

本标准按 GB/T 1.1—2009 给出的规则起草。

本标准按照美国 FDA 21 CFR 176.170:2007《接触水性或油性食品的纸和纸板成分》(英文版)制定。

本标准由国家认证认可监督管理委员会提出并归口。

本标准起草单位:中华人民共和国上海出入境检验检疫局、中华人民共和国福建出入境检验检疫局。

本标准主要起草人:朱洪坤、蒋伟、缪文彬、陈相、王海婷、唐熙、陈旻实、张晓蓉、姚丽芳。

出口食品接触材料　纸和纸板
接触水性或油性
食品的纸和纸板提取物的测定

1　范围

本标准规定了接触水性或油性食品的纸和纸板提取物的测定方法。

本标准适用于接触水性或油性食品的纸和纸板提取物的测定。

2　规范性引用文件

下列文件对于本文件的应用是必不可少的。凡是注日期的引用文件，仅注日期的版本适用于本文件。凡是不注日期的引用文件，其最新版本(包括所有的修改单)适用于本文件。

GB/T 5009.14—2003　食品中锌的测定

GB/T 6682　分析实验室用水规格和试验方法

3　方法提要

当可从成型纸或纸板制品上裁下扁平样品而不破坏食品接触表面的完整性时，可以采用本方法。本方法采用筛网、样品、样品、筛网、样品、样品、筛网、样品、样品、筛网、样品、样品、筛网间隔的方式在食品模拟溶剂中浸泡，通过蒸发浸泡液，获得总提取物，如总提取物超过一定限值，通过加入三氯甲烷测定三氯甲烷可溶性提取物，如三氯甲烷可溶性提取物超过一定限值，则测定锌校正的三氯甲烷可溶性提取物或蜡、凡士林和矿物油校正的三氯甲烷可溶性提取物。

4　试剂和材料

除另有说明外，所有试剂均为分析纯，水为 GB/T 6682 规定的一级水。

4.1　正庚烷：使用前重新蒸馏，收集沸点 97.7 ℃的馏分。

4.2　乙醇：8%或 50%(体积分数)，以 95%乙醇用去离子水稀释而成。

4.3　三氯甲烷：使用前重新蒸馏。

5　仪器设备

5.1　恒温水浴锅：水浴温度在 20 ℃～50 ℃之间可调，水浴能部分浸没 800 mL 烧杯。

5.2　分析天平：感量 0.1 mg。

5.3　钳子。

5.4　电热板。

5.5　鼓风干燥箱。

5.6　纸夹。

5.7 16.13 cm^2 的正方形铝筛网。

5.8 能够支持样品的金属线。

5.9 层析柱:标准内径 10 mm×长 60 cm,玻璃或全氟碳化树脂旋塞。

6 分析步骤

6.1 试样制备

检测两份平行试样。每份平行试样使用的杯子容器、预成型或加工产品面积近似 645 cm^2。

每份平行试样裁取 32 个 16.13 cm^2 的样品,每 8 个为一组,分成四组分别浸泡于选择的某种食品模拟溶剂中(见表 A.2)。

6.2 萃取条件

根据表 A.1 确定纸或纸板包装的食品类型以及包装该食品类型所采用的热处理条件。根据表 A.2 选择食品模拟溶剂或一般溶剂以及比纸或纸板正常使用条件更严格的时间-温度条件。

6.3 浸泡步骤

6.3.1 从待测的成型纸或纸板产品上准确裁取 8 个 16.13 cm^2 的样品进行浸泡提取。8 个 16.13 cm^2 正方形样品和 5 个 16.13 cm^2 的正方形铝筛网以如下的三明治形式依次叠加,使每个样品的食品接触面与铝筛网相对,即:筛网、样品、样品、筛网、样品、样品、筛网、样品、样品、筛网、样品、样品、筛网。使用纸夹夹住样品和筛网,顶部留可通过金属线的空间。

6.3.2 将装有 100 mL 食品模拟溶剂的 800 mL 烧杯放入恒温水浴锅,烧杯盖上表面玻璃皿。当水浴达到设定温度后,使用钳子把样品放入烧杯。提取结束时,使用钳子从烧杯取出样品,使用金属线悬挂于烧杯上。待液体沥干后,将食品模拟溶剂溶液倒入 250 mL 烧杯,使用总共不超过 50 mL 溶剂冲洗 800 mL 烧杯三次。根据 6.4 测定总的非挥发性提取物。

6.4 提取物测定

从鼓风干燥箱中取出烧瓶或烧杯,混合 4 个 6.3.2 的 250 mL 烧杯的溶剂于硼硅酸玻璃(或相当者)烧瓶或烧杯。蒸发烧瓶或烧杯里的溶剂至大约 100 mL,转移至已称量的蒸发皿(铂或硼硅酸玻璃),用 6.3.2 的小部分食品模拟溶剂清洗烧瓶三次转移至蒸发皿,在电热板上蒸发溶剂至 3 mL~5 mL,置于 105 ℃±1 ℃的烘箱中蒸干。蒸发皿在干燥器中冷却 30 min,称量提取物质量,准确称量到 0.1 mg。如每平方厘米的提取物含量超过 0.078 mg,按 6.5 的方法测定三氯甲烷可溶性提取物。

6.5 三氯甲烷可溶性提取物

在干燥和已称量的 6.4 的蒸发皿提取物中加入 50 mL 三氯甲烷(4.3)。小心加热,通过硼硅酸玻璃漏斗上的 Whatman 41 滤纸(或等同)进行过滤,在已称量的蒸发皿(铂或硼硅酸玻璃)中收集过滤液。使用三氯甲烷清洗滤纸,合并清洗液和原滤液,电热板上蒸发滤液至 3 mL~5 mL,置于105 ℃±1 ℃的烘箱中蒸干。蒸发皿在干燥器中冷却 30 min,称量提取物质量,准确称量到 0.1 mg。如每平方厘米的三氯甲烷可溶性提取物含量超过 0.078 mg 时,按 6.6 的方法测定校正的三氯甲烷可溶性提取物。

6.6 校正的三氯甲烷可溶性提取物

6.6.1 锌提取物的校正

通过电炉加热蒸发皿使提取物灰化,破坏有机物,保持红热状态 1 min,在空气中冷却 3 min,蒸发皿在干燥器中冷却 30 min,准确称量到 0.1 mg。按照 GB/T 5009.14—2003 的 6.2 测定灰分中的锌含量,结果以油酸锌含量报告,从三氯甲烷可溶性提取物中减去油酸锌含量获得锌校正的三氯甲烷可溶性提取物。

6.6.2 蜡、凡士林和矿物油的校正

6.6.2.1 仪器设备准备

层析柱底部放置细玻璃棉。玻璃棉上覆盖 15 mm～20 mm 细沙,15 mL 色谱级氧化铝(80 目～200 目)转移至色谱管,轻拍管使氧化铝紧密,再覆盖 1.0 cm～1.5 cm 的无水硫酸钠,最后再覆盖8 mm～10 mm 细玻璃棉。开启旋塞,往层析柱加入 25 mL 庚烷,直到液体液面达到层析柱顶部玻璃棉,最后关闭旋塞。

6.6.2.2 蜡、凡士林和矿物油的校正提取物测定

6.6.2.2.1 当三氯甲烷提取物≤0.5 g 时。在干燥和已称量的三氯甲烷可溶性提取物蒸发皿中加入 20 mL 庚烷并搅拌。加热溶解提取物,冷却至室温(如溶液变得混浊,使用 6.6.2.2.2 的方法获得含有 0.1 g～0.5 g 的三氯甲烷可溶性提取物的等份庚烷溶液)。透明溶液通过层析柱转移至新的已称量的蒸发皿(铂或硼硅酸玻璃),使用 10 mL 庚烷清洗含有三氯甲烷可溶性提取物的蒸发皿并通过层析柱。滴落速率为 2 mL/min,直到液体液面到达顶部玻璃棉,关闭旋塞。将蒸发皿中的洗出液在蒸汽浴上烘干后,置于 105 ℃±1 ℃的烘箱中干燥 15 min。然后在干燥器中冷却 30 min,称量提取物,准确到 0.1 mg,获得蜡、凡士林和矿物油的提取物质量,从三氯甲烷可溶性提取物中减去蜡、凡士林和矿物油的提取物质量获得蜡、凡士林和矿物油校正的三氯甲烷可溶性提取物。

6.6.2.2.2 当三氯甲烷提取物＞0.5 g 时,如 6.6.2.2.1 所述方法,按比例增加庚烷用量,重新溶解已干燥并称量的三氯甲烷可溶性提取物,转移庚烷溶液至适当大小的容量瓶。吸取含有 0.1 g～0.5 g三氯甲烷可溶性提取物的等份溶液(约 50 mL),使用 6.6.2.2.1 的方法进行分析。从庚烷洗出液获得的干燥提取物的质量乘以稀释系数,获得蜡、凡士林和矿物油的提取物质量,从三氯甲烷可溶性提取物中减去蜡、凡士林和矿物油的提取物质量获得蜡、凡士林和矿物油校正的三氯甲烷可溶性提取物。

注:三氯甲烷可溶性提取物含有高溶点的蜡(熔点高于 76.6 ℃),有可能需进一步稀释溶液,获得仅含有 0.1 g～0.2 g三氯甲烷可溶性提取物的 50 mL 等份溶液。

7 结果计算

按式(1)、式(2)计算每平方厘米容器纸片或纸板表面的提取物(mg)。

$$m_a = \frac{e}{s \times 6.45} \quad \cdots\cdots(1)$$

$$m_b = \frac{e}{s \times 6.45 \times F} \quad \cdots\cdots(2)$$

式中:

m_a ——水、8%和 50%乙醇萃取的每平方厘米试样提取物,单位为毫克每平方厘米(mg/cm^2);

m_b ——庚烷萃取的每平方厘米试样提取物,单位为毫克每平方厘米(mg/cm^2);

e ——试样提取物,单位为毫克(mg);

s ——检测试样表面积,单位为平方厘米(cm^2);

F ——5,比正常更严格的温度-时间条件下庚烷萃取的提取物质量与在比热灭菌和使用更严格条件下的通过油脂萃取的提取物质量比值;

6.45——1 平方英寸换算成平方厘米的换算系数。

注:e 为按照第 6 章测定的质量,相应代入提取物质量、三氯甲烷可溶性提取物质量或校正的三氯甲烷可溶性提取物质量。

附 录 A
（规范性附录）
萃取条件选择

表 A.1 食品类型

食品类型	食品类型说明
Ⅰ	非酸性的水性产品，可能含盐或糖或两者均有（pH 大于 5.0）
Ⅱ	酸性的含酸性产品，可能含盐或糖或两者均有，包括低脂或高脂的水的油乳状液
Ⅲ	含有油脂的水性的酸性或非酸性产品；可能含盐，包括低脂或高脂的油的水乳状液
Ⅳ	a） 乳制品及其加工产品，低脂或高脂的油的水乳状液
	b） 乳制品及其加工产品，低脂或高脂的水的油乳状液
Ⅴ	低水分油脂
Ⅵ	a） 酒精度不高于 8% 的酒精饮料
	b） 非酒精饮料
	c） 酒精度高于 8% 的酒精饮料
Ⅶ	a） 表面含有游离油脂类物质的湿烘烤产品（Ⅷ和Ⅸ类包含的烘烤产品除外）
	b） 表面不含有游离油脂类物质的湿烘烤产品（Ⅷ和Ⅸ类包含的烘烤产品除外）
Ⅷ	表面不含有游离油脂类物质的干性食品（无最终测试要求）
Ⅸ	表面含有游离油脂类物质的干性食品

表 A.2 使用模拟食品和饮料类型溶剂萃取与食品接触的涂层或无涂层的纸和纸板的萃取物的测定时间温度条件检测程序

使用条件	食品类型	食品模拟溶剂及浸泡条件（时间和温度）			
		水	庚烷	8%酒精	50%酒精
A 高温灭菌（如：100 ℃以上）	Ⅰ、Ⅳb)、Ⅶb)	121 ℃，2 h			
	Ⅲ、Ⅳa)、Ⅶa)	121 ℃，2 h	65 ℃，2 h		
B 沸水灭菌	Ⅱ、Ⅶb)	100 ℃，30 min			
	Ⅲ、Ⅶa)	100 ℃，30 min	49 ℃，30 min		
C 65 ℃以上热灌装或巴氏灭菌	Ⅱ、Ⅳb)、Ⅶb)	热灌装，冷却至 38 ℃			
	Ⅲ、Ⅳa)、Ⅷa)	热灌装，冷却至 38 ℃	49 ℃，15 min		
	Ⅴ、Ⅸ				

表 A.2（续）

<table>
<tr><th colspan="2" rowspan="2">使用条件</th><th rowspan="2">食品类型</th><th colspan="4">食品模拟溶剂及浸泡条件(时间和温度)</th></tr>
<tr><th>水</th><th>庚烷</th><th>8%酒精</th><th>50%酒精</th></tr>
<tr><td colspan="2" rowspan="6">D　65 ℃以下热灌装或巴氏灭菌</td><td>Ⅱ、Ⅳb)、Ⅵb)</td><td></td><td></td><td></td><td></td></tr>
<tr><td>Ⅷb)</td><td>65 ℃,2 h</td><td></td><td></td><td></td></tr>
<tr><td>Ⅲ、Ⅳa)、Ⅶa)</td><td>65 ℃,2 h</td><td>38 ℃,30 min</td><td></td><td></td></tr>
<tr><td>Ⅴ、Ⅸ</td><td></td><td>38 ℃,30 min</td><td></td><td></td></tr>
<tr><td>Ⅵa)</td><td></td><td></td><td>65 ℃,2 h</td><td></td></tr>
<tr><td>Ⅵc)</td><td></td><td></td><td></td><td>65 ℃,2 h</td></tr>
<tr><td colspan="2" rowspan="5">E　室温充填和贮存(容器无热处理)</td><td>Ⅰ、Ⅱ、Ⅳb)、Ⅵb)、Ⅶb)</td><td>49 ℃,24 h</td><td></td><td></td><td></td></tr>
<tr><td>Ⅲ、Ⅳa)、Ⅶa)</td><td>49 ℃,24 h</td><td>21 ℃,30 min</td><td></td><td></td></tr>
<tr><td>Ⅴ、Ⅸ</td><td></td><td>21 ℃,30 min</td><td></td><td></td></tr>
<tr><td>Ⅵa)</td><td></td><td></td><td>49 ℃,24 h</td><td></td></tr>
<tr><td>Ⅵc)</td><td></td><td></td><td></td><td>49 ℃,24 h</td></tr>
<tr><td colspan="2" rowspan="4">F　冷藏贮存(容器无热处理)</td><td>Ⅲ、Ⅳa)、Ⅶa)</td><td>21 ℃,48 h</td><td>21 ℃,30 min</td><td></td><td></td></tr>
<tr><td>Ⅰ、Ⅱ、Ⅳb)、Ⅵb)、Ⅶb)</td><td>21 ℃,48 h</td><td></td><td></td><td></td></tr>
<tr><td>Ⅵa)</td><td></td><td></td><td>21 ℃,48 h</td><td></td></tr>
<tr><td>Ⅵc)</td><td></td><td></td><td></td><td>21 ℃,48 h</td></tr>
<tr><td colspan="2" rowspan="2">G　冷冻贮存(容器无热处理)</td><td>Ⅰ、Ⅱ、Ⅳb)、Ⅶb)</td><td>21 ℃,24 h</td><td></td><td></td><td></td></tr>
<tr><td>Ⅲ、Ⅶa)</td><td>21 ℃,24 h</td><td>21 ℃,30 min</td><td></td><td></td></tr>
<tr><td rowspan="2">H　冷藏或冷冻贮存：使用时在容器内加热的食物</td><td>1　水溶性的或低脂或高脂的水的油乳状液</td><td>Ⅰ、Ⅱ、Ⅳb)、Ⅶb)</td><td>100 ℃,30 min</td><td></td><td></td><td></td></tr>
<tr><td>2　水溶性的游离高含量或低含量油脂</td><td>Ⅲ、Ⅳa)、Ⅶa)、Ⅸ</td><td>100 ℃,30 min</td><td>49 ℃,30 min</td><td></td><td></td></tr>
<tr><td colspan="7">注：对油的水乳状液或含游离油脂的食品，庚烷萃取结果应除以 5。散装冷冻肉、冷冻鱼和冷冻家禽的瓦楞纸板容器的蜡聚合物混合涂层的萃取，庚烷食品模拟溶剂不是必须的。</td></tr>
</table>